SPIEGEL DER ARZNEI

Spiegel der Arznei

URSPRUNG, GESCHICHTE UND IDEE DER HEILMITTELKUNDE

VON

HANS HAAS

PROFESSOR DER PHARMAKOLOGIE
LEITER DES PHARMAKOLOGISCHEN LABORATORIUMS
DER KNOLL A.-G., LUDWIGSHAFEN A. RH.

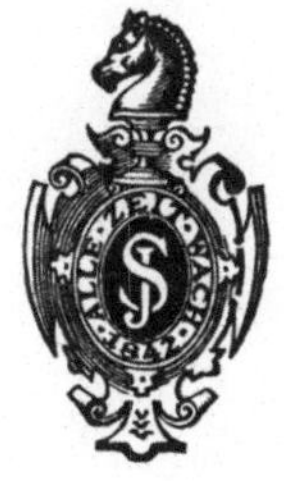

SPRINGER-VERLAG

BERLIN · GÖTTINGEN · HEIDELBERG

1956

ISBN 978-3-642-49568-7   ISBN 978-3-642-49859-6 (eBook)
DOI 10.1007/978-3-642-49859-6

MEINER FRAU ZUGEEIGNET

Vorwort

Εν τῶ γὰς φςονεῖν μηδὲν ἥδιστος βίος

„Das Leben kennenzulernen, gibt es zwei Methoden", schreibt PETER BAMM. „Man läuft ihm überall nach. Das tun die Forscher. Man bleibt an einem Punkt sitzen und wartet, bis es vorüberkommt. Das tun die Philosophen.

Man kann, zum Exempel, annehmen, daß jeder Pariser im Jahr einmal am Café de la Paix vorbeikommt. Wenn man ein Jahr dagesessen und geguckt hat, dann hat man alle Pariser kennengelernt. Ohne Zweifel ist die Methode des Philosophen der Methode des Forschers überlegen."

Machen wir uns deshalb die Methode des Philosophen zu eigen und lassen einmal, zum Exempel, alle die verschiedenen Erkenntnisstufen, geistigen Kraftfelder, Lehrmeinungen, Ideen und Theorien, die in der Medizin im Laufe ihrer langen, vielhundert jährigen Geschichte eine Rolle gespielt und sie eventuell entscheidend beeinflußt haben, an uns vorbeipassieren, um sie einzig von dem einen Punkt aus zu betrachten, inwieweit sie sich für die Behandlung des kranken Menschen, insbesondere für die Handhabung und Auslegung der medikamentösen Therapie, ausgewirkt haben. Ähnlich wie jener imaginäre Philosoph im Café de la Paix, der nicht erwarten kann, daß jeder Pariser sich einem festgelegten Schema fügt, werden auch wir nicht annehmen dürfen, daß die Entwicklung des therapeutischen Denkens und Handelns dann noch in einer streng gegliederten geschichtlichen Ordnung an uns vorüberzieht. Aber wir werden vielleicht eine andere Sicht und Wertung der riesigen vorliegenden Forschungsarbeit als Neugewinn bei einem solchen Vorgehen buchen dürfen, das nicht den Wandel des Krankheitsbegriffes, die Entstehung und Gegensätze der verschiedenen medizinischen Lehrsysteme in den Vordergrund seiner geschichtlichen Betrachtung stellt, sondern auf die Aufdeckung der wechselseitigen Zusammenhänge zwischen Krankheitsauffassung und Krankheitserkenntnis hinzielt, sowie Handhabung, Fortschritt, Wertung und theoretisch Begründung der Therapie zu schildern versucht. Es ist also lediglich eine Verschiebung des Blickwinkels beabsichtigt, vergleichbar etwa einer Betrachtungsweise, welche die Geschichte des griechischen Altertums nicht, wie wir das gewohnt sind, von Athen aus, sondern von Sparta aus sieht. Das Resultat, das in beiden Fällen erwartet werden darf, kann bei einem derartigen Ansatz nicht ein neuartiges Geschichtsbild sein, da der gesamte Umriß und die einzelnen geschichtlichen Fakten unangetastet bleiben. Nur die Beziehung der eventuell zeitlich weit auseinander liegenden Einzelheiten zueinander und ihre gemeinsamen Grundlinien und Tendenzen werden klarer und verständlicher.

Ludwigshafen/Rh. im Juni 1956

H. HAAS

Inhaltsverzeichnis

Einleitung

Multa renascentur, quae jam cecidere.

Wenn man die Geschichte der Medizin in großen Zügen verfolgt und einmal die unzähligen Theorien und Vorstellungen über das Wesen der Krankheitsentstehung und der Heilungsvorgänge auf ihren grundsätzlichen Gehalt prüft, so ergibt sich, daß gewisse Ideen und Lehrsysteme im Laufe der Jahrhunderte immer wiederkehren und mit neu klingenden Namen und unter neuen Aspekten als letzte Schulweisheit und Erkenntnis angepriesen werden. Man darf sich nur nicht durch Propaganda, Schlagworte und überzeugend vorgetragene Argumente beirren und einfangen lassen, dann wird man recht bald einsehen, daß hier oft nur Altes, allzu Altes in neuem Gewand als Ergebnis des wissenschaftlichen Fortschrittes gereicht wird. „Was die Gegenwart als neu errungenes Eigentum anspricht, war nicht selten schon Besitz längst verflossener Jahrhunderte." (FRERICHS, 1819—1885.)

Man kann diese Tatsache nicht einfach mit einem „Alles schon dagewesen" abtun, da sich im Wandel von Zeitgeist und Zeitwissen, das will sagen, in Abhängigkeit von der jeweils gegebenen geschichtlichen Situation und dem jeweiligen Stand der allgemeinen wissenschaftlichen Erkenntnis, Sicht und Wertung des gleichen Erfahrungs- und Ideengutes verschieben und trotz der Wiederholung eine Bereicherung und Ausweitung des Wissens zustande kommen. Wir sind infolgedessen immer wieder Zeugen, wie sich auf dem Gebiete der Krankheitslehren und Behandlungsweisen eine Wiederauferstehung alter Ideen vollzieht, freilich in neuem Gewande und auf einer wesentlich höheren Erkenntnisstufe. „Das Schema der Wiederkehr" (SCHOPENHAUER, 1788—1860) gibt es somit auf dem naturwissenschaftlichen Sektor, ähnlich wie auf allen Gebieten der Geisteswissenschaft, vor allem in den Bereichen des ärztlichen Denkens, das sich oft nur wie in einem Kreise um uralte menschliche Überlieferungen und Lehren bewegt. „Alles Gescheite ist schon einmal gedacht worden", sagt schon GOETHE (1749—1832), und um das Idol des Fortschrittes nicht ganz aus den Augen zu verlieren, tröstet man sich damit, daß sich wissenschaftliches Erkennen in Form einer Spirale vollzieht, bei der die Rückkehr zum gleichen Punkt nicht auf der gleichen, sondern auf einer höheren und damit vollkommeneren Ebene liegt.

Infolgedessen ist auch nichts Geistiges, das in der Welt ist, erledigt. Es hat nur nicht immer seine Stunde, und das wechselnde Interesse kann nur Teilgebiete immer wieder anleuchten. Dadurch gerät anderes in den Schatten und tritt zurück, bis es in einer späteren Zeit unter veränderten Aspekten wieder auftaucht. „Die Geschichtsphilosophen betrachten das Vergangene als Gegensatz und Vorstufe zu uns als Entwickelten — wir betrachten das Sichwiederholende, Konstante, Typische als ein in uns Anklingendes und Verständliches." (J. BURCKHARDT, 1878—1923.) Nicht das Gewesene, sondern das Fortwirkende und Weiterzeugende, das dem Vergangenen innewohnt, erweckt somit unser Interesse.

Es ist wohl richtig, daß alle oder fast alle wichtigen Gedanken in der Medizin früher irgendwann und irgendwie einmal gedacht worden sind, aber es kann auch kein Zweifel daran sein, daß sich die Medizin in den letzten 50 Jahren mit all diesen Problemen erneut vor einem viel weiter gespannten Horizont und mit einem weit besseren naturwissenschaftlichen Rüstzeug und von günstigeren Voraussetzungen ausgehend aufs lebendigste und schärfste auseinandergesetzt hat. Bei allem Verständnis für das Bestreben, die antike und mittelalterliche Medizin zu rehabilitieren und der jahrzehntelang währenden Selbstüberschätzung der rationalistischen Ära ein Ende zu machen, soll dieser Rückblick in die Geschichte vor allem dazu dienen, diese Entstehungsgeschichte der modernen Problemstellungen auf dem Gebiete des Arzneimittelwesens aufzuzeigen. Außerdem soll uns aus dem Vergleich des Vergangenen mit dem Heute ein Maßstab erwachsen, der uns vielleicht zur Diagnose und auch zur Prognose unserer Zeit dienen kann, da der durchschaubare Ablauf weit zurückliegender Geschehnisse im Gegensatz zu den gegenwärtigen es gestattet, Zufälliges und Zeitbedingtes vom Dauernden gültig zu scheiden. Das zeitliche Nacheinander will uns daher weniger wichtig erscheinen als der Nachweis, daß überall überzeitliche und wesenhafte Gemeinsamkeiten bestehen, an denen das Ineinandergreifen der Abläufe und die Übereinstimmung von Altem und Neuem offenbar wird.

Das Alte ist also oft weit aktueller als manches, dessen Aktualität in der unmittelbaren Verknüpfung mit dem Heute beschlossen liegt. Das Alte ist nur manchmal in eine uns fremde oder befremdende Form eingeschlossen und daher oft schlecht verständlich und faßbar. Wenn man dieses aber wegräumt und den wesenhaften Kern herausstellt, so ergibt sich nur zu oft, daß vieles, was so gegenwartsnahe und ausschließlich mit modernen Mitteln erreichbar erschien, bereits seine geschichtliche Vergangenheit hat und ganz andere Wertmaßstäbe verdient. So gesehen ist Geschichte nichts anderes als ein Schlüssel zum Verständnis der Gegenwart.

Dieser Gang quer durch die Geschichte bleibt beschränkt auf die Entwicklung des Arzneimittelwesens, um an diesem Beispiel zu zeigen, inwieweit der Gedanke der Wiederkehr hier zutrifft, welchen Einfluß die verschiedenen medizinischen Lehrsysteme auf den Ausbau der praktischen Therapie ausgeübt haben, wie bestimmte Theorien und Anschauungen dort ihren Niederschlag gefunden und wie die gleichen Ideen sich im Rahmen der allgemein fortschreitenden wissenschaftlichen Entwicklung mit dem Wandel des Krankheitsbegriffes für die Behandlung des kranken Menschen ausgewirkt haben. „Da nun unsere Aufgabe insofern eine mäßige ist, als unser Gedankengang keinen Anspruch macht, ein systematischer zu sein, dürfen wir uns auch (heil uns) beschränken." (J. BURCKHARDT.)

Theorie und Praxis

Gesundheit ist ein hohes, aber kein unveränderliches Gut. Dahinter lauern Krankheit und Tod. „Gesundheit ist ein provisorischer Zustand, der nichts Gutes verspricht", heißt eine sehr einprägsame Formulierung, die jedenfalls das stets von Leid bedrohte Menschenschicksal recht trefflich kennzeichnet. Deshalb haben die Menschen von Anfang an auf Abhilfe gesonnen und Anstalten getroffen, Krankheit, Schmerz und Tod nach Kräften abzuwehren. Das Erlebnis von körperlichem Leid und der Verlust der Gesundheit bedeuten selbst im Leben des primitiven Menschen ein so einschneidendes Ereignis, daß er sich notgedrungen nach Hilfe, Abwehrmaßnahmen und Vorbeugungsmöglichkeiten umsehen muß. Die Heilkunde kann daher nur so alt wie die Menschheit sein, und es gehört zu den anregendsten Dingen, die Medizin auf ihrem langen und mühevollen Weg durch die Jahrhunderte zu begleiten, um zu erfahren, wie sie den Kampf gegen das Leiden für ein Leben in Gesundheit und Kraft aufgenommen und durchgeführt hat und auf welche Weise sie das Phänomen Leben, Krankheit und Tod zu deuten versucht hat.

„Die Geschichte der Medizin bietet", nach VIRCHOW (1821—1902), „obwohl stets in einem gewissen Zusammenhang mit der Geschichte der menschlichen Kultur überhaupt, doch einige bemerkenswerte Besonderheiten dar. Zunächst die ununterbrochene Entwicklung von etwa 25 Jahrhunderten. Von HIPPO-KRATES bis auf uns ist das Bewußtsein ihres Zusammenhangs niemals verlorengegangen, während die Religionen wechselten und die Rechtssysteme einander verdrängten, erhielt sich die medizinische Tradition. Noch heute ist unsere Terminologie griechisch. Keine andere Wissenschaft ist schon in ihren Anfängen so fest begründet gewesen und keine so alt wie die Medizin." Vor VIRCHOW hatte schon SPRENGEL (1766—1833) in seinem „Versuch einer pragmatischen Geschichte der Arzneikunde" (1821—1828) gleichfalls geäußert, daß die Medizin einen Teil der allgemeinen Kulturgeschichte bildet und daß die Schicksale, welche die Heilkunde auf ihrem Entwicklungsgange erfahren hat, in einem mehr oder weniger engen Zusammenhang mit der Gestaltung aller übrigen Faktoren der Kultur stehen.

Im Mittelpunkt der medizinischen Wissenschaft steht die Frage: Was ist die Krankheit? Der eigentliche Urgrund der Heilkunst ist aber ein anderer. „Die Wurzel aller Arznei ist die Liebe", meint W. BOMBASTUS VON HOHENHEIM (1493—1541), der sich für seine literarischen Arbeiten den Humanistennamen PARACELSUS zugelegt hat und unter diesem Pseudonym bekannter ist. Dieser Ausspruch will besagen: Das Werden der Heilkunde wird bereits in ihren ersten Anfängen und durch die ganze Geschichte hindurch in erster Linie diktiert von dem Wunsche, dem kranken Menschen in seiner Not zu helfen. Meist steht sogar die helfende Tat vor allem Wissen um die Zusammenhänge der Natur- und Krankheitsprozesse, und aus dieser Hilfsbereitschaft und dem Bemühen, helfen zu wollen, erwächst erst allmählich die Erkenntnis um die Zweckmäßigkeit oder Schädlichkeit dieses oder jenes therapeutischen Eingriffes.

„Und darum muß man", so schreibt schon SCRIBONIUS LARGUS im ersten nachchristlichen Jahrhundert in seiner Professio medici, „solche Leute verachten, die es darauf absehen, die Heilkunde vom Gebrauch der Arzneien abzubringen; denn nicht vom Heilen (mederi), sondern von der Fähigkeit der Medikamente hat die Medizin ihren Namen, und so sind diejenigen bewährte Leute, die danach trachten, ihren Patienten in jeder Weise zu Hilfe zu kommen. Ich bin gewiß diesem hohen Wissenschaftstitel durch Gebrauch glücklich abgegebener Medikamente gefolgt, und ich entsinne mich, daß viele andere in gleicher Weise großen Ruhm davongetragen haben, denn dieser so notwendige Teil der Medizin ist sicher der älteste und wegen seines altüberlieferten Herkommens hoch berühmt, da die Alten tatsächlich bereits mit Kräutern und Wurzeln die Körperleiden geheilt haben."

Da aber die Suche nach geeigneten Heilmitteln es notwendig macht, daß der Helfende etwas vom Übel versteht, so entspringt langsam aus einem zunächst begrenzten und reinen Zweckwissen der Wunsch nach einer besseren Einsicht in den Ablauf des Naturgeschehens und die Suche nach einer gültigen Erklärung der Krankheitsentstehung und einer objektiven Begründung des ärztlichen Handelns. So wird auch die Suche nach Erkenntnis zu einer Aufgabe der Medizin, und die Heilkunde wird eigentlich erst in dem Augenblick, als sie sich bewußt dieser Zielsetzung zuwendet, zu einer Wissenschaft, die über das handwerkliche Können und das reine Zweckwissen hinausgehen will.

Seitdem ist der Kranke für den Arzt Gegenstand der wissenschaftlichen Erkenntnis, und der Arzt kommt zu ihm gleichzeitig als aufgerufener Helfer mit einer Bereitschaft zum Heilen von körperlicher und seelischer Not wie auch als wissenschaftlicher Sachverständiger mit einem sachlichen Interesse am Kranken als Objekt der wissenschaftlichen Forschung. Die Haltung des Arztes gegenüber dem Kranken in seiner Bedrohung durch Leid und Tod und die Aufgabe, die der Arzt als therapeutischer Forscher hat, stehen aber unleugbar in einem inneren Widerspruch zueinander, zumal die Schichten des Krankseins sich fast nie ausschließlich im Körperlichen abspielen und mit den Methoden der reinen naturwissenschaftlichen Medizin nicht erfaßbar sind. Außerdem zwingen die Krankheiten den Therapeuten immer wieder dazu, auch dort praktische Erfolge aufzuweisen, Hilfe zu bringen und Krankheiten zu heilen, wo dem Heilkundigen die Kenntnis eines bestimmten Krankheitsvorganges fehlt oder nur unvollständig zur Verfügung steht und er unmittelbar in das menschliche Leben eingreifen muß, um einem zu Tode erkrankten Menschen zu helfen. Die medizinische Forschung kann sich also im Gegensatz zu den meisten anderen geistigen Tätigkeiten nicht mit dem Streben nach der Erkenntnis um ihrer selbst willen begnügen; sie muß sich zugleich und immer aufs neue in der Praxis bewähren und ihre Erkenntnisse eindeutig für die Bedürfnisse des kranken Menschen auswerten. Die fortschreitende Krankheit des Patienten, sein Schmerz und seine Qual lassen dem vielbeschäftigten Arzt oft überhaupt keine Zeit, alle unbeantworteten Fragen wissenschaftlich zu bearbeiten und sie bis in ihre letzten Tiefen zu ergründen.

Man sollte zudem nie vergessen, daß es in der Medizin keine absolute Wahrheit gibt, daß die Medizin, wie CELSUS bereits zur Zeit von Christi Geburt sie treffend nannte, eine Ars conjecturalis ist, eine Kunst, in der man auf Vermutungen angewiesen ist. Wir haben zwar heute eine größere Sicherheit in der Kenntnis der Krankheiten, in unserer Diagnostik und sogar in unserer Therapie als früher, aber die Gebiete, in denen Unsicherheit herrscht, sind trotzdem noch groß genug. Es ist deshalb in der Praxis meist schwer zu entscheiden, wo der rechte Weg für eine rationelle und zweckmäßige Therapie liegt.

Außerdem handelt es sich bei jeder wissenschaftlichen Forschung um eine Abstraktion, die nie bis in das Individuelle der Einzelpersönlichkeit und des Einzelfalles hineinreicht, sondern immer nur das Typische beschreibt. Infolgedessen sind alle unsere Aussagen allgemeiner Art, weil der Mensch als Ganzes nicht objektiviert und durchschaut werden kann. Die Begegnung zwischen dem Kranken und dem Arzt sollte deshalb immer unter einem spezifischen Ernst stehen, da die Ausnutzung und Anwendung wissenschaftlicher Einsichten dem Arzt am Krankenbett eine Verantwortung besonderer Art auferlegt; denn er muß mit seiner Kunst und seinem Wissen Macht über seine Mitmenschen ausüben, wenn er ihnen helfen will. Er hat daher in jedem Einzelfalle nicht nur zu entscheiden, ob ein therapeutisches Handeln im rein materiellen Sinne gut oder böse ist, d. h. Nutzen oder Schaden für den Kranken bringt. Er hat sich vielmehr jedesmal darüber Rechenschaft abzulegen, ob er gegenüber seinem Mitmenschen als freiem Wesen einen Eingriff in dessen Persönlichkeit moralisch verantworten kann und ob er dieser Machtfülle, die ihm gegeben ist, sittlich gewachsen ist.

Gerade darin liegt aber das Besondere der ärztlichen Situation, daß der Einblick in ein bestimmtes Naturphänomen und selbst eine vollendete Einsicht in die Kausalzusammenhänge eines Naturprozesses nicht zwangsläufig zu praktisch verwendbaren Ergebnissen führen. Die Medizin kann sich infolgedessen nicht auf den Standpunkt stellen, daß ihr mit dem Erkennen an sich bereits Genüge getan ist, und sie darf auch die Auswertung eines wissenschaftlichen Ergebnisses nicht dem Zufall anheimgeben! Sie muß sich vielmehr am Krankenbett unmittelbar den Bedürfnissen des Patienten und der jeweils gegebenen Situation anpassen und ihre Bereitschaft zur Hilfeleistung stetig unter Beweis stellen. Ärztliche Erfahrung und ärztliche Kunst sowie die intuitive Erfassung einer gegebenen Situation können deshalb bei der Behandlung eines Kranken unter Umständen eine wichtigere Rolle spielen als ein exakt begründetes Wissen und eine echte wissenschaftliche Erkenntnis. Infolgedessen ist die Gabe des echten und großen Therapeuten immer an die Persönlichkeit des Arztes gebunden, und sie ist nur in begrenzten Ausmaßen lehr- und lernbar.

Die Suche nach einer echten wissenschaftlichen Begründung des therapeutischen Handelns ist damit natürlich nicht von uns genommen, und ein Arzt wird erst dann vollkommen sein, wenn er zugleich in Theorie und Praxis vollendet ist. Diese Forderung haben schon die alten griechischen Ärzte mit aller Deutlichkeit ausgesprochen, und HEROPHILOS fand dafür im dritten Jahrhundert v. Chr. die klassische Formulierung: „Τέλειός ἐστιν ἰατρός ὁ ἐν θεωρίᾳ καί πράξει ἀτηρτισμένος", die wir in der deutschen Übertragung eben verwendet haben. „Exakte Wissenschaft und ärztliche Kunst dürfen sich also nicht feindlich gegenüberstehen, und der ausschließliche Sieg wird keiner von ihnen beschieden sein, das Ideal wird vielmehr immer in der harmonischen Verbindung von beiden liegen." (DONZELLINI, 17. Jahrh.) Das Wissen darf bei aller Bereitschaft zur Hilfeleistung nicht fehlen, und man sollte einen Arzt, bei dem der Trieb, zu erkennen, gegenüber dem Wunsch, zu helfen, stärker ausgebildet ist, nicht verächtlich als einen „Mediziner" ablehnen und darin den einzig möglichen Abfall vom wahren Ideal der ärztlichen Berufsauffassung erblicken. Ohne Wissen kann man ebensowenig ein guter Arzt sein wie ohne den Wunsch zur tätigen Hilfe. Erkennen und Helfen, das Streben nach Wissen und der Zwang zum Handeln bestimmen gemeinsam die Tätigkeit der Ärzte zu allen Zeiten wie auch das Werden der Heilkunde. Diese beiden Forderungen auch dann miteinander zu vereinen, wo der Wille zum Helfen mit dem Erkennen und Wissen nicht den gleichen Schritt halten kann, ist die Aufgabe, die jedem Arzt gestellt ist.

Gerade auf dem therapeutischen Sektor hat es lange Zeiten in der Menschheitsgeschichte gegeben, wo die reine Forschung und der Trieb nach Erkenntnis weit hinter dem Wunsch zum Helfen und der Verpflichtung zum Helfen zurückgetreten sind. Erst in der modernen Medizin und unter dem Einfluß der naturwissenschaftlichen Forschungsrichtung des 19. Jahrhunderts beginnt sich eine grundlegend andere Einstellung zur Heilmittellehre abzuzeichnen, indem man jetzt in systematischer Weise versucht, die Arzneimittelkunde zu einer objektiven und fest begründeten Wissenschaft zu machen und sie zu einer Kunst zu gestalten, die ihrer Regeln sicher ist. „Das höchste Ziel der alten Schule war das Heilen, das Wissen war dagegen nur ein zufälliges Ergebnis ihrer Heilversuche. Das höchste Ziel der neuen Schule ist das Wissen, und das Heilen ist nur ein notwendiges Ergebnis dieses Wissens." (J. DIETL, 1804—1878.) Bei einer umfassend ausgerichteten wissenschaftlichen Medizin muß somit das Streben nach Erkenntnis mit einer praktischen Auswertung der erzielten Ergebnisse gekoppelt sein, und die Methoden ihrer Forschung haben sich stets auf den therapeutischen Erfolg und die Heilung des kranken Menschen zu richten.

In diesem seit dem vorigen Jahrhundert eingeleiteten Prozeß stehen wir mitten darin, nicht etwa am Abschluß oder am Ende einer Entwicklung, sondern immer auf der Suche nach neuen wissenschaftlichen Gesichtspunkten und neuen praktisch verwertbaren Heilmaßnahmen, zugleich aber wissend, daß in den uralten Überlieferungen und im alten Brauchtum und Heilgut mancher ungehobene therapeutische Schatz und manch verschleierte Weisheit enthalten sind, die nur der rechten Verwendung und richtigen Deutung bedürfen. Trotz aller

Fortschritte gibt es gerade auf dem therapeutischen Gebiet reichlich viele Aufgaben, zu deren Lösung jede denkbare Möglichkeit herangezogen werden sollte, wenn man auf dem Weg, dem kranken Menschen wirklich zu helfen, weiterkommen will. Die Natur verteidigt indes ihre Geheimnisse mit einer Zähigkeit ohnegleichen. Infolgedessen befindet sich die Heilkunde besonders auf dem therapeutischen Sektor heute ebenso wie in ihren früheren Entwicklungsstufen in einem ewigen Werden, das niemals zu Ende sein kann und wohl nie zu einem Ende kommen wird. An dieser Situation haben selbst alle die im letzten Jahrhundert erzielten und fast unfaßlich hohen Erfolge nichts geändert. So bedeutet uns ein Gang durch die geschichtliche Entwicklung mehr als eine Erinnerung an längst überholte wunderliche Lehren und medizinische Irrtümer, er ist uns zugleich Ursprung, Fundstätte, Anregung und Ansatzpunkt für neue Erkenntnis und neue Wirkmöglichkeiten. Daher unser erhöhtes Interesse und unsere starke Zuwendung auf dem Heilmittelgebiet zu den Erfahrungen und Beobachtungen der früheren Jahrhunderte und der einfachen Kulturwelten, die für den Einsichtigen trotz der mit dem Aufkommen der modernen Chemie einsetzenden Flut von recht nützlichen und synthetisch gewonnenen pharmazeutischen Produkten zu Recht bestehen.

Um nur ein Beispiel anzuführen: Wir befragen wiederum die Volksmedizin europäischer oder außereuropäischer Kulturkreise; gerade bei den Heilpflanzen bemüht man sich heutzutage weitaus intensiver als vor einem Menschenalter, wo die pflanzlichen Drogen nicht sehr geschätzt waren und wo man fast den Eindruck gewinnen konnte, daß die Arzneipflanzen völlig von den reinen Wirkstoffen bzw. den abgewandelten halbsynthetischen Fertigpräparaten und den Produkten der chemischen Industrie verdrängt werden. Wie weit hier die Kluft zur alten Medizin ist, in deren Heilschatz die Pflanzenwelt überwiegt, zeigt am besten die Tatsache, daß in Mesopotamien der Name für „Kraut" synonym mit „Medizin" ist.

Inzwischen ist in den letzten 100 Jahren zugleich mit der Einführung vieler chemischer Substanzen manch vergessenes Kräutlein wieder zu Ehren gekommen, wenn auch nicht immer als Aufguß und Volldroge, so doch gereinigt und extrahiert, schön eingepackt und mit einem wohlklingenden Namen versehen als neuartiges Spezialpräparat. Man braucht sich nur zu erinnern, daß in der chinesischen Heilkunde seit mehr als 4000 Jahren das Ma Huang, dem Botaniker unter dem Namen Ephedra vulgaris bekannt, geschätzt ist. Angeblich soll der Kaiser CHEN-NUNG 2760 v. Chr. diese Droge in die Medizin eingeführt haben, und zwar mit der Indikationsstellung Kreislaufschwäche, Fieberbehandlung und Hustenbekämpfung. Außerdem hat sie angeblich seit den frühesten Zeiten als ein Stimulans gedient, um bei Sklaven die Arbeitsleistung zu steigern. Das späte chinesische Arzneibuch des LI SCHIDSCHEN, PEN-TS'AO-KANG MOU, aus dem Jahre 1597 schreibt dieser Pflanze die gleichen günstigen Wirkungen zu. Auch LONICERUS, der Stadtarzt in Frankfurt, weiß etwa um die gleiche Zeit in seinem 1557 erschienenen Kräuterbuch von der therapeutischen Brauchbarkeit einer westlichen Abart des Meerträubleins zu berichten, und er weist ihm wiederum als Anwendungsbereich insbesondere die Hustenbekämpfung zu. Trotzdem bleibt die Anwendung der Ephedra vulgaris viele Jahrhunderte hindurch auf die ostasiatische Medizin beschränkt, und es ist nicht verwunderlich, daß die ersten Extraktionsversuche zur Isolierung des eigentlichen Wirkungsprinzips in Japan vorgenommen werden. YAMANASHI gelingt 1885 zunächst eine unvollständige Reinigung des Inhaltsstoffes, der dann 2 Jahre später von NAGAI in reiner Form dargestellt und als Ephedrin in Anlehnung an den botanischen Namen der Stammpflanze, Ephedra vulgaris, bezeichnet wird. Unabhängig von NAGAI führt MERCK ein Jahr später die Reindarstellung von Ephedrin und Pseudoephedrin durch;

er kann zugleich nachweisen, daß diese Alkaloide in einer europäischen Art, der Ephedra helvetica, enthalten sind. Schon 1887, also unmittelbar im Anschluß an die Entdeckung der reinen Base, berichten MIURA und späterhin MIURA und TAKAHASHI über die Ergebnisse ihrer pharmakologischen Untersuchungen, in denen sie finden, daß Ephedrin eine Erweiterung der Pupillen auf Grund einer Erregung der sympathischen Nervenendigungen verursacht. Dies veranlaßt MERCK, das Alkaloid unter der Warenbezeichnung „Mydrin" als neuartiges Mydriaticum einzuführen. Es vermag sich jedoch nicht so recht durchzusetzen, und so verschwindet es bald wieder aus dem Heilmittelschatz, zumal sich niemand von pharmakologischer Seite aus um die weitere Analyse seines Wirkungsmechanismus kümmert. Inzwischen laufen die chemischen Arbeiten an dieser Substanz nahezu ununterbrochen weiter, so daß schon 1889 die Aufstellung der ersten Strukturformel für Pseudoephedrin erfolgt (LADENBURG und OELSCHLÄGEL). Auch die nachfolgenden 10—15 Jahre bleiben den Studien über die Beschaffenheit der chemischen Konstitution von Ephedrin und Pseudoephedrin vorbehalten. An der Aufklärung dieses Problems sind verschiedene Arbeitsgruppen beteiligt, aus denen 1904 die erste Synthese von FOURNEAU hervorgeht. Ihr folgen ähnliche Ergebnisse durch SCHMIDT 1905, NAGAI 1911 und EBERHARD 1915. Eine weitere von SPÄTH und GÖRING 1920 durchgeführte Synthese zeichnet sich dadurch aus, daß bei ihr eine Darstellung sämtlicher Isomere möglich ist.

Alle diese Untersuchungen bleiben von der Medizin praktisch unbeachtet und unausgenutzt, obwohl zu diesem Zeitpunkt Berichte über neue pharmakologische Beobachtungen aus Japan vorliegen, in denen AMATSU und KUBOTA 1916 auf die adrenalinähnlichen Eigenschaften des Ephedrins hinweisen und so die außerordentliche Bedeutung dieses Alkaloides für die Therapie herausstellen. Diese Veröffentlichungen erfolgen allerdings nur im japanischen Schrifttum, und so sind sie wiederum für die westliche Welt unverständlich und verborgen. Dies bedeutet, daß CHEN und SCHMIDT 1924 in Amerika von neuem und völlig unabhängig von allem bisher gewonnenen Material die therapeutisch wichtigen Eigenschaften des Ephedrins neu entdecken müssen, um dieses Medikament endlich zu einem Einsatz in der ihm angemessenen breiten Front zu bringen. Damit wird mit einem Schlage dieses Alkaloid zu einer äußerst wichtigen und begehrenswerten therapeutischen Substanz, und nichts kennzeichnet die Entwicklung besser als das Anwachsen der Literatur in den folgenden 10 Jahren, aus denen nicht weniger als 430 Einzelveröffentlichungen vorliegen. Die Indikationsstellung ist aber prinzipiell keine andere als die der alten chinesischen Heilkundigen, und so braucht die Medizin oft nur an das Alte anzuknüpfen, um daraus mit dem Rüstzeug der modernen Forschungsmethoden wertvolles Heilgut zu entwickeln. Dazu bedarf es neben einer planmäßig durchgeführten pharmakologischen Analyse auch der Arbeit des Chemikers, die es ermöglicht, die Inhaltsstoffe der Heilpflanzen in reiner Form aufzufinden und darzustellen sowie überall dort, wo die Gewinnung des Naturproduktes zu schwierig oder zu kostspielig wird, mit einem geeigneten Verfahren den von der Natur gelieferten therapeutisch wertvollen Wirkstoff künstlich auf synthetischem Wege nachzuahmen.

Durch diese neue Situation wird das Problem Ephedrin von der chemischen Seite wiederum interessant, zumal sich bei einer Reihe vergleichender Untersuchungen erwies (FUJII, PACK, CHOPRA, DISHIT, CHEN), daß die verschiedenen Stereoisomere zwar qualitativ gleich, aber quantitativ unterschiedlich wirken. Insbesondere die Tatsache, daß d(—)Ephedrin an Wirkungsintensität deutlich überlegen ist, gab Veranlassung, die Suche nach einer geeigneten Synthese wiederaufzunehmen, die in guter Ausbeute zu dem mit dem natürlichen identischen d-Ephedrin führte. Dieser Gedanke ließ sich jedoch nicht so leicht verwirklichen, und man mußte es zunächst mit der Verwendung des Racemates bewenden lassen. Damit wollte sich die Forschung allerdings nicht begnügen, und es gelang ihr tatsächlich, in der Folgezeit aus dem synthetisch gewonnenen Racemat durch Trennung der optischen Antipoden das gewünschte l-Ephedrin in reiner Form zu gewinnen. Dabei können jedoch nur 50% der l-Form maximal erhalten werden, wenn man nicht nachträglich das d-Ephedrin auf Grund relativ umständlicher Verfahren überführt. Das angestrebte Ziel konnte daher erst in vollem Umfange als erreicht angesehen werden, als es HILDEBRANDT und KLAVEHN 1930 durch die Einbeziehung biochemischer Verfahren und mit Hilfe der Hefe gelang, die erste asymmetrisch gelenkte Totalsynthese, bei der primär ein reines d(−) Ephedrin gewonnen wird, unter Laboratoriumsbedingungen durchzuführen. Daraus entwickelte die Firma Knoll ein großtechnisch verwertbares Verfahren, bei dem man auf synthetischem Wege ein Ephedrin erhält, das in chemischer und pharmakologischer Hinsicht völlig mit dem von der Natur gelieferten Alkaloid identisch ist (CHEN, BLEYER). Ebenso wie das bereits früher in die Medizin eingeführte Racemat stellt es ein wertvolles Heilmittel dar, das auf Grund dieser synthetischen Herstellungsverfahren leicht zugängig geworden ist und in nahezu unbegrenzter Menge zur Verfügung steht, während früher aus der Ausgangsdroge so wenig Reinsubstanz beschafft werden konnte, daß eine ausgedehnte klinische Verwendung nicht möglich war.

Auch die Rauwolfia ist ein typisches Beispiel für die Übernahme volkstümlicher Heilerfahrungen in den Arzneischatz der Schulmedizin. In Indien war diese Pflanze seit langer Zeit beliebt und wurde vor allem gegen Schlangenbisse und Skorpionstiche sowie zur Fieberbekämpfung und als Beruhigungsmittel benutzt. Die früheste Erwähnung in Europa datiert aus dem Jahre 1563 von GARCIA DE ORTA (geb. um 1500, Todesjahr unbekannt). Außerdem bezeugt C. CLUSIUS (1526 bis 1609), daß ihm 1564 in Salamanka Serpentinawurzeln gezeigt worden sind. Eine ausführliche Beschreibung ihrer medizinischen Verwendung stammt aus der Feder von CRISTOBAL DE ACOSTA (1539—1599/1600). 1703 wurde ihr der Name Rauwolfia von CH. PLUMIER (1646—1704) zur Erinnerung an den deutschen Arzt und Orientreisenden L. RAUWOLF (um 1540—1596) gegeben.

Schon 1887 soll EIJKMAN in der Pflanze die Anwesenheit von Alkaloiden festgestellt haben. Erst 1930 griff man die Erforschung der Droge ernsthaft auf. SIDDIQUI und SIDDIQUI isolierten in Delhi 1931 zunächst 5 Alkaloide, und noch im gleichen Jahre konnten SEN und BOSE im pharmakologischen Versuch eine blutdrucksenkende und sedative Wirkung nachweisen. ITTALIE und STEENHAUER gewannen 1932 in Leyden nur 3 Alkaloide. Trotzdem sind gerade ihre Untersuchungen von besonderem Interesse, da hier zum erstenmal das 1950 von SCHITTLER und SCHWARZ isolierte Reserpin dargestellt wurde. Beim weiteren Eindringen in dieses Stoffgebiet zeigte sich immer deutlicher, daß man es hier mit einer Vielzahl von Alkaloiden zu tun hatte und daß die Beschaffung wohldefinierter Drogen bei der Zahl von über 100 Rauwolfiaarten große Schwierigkeiten bereitet. Auch afrikanische Sorten enthalten bedeutsame Wirkstoffe (KOEPFLI 1931). Als wichtig erwies sich die Isolierung des Alkaloides Rauwolscin durch MOOKERJEE 1941 aus der Rauwolfia canescens, da dieses in chemischer Hinsicht identisch mit α-Yohimbin ist. Dazu kam die Ermittlung der Konstitution des Alstyrins durch KARRER und ENSLIN im Jahre 1950 sowie des Serpentins durch KLOHS, DRAPER, KELLER, MALESH und PETRACEK 1954. Außerdem wurde 1951 von CHATTERJEE und BOSE als neues Alkaloid das Rauwolfinin entdeckt.

Alle diese Befunde erwiesen sich nur als Vorarbeiten für eine Entwicklung, bei der bezeichnenderweise die Pharmakologie den richtigen Weg wies. Die bisher geprüften Alkaloide besaßen lediglich blutdrucksenkende und adrenolytische Eigenschaften. Das eigentliche sedative Wirkungsprinzip in den Gesamtextrakten zu erfassen gelang jedoch nicht, bis 1943 CHOPRA, GUPTA und BOSE einwandfreie Belege erbrachten, daß es auf die Anwesenheit des Alkaloides Reserpin zurückzuführen ist, von dem ITTALIE und STEENHAUER schon kleinste Mengen gewonnen hatten. Dieses Alkaloid entfaltet zugleich blutdrucksenkende und sedative Effekte und nimmt heute in der Therapie neben den Gesamt- und gereinigten Extrakten einen großen Raum ein.

Die Lobelia inflata gilt gleichfalls seit langem in ihrem Heimatland Nordamerika bei den Eingeborenen als eine wichtige Heilpflanze, und die Medizinhistoriker wissen von ihr zu berichten, daß sie bereits vor 150 Jahren in der offizinellen Medizin vereinzelt als Brech- und Asthmamittel in Gebrauch gewesen ist. Diesem Indikationsbereich konnten die ersten Untersuchungen und pharmakologischen Analysen kaum etwas Neues hinzufügen, und die Droge blieb deshalb als therapeutisch uninteressant liegen. Erst mit der Isolierung des Reinalkaloids Lobelin durch HEINRICH WIELAND 1916 und der Beobachtung, daß dieser Stoff auf das Atemzentrum erregende Wirkungen ausübt (HERMANN WIELAND 1922), ergab sich eine nutzbringende Verwendbarkeit, die weit über die älteren Anwendungsbereiche hinausreicht. In diesem Falle mußte demnach die moderne Analyse dem Wissen um altes Heilgut eine grundsätzlich neue Erkenntnis hinzufügen, um für den kranken Menschen den größtmöglichen Nutzeffekt zu erreichen.

In ähnlicher Weise hat die moderne Medizin zahlreiche Anregungen aus früheren Jahrhunderten aufgreifen können, und so sind die in alten Heilkunden der verschiedensten Völker beschriebenen und längst vergessenen Drogen wiederum zur Hilfe an das Bett des kranken Menschen gekommen, und Wissenschaft und Industrie haben nur ein wenig Pate bei dieser Wiederfindung und Umwandlung des Alten gestanden. Andererseits können wir nicht schlechthin zum Alten zurückkehren. Es gibt so vieles an modernen Therapiemöglichkeiten, was die Medizin der früheren Jahrhunderte nicht gekannt hat und auf das zu verzichten töricht und sogar eine sträfliche Unterlassung und ein unverantwortlicher Kunstfehler wäre. So könnten wir uns nicht vorstellen, daß man auf die modernen Narkosemittel, das Salvarsan bei der Luesbehandlung und die vielen Chemotherapeutica zugunsten einer Rückkehr zum Alten verzichten würde. Und niemand könnte heute noch, wie O. W. HOLMES (1809—1894) in Boston, behaupten, daß, wenn alle Medizinen ins Meer geworfen würden, die Menschheit den größten Gewinn, die Fische aber den größten Schaden hätten. Chinin, Morphin, Insulin und das Diphtherie-Serum sind zu wertvoll, als daß jemand dergleichen sagen dürfte. Die lange während Suche nach Abhilfe hat sich durch die Entdeckung dieser und vieler anderer Heilmittel endlich gelohnt, und die Kluft zwischen Wissenschaft und Heilpraxis, die viele Jahrhunderte weit geklafft hat, scheint sich immer mehr zu verkleinern, da aus der wissenschaftlichen Beobachtung und Erfahrung heraus auch die praktische Heilkunst in einer rationellen und systematischen Weise gefördert wird.

Unabhängig vom Wandel und vom Zuwachs an Wissensmenge sind jedoch die in den früheren Jahrhunderten erhobenen und befolgten Grundsätze des therapeutischen Handelns, wie beispielsweise dieser: „Der Arzt soll den Kranken behandeln und nicht die Krankheit." Solche Forderungen haben bleibenden Wert, und die wissenschaftliche Forschung sowie die Praxis am Krankenbett müssen sich ihnen unterordnen und sich in ihren Dienst stellen. Daß die heutige Epoche Verständnis für solche Gedanken hat, will uns als eines der vielen Zeichen erscheinen, welch große Wandlung sich in unserer geistigen Haltung zu Natur und Mensch seit Beginn dieses Jahrhunderts vollzogen hat. Wir stehen allerdings erst im Durchgang zwischen „Gestern" und „Morgen", noch ist alles fließend und unsicher, noch sind unsere Vorstellungen vom Menschen trotz aller Bemühungen um einen Einblick in seine lebendige Organisations- und Funktionsweise und das Zusammenspiel von Leib, Geist und Seele nicht genügend präzise; aber wir ringen wenigstens darum, die neugewonnene Flut an Wissen mit der alten Kunst des Heilens in ein richtiges Verhältnis zu bringen, eine Aufgabe, die anzugehen uns auferlegt ist, selbst wenn wir nicht hoffen dürfen, sie einer Lösung zuzuführen.

Bei unserem Rückgriff auf die Weisheit der Alten darf ein weiteres Phänomen nicht unberücksichtigt bleiben. Die Menschheit hat inzwischen die Hoffnung und den Irrtum des 19. Jahrhunderts begraben müssen, mit den Ergebnissen der experimentellen Naturwissenschaften allein ein vollständiges Bild des Menschen und eine Erklärung des Lebendigen vermitteln zu können. Die Quintessenz eines bedeutenden Chirurgen unserer Zeit, LERICHE, lautet sogar: „Wir verstehen nichts mehr ... Unsere Denkungsart kann von dem, was vor sich geht, keine Rechenschaft mehr geben. Unsere pathologische Physiologie ist überholt, und wir wissen nicht mehr, woran wir unsere Eroberungen aufknüpfen sollen." Man erkennt also mit Bestürzung, daß die Einzelforschung zwar „unaufhaltsam fortgeschritten" ist, daß ihr aber unterdessen das Weltbild der Medizin abhanden gekommen ist. Wesenhaftes und Allgemeines läßt sich nie aus Einzelfaktoren auf induktivem Wege gewinnen. Wesen ist eigener Art. Es läßt sich zwar an Fakten aufzeigen, nie jedoch durch eine Summierung errechnen. So fehlt uns letzten Endes die zusammenfassende Sicht, ein in sich ruhendes und sicheres System, das ordnende Weltbild, innerhalb dessen allein sich verstehen läßt, was einer tut, was sinnvoll und nicht nur zweckbedingtes Handeln ist. Es geht heute demnach um den Versuch, aus den vielen Bruchstücken, die uns Erfahrung und Denken zu schenken vermögen, wieder das Bild des Menschen herzustellen und von diesem aus unser Handeln abzuleiten.

In dem Maße aber, wie sich die Wissenschaft spezialisierte und die einzelnen Fachgebiete ihre Verbindung untereinander aufgaben, ging diese Einheit des Menschen verloren. Der MORGENSTERNsche Vers: „Ein Knie geht einsam durch die Welt. Es ist ein Knie, sonst nichts" zeigt besser als alles andere, wohin ein Denken führt, für das die Medizin in 20—30 verschiedene Disziplinen zerfällt. „Der Mensch, wie ihn die Spezialisten kennen", betont HENRI BERGSON (1859—1941), „ist alles andere als ein konkreter, wirklicher Mensch. Er ist nur eine Schablone, zusammengesetzt aus verschiedenen schematischen Bildern, wie sie die Technik für jeden Wissenszweig hervorbringt. Und je tiefer die biologische Forschung Einzelheiten aus dem Naturgeschehen erkennen lernte, um so geringer wurde offenbar die Möglichkeit, aus der geradezu verwirrenden Fülle von Einzelwissen zu einer umfassenden Theorie des Lebendigen zu kommen und das Wesen des Menschen in seiner Ganzheit total zu erfassen." Das Persönliche, das auch dem Geringsten von uns gegeben ist, entzieht sich z. B. der wissenschaftlichen Analyse weitgehend. Trotzdem muß es jeder Arzt verstehen. Heilen ist immer mehr als eine Überwindung der Materie; es kann nur gelingen, wenn es möglich wird, einen Menschen, der sich krank gemacht hat, aus seiner Verhaftung und Verstrickung in die Materie loszulösen und ihn zugleich in die rechte Ordnung seiner leiblichen und seelischen Fähigkeiten zurückzuführen.

So fragwürdig der ganze Prozeß der Spezialisierung des Arzttums auch ist, er hat doch die Realität für sich, da der einzelne der stetig wachsenden Summe an Einzelwissen und vor allem der zunehmenden technischen Vervollkommnung der Untersuchungs- und Behandlungsmethoden nicht mehr auf allen Gebieten zu folgen vermag, so daß wir unaufhaltsam zu einer immer stärkeren Arbeitsteilung gezwungen sind. Manche, die von der Rückkehr zu dem früher so beliebten Arzttyp des guten alten Hausarztes einen entscheidenden Wandel erwarten, werden sicher enttäuscht sein, wenn man ihnen sagen muß, daß auf diese Weise eine allgemeingültige Patentlösung nicht zu erreichen ist. Man verwendet deshalb seine Energie besser auf eine Kontrolle dieser Entwicklung als auf den vergeblichen Versuch, sie aufzuhalten oder gar rückgängig zu machen. Zweifellos wird die ärztliche Tätigkeit mehr und mehr zu einer Sache des Fachmannes, von dem man gesagt hat, daß er von immer weniger immer mehr wisse. Die Wirklichkeit folgt aber diesem Teilungsprozeß nicht, sie bleibt immer „ganz". Es gilt also zu vermeiden, daß diese Spezialisierung und Arbeitsteilung in einen sinnlosen Leerlauf gerät, weil man der Fähigkeit ermangelt, die vielseitigen Fachgebiete und Arbeitsbereiche einem gemeinsamen Größeren zuzuordnen und sie zu einem Zweck und sinnvollen Ganzen wieder zusammenzubinden.

Die Alten wußten intuitiv das, wo wir heute seit der Wiederentdeckung des Menschen und der Persönlichkeit im Sinne von Ganzheit, Einheit und Einmaligkeit unter Berücksichtigung und Erfassung aller psychischen und physiologischen, aller seelischen und körperlichen Gegebenheiten bruchstückhaft mit unseren Bemühungen ansetzen. Man war sich eben bewußt, daß die Antwort auf die Frage nach der allgemeinen Natur der Lebensvorgänge für jedes philosophische Bild vom Menschen von der gleichen Tragweite ist wie für das praktische Denken und Handeln am Krankenbett. Deshalb beschäftigten sich die Philosophen ebenso wie die Ärzte mit dem Nachdenken über diese Probleme, und häufig waren Arzt und Philosoph in der gleichen Person vereint.

Außerdem sind die alten Philosophen wie auch die mittelalterlichen Denker immer der Meinung gewesen, daß es im geistigen Erkennen des Menschen neben dem aktiven Besitzergreifen und Begreifen der Dinge eine zweite Möglichkeit gibt, Erkenntnis zu gewinnen, und zwar durch ein kontemplatives Sichversenken in das Seiende. Dieses einfache Anschauen und Hinblicken auf die sich darbietenden Dinge, das keine aktive geistige Tätigkeit und kein analysierend vorgehendes Denken voraussetzt, sondern rein rezeptiv eine Schau des Ganzen vermittelt, ist ihnen ebenso wichtig wie jeder andere Weg zur Erkenntnis, da die volle menschliche Erkenntniskraft nur im Zusammenwirken aller menschlichen Fähigkeiten ausgeschöpft wird. Wir dagegen sind es vor allem seit KANT (1724 bis 1804) gewohnt, anzunehmen, daß sich das menschliche Erkennen allein durch eine aktive Denkarbeit und eine Anspannung aller geistigen Kräfte vollziehen kann und daß es der Untersuchung, Unterscheidung, Verknüpfung, der Einteilung und Einordnung bedarf und daß Vergleich, Analogieschlüsse, Analyse, Beweise und Schlußfolgerungen sowie manche andere Denk- und Wahrnehmungsakte notwendig sind, damit der Mensch die Sachverhalte richtig erfassen kann. Beobachtung ist uns deshalb niemals ein unangespanntes Hinblicken und Anschauen, sondern höchste Konzentration und geistige Aktivität, und immer sind wir dabei, etwas zu messen, zu zählen und zu rechnen. Sehen, so meint E. JÜNGER in seinem Buch über den Arbeiter, ist ein „Angriffsakt". Wie weit entfernt ist dies von dem „Hinhorchen auf das Wesen der Dinge", von dem HERAKLIT (535—475 v. Chr.) in seinen Fragmenten spricht und das ihm neben der reinen Sinneswahrnehmung als eine der wichtigsten menschlichen Fähigkeiten erscheint, um die einzelnen Naturphänomene und Geistesprobleme in ihrer ganzen Fülle und Weite sowie in ihren Beziehungen zueinander zu überblicken und sie auf ihren wahren Gehalt zurückzuführen.

Diesen Anschluß an die Philosophie, von welchem das medizinische Denken ausgegangen ist und den man inzwischen verloren hat, versucht die moderne experimentelle biologische Forschung erneut zurückzugewinnen, weil sie eingesehen hat, daß die mit der Methodik der exakten Naturwissenschaften erfaßbaren Phänomene des Lebendigen nur einer von vielen möglichen Aspekten der menschlichen Physis sind und daß die auf diese Weise gewinnbaren Aussagen durchaus nicht das Geheimnis des Lebens in seiner wunderbaren Fülle vollständig umfassen. So befindet sich denn die heutige Medizin wieder auf dem Wege zurück zu den Geisteswissenschaften, indem sie Psychologie und Philosophie zu Rate zieht, um mit ihrer Hilfe zu einer gültigeren Deutung des Menschenbildes in gesunden und kranken Tagen zu kommen. Wir versuchen wenigstens aufs neue, das Phänomen Mensch aus einer anderen und umfassenderen Sicht zu sehen, wie sie die glorreichen Zeiten der großen medizinischen Entdeckungen des vorigen und des beginnenden jetzigen Jahrhunderts nicht kannten; damals haben jedenfalls philosophische Erwägungen für die Analyse des Menschen und für das medizinische Denken nahezu überhaupt keine Rolle gespielt.

Dies konnte nicht ausbleiben, da die idealistische Philosophie eines SCHELLING (1775—1854) und HEGEL (1770—1831), die Naturphilosophie, in der Zeit nach KANT (1724—1804), mit dem Anspruch auftraten, der Naturwissenschaft ihre Ergebnisse allein von der Ratio aus und auf Grund der von ihr entwickelten allgemeinen Naturgesetze erklären und vorschreiben zu können. Die Medizin hörte damit auf, Erfahrungswissenschaft zu sein, und die Forschung wurde vom Krankenbett und Experiment weg auf den Schreibtisch verlegt. Das Ungenügen eines solchen Vorgehens konnte auf die Dauer nicht unerkannt bleiben, und so schlug das Pendel, wie so oft im Laufe der Geschichte, nach der entgegengesetzten Seite aus, und es gab nun eine Ära, in der sich die echten Naturforscher von jeglicher Philosophie abwandten und in der man ohne jede Hilfe der Philosophie auszukommen glaubte, um allein aus der sinnlichen Erfahrung eine Anschauung der Welt zu begründen. Nur ganz vereinzelt griffen einige wenige, wie z. B. HELMHOLTZ (1821 bis 1894), in dieser Zeit auf die geistig-philosophischen Grundlagen zurück.

Inzwischen traten jedoch in den experimentellen Ergebnissen der modernen Physik wie auf dem biologischen Sektor diese bisher so verleugneten geistigen Prinzipien der Naturforschung und die damit im Zusammenhang stehenden Grenzfragen zwischen der Philosophie und den exakten Naturwissenschaften wieder stärker ans Tageslicht. Vor allem die Relativitätstheorie und die Quantenmechanik, deren Ergebnisse mit den üblichen Auffassungen der Kategorien von Raum und Zeit in Widerspruch zu stehen scheinen, sowie die HEISENBERGsche Unsicherheitsrelation und die Bejahung des seelisch-geistigen Seins des Menschen haben eine immer stärker werdende Auseinandersetzung ausgelöst, aus der sich eine Besinnung auf die geistigen Grundlagen der Naturforschung und die Erkennung ihrer Grenzen, die ihren Ergebnissen und ihren Folgerungen gesteckt sind, herauskristallisiert. Was uns indes grundlegend von den Lehren der Alten unterscheidet, ist der heutige Wirrwarr der Meinungen, der gegensätzlichen Auffassungen und Weltanschauungen, wie sie in einem solchen Ausmaß in der Geschichte der abendländischen Kulturwelt noch nicht vorhanden waren. Hier war es den früheren Jahrhunderten aus der Geschlossenheit ihres Weltbildes und aus der großen Einheitlichkeit ihres Geisteslebens heraus weitaus stärker gegeben, die ganze Erscheinungswelt und das Phänomen des Lebens von einem gemeinsamen Untergrund zu erfassen und aus einer bestimmten Geisteshaltung erklären zu wollen.

Selbst in dem Zeitalter der Aufklärung, in dem sich die entscheidende Entwicklungsphase der Naturwissenschaften vollzog und die ersten exakten Grundlagen und Theorien erarbeitet wurden, auf denen unsere moderne Naturforschung aufgebaut werden konnte, ist diese enge Verbundenheit zwischen Geisteswissenschaft, Philosophie und Naturforschung, abgesehen von gelegentlichen Übergriffen mit einer allzu starken Betonung der sinnlichen Erfahrung bzw. einer zu hohen Einschränkung der Denkgesetze, nie entscheidend gestört worden. Erst im

19. Jahrhundert scheint der Bruch zwischen Philosophie und Naturforschung endgültig zu sein, nachdem der Versuch der romantischen Medizin, die Probleme der Biologie mit Hilfe der Philosophie allein zu lösen, vollständig gescheitert war. Diese Skepsis der Metaphysik gegenüber wird aber verständlich, wenn man die gleichzeitig einsetzende rapide Entwicklung der Chemie und Physik und die wachsende Einsicht in die stoffliche Beschaffenheit des Organismus und der ihn bewegenden physikalisch-chemischen Kräfte berücksichtigt und außerdem bedenkt, daß diese Menge an Einzelkenntnissen und die Kompliziertheit der Methoden zu einer Spezialisierung zwingt und den Blick für eine Gesamtschau und für das Verständnis immer mehr verdunkelt. Diese immer weiter greifende Differenzierung führte schließlich dazu, daß geradezu jedes Wissensgebiet eine Welt für sich bildet, die höchstens bis in die Nachbarschaftsdisziplin hineinreicht und nur noch für eine nüchterne, eng umgrenzte Tatsachenforschung Platz läßt. Dieses beziehungslose Nebeneinander der einzelnen Forschungsrichtungen wieder miteinander zu vereinigen und in Harmonie zu bringen, ist aber, von der höheren Warte aus betrachtet, wichtiger als aller Fortschritt im Einzelwissen. Es bleibt jedoch vorläufig ein Ziel, vor dem die Gelehrtenwelt erst erweisen muß, ob sie ihm wirklich gewachsen ist.

Immerhin haben wir inzwischen wenigstens das eine gelernt, daß die reine naturwissenschaftliche Erforschung des Menschen Stückwerk bleiben muß, und wir müssen zugeben, daß es anderer Methoden und Grundlagen bedarf, wenn man aus der geradezu unübersehbaren Fülle an Einzelwissen zu einer umfassenden Theorie vom Wesen des Lebendigen vorstoßen will. Und so befinden wir uns heute auf der Suche und auf dem Wege nach neuen Denkdisziplinen und neuen erkenntnistheoretischen Prinzipien, um dem in zahlreichen Wissensfragmenten zerfallenen Kosmos des Menschen wieder eine Vollständigkeit zu geben, durch die er in einen großen allgemeingültigen Gedankenbau eingefügt und zusammengefaßt wird, ähnlich wie es in den Lehren der alten Arztphilosophen der Fall war. Aus diesem Grunde knüpfen wir gerne bei unserem Bemühen und Ringen um eine Befreiung der Wissenschaft aus den ihr anhaftenden Mängeln des vorigen Jahrhunderts an die Vorstellungen der Alten an, und wir greifen gerne bei unseren Versuchen, die Erfolge der naturwissenschaftlichen Erkenntnis in eine Ordnung einzubauen, die einen Sinn gibt, auf die Weisheit der Alten zurück, um von ihnen zu lernen, was sie über die großen Probleme von Leben, Krankheit und Tod gedacht haben und welche Erklärungsmöglichkeiten sich ihnen aus dem jeweiligen Zeitwissen, Zeitgeist und -glauben anboten.

Bei dieser Suche nach einer Deutung der Lebensvorgänge ist der Mensch in den früheren Jahrhunderten verschiedene Wege gegangen, und die Geschichte der biologischen Theorien ist geradezu voll von geistvollen Ideen und schöpferischen Gedanken, und jede dieser Wegrichtungen, die die Medizin im Laufe der Jahrhunderte beschritten hat, hat ihren Niederschlag bis in die therapeutischen Maßnahmen der Ärzte hinein gefunden. Da sich die Behandlung des Kranken auf die Wiederherstellung seiner Gesundheit richtet, und da sie in den Kern seiner lebendigen Substanz eingreifen muß, bedingt jede Art der Therapie für den, der sie ausführt, ein Wagnis und eine Entscheidung, die sich auf den Wesenskern des Behandelten richtet. Der Therapeut bedarf deshalb einer zureichend erscheinenden theoretischen Begründung, um sein Handeln sinnvoll, moralisch berechtigt und ethisch vertretbar erscheinen zu lassen. Es ist also nur natürlich, wenn der Ausbau der Therapie im Laufe der Jahrhunderte immer im Zusammenhang mit bestimmten wissenschaftlichen Theorien stattfand, wobei meist die eine oder andere Vorstellung oder Erkenntnis und ein an sich eng begrenztes Wissen für eine allgemeingültige Wahrheit genommen wurde, ohne die vielfach recht unbewiesenen Voraussetzungen auf ihren wirklichen Gehalt zu prüfen. Dieser Grundfehler — die Überschätzung der vorhandenen Kenntnisse, die vorschnelle Verallgemeinerung einiger richtig analysierter Ergebnisse, das Dafürhalten einer nur äußerlich bestehenden Analogie und Ähnlichkeit als echte Übereinstimmung und objektive einheitliche Qualität des Seienden — ist ein Irrtum, der uns in der Geschichte des menschlichen Denkens überhaupt und der Medizin speziell immer wieder begegnet und manche schwerwiegenden Folgen gehabt hat. So sind denn im Laufe der Geschichte die jeweils herrschenden medizinischen Lehrmeinungen und -anschauungen auf die Arzneimittellehre immer wieder bedingungslos übertragen worden und haben hier ihren Einfluß ausgeübt. Dies erklärt uns, daß sich für die gleiche Heilhandlung und Heilmaßnahme in den verschiedenen Lehrsystemen eventuell unterschiedliche wissenschaftliche Begründungen und Beweisführungen auffinden lassen. Häufig steckt sogar in jeder dieser Theorien ein richtiger Kern, und man braucht sich nur einmal der Mühe zu unterziehen, sie miteinander in Beziehung zu setzen, um eine richtige Auswahl zu treffen und zu einem besseren Verständnis und einer sinnvollen Erklärung dieses oder jenes Heilvorganges zu kommen. Auf diese Weise hat sich allmählich zwangsläufig eine immer stärkere Vermengung der verschiedenen Theorien und Schulen ergeben, so daß vielfältige Zusammenhänge, Anpassungserscheinungen und Überschichtungsvorgänge nachweisbar sind, die schließlich im Endresultat das gesamte uns übermittelte Gut an praktischer Therapie darstellen, das zwar geläutert und von vielem unnützen Ballast bereinigt ist, an vielen Stellen aber noch unverändert das erfolgreich bewährte Heilgut der Alten in sich birgt. Unser heutiges Wissen auf therapeutischem Gebiet ist somit ein Sammelbecken, in das die verschiedensten Richtungen des medizinischen Denkens zusammengeflossen sind, und die neuere Medizin strebt geradezu in systematischer Weise an, aus jedem Kulturkreis und jedem medizinischen Lehrsystem die zweckmäßigsten Erkenntnisse und Heilmaßnahmen auszuwählen, aus der Erkenntnis heraus, daß jede Arbeitsrichtung unentbehrliche und lebensrettende oder lebensverlängernde neue Heilmittel bringen kann. Einseitige Bestrebungen und Erklärungsversuche sind dagegen aus der neueren medizinischen Forschung immer mehr verschwunden. In der Wertung, theoretischen Begründung, in der Beurteilung der Erfolgsaussichten und selbst in der Handhabung der Therapie ist jedoch auch heutzutage nicht mit einer Übereinstimmung der Aussichten zu rechnen, und es gilt wie in alten Zeiten, daß die gleiche Heilmaßnahme eventuell von dem einen enthusiastisch gefeiert und als Idol des Fortschritts und der Vollkommenheit gepriesen wird, während der andere ihr jeden Wert abspricht und dieses Vorgehen sogar für unzweckmäßig oder gefährlich ansieht.

Wie überall im Leben, so stehen auch in der Medizin am Anfang Instinkt und Erfahrung. Die Heilkunde und Heilmittellehre ist zunächst von einfachen und zufälligen Beobachtungen ausgegangen, und sie hat sich in diesem primitiv empirischen Stadium auf solche Vorgänge wie Verletzungen, äußere Wunden, Entfernung von Fremdkörpern und ähnliches beschränkt, bei denen ein Zusammenhang von Ursache und Wirkung offenkundig ist. Damit war jedoch nur ein Teil der Krankheiten und der Heilungsprozesse begreifbar. Für den weitaus größeren Bereich konnte offenbar eine Erklärung so nicht gefunden werden. Sie wurde auf einem anderen Weg gesucht, auf dem der Spekulation. Durch sie entstand die erste Krankheitstheorie, die Dämonenlehre. Kräfte von außen, übersinnlicher Art, wie Geister und Dämonen, oder sinnlich wahrnehmbare schädliche Stoffe, wie Würmer und Steine, gelangen auf eine nicht erklärbare magische Weise in den Körper des Menschen und machen ihn krank. Damit zeichnen sich bereits auf einer sehr frühen Stufe der Menschheitsgeschichte die beiden Richtungen ab, die eigentlich für die Entwicklung der gesamten medizinischen Lehre entscheidend gewesen sind. Die eine geht von der Wirklichkeit und der Erfahrung aus, fügt Einzelheiten zu einem größeren Ganzen zusammen und gelangt durch Erprobung und Analyse des Besonderen schließlich zu einer Synthese und zu einer Erkennung des Allgemeinen. Beobachtung und Experiment gelten ihr als einzig zuverlässige Quelle aller naturwissenschaftlichen Erkenntnis. Scientia est experientia, oder — wie PARACELSUS (1493—1541), dem wir viele treffende Formulierungen verdanken, sagt: „Die rechte Tür der Arznei ist das Licht der Natur." Mit anderen Worten: Nicht das Spekulieren macht den Arzt, sondern die aus der Naturbeobachtung gewonnene Erfahrung und die daran geknüpfte „Kontemplation". Diese Einstellung zu den naturwissenschaftlichen Problemen findet sich bereits in der Antike sehr deutlich ausgesprochen. Am bekanntesten ist die Formulierung von GLAUKIAS, der etwa 180 v. Chr. die für die Empirie zutreffenden Maßstäbe und Methoden der Erkenntnis in seinem sogenannten „empirischen Dreifuß" zusammengefaßt hat, demzufolge als einzig brauchbare Grundlagen für eine Weiterentwicklung des Wissens und Erkennens in Frage kommen: 1. die Eigenbeobachtung, 2. die Überlieferung und Weitergabe der Erfahrung anderer und 3. die Anwendung des Analogieschlusses in Fällen, wo die beiden ersten Faktoren versagen, wie z. B. bei unbekannten neuen Krankheitsbildern und Heilmaßnahmen.

Die andere Richtung hält diese Art der Forschung für blind und ideenlos. Sie beginnt primär mit einer Spekulation und versucht ihre Kenntnis von der Wirklichkeit durch begriffliches Denken zu gewinnen. Es wird deshalb zunächst über eine Sache, von der man noch keine wissenschaftlich einwandfrei begründete Vorstellungen hat, eine Hypothese aufgestellt. Die Übersetzung des Wortes Hypothese besagt ganz richtig, daß es sich um eine Unterstellung handelt. Das trifft den Kern dieser Art von Vorgehen in der Regel nur zu gut. Allzuoft hat sich erwiesen, daß eine an Hand von wenigen Tatsachen aufgestellte Hypothese einer generationenlangen Forscherarbeit bedarf, um sie vollständig zu beweisen oder sie zu widerlegen. Für den Rationalisten ist also der Verstand die wichtigste, wenn nicht einzige Quelle der Erkenntnis, und er verdammt den rohen Empirismus als einen Abfall von der Vernunft — dem edelsten Vermögen des Menschen — und als eine Methode, die nur zur sinnlosen Anhäufung von Tatsachen führt. Die extremsten Vertreter dieses Standpunktes gehen schließlich so weit, daß sie überhaupt nichts Gutes mehr bei ihren Gegnern anerkennen und eine Sammlung und Sichtung des Erfahrungs- und Beobachtungsgutes weitgehend oder vollständig für überflüssig halten. Eine solche absolute Verleugnung und Ablehnung der sinnlichen Wahrnehmung als Forschungsmittel muß natürlich auf Widerstand stoßen, zumal immer wieder aus der Erfahrung heraus Heilmittel gefunden werden, die den Kranken mehr Trost als alle ausgeklügelten Systeme und Ideen bringen. In diesem Eifer, die Spekulation wirksam zu bekämpfen und ihre Fehler nachzuweisen, verfielen jedoch manche Ärzte in das entgegengesetzte Extrem, indem sie alle Schlußfolgerungen überhaupt aus der Medizin verbannten und nun behaupteten, man brauche nur einfach alles zu analysieren, zu beobachten und zu probieren und könne ruhig jede Logik außer acht lassen, dann würde man schon durch Versuch und Irrtum auf die Dauer das Wertvolle und Nützliche finden und es würden sich die Verallgemeinerungen zur rechten Zeit von selbst herausstellen. Als Autoritäten für diesen Standpunkt führten sie HIPPOKRATES (460—377 v. Chr.), SYDENHAM (1624—1689) und vor allem FRANCIS BACON VON VERULAM (1561 bis 1626) an, der als erster die Einbeziehung von Analyse und Experiment in die Naturwissenschaften und Medizin gefordert hatte und auf diesen beiden Grundpfeilern das ganze Gebäude der ärztlichen Wissenschaft errichtet wissen wollte.

Zur Charakterisierung seiner Bedeutung für die Geschichte der neueren Philosophie und für die Reform der wissenschaftlichen Forschung genügt es, darauf hinzuweisen, daß er mit dem Zweifel an der Zuverlässigkeit aller bisherigen Anschauungen beginnt, da diese nach seiner Auffassung nicht auf einer wohlbegründeten und gesicherten Erfahrung, sondern auf vorgefaßten Begriffen, Vorurteilen oder einer mangelhaften Beobachtung beruhen. Der Zweifel bleibt für ihn jedoch nicht Ziel, sondern nur Anfang aller Forschung. Man soll die Dinge nicht kennenlernen wollen, ohne sie vorher erforscht zu haben, da die allein sichere Methode für eine naturwissenschaftliche Erkenntnis die der Intuition ist, d. h., daß allgemeine Gesetze lediglich aus der Summe der durch sinnliche Wahrnehmung gewonnenen und durch korrekte Experimente auf ihre Wahrheit geprüften Erfahrungen abgeleitet werden können und daß man erst dann einen sicheren Schluß ziehen kann, wenn keine gegenteiligen oder widersprechenden Zeugnisse vorliegen. Andererseits verkennt BACON keineswegs die Bedeutung des deduktiven Forschungsweges, und er erklärt sogar ausdrücklich, daß in schwierigen Fällen, wo eine lückenlose Beweiskette aus Mangel an Tatsachen nicht zu erbringen ist, solche Erfahrungen auszuwählen sind, welche sich durch die Sicherheit ihrer Ergebnisse vor anderen auszeichnen. Sind auch aus diesen keine allgemeinen Folgerungen zu ziehen, so kann man die gewonnenen Erfahrungen auf dem Wege der Analogie auf ihre Wahrheit prüfen. BACON ist also ebensowenig wie HIPPOKRATES und SYDENHAM bis zum Extrem in der Anwendung der empirischen Methoden gegangen, und keiner dieser Männer hat das Denken, die Hypothese sowie die Schlußfolgerung aus der Forschung absolut verbannt wissen wollen. HIPPOKRATES verlangt geradezu für den Arzt eine philosophische Bildung. Er versteht darunter jedoch in erster Linie die philosophische Reife des Urteils, welche den Arzt zu folgerichtigen Schlüssen über das Beobachtungsobjekt befähigt. Unbefangene und gründliche Beobachtung am Krankenbett, nüchterne Schlußfolgerungen und einsichtsvolle, von Hypothesen freie Beurteilung der Krankheitsursachen, voraussetzungslose Ableitung des Heilverfahrens aus der gewonnenen Diagnose und richtige Wahl des Heilmittels auf Grund der Kenntnis des Wirkungsmechanismus sind ihm wichtiger als jede hypothetische, nicht von der Erfahrung gelenkte Voraussetzung. Diese von HIPPOKRATES vertretene und verfolgte empirisch-rationelle Methode ist es, welche den ungeteilten Beifall der einsichtsvollen Ärzte zu allen Zeiten gefunden und die hippokratische Medizin zum Muster allen ärztlichen Forschens erhoben hat. Ebenso tritt SYDENHAM jedem nur hypothetisch begründeten Lehrsystem und jeder aprioristischen Theorie für die Auffindung von Heilmaximen entschieden entgegen, und er fordert für die Medizin eine unbefangene Beobachtung und eine nüchterne Empirie. Allgemeine Prinzipien sind nach seiner Auffassung erst dann vertretbar, wenn sie aus sicheren Erfahrungen, die auf dem Wege der induktiven Forschung gewonnen werden, abgeleitet werden können. In der praktischen Ausübung seiner Lehre ist er allerdings ebenso wie HIPPOKRATES diesen rationellen Grundsätzen vielfach untreu geworden, und er hat sich nicht gescheut, willkürliche Voraussetzungen für die Begründung von Heilverfahren zu benutzen, die sich keineswegs mit einer nüchternen Empirie vertragen. Dies ist indes entschuldbar, da die damalige Zeit und die ihr zu Gebote stehende Summe an Wissen für eine grundlegende Wandlung des medizinischen Weltbildes und der Arzneimittelbetrachtung nicht reif war.

Zwischen rationell begründeten Erfahrungsheillehren und deduktiv abgeleiteten Spekulationen bewegen sich letzten Endes alle übrigen Lehrsysteme, die Analyse und Synthese, Erfahrung und Theorie sowie die Entdeckung einzelner Zusammenhänge zwischen Ursache und Wirkung und eine Ordnung und Ausrichtung des Lebendigen nach allgemeingültigen Gesetzen und Regeln mit unterschiedlichem Erfolg und in wechselndem Umfang für die Erkennung und Erklärung von Heilung und Krankheit heranziehen und durch Intuition, Empirie

oder Experiment in das Wesen der Lebensvorgänge einzudringen versuchen. Um
diese Ideen und Fragestellungen haben die edelsten Geister in allen Jahrhunderten
immer von neuem und unversöhnlich in der gleichen Form miteinander gerungen,
wie bereits ARISTOTELES (384—322 v. Chr.) für seine Naturstudien und für seine
Philosophie in Anspruch nimmt: Amicus Platon, magis amica veritas. Ebenso alt
ist der Streit um die besten Methoden auf dem medizinischen Sektor, so daß GALEN
im 2. Jahrhundert n. Chr. die Rationalisten und Empiriker seiner Zeit gegenüber-
stellen und an ihnen ihre Kurzsichtigkeit und Einseitigkeit tadeln kann. Weder
die eine noch die andere Methode kann, für sich allein genommen, die besten
Tendenzen in Anspruch nehmen — so argumentiert er richtig —, da jede Ver-
steifung und Festlegung auf einen einzigen Standpunkt, der jede Gegenmeinung
ausschließt und ablehnt, den mannigfaltigen Erscheinungsformen der Natur
und der lebendigen Substanz unmöglich gerecht wird und jede Vereinfachung
der tatsächlichen Probleme diese in ihrer wirklichen Kompliziertheit nicht erkennen läßt. Jede dieser Richtungen geht, seltsam genug, letzten Endes immer
wieder in die Irre, da beide Parteien immer wieder in den gleichen logischen Fehler
verfielen und nie die volle Bedeutung des Beweises zu würdigen verstehen. Um
die Rationalisten und Theoretiker ist es in den früheren Jahrhunderten schlecht
bestellt, weil ihnen die Möglichkeit fehlt, ihre Hypothesen im Experiment eingehend zu prüfen, sie am Krankenbett zu erhärten und exakt zu beweisen. Den
Empirikern muß dagegen jede Hypothese von vornherein suspekt erscheinen,
selbst wenn sie an sich wertvoll ist, weil sie übersehen, daß die Grenzen dieser
Methode nur so weit reichen, wie sie auf naturwissenschaftlichem Boden materiell
beweisbar sind, und weil sie nicht anerkennen wollen, daß die Grenze der sinnlichen Erfahrung zugleich die Grenze des sicheren Denkens ist.

Die Empirie und die Therapie

Allein von einem ausgehet die kunst
der Arznei, nemlich von got.

PARACELSUS

Am Beginn der frühesten Entwicklung im Heilmittelwesen stehen wahrscheinlich gelegentliche Beobachtungen über zweckmäßige Handlungen in der Tierwelt
bzw. das Erleben toxischer Erscheinungen am Menschen. Aus diesen Quellen
lassen sich die ersten bewußten therapeutischen Erfahrungen ableiten, aus denen
sich dann bei den Naturvölkern einige einfache Heilmethoden und Arzneimittel-
kenntnisse ableiten. Sie können erschlossen werden aus Funden, die aus der Vorzeit stammen, sowie aus der Überlieferung, die vom Altertum her bekannt ist.
Ergänzt man dies durch die Verhältnisse, wie sie bei den heute lebenden primitiven
Völkern angetroffen werden, so gewinnt man so viel an Einsicht und an Ergebnissen, daß insgesamt die Möglichkeit besteht, das rechte Verhältnis zwischen den
gesicherten Kenntnissen und der wohlbegründeten Vermutung zu wahren.

Diese ursprünglichen und zweckmäßigen Heilhandlungen sind nahezu bei
allen primitiven Völkern etwa im gleichen Umfange anzutreffen und lassen sich
fast auf der ganzen Welt in einer überraschenden Gleichartigkeit auffinden. Der
Raum war offensichtlich schon in der Urzeit nicht unüberwindlich, und es gab zu
allen Zeiten einen weitreichenden und ausgedehnten Weltverkehr, der nicht nur
dem Austausch von Sachen, sondern auch von Gedanken diente. Trotzdem will
es seltsam erscheinen, daß die Heilkunst der Vorzeit und die der heute lebenden
primitiven Völker so viel an Gemeinsamem und Übereinstimmendem aufweisen.
Man sollte aber in der Begeisterung über diese Funde nicht einen anderen, ebenso

beachtlichen Gesichtspunkt aus den Augen verlieren. Gerade die Medizin der heute
lebenden Primitiven lehrt uns, daß es eine echte historische Entwicklung der Heilkunst ausschließlich in bestimmten und eng umgrenzten Kulturbereichen gegeben
hat. Es gibt also — abgesehen von den frühesten Tagen der Menschheitsgeschichte
— durch alle Jahrhunderte hindurch bis auf die heutige Zeit immer ein Nebeneinander der verschiedensten medizinischen Systeme und Praktiken, da die
einzelnen Völker in einer wechselnden Zeitenfolge die verschiedenen Stufen ihres
historischen Werdens durchlaufen und die Faktoren für die geistige und wissenschaftliche Entwicklung in den einzelnen Kulturbereichen recht unterschiedlich
verteilt sind. Dementsprechend hat sich immer die geistige Haltung zu Natur und
Mensch in bestimmten, örtlich begrenzten Lebensgemeinschaften und im Zusammenhang mit der allgemeinen Kultur- und Geistesgeschichte, der jeweils
bestehenden geschichtlichen Situation und den Eigentümlichkeiten des betreffenden Stammes und Volkes rascher und in kürzeren Zeitabständen als in
anderen Kulturbereichen entwickelt. Der Gang des Werdens der Medizin muß
daher auf der ganzen Welt zwangsläufig ungleichmäßig ablaufen. Das Ergebnis ist
ein variierend hoher Entwicklungsstand der Heilkunst und eine Vielzahl von
medizinischen Theorien und Lehren, die in allen Epochen gleichzeitig nebeneinander existieren, häufig sogar miteinander wetteifern und gegeneinander
kämpfen. Dies gilt für die heutige Welt ebenso wie für die früheren Jahrhunderte.
Es gibt jederzeit so viele verschiedene medizinische Praktiken, als es gleichzeitig
existierende Kulturstufen gibt, und es gibt letzten Endes so viel eigene und
selbständige medizinische Stile und so viele Varianten und Abwandlungen der
hauptsächlich vertretenen Lehrmeinungen, als es geistig unabhängige und pro-
duktive Gruppen gibt. Die Skala der Heilkunst ist selbst in der Welt irgendwo
bei der primitiven Heilhandlung und der dämonischen Beschwörung stehenge-
blieben und reicht über die Suche nach dem Stein der Weisen bis zur modernen
Psychotherapie und bis zur Anwendung von Radioisotopen zu Heilzwecken.
Fortschritt und Beharren im Einfachen und Primitiven sind also jetzt wie in den
verflossenen Zeiträumen gleichzeitig anzutreffen. Wir sollten uns dem nicht ver-
schließen und nur daran denken, wie herrlich weit wir es doch gebracht haben.

Einer solchen Überschätzung unseres heutigen Wissens und Könnens ist noch
ein weiteres Argument entgegenzuhalten. Die uralten Erfahrungen und Überlieferungen, seien es Relikte aus der Vorzeit oder Funde, die bei den jetzt lebenden
Naturvölkern anzutreffen sind, haben sich häufig von bleibendem Wert erwiesen.
Es ist oft nicht gering, was der primitive Mensch wußte, was er an Heilmitteln kannte und was er mit ihnen vermochte. Zum Teil wird dieses alte Gut
heute noch benutzt, und es bildet, wenn auch in veränderter Form, sogar eine
der Grundlagen für unser therapeutisches Handeln. Die Zähigkeit, mit der der
Mensch am Althergebrachten festhält, ist sicherlich erstaunlich groß. Dieser
Gesichtspunkt reicht aber kaum aus, uns zu erklären, daß so viele urzeitliche
Heilweisen bis auf den heutigen Tag erhalten blieben und daß alle die Wandlungen
ihnen nichts anzuhaben vermochten, die die Medizin im ewigen Wechsel von Zeit
und Kultur, Natur- und Geisteswissenschaft durchgemacht hat. Selbst die Errungenschaften der Technik sind beinahe spurlos an ihnen vorübergegangen. Der
Kern an richtiger Beobachtung, praktisch erprobter Erfahrung und an gesunder
Therapie, der in ihnen steckt, ist doch wohl wichtiger und entscheidender als die
bloße Anhänglichkeit am Überlieferten. Jedenfalls erklären sie dieses Haften am
Althergebrachten im ständigen Wechsel der Lehrmeinungen einleuchtender — so
will es uns scheinen — als eine Trägheit des Denkens und ein stupides Vertrauen
in die Leistungen der Vorfahren. Dafür spricht auch, daß die Materia medica
bis auf den heutigen Tag durch Drogen, die aus dem Heilschatz der Primitiven

stammen, von neuem bereichert wird. Dabei sind alle diese Befunde der Urmedizin in erster Linie als Zufallsergebnisse zu werten, die mehr triebhaft und instinktsicher gefunden, als bewußt und empirisch gesucht wurden. Es dürfte also wohl nicht richtig sein, wenn man in dieser Summe an nützlichen Kenntnissen bereits eine echte wissenschaftliche Leistung sehen wollte. Die weitaus meisten sind jedenfalls nicht anders fundiert als auf Einzelerlebnissen, deren Bedeutung verallgemeinert wurde, obwohl sie nur auf schlecht kontrollierten und begründeten, naiven Erfahrungen beruhen. Um so bewunderungswürdiger bleibt es, daß sie sich trotz dieser mangelhaften Grundlage als real und damit als dauerhaft erwiesen haben. Gemessen an den Zeiträumen, in denen diese günstigen therapeutischen Erfahrungen gesammelt wurden, ist allerdings die Zahl der positiv bewertbaren therapeutischen Funde recht bescheiden. Das liegt an der Art des Suchens und Wählens, bei der notgedrungen die Zahl der Treffer gering bleiben mußte. Die Folgerichtigkeit therapeutischer Maßnahmen zu beweisen und den Zusammenhang zwischen Heilung und Medikament auf ihre Zuverlässigkeit zu prüfen, bedurfte es anderer Voraussetzungen, die man erst mit dem Experiment und mit der Möglichkeit der Reproduzierbarkeit bestimmter biologischer Vorgänge gewann.

Weiterhin ist es für alle Heilmaßnahmen in der Frühzeit charakteristisch, daß man ihren Heilwert durchgehend optimistisch beurteilt. Es wird von den Alten nie bestritten, daß es sinnvoll und begründet ist, therapeutische Maßnahmen an einem kranken Menschen durchzuführen; nur über die Art der Heilbehandlung und der zur Behandlung verwendeten Bestandteile werden uneinheitliche Auffassungen vorgetragen. Daß ein therapeutisches Vorgehen überhaupt unzulässig oder überflüssig sei, ist eine Behauptung, die meist erst sehr späten Entwicklungsphasen vorbehalten bleibt. So gab es im Anfang des 19. Jahrhunderts eine Zeit, in der die gesamte Therapie als unwirksam abgetan wurde. Vor allem die damals führende Wiener Schule, beeinflußt durch SKODA (1805—1881), verfocht einen therapeutischen Nihilismus mit einer Konsequenz ohnegleichen. Man sah es schließlich als die Hauptaufgabe des Arztes an, die richtige Diagnose zu stellen und diese bei tödlichem Ausgang der Krankheit durch eine Leichenuntersuchung zu bestätigen, und man begründete dieses Vorgehen vor allem damit, daß der Arzt in erster Linie als wissenschaftlicher Forscher tätig sein müsse. Bei DIETL (1804 bis 1878) ist diese nihilistische Einstellung zur Therapie am prägnantesten ausgeprägt: „So wie sich unsere Vorfahren mehr um den Erfolg ihrer Kuren kümmerten, so bekümmern wir uns mehr um den Erfolg unserer Forschungen. Unsere Tendenz ist daher eine wissenschaftliche. Nach der Summe des Wissens und nicht nach den Erfolgen seiner Kuren muß der Arzt beurteilt, am Arzt muß der Naturforscher und nicht der Heilkünstler geschätzt werden. Solange die Medizin eine Kunst ist, wird sie keine Wissenschaft mehr sein, solange es glückliche Ärzte gibt, solange gibt es keine wissenschaftlichen Ärzte... Im Wissen und nicht im Handeln liegt also unsere Kraft." Diese pessimistische Einstellung zur Therapie ist zu verstehen, wenn man sie als Gegenreaktion gegen die damals herrschende Arzneimittelpolypragmasie ansieht, deren häufiges Versagen die Pessimisten dazu führte, nur noch die eherne Notwendigkeit, mit der die Krankheiten ablaufen, als gesichert anzusehen und im Exspectare die allein nützliche therapeutische Handlung zu suchen. Im allgemeinen bildet eine solche extreme ablehnende Einstellung zur Arznei jedoch die Ausnahme. Dafür wechselt um so häufiger im Gange der Geschichte bei den einzelnen Medikamenten neben der Indikationsstellung die Deutung für das Zustandekommen der Heilwirkung; denn solange es überhaupt eine wissenschaftliche Medizin gibt, hat es an Versuchen nicht gemangelt, die Erklärung für die Heilmittelwirkung den jeweils herrschenden medizinischen

Lehrsystemen anzupassen und sie mit den gerade üblichen Theorien und Auffassungen über Gesundheit, Krankheit und Heilung in Einklang zu bringen.

Das besagt allerdings nicht, daß die Heilmittel in der Regel durch eine Theorie erfunden worden sind. Erst im Anschluß an die Auffindung oder Erfindung eines neuen Heilgutes wird oft nach einer passenden Theorie gesucht. Das gilt bestimmt für die Medikamente, die von den primitiven Völkern zu uns gekommen sind, und ebensogut für die vielen heutigen Medizinen, bei denen die Theorie hinter der praktischen Erfahrung nachhinkt, wenn man auch nachträglich glaubhaft machen will, daß die Idee zuerst da war, aus der heraus die entscheidenden Versuche angestellt wurden. Die besten und weitreichenden Erfindungen sind oft die, die dem Zufall ihre Entdeckung verdanken. Es muß allerdings eine intensive Bearbeitung und Auswertung des glückhaft auftauchenden Zufallstreffers hinzukommen, wenn der große und einmalige Wurf gelingen soll. Genie setzt eben nicht nur Glück, sondern auch Fleiß voraus.

Unter den hochwirksamen Arneimitteln, die wir der einfachen Naturbeobachtung primitiver Völker verdanken, sind es vor allem zahlreiche zentral wirksame Stoffe, die seit urdenklichen Zeiten als Genußmittel gebraucht werden, und die von den Eingeborenen in den verschiedensten Erdteilen mit einer geradezu erstaunlichen Vollzähligkeit entdeckt wurden. Hier war offenbar die Freude an einer angenehm empfundenen Wirkung und die Befriedigung und Hingabe an einen sinnlichen Genuß das erste, was die Menschheit bewogen hat, sich dieser Drogen zu bedienen. Erst in späteren Zeiträumen sind die Menschen dazu übergegangen, die pharmakologischen Eigenschaften, die für diese Genußempfindung verantwortlich sind, bewußt zum Motiv eines Einsatzes dieser Mittel beim kranken Menschen zu machen. So hat man beim Kaffee schon im arabischen Schrifttum darüber diskutiert, ob er schädlich oder zulässig für den Menschen sei. Auch HAHNEMANN (1755—1843) veröffentlichte eine Schrift über den Kaffee und seine Wirkungen, in der er auf Grund zahlreicher Beobachtungen vor dem Genuß dieses giftigen Mittels warnt, und bis in die neueste Zeit besteht die Gefahr, daß das Coffein als Bestandteil des Kaffees mißdeutet wird. Vor allem seitdem man dem Kaffee durch ein elegantes Verfahren das Coffein entziehen kann, ohne daß der Rückstand dadurch ungenießbar wird, herrscht in der Bevölkerung Unklarheit darüber, ob die Anwesenheit des Coffeins im Kaffee sich schädigend auswirken kann, weil man die Ergebnisse der pharmakologischen Analyse teilweise willkürlich umdeutet und den Kaffeetrinker durch eine pseudowissenschaftliche Aufklärung und eine Verdrehung der Resultate künstlich coffeinscheu machen will. Dem ist entgegenzuhalten, daß die therapeutische Breite beim Coffein ungewöhnlich groß ist und daß es, abgesehen von bestimmten krankhaften Veränderungen, kaum gelingen dürfte, sich mit Kaffeetrinken eine Schädigung zuzuziehen. Außerdem schätzen die Ärzte seit langem den Kaffeegenuß und den hauptsächlichsten Inhaltsstoff des Kaffees, das Coffein, als Heilmittel, und zwar gerade bei krankhaften Störungen des Kreislaufs, auf den angeblich das Coffein so außerordentlich schädigend einwirken soll. Diese Empfehlung des Kaffees und des Coffeins zu medizinischen Zwecken ist erstaunlicherweise relativ spät erfolgt. Die erste Erwähnung dieser Art findet sich vermutlich in einer Pariser Dissertation aus dem Jahre 1697. Die heute meist geübte Technik, bei der Bekämpfung der Kreislaufschwäche Coffein zu gebrauchen, es als Prophylaktikum gegen Gefäßkrämpfe (ASKANAZY 1895), als funktionelles Magendiagnostikum (KATSCH u. KALK 1935) und als Mittel zur Förderung der Harnabsonderung (VON SCHRÖDER 1888) anzuwenden, war erst möglich nach der Isolierung der Reinsubstanz Coffein, die RUNGE (1790—1867) im Jahre 1819 gelang. Es mußte jedoch eine eingehende pharmakologische Analyse hinzukommen, um diese Entdeckung der praktischen Auswertung am Krankenbett zugängig zu machen.

Wahrscheinlich ist auch die Teepflanze zunächst nur als Heilmittel innerlich und äußerlich angewandt worden. In den ältesten schriftlichen Zeugnissen, wie in dem chinesischen Wörterbuch Rh-ya, das zum Teil bis auf das 12. vorchristliche Jahrhundert zurückgeht, und in dem später zu diesem geschriebenen Kommentar Kuang-ya (4. Jahrh. n. Chr.) schreibt man ihr günstige Eigenschaften auf die Sehkraft zu. Außerdem soll der Genuß Körper und Willen stärken und wachhalten. Weiterhin dienen Extrakte in Form von Pasten und Salben als Mittel gegen rheumatische Schmerzen. In gleicher Weise dürfte der Tee in Japan ursprünglich als Arzneimittel gegen allerlei Krankheiten und als Stärkungsmittel geschätzt gewesen sein. Selbst bei der Einführung in Europa wird er zunächst wiederum zu Heilzwecken empfohlen. In der 1634 erschienenen Schrift von ALEXANDER DE RHODES († 1660) wird berichtet, er sei durch den Teegenuß von seinen Kopfschmerzen befreit worden. MORISSET setzt sich 1648 in Paris ebenfalls für das neue Getränk ein und behauptete, es schärfe den Geist. Mit dieser These erregte er bei seiner Fakultät ein solches Mißfallen, daß GUY PATIN (1601—1672) sogar die Verbrennung seiner Schriften durchsetzen konnte. Noch merkwürdiger mutet uns die Auffassung von GEORG BERKELEY (1685—1753) an, der den Tee als eine Panazee, ein Allheilmittel, betrachtete und ihn vor allem gegen die Blattern empfahl, weil er seine gute Wirkung bei den amerikanischen Eingeborenen beobachtet hatte; er wurde nicht müde, den tieferen metaphysischen Ursachen seiner eigenartigen Wirkungen nachzuspüren. Hieraus entstand eine seiner schönsten Schriften, die Siris, erschienen 1744, in der er von der Beschreibung der medizinischen Qualitäten des Teewassers, seines Gebrauches, seiner Herstellung und seiner Heilkraft ausgeht und durch eine Kette ($\sigma\epsilon\iota\varrho\acute{\alpha}$ = Kette) dazwischenliegender Betrachtungen zur metaphysischen Medikation über das Wesen des göttlichen Geistes als letzte Ursache alles Geschehens gelangt. Es ist vielleicht eine besondere Ironie seines Schicksals, daß trotz des häufigen Gebrauches von Teewasser oder vielleicht gerade deswegen in seiner Familie sehr viel Krankheit herrscht.

Die Verwendung des Tees als Genußmittel ist erst für das 3. nachchristliche Jahrhundert gesichert. In seinem Buch vom Tee gibt KAKUZO OKAKURA (1862 bis 1913) an, daß er im 4. und 5. Jahrhundert bei den Bewohnern des Jangtsekiangtales bereits das Lieblingsgetränk bildete, jedoch dürfte er erst im Laufe der folgenden Jahrhunderte in China zu einem Volksgetränk geworden sein. Aus Japan liegen die ersten Berichte über den Tee als Genußmittel aus dem Jahre 729 vor, um diese Zeit steht die medizinische Verwendung aber noch ganz im Vordergrund. 794 veranlaßt der Kaiser KWAMMU (782—806), daß die medizinische Abteilung seines Hofes eine Teepflanzung anlegt. Auch in dem Werk von EISAI (1141—1215) ist die Heilkraft und die lebensverlängernde Wirkung des Tees als eine wichtige Eigenschaft hervorgehoben.

Die Chinesen betreiben inzwischen einen ausgedehnten Handel mit Tee, insbesondere nach Tibet. In Japan findet er breite Verwendung als Genußmittel seit dem 9. Jahrhundert. Nach Europa kommen die ersten Nachrichten vom Tee etwa um die gleiche Zeit durch einen arabischen Kaufmann namens SULEIMAN. Der erste getrocknete Tee dürfte in Europa durch die ostindische Handelskompagnie der Holländer im Jahre 1610 gelangt sein, etwas später importierte die englische ostindische Compagnie den Tee nach England. 1888 entdeckte KOSSEL (1853—1927) im Tee das Theophyllin, das zunächst medizinisch wenig Verwendung fand. Erst um die Jahrhundertwende begannen sich besonders die Kliniker für diesen Körper zu interessieren, da er überraschend gute Effekte als Diuretikum zeigte. Die schlechte Löslichkeit und die ungenügende Verträglichkeit erschwerte jedoch die praktische Ausnutzung, bis es gelang, Lösungsvermittler aufzufinden (GRÜTER 1907), die seinen Einsatz bei der Behandlung von Kreislaufstörungen und bronchialem Asthma ermöglichten. Diese Lösungsvermittler entfalten selbst gewisse Eigenwirkungen. Zu ihrer Ausschaltung hat man neuerdings durch eine Änderung der chemischen Konstitution Theophyllinpräparate geschaffen (GROSS 1945, LIPSCHITZ 1943, BOYER 1943, MANEY 1946), die ihm, ohne wesentliche Änderung seiner Grundwirkung, die erstrebte Wasserlöslichkeit verleihen und die geschätzten therapeutischen Eigenschaften unverfälscht zur Wirkung bringen.

Ebenso ist das Betelkauen bei den südasiatischen Völkern sehr früh verbreitet gewesen. Wie sich diese Gewohnheit entwickelt hat, weiß man nicht, genau wie bei den meisten anderen Genußmitteln. Auffällig ist nur, daß für die Zubereitung des Betelbissens von jeher mehrere Pflanzenstoffe benötigt werden. Die Hauptbestandteile sind das Blatt des Betelpfeffers, die Arecanuß und gebrannter Kalk. Als Zusätze kommen weiterhin in Frage Gambir und Catechu, zwei gerbstoffhaltige Drogen.

Die erste urkundliche Erwähnung des Betelpfefferblattes geht auf das Jahr 504 v. Chr. zurück und findet sich in einer Chronik Ceylons, in der von einer Prinzessin erzählt wird, daß sie ein solches Blatt ihrem Geliebten als Geschenk gab. In chinesischen botanischen Werken tauchen die Angaben über Arecapalmen um 150 v. Chr. auf. Aus dem Jahre 101 v. Chr. liegt ein Bericht vor, daß 100 Arecapalmen in die kaiserlichen Gärten von Peking verpflanzt wurden. Auch THEOPHRASTUS VON ERESOS (372—288/87 v. Chr.), ein Schüler des großen ARISTOTELES (384—323 v. Chr.) und Verfasser einen wissenschaftlichen Buches über die Pflanzenwelt, gibt uns Kenntnis von dieser Droge. Die starke Verbreitung dieses Genußmittels in Indien beweist eine Angabe von MUHAMMED KASIM FIRISCHTA (1552—1623), die besagt, daß schon 600 n. Chr. in Kanyakubja am Ganges etwa 30000 Läden existiert haben, in denen Betelblätter verkauft wurden. Ähnlich schildert der arabische Geograph MASUDI († 956/57 n. Chr.), der Indien 916 bereiste, daß in diesem Land Betelkauen allgemein üblich war. Der erste Europäer, der das gleiche berichtete, ist der Venezianer MARCO POLO (1254—1324), in dessen berühmtem Reisebuch zwei Stellen mit Angaben über Betelkauen in Indien zu finden sind. Seit den großen Entdeckungsreisen zu Beginn der Neuzeit werden die Beschreibungen über das Betelkauen immer häufiger. Auch heute wird dieses Genußmittel von einer großen Anzahl Menschen gebraucht. Nach einer Statistik aus dem Jahre 1936 soll ein Zehntel der Menschheit, d. h. also mehr als 200 Millionen Menschen diesem Genußmittel frönen. Das Gebiet des Betelkauens reicht etwa vom ostafrikanischen Gebiet über Indien, Hinterindien und Südchina, über die Philippinen und Melanesien bis zu den Fidschi-Inseln. Innerhalb dieser Grenzen ist der Betel lediglich einigen Stämmen in Assam und Birma unbekannt. Der Genuß ist somit an die Gegenden gebunden, in denen der Betelpfeffer gedeiht, bzw. solche, die in unmittelbarer Nähe seiner Anbauflächen liegen. Die Gründe, warum er nicht außerhalb dieser Verbreitungsgebiete benutzt wird, hat schon IBN AL BAITAR († 1248), der arabische Botaniker, richtig erkannt, wenn er sagt, daß diese Pflanze selten mehr von Indien zu uns gebracht wird, weil die Blätter, wenn sie trocken sind, an Kraft verlieren und schwächer werden.

Zu medizinischen Zwecken benutzten die Araber erstmalig Arecanüsse, und zwar offenbar in Anlehnung an die Gewohnheit des Betelkauens als Mittel gegen üblen Mund- und Nasengeruch. Die arabischen Ärzte RAZES (865—925) und AVICENNA (980—1037) erwähnen diese Arznei wiederholt; AVICENNA schätzte sie auch als Stypticum. Später hat dann, vor allem in der Mitte des 16. Jahrhunderts, der portugiesische Arzt GARCIA DE ORTA (geb. 1500, Todesjahr unbekannt), der 30 Jahre in Indien als Leibarzt des Vizekönigs zubrachte, über die roborierende Wirkung des Betelblattes Günstiges ausgesagt. In Europa wird die Droge seit den 70er Jahren des vorigen Jahrhunderts als Bandwurmmittel gebraucht. Zu diesem Zwecke wird sie heute kaum noch in der Humanmedizin und hauptsächlich in der Veterinärpraxis verordnet.

Ein weiteres, sehr verbreitetes Genußmittel liefert der Hanf, den heute in Europa mancher nur mehr als Vogelfutter kennt. Ursprünglich diente die Hanfpflanze als Rohstoffquelle für die Textilindustrie. Die ersten, welche sie wirtschaftlich verwertet haben, waren die Chinesen. Der Kaiser CHEN-NUNG soll dem chinesischen Volk im 28. vorchristlichen Jahrhundert die Kultur dieser Pflanze gelehrt haben, um Kleider und Seile aus ihr anzufertigen. Aber der Hanf liefert nicht nur Fasern, sondern, getrocknet, auch Haschisch, der in Amerika „Marihuana" genannt wird. Man nimmt an, daß das Wort Haschisch mit dem hebräischen Wort „Schish" verwandt ist, was Freude bedeutet und auf die berauschenden Eigenschaften des Hanfs hinweist. Diese waren bereits im 7. und 8. Jahrhundert v. Chr. den Assyrern bekannt, die den Hanf als Räucherwerk verwendet haben. Auch im Avesta, der vermutlich im 6. Jahrhundert v. Chr. entstandenen heiligen Schriftsammlung der Perser, ist die betäubende Wirkung der Blätter und des Harzes erwähnt. Ebenso schildert HERODOT (5. Jahrh. v. Chr.), daß die Skythen ihn anbauten, um den betäubend wirkenden Samen zu gewinnen. Dieses Material wurde dann verbrannt, um die berauschenden Dämpfe einzuatmen, wie dies z. B. in Südafrika heute noch geschieht. Die gleiche Erzählung findet sich bei POMPONIUS MELA (1. Jahrh. n. Chr.) in seiner Chorographia. DIODOR, der unter Caesar und Augustus lebte, beschreibt die Pflanze ebenfalls und gibt an, daß die Frauen in Theben aus ihr eine Flüssigkeit herstellten, die wie das Nepenthes des Homer wirke. Weitere Hinweise finden sich bei SUSRUTA, so berichtet das 450 n. Chr. geschriebene Bower-Manuskript, in dem der Hanf ausdrücklich als Narkotikum empfohlen wird.

Eine medizinische Anwendung findet der Hanf erstmalig bei DIOSCURIDES (1. Jh. n. Chr.), der ihn als Antiaphrodisiacum empfiehlt. Demgegenüber spricht ihm GALEN (129—201 n. Chr.) neben beruhigenden aphrodisische Wirkungen zu. Bei häufigem Gebrauch sind Magenschmerzen, Kopfbeschwerden und Impotenz nach seinen Angaben nicht zu vermeiden. Das gleiche weiß später RABELAIS (1494—1553) in seinem Schelmenroman „Gargantua und Pantagruel" zu berichten, in dem es heißt, daß der Hanfextrakt den Magen angreife, das Blut verschlechtere und infolge seiner großen Hitze das Hirn schädige und den Kopf mit lästigen und schmerzhaften Dämpfen fülle. In der mittelalterlichen Literatur ist die erste Erwähnung des Hanfes bei der heiligen HILDEGARD VON BINGEN (1098—1179) zu finden. Im übrigen ist die betäubende Wirkung des Hanfes den medizinischen Fakultäten des Abendlandes durch die arabische Medizin bekanntgeworden, und diese Droge hat unter dieser Indikation sowie als Uterinum und Aphrodisiakum immer eine Rolle gespielt. Erst in neuester Zeit ist sie aus den Ärztebüchern gänzlich verschwunden, da man eine Ausnutzung ihrer berauschenden Wirkung für überflüssig und unzweckmäßig hält.

Vom 16. Jahrhundert an häufen sich die Beobachtungen über den Gebrauch des Hanfes als Rauschmittel des Orients. GARCIA DE ORTA fand den Genuß in Indien weit verbreitet. PROSPERO ALPINI (1553—1616), der Ägypten bereiste, schildert ebenfalls die ekstatischen Zustände nach dem Genuß der pflanzlichen Zubereitung ausgiebig. Ähnlich erzählen BREUNING VON UND ZU BUOCHENBACH († 1616) und OLEARIUS (um 1603—1670) in ihren Reisebeschreibungen von dem Haschischgenuß, und der deutsche Arzt E. KÄMPFER (1651—1716) ist wohl der erste europäische Reisende, der den Haschischgenuß am eigenen Leibe nach der Zufuhr eines Stückchens Harz erfahren hat.

Das 19. Jahrhundert brachte die Anfänge der pharmakologischen Bearbeitung. O'SHAUGHNESSY († 1889) hatte in Kalkutta seine Anwendung in der indischen

Volksmedizin studiert und beschrieb 1842 seine Erfahrungen in „The bengal dispensatory". Ein Jahr später erschien in Frankreich eine umfangreiche Veröffentlichung von Moreau de Tours († 1884) mit ausführlichen Beschreibungen der Rauschsymptome, die das Interesse der Ärzte und die Neugier der Literaten erregten und zu vielen Selbstversuchen Anlaß gaben. Auf diese Weise entstand in Paris eine Zeitlang eine Suchtwelle, die zur Gründung eines eigenen Klubs der Haschischesser führte, dem auch die beiden Dichter Theophile Gautier (1811 bis 1872) und Charles Baudelaire (1821—1867) angehörten. Beide geben eingehende Schilderungen von Selbstversuchen und berichten über Erfahrungen, die sie bei ihren Freunden gemacht haben. Bekannt ist ein Selbstbildnis von Baudelaire, das er im Haschischrausch anfertigte.

Seitdem ist der Haschischgenuß in einer neuen Form nach Europa gekommen, die aus Lateinamerika stammt, wo der gerauchte und getrunkene Haschisch Marihuana heißt. Von Mexiko verbreitete sich diese Sucht über die Vereinigten Staaten von Nordamerika. Dort werden hauptsächlich die Blütenspitzen der weiblichen Pflanzen in Zigaretten verarbeitet. Wie rapid die Zahl der Süchtigen unter den Jugendlichen zugenommen hat, zeigen Zahlen des „Public health service" aus dem Jahre 1953, die die Aufnahmezahlen an Rauschgiftsüchtigen aus zwei nordamerikanischen Krankenhäusern enthalten. Danach wurden 1947: 22, 1948: 52, 1949: 210 und 1950: 440 Jugendliche unter 21 Jahren gezählt, die wegen Rauschgiftsucht in diesen beiden Spitälern behandelt wurden. Eine große Zahl von ihnen betraf Marihuana-Süchtige. In Mexiko waren 1946 70—80% aller Süchtigen Marihuana-Raucher. Da der Zusammenhang zwischen der Zunahme der jugendlichen Kriminalität und dem Haschischabusus evident ist, sind diese Zahlen für die Öffentlichkeit von großer Bedeutung.

Es klingt fast unglaublich, daß es heute noch in der orientalischen Welt etwa 250 Millionen Haschischverbraucher und Süchtige gibt. Diese finden sich vor allem unter den Mohammedanern, die den Hanf als Rauschgift an Stelle des ihnen verbotenen Alkohols benutzen. Darüber hinaus hat dieses Gift in den früheren Jahrhunderten zeitweilig eine wichtige politische Rolle gespielt. Im 12. Jahrhundert berichtet der Abt Arnold v. Lübeck (1177—1212), daß der gefürchtete Scheich Hassan Ibn Sabbah († 1124), bekannt unter dem Namen Scheich al Dschebel, der Fürst vom Berge, den Hanf benutzt habe, um seine Anhänger in Ekstase und sinnlose Berauschung zu versetzen und um diese Menschen in ihrem Zustand zu gefährlichen fanatischen Taten und politischen Morden zu überreden. Während der Zeit der Kreuzzüge waren sie gefürchtete Gegner und wurden Haschischin genannt, woraus die Abendländer das Wort Assassinen machten. Das französische Wort für Mörder: assassin erinnert noch an diesen Vorgang. Auch Marco Polo erzählt ausführlich über Hassans Taten.

Ähnlich wie bei chronischen Alkoholsüchtigen zeigt der gewohnheitsmäßige Haschisch-Abusus unangenehme soziale Folgen, wie Verlust des Familiensinns, Abnahme der Arbeitsfähigkeit, Neigung zu Müßiggang, Mißtrauen gegen andere, Reizbarkeit und Streitsucht. Dieses asoziale Verhalten ist selbst durch strenge Maßnahmen und Entziehungskuren schwer zu bekämpfen. Oft wird ein Daueraufenthalt in Irrenanstalten notwendig. Über die Hälfte aller Irrenhausinsassen in Kairo sind nach Angaben von Ahamed Abdulla (1954) Haschischgeschädigte, und das Heer der Bettler in Ägypten soll größtenteils direkt oder indirekt von Eltern abstammen, die als Opfer des Haschisch zu gelten haben.

Man hat sich lange vergeblich bemüht, die Chemie des Haschisch aufzuklären. Das Öl Cannabinol, das zunächst isoliert wurde und dessen Struktur-Aufklärung R. Adams in Amerika bzw. Todd in England in den Jahren 1940—1943 gelang, entspricht sicherlich nicht der eigentlichen Wirksubstanz. Dagegen erzeugen chemisch nahestehende Stoffe, wie die Tetrahydrocannabinole nach den Beobachtungen von LOEWE (1939—1940) und MacDONALD (1941) im Tierversuch und am Menschen den typischen Effekt des Rauschhanfes. Man wird deshalb wohl in diesem das wirksame Prinzip suchen müssen.

Selbst bei der Nicotiana tabacum läßt sich ursprünglich nur ein Gebrauch zu Genuß- oder theurgischen Zwecken nachweisen. Zur Zeit der Entdeckung Amerikas verwendeten die Eingeborenen den Tabak zum Schnupfen und zum Kauen; daneben waren das Lecken von Tabaksaft und das Trinken von Tabakwasser bei einigen Stämmen Südamerikas gebräuchlich. COLUMBUS (1446—1506), der kurz nach der Landung zwei Spanier zum Auskundschaften ausgesandt hatte, berichtet, daß diese vielen Männern und Frauen begegnet seien, die alle eine glühende Kohle in der Hand trugen, deren Glut von wohlriechenden Kräutern unterhalten wurde. Eine noch größere Rolle spielte das Kraut im Kultleben der verschiedenen Stämme. Tabakopfer in Verbindung mit gewissen Zeremonien und Riten waren fast bei allen Eingeborenen anzutreffen. Außerdem haben die Medizinmänner Mexikos der Droge gewisse Heilwirkungen zugeschrieben; sie verwandten die Blätter vor allem, um mit ihnen offene Wunden zu behandeln. Dieser Verwendungszweck blieb jedoch beschränkt auf wenige Einzelfälle. Nach der Einführung der Droge in Europa stand dagegen die therapeutische Bedeutung zunächst im Vordergrund, und die rasche Verbreitung des Tabaks in der alten Welt ist vor allem der Tatsache zuzuschreiben, daß er als Universalheilmittel angepriesen und von unzähligen Ärzten als solches wärmstens empfohlen und laufend angewandt wurde. Schon JEAN NICOT (1530—1600), dem diese Pflanze ihren Namen verdankt, berichtet über ein medizinisches Experiment mit Tabak und behauptet, mit Hilfe eines Umschlages aus Tabakbrei ein fressendes Geschwür erfolgreich geheilt zu haben. In seinem Empfehlungsschreiben an KATHARINA VON MEDICI (1519—1589) beschreibt er ihr 1560 die wunderbaren Heilkräfte dieser Pflanze, die in der Folgezeit eifrigste Befürworter fanden. Die Königin veranlaßte selbst die arzneiliche Anwendung des Tabakschnupfpulvers bei ihrem Sohn FRANZ II. und bei ihrem kranken Sohn KARL IX. gegen Kopfschmerzen. Aus den folgenden Jahrhunderten existiert eine geradezu unermeßliche Literatur, die von der unerhörten Heilkraft des Tabaks zu berichten weiß, und ebenso zahlreich wie das Schrifttum ist die Liste der Krankheiten, bei denen Tabak günstig wirken soll. „Nicht nur erfrischt und reinigt er das Gehirn", so läßt MOLIÈRE (1622—1673) im Festin de Pierre über den Schnupftabak sagen, „nein, er leitet sogar die Seele zur Tugend und lehrt sie rechtschaffen zu werden. Der Tabak ruft den Trieb zur Ehre und Tugend in allen Menschen wach, die sich seiner bedienen. Aristoteles und die ganze Philosophie mögen sagen was sie wollen, es gleicht doch nichts dem Tabak. Er ist die Leidenschaft der honetten Leute und wer ohne Tabak lebt, ist nicht würdig zu leben." Ebenso meint der holländische Arzt BONTEKOE (um 1700), daß nichts zum Leben und der Gesundheit so nötig und dienlich sei als der Rauch des Tabaks. Diese Lobpreisungen des Tabaks als Heilmittel blieben aber nichts unwidersprochen, und es entstanden ihm im Laufe der Zeit recht bedeutsame Gegner, so daß es lange Diskussionen über viele Jahrhunderte bis in unsere Zeit hinein gegeben hat, ob der Tabak, als Medizin genossen, tatsächlich günstig wirkt oder nicht. Noch FR. HOFFMANN, Professor der Medizin in Halle (1660—1742), und TH. FOWLER (1736—1801) verteidigten die medizinische Verwendung des Tabaks aufs eifrigste. Erst die moderne Medizin hat ihn als Therapeutikum vollständig erledigt und weiß von ihm nur Ungünstiges zu berichten. Trotzdem ist die Auseinandersetzung über seine Bedeutung für den Menschen nicht beendet. Der Kampf hat sich jetzt nur verlagert und richtet sich vor allem gegen die weitverbreitete Sitte des Rauchens. Auch hier sind der Gegner ebensoviel wie der Befürworter, und es gibt keine einheitliche Entscheidung für diese Fragestellung. So sind denn auch die Ärzte unserer Zeit vor die Frage gestellt, ob das einstmals Herba panacea = Allheilmittel genannte Kraut auf den menschlichen Organismus schädliche Wirkungen ausüben kann und ob man deshalb eine Unterlassung des Rauchens um jeden Preis anstreben muß.

Beim Campher, einem uralten chinesischen Heilmittel, gab es ursprünglich ausschließlich medizinische Verwendungszwecke. Der neuesten Zeit, um 1900 herum, ist es vorbehalten geblieben, ihn in Form des Campheressens als Genußmittel zu mißbrauchen. Als Medizinaldroge verdankt er der arabischen Medizin seine große Beliebtheit, die vor allem auf seine angeblichen fäulniswidrigen Eigenschaften bei innerlicher Zufuhr zurückgeht. Schon zuvor erwähnten ihn die heilige HILDEGARD, die Äbtissin vom Ruprechtsberg bei Bingen, und PETRUS MAGUS um das Jahr 1000 auf Grund eigener Erfahrungen als wertvolles Heilmittel. Noch früher war er in Ostasien seit dem 6. Jahrhundert wegen seiner arzneilichen Bedeutung geschätzt. Was den Campher in früheren Jahrhunderten zudem begehrenswert machte, war seine große Kostbarkeit, die ihn als besonders wertvolles Geschenk geeignet erscheinen ließ, um es Fürsten zu überreichen. So brachte die Gesandtschaft des chinesischen Kaisers, die beim Papst BENEDIKT XII. um die Mitte des 14. Jahrhunderts erschien, neben Baumwolle und Edelsteinen als köstliche Gabe den Campher. Um seine zentral erregenden Eigenschaften hat man sich aber erst spät bemüht. Die ersten Tierexperimente in dieser Richtung stammen von HOFFMANN aus dem Jahre 1866, denen WIEDEMANN 1877 eine eingehendere Analyse des zentralen Wirkungsmechanismus hinzufügte. Gerade aus dieser Wirkungskomponente ergab sich für die moderne Medizin das wichtigste Anwendungsgebiet für den Campher als Analepticum bei zentralen Lähmungszuständen, bis ihn die besser löslichen und besser wirksamen Ersatzstoffe Cardiazol (SCHMIDT 1924) und Coramin (UHLMANN 1924) verdrängten.

Bei den Metallen und anorganischen Stoffen geht ihrer Einführung in die Medizin im allgemeinen eine technische Ausnutzung voraus. Einzelne, wie Kupfer, Quecksilber, Gold und Silber, sind schon früh in der medizinischen Literatur erwähnt. Andere sind erst spät dort anzutreffen. So gibt z. B. ODIER (1748—1817) 1786 erstmalig Wismut bei Magenkrankheiten. Beim Antimon läßt sich die Entwicklung so kennzeichnen, daß mit der Darstellung des Metalls dieses zunächst zum Schminken der Augenbrauen gebraucht wird. Damit könnte die uralte Verwendung dieses Metalls bei den Ägyptern gegen Augenkrankheiten erklärt werden. Auch der Schwefel dürfte sich in seiner medizinischen Anwendung zunächst auf die Raumdesinfektion beschränkt haben. HOMER (872 v. Chr.) spricht von den fluchabwehrenden Schwefeldämpfen, wenn in der Odyssee nach dem Freiermord das Haus des Odysseus gereinigt wird. Später kommen andere Indikationsstellungen hinzu; doch kennt bereits das Altertum seine Verwendung bei Hauterkrankungen. Aber erst PARACELSUS (1493—1541) verwendet alle diese metallischen Mittel, wie Antimon, Quecksilber, Eisen, Blei, Kupfer und Schwefel, in größerem Umfang, so daß diese bis dahin wenig benutzten und zumeist für den äußerlichen Gebrauch vorbehaltenen Substanzen auf einmal erheblich, an Bedeutung und Wertschätzung gewinnen. Die Anhänger seiner Lehre, soweit sie die Vortrefflichkeit der von ihm in die Heilkunst eingeführten metallischen Heilmittel anerkennen und für diese Propaganda machen, werden gern unter dem Namen der spagyrischen Ärzte zusammengefaßt. Diese barbarische Wortbildung aus $\sigma\pi\tilde{\alpha}\nu$ = trennen und $\dot{\alpha}\gamma\epsilon\dot{\iota}\varrho\epsilon\iota\nu$ = verbinden ist von PARACELSUS zur Bezeichnung chemischer Präparate und Vorgänge angewendet worden, da diese auf einer Trennung oder Verbindung der Körper beruhen. Sie entspricht eigentlich dem Sinne nach unserem heutigen Worte chemisch.

Neben diesen bisher aufgeführten Drogen stehen andere, bei denen der bittere Geschmack bzw. die brecherregende, abführende oder wurmtreibende Wirkung eine Brauchbarkeit zu medizinischen Zwecken, besonders bei Magen- und Darmerkrankungen, von vornherein näher legten. Unter diesen begegnet man einer Reihe ursprünglicher Heilerfahrungen, die sich ausschließlich von therapeutischen Gesichtspunkten herleiten. Es gibt jedoch genügend abführende Drogen, die erst spät hinsichtlich ihres Wirkungsmechanismus entdeckt wurden. Dies gilt selbstverständlich für die aus Amerika importierten Abführmittel, aber auch für heimische, wie die Faulbaumrinde, über die ein Bericht als Abführmittel erstmalig 1305 vorliegt. Bei anderen, heute geschätzten Arzneipflanzen, wie Digitalis oder Arnika, die beide gleichfalls der Volksheilkunde entliehen sind, ist für die späte Einführung in die therapeutische Praxis (Digitalis, WITHERING 1785, Arnika, GESSNER 1561) verantwortlich zu machen, daß sie ausschließlich in nordischen Ländern vorkommen. Die Digitalis purpurea ist allerdings bereits 1542 im Kräuterbuch von LEONHARD FUCHS (1501—1566) abgebildet. Sie wird um diese Zeit indes ohne streng umrissene Indikation für alle möglichen Krankheiten empfohlen und gerät bald wieder wegen ihrer angeblichen Wirkungslosigkeit in Vergessenheit. Ihre große Bedeutung für die Heilkunde wird daher erst erkannt, als WITHERING sie 1785 auf Grund eines in der Volksheilkunde verwendeten Rezeptes bei Wassersucht klinisch prüfte und empfahl. Den Anlaß, der ihn auf den Fingerhut aufmerksam machte, schildert er sehr offenkundig: „Im Jahre 1775 wurde ich nach meiner Meinung über ein Familienrezept zur Behandlung der Wassersucht befragt. Mir wurde gesagt, daß es lange als Geheimmittel von einer alten Frau in Shropshire benutzt worden wäre und manchmal noch Heilung erzielt hätte, wenn die praktischen Ärzte nichts mehr ausgerichtet hätten. Es wurde mir auch berichtet, daß die Wirkung in kräftigem Brechen und Abführen bestanden hätte; denn die diuretische Wirkung schien übersehen worden zu sein. Die Medizin war aus 20 oder mehr verschiedenen Kräutern zusammengesetzt, aber es war für einen in diesen Dingen Erfahrenen nicht schwierig, zu erkennen, daß das wirksame Kraut nichts anderes als der Fingerhut sein konnte." Glücklicher Zufall sowie eine bedachtsame Befragung und Durchforschung der Volksmedizin führten WITHERING (1741—1799) auf den rechten Weg. Trotz dieses wissenschaftlich hervorragenden Berichtes über die Pflanze wurde sie in der Folgezeit erneut abgelehnt, da man ihre Dosierung nicht richtig beherrschte und zahlreiche Nebenwirkungen auftraten. Erst durch SCHÖNLEIN (1793—1864) und TRAUBE (1818 bis 1876), die den cardialen Hydrops als Hauptindikationsgebiet der Digitalis erkannten, erfuhr die Droge eine Rehabilitierung, und seitdem ist die Digitalis eine Arznei, ohne die kein Arzt auskommen kann.

Die intuitive Auffindung schmerzlindernder Mittel und ihr medizinischer Einsatz ist ebenfalls in die ursprünglichen Heilerfahrungen der Menschheit einzureihen. Jedenfalls gibt es Angaben in dieser Richtung bereits frühzeitig im Schrifttum verschiedener Völker. Schon im Papyrus EBERS (etwa 1550 v. Chr.) findet sich eine Andeutung über den Gebrauch von Mohn zur Vertreibung übermäßiger Kindsgeschwüre. Diese Indikation ist heute in Ägypten noch üblich und hat nicht selten sogar einen tödlichen Ausgang veranlaßt. Eine Verwendung als schmerzstillendes Mittel ist für den Mohnsamen erst in späterer Zeit sicher nachweisbar.

Der Empirie und der richtigen Beobachtung verdanken wir schließlich die Auffindung einiger spezifisch gerichteter Arzneimittel, wie der Chinarinde gegen Malaria (1630) und der Ipecacuanhawurzel gegen Amöbenruhr (etwa 1681). Die Wirksamkeit der Ipecacuanha hatte PISO (1611—1678), der in den Jahren 1636 bis 1644 zusammen mit dem Grafen JOHANN MORITZ VON NASSAU-SIEGEN eine Forschungsreise in Südamerika ausgeführt hat, in Brasilien zuerst kennengelernt.

Auf seine Empfehlung hin wurde das Mittel von dem französischen Arzt Le Gras 1672 nach Europa eingeführt. Der in Paris lebende Helvetius (1661—1727) erkannte 1681 die wertvollen therapeutischen Eigenschaften dieser Wurzel bei Darmaffektionen und erzielte mit ihr aufsehenerregende Heilerfolge bei hochstehenden Persönlichkeiten. Ludwig XIV. soll ihm sein Geheimnis für 1000 Louisdor 1686 abgekauft haben. Dadurch wurde die Wurzel innerhalb kurzer Zeit in ganz Europa berühmt. In Deutschland hat zu ihrer Verbreitung und Anwendung eine 1696 erschienene Schrift des berühmten v. Leibnitz (1646—1716) beigetragen. Bald lernte man auch ihre brecherregenden Eigenschaften schätzen, so daß man sie an Stelle der bisher angewandten giftig wirkenden Antimonpräparate einsetzen konnte. Damit gewann man zugleich den Anschluß an die beliebten humoralpathologischen Vorstellungen, der die Einleitung eines Brechaktes zur Beseitigung der Säfteverderbnis für ein außerordentlich günstiges und erstrebenswertes therapeutisches Ereignis hielt.

Von den in der Ruhrwurzel enthaltenen Alkaloiden wurde das wichtigste, das Emetin, 1817 von Pelletier (1788—1842) und Magendie (1783—1855) dargestellt; wenige Jahre später (1829) soll Bardsley in Manchester das Reinalkaloid zur Therapie der tropischen Ruhr empfohlen haben. 1831 hat es Merck handelsmäßig gewonnen. Der eigentliche Ausbau dieser Therapie erfolgte später durch Warden und Walsh (1891) und vor allem durch L. Rogers, der im Jahre 1912 die subcutane und intravenöse Anwendung des Alkaloids einführte und zudem den exakten Beweis für seine spezifische, therapeutische Wirksamkeit bei Infektionen mit Entamoeba histolytica erbrachte.

Das Chinin ist enthalten in verschiedenen Cinchonaarten, deren Heimat Südamerika, vorwiegend Peru, ist. Der Name China bedeutet in der Sprache der Eingeborenen soviel wie Rinde und sollte eigentlich „Kina" ausgesprochen werden. Die Annahme, daß die eingeborenen Indianerstämme den Heilwert der Rinde lange vor der Ankunft der Spanier schätzten und ihre Kenntnis den Missionaren mitteilten, ist nicht unbestritten geblieben; während die älteren Autoren de la Condamine (1701—1774) und de Jussieu (1704—1779), die sich 1737 in Peru aufhielten, dieser Ansicht sind, bestritten später Reisende, wie Alexander von Humboldt (1769—1859) und Poeppig (1798—1868) dies mit dem Hinweis, daß weder de la Vega (1535—1616) 1609 noch J. de Acosta (1539—1599/1600) die Chinarinde in ihren Aufzählungen der indianischen Medikamente erwähnen, da sie sie in den Medizinaltaschen der eingeborenen Indianerärzte nicht fanden. Die erste verbürgte Nachricht von ihrer therapeutischen Wirksamkeit stammt aus dem Jahre 1630, in dem der Corregidor von Loxa Juan Lopez de Canizares durch das Einnehmen der Rinde von der Malaria geheilt worden ist. Die weit verbreitete Schilderung, daß die Gräfin Ana de Chinchon als erste im Jahre 1638 die Wirkung dieser Droge erprobte, scheint dagegen nicht zu stimmen, da diese Gräfin vor 1628 in Spanien starb und überhaupt niemals in Südamerika gewesen ist. Ihr Mann heiratete jedoch nach ihrem Tode im Jahre 1628 zum zweitenmal und wurde noch im gleichen Jahr zum Vizekönig von Peru ernannt, wohin er seine junge Frau mitnahm. Dort sind beide tatsächlich am Wechselfieber erkrankt, und es ist offenbar richtig, daß die Vizekönigin 1638 durch die Chinarinde von der Malaria geheilt worden ist. Nach Europa kam die Kenntnis von der Wirksamkeit der Chinarinde wohl in erster Linie durch die jesuitischen Missionare. Der Jesuit B. de Cobo (1582—1657) hat sie bereits 1632 nach Spanien und nach Rom mitgebracht. Um ihre weitere Verbreitung in Europa haben sich besonders der Kardinal J. de Lugo (1583—1660) sowie der als Leiter der Apotheke des Jesuitenkollegs (1647—1660) in Rom tätige Pucciarini verdient gemacht. Darauf ist es wohl zurückzuführen, daß die Rinde damals als Jesuitenpulver „Polvo de los Jesuitas" bezeichnet wurde. Medizinisch erwähnt ist sie erstmalig 1643 in dem Buch des Arztes VAN DER HEYDEN (1572-1650), der sie bei Malaria tertiana empfahl.

Die Mehrzahl der Ärzte stand diesem neuen Mittel sehr skeptisch gegenüber, da die Wirkung nicht im Einklang stand mit der herrschenden Lehrmeinung der Medizin, nach der die Heilung einer Krankheit in erster Linie auf der Ausscheidung und Entleerung der Krankheitsmaterie beruhen muß. An Stelle des gewünschten Brechaktes, des Abführ- und schweißtreibenden Effektes trat eine neuartige Wirkungsweise, die zu allen anerkannten Theorien und Vorstellungen über das Wesen der Heilwirkung offensichtlich in krassem Widerspruch stand, und so zwang diese Droge geradezu die Mediziner, nach einer anderen und besseren Denkformel Ausschau zu halten und ihre Theorien einer Revision zu unterziehen. Die Galenisten schwankten deshalb zwischen völliger Verwerfung und ängstlichen Bemühungen, doch eine geringfügige Ausleerung als Ursache der Fieberbekämpfung zu erspähen oder die Wirkung der Chinarinde durch ihre Elementarqualitäten zu begründen. Die Jatrophysiker erklärten den rätselhaften Effekt aus der Beseitigung von zu dickem oder zu dünnem Blut, und die Jatrochemiker dichteten ihr eine säurevertilgende Kraft bzw. einen antifermentativen Einfluß auf die Effervescenz des Blutes an. Eine impertinente Neuerung nannte sie GUY PATIN. Ihre Wirkungen waren aber zu offensichtlich, als daß sie sich nicht durchgesetzt hätte. Selbst die Behauptung, daß die Rinde gesundheitsschädlichen Einfluß besitze, hat ihren Siegeszug nicht aufhalten können. Es dauerte allerdings geraume Zeit, bis die therapeutische Wirksamkeit allgemein anerkannt wurde. Noch zu Beginn des 18. Jahrhunderts begegnet man immer wieder ablehnenden Stimmen. So erblickt beispielsweise STAHL (1659—1734) in der Unterdrückung des Fiebers eine Beeinträchtigung der natürlichen Heilbestrebungen des Organismus und lehnt die Verwendung dieser Droge ab.

Schon die einfachen Auszüge der Pflanze, deren Bedeutung für die Malariabekämpfung nach Einführung der Droge in Europa (1642) trotz der zunächst recht skeptischen Einstellung der meisten Ärzte nicht zu leugnen war, sind zeitweise unter der Bezeichnung ,,Englisches Wasser" monopolartig ausgebeutet worden. Dieses Wasser bestand in der Hauptsache aus einer Abkochung der Rinde des Cinchonabaumes unter Zusatz von Geschmackskorrigentien und etwas Opium. Seine Herstellung und Zusammensetzung wurde sorgsam gehütet, und gerade diese Geheimhaltung trug nicht wenig zu seiner großen Wertschätzung bei. An seiner Verbreitung hatte vor allem der portugiesische Arzt DE CASTRO SARMENTO (1691—1760) Anteil, der ihm nicht zuletzt, dank einer geschickt aufgebauten Verkaufsorganisation, zu einem großen Erfolg verhalf. Seinem Verwandten gelang es sogar, dem Unternehmen die Bezeichnung ,,Königliche Fabrik" zu verschaffen. Ebenso verstand es der englische Apotheker TALBOR (um 1642—1681), aus dem gleichen Geheimrezept für sich beträchtliche finanzielle Vorteile herauszuscheffeln, indem er seine Mixtur pro dosi für einen Louisdor verkaufte. Dazu ließ er sich später für seine erfolgreiche Behandlung von LUDWIG XIV. (1638—1715) eine lebenslängliche Rente in Höhe von 2000 Livres pro Jahr gewähren und schlug aus der Preisgabe des Rezeptes noch 2000 Louisdor als Belohnung heraus.

Diese Vorherrschaft der Drogenauszüge in der Therapie ging aber infolge der Entwicklung der Chemie im Anfang des 19. Jahrhunderts unaufhaltsam ihrem Ende entgegen, nachdem es RUNGE 1819 sowie PELLETIER und CAVENTOU (1795—1877) 1820 gelang, das Chinin und Cinchonin in reiner Form darzustellen und als basische Pflanzenstoffe zu charakterisieren. Schon 1821 wurden beide Alkaloide an Stelle der Fieberrinde erfolgreich bei Wechselfieber angewandt, und die weitere klinische Erprobung führte nach kurzer Zeit zu der Überzeugung, daß der Heilwert der Chinarinde bei der Malaria ausschließlich auf ihrem

Alkaloidgehalt beruht. Gleichzeitig löste diese Entwicklung einen immer stärker werdenden Verbrauch an Chinin aus, so daß die Gefahr einer vollständigen Ausrottung des Chinabaumes in Südamerika, bedingt durch das sinnlose Fällen der Bäume zur Gewinnung der Rinde, nach der Entdeckung des Chinins bedrohliche Formen annahm. Es bedeutete daher einen großen Fortschritt, als den Holländern unter Mitwirkung der deutschen Forscher JUNGHUHN (1812 bis 1864) und HASSKARL (1811—1894) eine Verpflanzung hochwirksamer Cinchonaarten gegen den Widerstand und das Verbot der südamerikanischen Regierung nach Niederländisch-Indien gelang. Von dort aus kamen die ersten Rinden 1870 nach Amsterdam. In den folgenden Jahrzehnten steigerte sich die Produktion in diesen Gebieten immer mehr, und es entstanden im Laufe der Jahre ausgedehnte Pflanzungen verschiedener Cinchonaarten, bei denen eine zunehmende bessere Ausbeute an Alkaloiden erreicht wurde. Infolgedessen kommen heutzutage etwa 90.% der auf dem Weltmarkt befindlichen Droge aus West-Java, während früher der gesamte Bedarf an Chinarinde hauptsächlich von Peru aus gedeckt wurde.

Diesen gewaltigen Anstrengungen um die Gewinnung möglichst hochwertiger Naturprodukte gingen die ebenso intensiven Bemühungen von seiten der chemischen Industrie parallel, die Synthese des Chinins zu bewältigen bzw. Mittel zu finden, die bei gleicher Wirksamkeit nicht die üblichen Nebenwirkungen des Chinins aufweisen. Es ist nun bezeichnend für die Wichtigkeit, die man dieser Problemstellung zumaß, daß es zu jener Zeit nur bei dem als Malariamittel und Antipyreticum gleich hochgeschätzten Chinin eine systematische, der heutigen etwa vergleichbaren Forschung gab. Von einer Konstitutionsaufklärung dieses Alkaloids war man allerdings weit entfernt. Für diese Arbeiten genügte jedoch die Erkenntnis, daß seine Synthese aus aromatischen Aminen durchgeführt werden kann und daß die beim Chinin so geschätzten Fieber- und fäulniswidrigen Wirkungen diesem Grundtyp zukommen. So kam es, daß kurz nacheinander drei verschiedene Chinolinderivate, das Kairin (FISCHER 1883), das Kairolin (KÖNIG u. HOFMANN 1884) und das Thallin (EHRLICH u. SKRAUP 1884) zur therapeutischen Erprobung angeboten wurden. Infolge ihrer Nebenwirkungen und der mangelnden Malariaheilwirkung verschwanden sie aber trotz ihrer guten fieberhemmenden Eigenschaften nach kurzer Zeit wieder aus dem Arzneischatz. Die gänzlich unzureichenden Vorstellungen von der Konstitution des Alkaloids waren kein geeigneter Ausgangspunkt für die Bemühungen um eine Synthese dieser Substanz. Es war somit nicht zu erwarten, daß man hier zu Erfolgen kam, und dennoch gab es unerwartete Glückstreffer. So mußte das Chininexperiment von PERKIN notgedrungen fehlschlagen, dafür gelang ihm 1856 die Darstellung des ersten künstlichen Farbstoffes, des Mauveins, und ebenso glückte KNORR bei dem Versuch, einen neuen Weg für die Chininsynthese zu erschließen, 1884 die Synthese des *Antipyrins*. Die Synthese des Chinins ließ allerdings noch lange auf sich warten. Sie gelang erst WOODWARD und DOERING 1945, durch die zugleich die chemische Konstitution dieses Alkaloides bestätigt wurde, zu deren Aufklärung hauptsächlich SKRAUP 1900, KOENIG 1906 und RABE 1909 beitrugen.

Als dann die Wirkungsweise der Chinarinde experimentell eingehender studiert wurde und eine starke Überlegenheit des Chinins über zahlreiche andere Substanzen bei der Abtötung von Mikroorganismen sich herausstellte, ohne daß die Zellen des Menschen im gleichen Umfange geschädigt werden, da hat BINZ bereits 1860, lange vor der Entdeckung der Malariaplasmodien durch LAVERAN (1876—1922) im Jahre 1880, aus seinen Befunden den Schluß gezogen, daß Chinin nicht nur das Fieber, sondern den Erreger der Malaria, dieses damals unbekannte Lebewesen, direkt beeinflusse. Fast ebenso bemerkenswert ist an der

Auffassung von BINZ (1832—1913), daß er eine vollständige Vernichtung sämtlicher Malariaerreger in einem infizierten Organismus durch Chinin für ausgeschlossen hält; er meint vielmehr, daß dieses Alkaloid vor allem „dem Heilbestreben der Natur günstig sekundiere". Bekanntlich entsprechen solche Vorstellungen weitgehend den heutigen Anschauungen über den Wirkungsmechanismus vieler Chemotherapeutica.

Derartige Reagenzglasversuche über den abtötenden und entwicklungshemmenden Einfluß der Chinaalkaloide auf die verschiedensten Arten von krankmachenden und saprophytischen Bakterien wurden in der zweiten Hälfte des vorigen Jahrhunderts von zahlreichen Autoren durchgeführt, nachdem PRINGLE (1707—1782) schon 1765 im Experiment die fäulnishemmende Wirkung pulverisierter Chinarinde und von Chinarindeabkochungen an Fleischstücken nachgewiesen hatte. Besonders MORGENROTH hat sich ab 1911 mit der therapeutischen Brauchbarkeit der Chinaalkaloide und ihrer Derivate bei Pneumokokken- und Wundinfektionen beschäftigt, wobei er, ähnlich wie die früheren Untersucher, von der Voraussetzung ausging, daß diese Versuche in vitro zwar den Tierversuch nicht restlos ersetzen, aber doch innerhalb einer Gruppe, wie gerade bei den Chinaalkaloiden, die chemotherapeutisch als wirksam erkannt ist, Wegweiser für die Auffindung optimal wirksamer Substanzen sein können. Selbst bei dieser einschränkenden Art der Bewertung gestattet aber der Reagenzglasversuch, wie wir heute wissen, keine Rückschlüsse auf die Brauchbarkeit chemischer Stoffe innerhalb des tierischen Organismus.

Ähnlich wie beim Chinin und bei der Radix Ipecacuanha ist bei den Völkern fast aller europäischen Regionen der Erde die Kenntnis der Heilkraft bestimmter Pflanzenöle für die Behandlung von Hautaffektionen, nämlich der Lepra, seit langem verbreitet. Von den Hindus wird das Chaulmoograöl schon seit Jahrhunderten für die Behandlung dieser Krankheiten als spezifisch angesehen und innerlich sowie äußerlich verwandt. Die älteste märchenhaft ausgeschmückte Nachricht von der heilenden Wirkung dieser Pflanze findet sich in einer Hindulegende, in der erzählt wird, daß der leprakranke König Rama von Benares sich mit den Früchten und Blättern dieser Pflanze ernährte und zusammen mit der gleichfalls erkrankten Prinzessin Piya geheilt wurde. Wahrscheinlich kannte SUSRUTA, der alte indische Arzt, bereits den Wert dieser Pflanze. Sicher ist das Chaulmoograöl von dem persischen Arzt MUHAMMED HUSEIN (1771) erwähnt worden. Inwieweit es schon vorher persische und indische Ärzte benutzt haben, ist nicht genau bekannt. Das Öl einer verwandten Pflanzenart wurde nachweislich seit dem Ende des 16. Jahrhunderts in großem Maße von Siam nach China exportiert. LI-SCHIDSCHEN bringt in seinem medizinischen Werk vom Jahre 1597 eine Abbildung des Samens, und vermutlich hat schon CHU-TAN-CHI das Chaulmoograöl im 14. Jahrhundert zur Behandlung der Lepra benutzt. Den Japanern ist es seit 1716 als Heilmittel gegen diese Erkrankung bekannt; ähnlich schätzen die Eingeborenen Hinterindiens und der Sundainseln seit langem seine Brauchbarkeit. Europa verdankt die Kenntnis dieser Pflanze dem bengalischen Arzt MOUAT im Jahre 1854. Seitdem bemüht man sich mit wechselndem Erfolg um den Einsatz für die Ausheilung von Lepra und Tuberkulose, ohne jedoch bis heute eine definitiv günstige Entwicklung auf diesem Gebiet der Pflanzenheilkunde zu erzielen.

Es ergibt sich also in recht vielen Fällen, daß die heute übliche Therapie auf uralten empirischen Erfahrungen aus der frühen Menschheitsgeschichte basiert. Das gleiche gilt für die zahlreichen Versuche, die sich um die Erneuerung und Ausdehnung der therapeutischen Möglichkeiten mit Heilpflanzen bemühen. Diese Aussage erweitert sich noch, wenn man bedenkt, daß selbst in den mit Recht so geschmähten und geradezu unmöglich anmutenden Anpreisungen der sogenannten

Dreckapotheke ursprünglich einige richtige Beobachtungen enthalten sind, wie die Erkenntnis, daß die Nebenniere durch ihren Gehalt an Adrenalin beim direkten Aufbringen auf Wunden zur Blutstillung geeignet ist, oder die Tatsache, daß mit bestimmten Organen eine Substitutionstherapie betrieben werden kann.

Diese empirische Auffindung von Arzneimitteln bleibt jedoch keineswegs auf die frühen Entwicklungsstufen der Menschheitsgeschichte beschränkt; sie reicht vielmehr bis in unsere eigene Zeit hinein und läßt uns immer wieder neue Wege für das praktische Handeln am Krankenbett auffinden. So wurden die modernen Narkotica zum Teil rein zufällig entdeckt. Dem Zufall ist auch die Kenntnis der abführenden Wirkung des Phenolphthaleins im Jahre 1900 durch VAMOSSY zu verdanken, als man zum Schutz der echten Tokaierweine die unechten Produkte dieser Art mit Phenolphthalein als Indikator versetzte und so bei den Genießern dieser Weinsorten regelmäßig Durchfälle auftreten sah. Ähnlich wurden bei einer Verwechslung von Naphthalin mit Acetanilid in einer Straßburger Apotheke die fiebersenkenden Eigenschaften dieser Substanz rein zufällig gefunden (Einführung in die Therapie durch CAHN und HEPP 1886).

Selbst die ersten tastenden Versuche der synthetischen Chemie erbrachten einige glückliche Zufallstreffer, wie die Herstellung des bereits erwähnten Antipyrins durch KNORR (1884) und die Gewinnung der Salicylsäure durch KOLBE (1874), die eigentlich eine brauchbare Chinin- oder Indigo-Synthese erstrebten. Auch die Einführung des seit langem bekannten Urethans zur Bekämpfung der Leukämie geht eigentlich auf rein empirische Beobachtungen zurück (PATERSON, HADOW, THOMAS, WATKINSON 1946).

Es hat selbstverständlich immer skeptisch eingestellte Ärzte gegeben, die in dem täglichen Erlebnis am Krankenbett mit seinen Erfolgen und Mißerfolgen bestätigt fanden, daß man in der Medizin von den gelehrten Theorien nicht allzuviel erhoffen darf und daß alle Verallgemeinerungen und jede Systematik gegenüber dem Einzelfall und seinen Varianten versagen muß. Die Wirklichkeit ist ihnen allzu vielfältig, und sie sind aus diesem Grund überzeugt, daß jede durch reine Spekulation gewonnene Erkenntnis früher oder später durch die Tatsachen widerlegt wird. Die Lösung praktischer Fragestellungen ist ihnen deshalb wichtiger als alle geistreichen Hypothesen und alle Versuche, die Ordnung des Weltalls und des Menschen durch logisches Denken zu erfassen. Sie begnügen sich lieber mit einer Erfahrungsheillehre, in der die Beobachtung der Wirklichkeit und die experimentelle Bearbeitung der Tatsachen als einziges Fundament für das ärztliche Handeln sowie für die ärztliche Einsicht zu gelten haben, und die angeführten Tatsachen scheinen diesen Ärzten nur allzu recht zu geben.

Wie immer, so wird dieser so fruchtbare Gedanke von gewissen Menschen in einer nicht mehr verantwortlichen Weise derart einseitig übersteigert, daß sie ihn als eine absolute Wahrheit hinstellen, ihn zu einem Dogma erheben und sie einfach glauben, wie es PHILINOS VON KOS bereits um das Jahr 250 v. Chr. behauptet, daß alle Versuche einer wissenschaftlichen Begründung der Medizin überhaupt überflüssig sind. Aus einer berechtigten, skeptischen und kritischen Haltung gegenüber jeder fragwürdigen und unbegründeten Spekulation erwächst somit schließlich eine wiederum einseitige Überschätzung der Tatsachen, in der Annahme, daß einzig und allein die Sinneserfahrung als Erkenntnisquelle Wert besitzt. Ein derartiges Vertrauen in die absolute Leistungsfähigkeit von Beobachtung, Analyse und Experiment ist aber tatsächlich nicht begründet, da dieser Methode von Naturforschung und ihren Ergebnissen ebenfalls nur eine Wahrscheinlichkeit, nicht aber eine Sicherheit in ihren Aussagen und Schlußfolgerungen zukommt. Selbstverständlich muß die Naturwissenschaft materiell-mechanisch vorgehen, wenn sie exakte Forschungsergebnisse anstrebt, und die Technik, der sie sich hierbei zu bedienen hat, ist das Experiment und die Analyse. Deshalb braucht der Materialismus nicht als Endresultat hinter aller Naturwissenschaft zu stehen. Er ist, streng genommen, lediglich eine unumgängliche Voraussetzung, deren man sich bedienen muß, um zu einer begründeten Aussage und einer exakten Beobachtung zu gelangen. Daß Erfahrung, Analyse und Experiment für die medizinische Forschung notwendig sind, das kann heute nicht mehr bestritten werden, und das zeigt all das Große, das durch die Anwendung dieses Forschungsprinzips erreicht worden ist. Man sollte jedoch nicht vergessen, daß der Materialismus nur eine Hypothese ist, so fruchtbar sie sich auch auf dem Gebiet der Naturwissenschaften ausgewirkt hat.

Bereits im 2. Jahrhundert v. Chr. entstand in Alexandrien die sog. empirische Schule, und hier begegnet uns zum erstenmal eine ausgeprägt mechanistische Denkrichtung, die für die ärztliche Praxis und medizinische Forschung Gestalt und Bedeutung gewinnt. Bezeichnenderweise geschieht dies in einer Zeitperiode, in der der Skeptizismus in der Philosophie weit verbreitet ist und in der ganz allgemein die Tendenz besteht, die Philosophie aus den anderen Wissenschaftsbereichen auszuschalten, weil man es für unmöglich hält, allein mit den Kräften des Verstandes zu einer objektiven Erkenntnis zu kommen. Sicherlich geschieht dies nicht unvorbereitet und ohne Zusammenhang mit den vorangehenden Epochen. Auch der hippokratische Arzt ist aufgeklärt und steht den meisten älteren theoretischen Vorstellungen und Welterklärungsversuchen kritisch gegenüber. Er weiß ganz genau, daß er seine Erfolge in erster Linie der Erfahrung und rechten Beobachtung zu verdanken hat. Die Natur und ihre Geheimnisse sind für ihn stets viel größer als alle Hypothesen und alle Überlieferungen, und die Wahrnehmung am Kranken ist ihm wichtiger als alle mitgebrachten fertigen Theorien. Trotzdem bleibt er in seinem Denken weit von einer rein kausal mechanischen Erklärungsweise entfernt. Seine Gedanken wollen die ganze Welt umfassen, und er strebt deshalb immer eine Gesamtschau über Natur und Mensch an. Krankheit ist ihm nie ein Einzelproblem, da sie ihm nur verständlich erscheint im Zusammenhang mit der Eigenart des Menschen, seiner Individualität, seiner Leib-Seele-Struktur, seinen Umweltbedingungen, seiner Zugehörigkeit und Einordnung in einen bestimmten Lebenskreis und in eine umgrenzte Menschengruppe. Diät, Klima, Jahreszeit, Landschaft, Haus, Boden und Lebensbedingungen sind diesen Ärzten wichtige Anhaltspunkte, nach denen der kranke Mensch beurteilt werden kann und darf. Über allem steht aber die Überzeugung von der Gesetzmäßigkeit alles Geschehens und von der sinnvollen Ökonomie des Daseins und der Naturerscheinungen. Diese Gewißheit ist für HIPPOKRATES und den ihm nahestehenden Kreis von Ärzten ohne Zweifel, gerade weil ihnen die exakte Beobachtung der Natur die Richtigkeit ihrer philosophischen Theorien zu beweisen schien. „Der Arzt, der zugleich Philosoph ist, steht den Göttern gleich", ist ein viel angeführtes Zitat aus dem hippokratischen Schrifttum. Was heißt das anderes, als daß zur exakten Erforschung der Erscheinungen, die sich den Sinnen am Gesunden und Kranken darbieten, Denkakt und theoretische Erfassung der Wirklichkeit hinzukommen müssen und daß beides zusammen erst den echten und wahren Arzt ausmachen. Die hippokratische Medizin ist somit aufs engste mit der großen Bewegung der Naturphilosophie verbunden, und sie hat die von diesen Philosophen postulierte Freiheit des Fragens und Forschens auf die Heilkunde übertragen, stets jedoch in der Bindung an das Walten der Gottheit und in der Überzeugung, daß alles Wahrnehmen und Forschen in eine universell gültige Aussage über die Wirklichkeit des Menschen und des Naturgeschehens einmünden muß.

Andererseits haben sich die Philosophen mit vielen Fragen beschäftigt, die die Medizin direkt oder indirekt berühren. Bei PLATO (427—348/47 v. Chr.) und

ARISTOTELES findet sich manche Stellungnahme zu ärztlichen Problemen. Insofern können PLATON und ARISTOTELES mit Recht einen Platz in der Geschichte der Medizin beanspruchen. Vor allem in seinen späteren Schriften äußert PLATON die Ansicht, daß auch die von der sinnlichen Wahrnehmung ausgehende Forschung der Natur berücksichtigt werden muß, obwohl ihm die sinnlich erkennbare Welt letzten Endes nur ein trübes Bild von der allein im Denkakt erfaßbaren Welt der reinen Ideen vermittelt. ARISTOTELES hat den Empiriebegriff weitaus stärker in seine Erkenntnistheorie eingebaut, und er hält ihn für eine der wertvollsten Stützen für jedes wissenschaftliche Arbeiten. Trotzdem ist bei diesem Philosophen das Prinzip, welches der Erfahrung die allein maßgebliche Rolle für die ärztliche Forschung und Praxis zuschreibt, nie aus einer zweitrangigen Stellung herausgekommen. DEMOKRIT (um 450 v. Chr.) und EPIKUR (341—270 v. Chr.) tendieren weitaus mehr nach dieser Richtung, die dann in Alexandrien zur tragenden Grundlage der gesamten Medizin und Naturwissenschaft wird, und die in dem Bestreben, jede Erklärung und Begründung des Naturgeschehens aus der Erfahrungswelt, aus Beobachtung und Experiment abzuleiten, das einzig brauchbare Prinzip aller Erkenntnis sieht. Die Anhänger dieser Richtung waren sich allerdings bewußt, daß es mit der mangelhaft entwickelten Technik der damaligen Zeit nicht gelingen werde, die Mannigfaltigkeiten der Erscheinungen zu deuten, zu ordnen und die wesentlichen Gegebenheiten von den bloß zufälligen zu unterscheiden. Ebenso war es ihnen meist nicht möglich, bei den Krankheiten die entscheidenden Merkmale von den übrigen Begleitsymptomen zu trennen und durch eine einfache Beobachtung und Registrierung der Krankheitszeichen zu einer klaren Diagnose und Unterscheidung der Krankheitsbilder zu kommen.

Aus diesem Bewußtsein heraus suchten die Empiriker nach neuen und besseren Wegen, um in das Geheimnis der Natur tiefer einzudringen. Einer dieser Wege, den sie erfolgreich beschritten, war das Studium der Anatomie an der menschlichen Leiche. Zu diesem Zwecke führten sie in weitem Umfang Sektionen an Menschen aus und erreichten damit eine gewaltige Ausweitung der anatomischen Kenntnisse und zugleich viele neue Einblicke in gewisse pathologische Veränderungen. So erkannte ERASISTRATOS (310/300—250/240 v. Chr.) bereits, daß bei der Bauchwassersucht eine Abhängigkeit von der Lebercirrhose besteht.

Die zweite Neuerung, die die Alexandriner einführten, war der Versuch, bestimmte Funktionsänderungen des menschlichen Körpers messend zu erfassen. Die Zahl und Beschaffenheit des Pulses ist ihnen z. B. eine solche Möglichkeit. HEROPHILOS (37 v. Chr.) hat sogar die Wasseruhr zum Zählen des Pulses benutzt. Durch die Verwendung bei Fieberkranken wurde sie gleichsam das erste medizinische Thermometer.

Die dritte Möglichkeit, die die Empiriker zur Erweiterung der Krankheitsdiagnose und Krankheitserkenntnis heranziehen, ist das Arzneimittelexperiment und die bewußte Erprobung und Verabreichung bestimmter Pharmaka und Gifte in der Absicht, aus dem Behandlungserfolg Rückschlüsse auf das Krankheitsgeschehen zu ziehen. Diese Technik ist nicht gänzlich neuartig, da schon HIPPOKRATES eine probeweise Verabreichung von Medikamenten zwecks Klärung der Diagnose nennt. In veränderter, geradezu wunderlicher Form begegnet man der Diagnose ex juvantibus im Mittelalter wieder. Hier ist sie mit der galenischen Vorstellung verknüpft, daß den Medikamenten warme bzw. kalte Primärqualitäten zukommen. So soll z. B. ein in die Scheide eingeführter Tampon, der mit Lorbeeröl getränkt ist, bei kalter Dystemperierung deshalb ausgestoßen werden, weil der Lorbeer ein Medikament von warmer Primärqualität ist. Ohne Zweifel bleibt dieses Verfahren der Diagnosestellung aus der Wirkung von Arzneimitteln bei HIPPOKRATES sowie im Mittelalter auf wenige Ausnahmefälle beschränkt, und es gilt nicht wie bei den alexandrinischen Ärzten als ein prinzipiell wichtiges Hilfsmittel für die Charakterisierung und Differenzierung der einzelnen Krankheitsformen und Krankheitsbilder.

Die Pharmakologie ist durch diese Bestrebungen der empirischen Schule außerordentlich gefördert worden. Außerdem bot gerade die Stadt Alexandrien als der größte Umschlagplatz und Importhafen des Altertums für alle Waren des Orients besonders günstige Bedingungen für die Erforschung der Arzneimittel, da der Handel in reicher Auswahl pflanzliche Drogen und alle sonstigen Medikamente aus allen umliegenden Kulturkreisen lieferte und eine umfangreiche Bibliothek und ein großer Stab von Gelehrten die besten Voraussetzungen für ein systematisches Studium all dieser Stoffe schafften. Man scheute sogar nicht vor Versuchen mit Medikamenten und Giftstoffen an solchen Menschen zurück, die wegen eines Verbrechens zum Tode verurteilt waren. Von ERASISTRATOS ist überliefert, er habe Einschnitte in die erkrankte Leber gemacht, um Medikamente unmittelbar auf dieses Organ applizieren zu können. Der römische Schriftsteller CELSUS, der im Zeitalter des AUGUSTUS lebte, beschreibt derartige Vivisektionen wie folgt: „Ganz vorzüglich hätten daher HEROPHILOS und ERASISTRATOS gehandelt, indem sie Verbrechern, die sie von Königen aus Gefängnissen erhielten, öffneten und so, während sogar das Atmen noch fortbestand, die Teile betrachteten, die die Natur vorher dem Auge entzogen hatte, um deren Lage, Farbe, Gestalt, Größe und Anordnung, Härte, Weichheit, Glätte, wie sie sich untereinander berühren, dann die Vorsprünge und Einbiegungen eines jeden, wie sich ein Organ an das andere legt oder wie eines den Teil des anderen in sich aufnimmt, genau studierten." In ähnlicher Weise wird beim Patienten jede medikamentöse Behandlung benutzt, um über die Wirkung der Heilstoffe Aufschlüsse zu erreichen und andererseits aus der Veränderung der Symptome und Symptomenkomplexe und aus der Registrierung der sichtbaren Zeichen und ihrer Beeinflussung für die Diagnose der Krankheit einen Beitrag zu gewinnen. So wird jede Heilmaßnahme zu einem vorsätzlich angestellten Versuch und zu einem Experiment, das sie für den verlässigsten Forschungsweg halten. Letzten Endes interessiert es den Empiriker demnach nur zu wissen, was in einem bestimmten Krankheitsfall die Krankheit heilt. Gegenüber allen weiterreichenden Problemen ist er äußerst skeptisch eingestellt.

Dieses Studium der Arzneien, wie es die Anhänger dieser Richtung experimentell betrieben, wurde durch den allgemeinen Zeitgeschmack sehr begünstigt. Vor allem die Nachfolger *Alexander des Großen*, die Diadochen, interessierten sich lebhaft für den Ablauf der Giftwirkungen und für die Gewinnung von Antidoten und Gegengiften zur Behandlung solcher Zustände. Mithridates VI., Eupator, König von Pontus (120—63 v. Chr.), ist der berühmteste unter diesen Herrschern, die an verurteilten Verbrechern Gifte und Gegengifte ausprobieren ließen, und von ihm stammt ein durch das ganze Mittelalter benutztes Universal-Gegengift, das sich aus 54 Bestandteilen zusammensetzt. Dieses sog. Mithridaticum enthielt auch das Blut von Enten, die, ebenso wie Hühner, gewisse, für den Menschen hoch toxische Stoffe, wie Atropin, ohne Gefahr verzehren können und die man deshalb für giftfest hielt. Es sollte nicht nur bei Vergiftungen sondern auch bei schweren Infektionskrankheiten helfen, weil man die Ansteckung als eine Vergiftung ansah. Diese Ansicht blieb trotz mancher negativer Erfahrungen durch viele Jahrhunderte nahezu unbestritten; nur ALEXANDER VON TRALLES (525—605 n. Chr.) erhob sich zu einer schüchternen Opposition.

Unter der Bezeichnung Alexipharmaka haben die Gegengifte eine große Rolle in der Behandlung von Vergiftungen und Krankheitszuständen gespielt. Ihre Zahl wuchs im Mittelalter und in der arabischen Medizin erheblich an, wobei sie immer stärker von einer tiefen Symbolik umkleidet wurden. Überall vermutete man verborgene Kräfte, geheimnisvolle und innige Zusammenhänge zwischen Gift und Gegengift, die auf Grund einer mystischen Korrespondenz ineinandergreifen sollten. Daher das Bestreben, stark riechende Pflanzen, wie Campher, Zimt oder leuchtende Edelsteine, deren Glanz an die Gestirne oder Dämonen gemahnt, sowie seltene tierische Produkte, wie Moschus oder Bezoarsteine, zu verwenden, da diese vermutlich mit rätselhaften Kräften ausgestattet und deshalb geeignet sind, den geheimnisvollen Kräften von Giften und Krankheiten entgegenzuwirken.

In wissenschaftlicher Hinsicht haben sich die Bemühungen der Diadochen um die Gifte noch in einer anderen Weise nützlich ausgewirkt, da diese Herrscher Leute heranzogen, die das verstreute Wissen um die Heilgüter sammelten und in eigenen Veröffentlichungen zusammenstellten. Die von KRATEUAS am Hofe des Mithridates verfaßte Arzneimittellehre hat wohl den größten Einfluß auf die spätere Entwicklung genommen, weil seine Angaben in die Materia medica des PEDANIOS DIOSCURIDES eingegangen sind und in dieser Form durch das ganze lateinische Mittelalter hindurch die Arzneistoffkenntnisse der Ärzte und Apotheker grundlegend beeinflußt haben.

Von diesen drei in Alexandrien erstmalig beschrittenen Forschungswegen ist in den folgenden Zeiten mancher Anstoß ausgegangen, der die Entwicklung und den Fortschritt der Medizin entscheidend gefördert hat. Über den Einfluß, den die Erneuerung der Anatomie durch VESAL (1514—1564) auf die medizinische Praxis in der Renaissance ausgeübt hat, und den gewaltigen Umschwung im medizinischen Denken, der durch diese Studien ausgelöst wurde, ist wohl kein Zweifel möglich. ,,Alle großen Fortschritte der Medizin", konnte deshalb VIRCHOW (1821—1902) sagen, ,,seien von Fortschritten in der Anatomie veranlaßt worden", und seine eigene Lehre von der Zellularpathologie lieferte — ähnlich wie die Schriften von VESAL (1514—1564) im 16. Jahrhundert und MORGAGNI (1682—1771) im 18. Jahrhundert — den besten Beweis, wie wichtig die innige Vertrautheit mit dem anatomischen Gedanken für die Arzneiwissenschaft ist.

Zudem haben die Ärzte seit den Tagen Alexandriens nie aufgehört, die Zahl der Arzneien zu mehren und den Arzneischatz weiter auszubauen. Das Wort des HEROPHILOS (37 v. Chr.), der die Arzneimittel als ,,Hände der Götter" bezeichnete, hat eine weithin reichende Nachwirkung in den folgenden Jahrhunderten entfaltet. Diese Entwicklung wurde begünstigt durch den anhaltenden Einstrom neuer Medikamente aus der üppigen Flora des Orients, der bis in die römische Kaiserzeit andauerte. Insbesondere von GALEN wissen wir aus seinen Schriften, daß er von diesen Mitteln reichlich Gebrauch gemacht hat, oft allzu reichlich und nicht einmal immer zum Vorteil des Kranken, da er auch Substanzen ohne besonderen therapeutischen Wert anwandte. Ebenso haben seine teilweise abenteuerlichen theoretischen Vorstellungen über das Wesen der Arzneimittelwirkung mit einer Einteilung ihrer Wirkkräfte in verschiedene Grade und sein Glaube, daß die Wirkung der Arznei abhängig von den Qualitäten: heiß, warm, trocken, feucht und kalt ist, die Arzneilehre für viele Jahrhunderte in eine Richtung abgedrängt, die einem von der Erfahrung unabhängigen Vorgehen weitgehend gleichkommt.

Der Zuwachs an wertvollen Heilstoffen über die Karawanenstraßen und Schifffahrtswege des Ostens fand seine Fortsetzung in der byzantinischen und vor allem in der arabischen Medizin. Viele Autoren in Byzanz lassen deutlich eine östliche Beeinflussung erkennen. So finden sich bei OREIBASIOS (325—403 n. Chr.), AETIOS VON AMIDA (67 n. Chr.) und ALEXANDROS VON TRALLES sowie PAULUS VON AIGINA (7. Jahrh. n. Chr.) Drogen, wie z. B. Campher, Granatwurzelrinde,

Styrax, Sandelholz und Gewürznelken, die bei DIOSCURIDES und GALEN noch nicht vorkommen. Besonders bei SIMON SETH im 11. Jahrh. n. Chr. sind mancherlei Beziehungen zwischen der abendländischen und morgenländischen Medizin nachweisbar. So erscheinen bei ihm manche Mittel aus dem Heilschatz des Ostens, wie z. B. Haschisch. Auch Gewürznelken, Muskat, Campher und Moschus sind ihm bekannt. Bezeichnenderweise werden diese neuen Mittel immer nach der Qualitätenlehre eingestuft. Der Campher ist beispielsweise geeignet zur Behandlung von entzündlichen Veränderungen und zur Beseitigung der sexuellen Erregung, weil er kalte Eigenschaften besitzen soll. Seitdem wandert der Campher mit dieser Signierung durch alle Lehrbücher, und man hat ihn bis in die Neuzeit hinein mit dieser Indikationsstellung eingesetzt.

In ähnlicher Weise kann die arabische Medizin für sich als Verdienst buchen, daß sie den Arzneimittelschatz entscheidend bereichert hat. Senna und Aloe sind einige wenige dieser Arzneimittel, die sich bis in die heutige Zeit als wertvolle Hilfsmittel erwiesen haben. Bei RAZES finden sich außerdem die Tamarinden, Arecanüsse, Zuckerrohr, Indigo und andere indische Produkte erwähnt, ebenso Manna aus der arabischen Wüste, Gummiarabicum aus dem Sudan, Pfeffer aus Westafrika und Astragalusharze aus Persien. ABU MANSUR, ein anderer Verfasser eines bedeutenden Werkes der arabischen Heilmittellehre, meint um 975, daß in Indien mehr und wirksamere Arzneistoffe zu finden sind als in den übrigen 6 Weltteilen zusammen. Für die europäische Medizin ist das Werk von AVICENNA am wichtigsten. Die Namen seiner Drogen sind teilweise bis in die moderne Botanik übergegangen, und sein umfangreiches Verzeichnis von Arzneimitteln, seine Abhandlung über die Gifte und die Arzneibereitung sowie die Erwähnung neuer Drogen, der Mannaflechte und des Pfeffers, haben auf die Pharmakologie des Orients und Okzidents einen so nachhaltigen Einfluß ausgeübt, daß sein Werk für lange Zeit neben dem Galens zum Canon der Medizin geworden ist. Außerdem verdankt die Heilkunde den arabischen Ärzten eine Reihe neuer Arzneiformen, wie die Sirupe und Tinkturen, von denen SETH ebenfalls in Einzelbeispielen zu berichten weiß. Erst die Entdeckung Amerikas beschert uns in der Folgezeit eine gleiche Fülle an neuen medikamentösen Möglichkeiten. Einige wichtige Beispiele, die aus dem amerikanischen Heilschatz stammen, wie die Lobelia, Chinin und Ipecachuana, wurden bereits erwähnt und in ihrer Bedeutung für die medizinische Entwicklung gewürdigt.

Selbst dem Arzneimittelexperiment an Verbrechern kann man im späteren Schrifttum gelegentlich wieder begegnen, wenn man sich auch nicht mehr erinnert, daß die alexandrischen Ärzte bereits ein Gleiches getan haben. Besonders eingehend schildert MATTHIOLUS (1500—1577), der Leibarzt des späteren deutschen Kaisers Ferdinand I. (1503—1564)[1], in seinem Kräuterbuch die Vergiftung eines

---

[1] „Will allhier eine Historie erzählen / die ich selbst zu Prag gesehen hab im tausend fünfhundert ein und sechtzigsten Jahr / allein aus der Ursache / so etwa jemanden das Kraut fürkäme / er sich wisse davor zu hüten. Fürstliche Durchleuchtigkeit Erzherzog Ferdinand / mein gnädigster Herr / hat ein berühmt Pulver wider allerlei Gift / ist an vielen Personen bewährt worden / und insonderheit an einem Übeltäter / der zum Tod verurteilt ward / dem gab man erstlich Arsenicum (ist ein giftig Ding in Leib zu nehmen) da zittert er wunderlich / schwoll unter dem Angesicht / und tät gleich als drückt ihn die hinfallende Sucht (Epilepsie) / da gab man ihm oben genanntes Pulver / da würget er das Gift von sich / ward also bei seinem Leben erhalten / und von der verdienten Leibstrafe befreit. Da nun Kaiserliche Majestät im obgedachten Jahr zu Prag Hof hielt / wollte man genanntes Pulver auch wider Napellum versuchen / dieweil das Kraut vor allen andern Gewächsen das ärgste Gift ist. Also holt man Napellum auf dem Böhmischen Gebirge / welches die Böhmen Krkonoss nennen / da die Elbe ihren Ursprung nimmt / liegt an der Grenze zwischen Böhmen und Schlesien / zwei Meilen weg von dem Städtle Hohenelb genannt / daselbst wächst dies erzgiftige Kraut in großer Menge. Von der Wurzel nahm man ein Quäntle schwer / zu Pulver gestossen / und mit Rosen-

Verbrechers mit Aconitum; im Anschluß an die grausige Schilderung aller
Vergiftungssymptome schließt er die Bemerkung an, daß das wirksamste Gegengift eine Feldmaus sei, die den Eisenhut abnage. Es sei aber sehr schwer, so bemerkt
er, dieser Maus, die er selbst in der Gegend von Trient gesehen und gefangen habe,
habhaft zu werden. Auch AVICENNA nennt die Maus als Gegengift gegen Aconit,
weil sie diese Pflanze ohne Schaden verzehren kann.

In Rom hat man einige Zeit zuvor im Jahre 1524 auf Befehl des Papstes
CLEMENS VII. (1478—1531) zwecks Erprobung von Gegengiften ein Experiment
mit Aconit an einem gesunden, zum Tode verurteilten Verbrecher durchgeführt.
Dieser soll im Gegensatz zu dem von MATTHIOLUS beschriebenen Fall durch ein
Gegengift mit dem Leben davongekommen sein.

Von dieser Zeit an finden sich immer wieder in der Literatur verstreute Angaben über Experimente an Menschen und Tieren mit Giften und Heilmitteln,
bis dann die Arzneimittelforschung in den jüngsten Abschnitt ihrer Entwicklungsgeschichte eintritt, der dem experimentellen Studium des Wirkungsmechanismus
der Medikamente und Gifte gewidmet ist, und der auf dieser Basis allein eine
exakte Analyse und Begründung des Heilgutes für möglich erachtet.

Was die neuere experimentelle Pharmakologie in Zusammenarbeit mit der
Klinik mit diesen Methoden seitdem geleistet hat, umfaßt eine lange Liste thera-
peutischer Erfolge. Um nur einige von diesen Großtaten zu nennen, die den
Ärzten wie der Wissenschaft in gleicher Weise zum Ruhm gereichen, sei auf das
Verschwinden fast aller großen Seuchen, die fortschreitende Ausrottung der
Geschlechtskrankheiten, die Serumbehandlung der Infektionskrankheiten sowie
die Entdeckung der Hormone und Vitamine hingewiesen. Dazu kommt der von
Jahr zu Jahr wachsende Erfolg im Kampf gegen Krankheiten aller Art, die Be-

---

zucker vermischt. Solches gab der Scherge in Beisein Kaiserlicher Majestät / und Fürstlicher
Durchlaucht / Doctores und anderer Namhaftiger Leute / einem starken jungen Mann / der
sein Leben mit Diebstahl verwirkt hat / und sollte als Morgen an Galgen gehenkt werden.
Man gabs ihm in der Meinung / so er das Gift durch oben genanntes Pulver überstehen würde/
hätte man ihn los gelassen. Der arme Mensch nahm das Gift willig und gerne / denn er wollte
lieber sterben / so es dahin geraten würde / an einem stillen Ort / unter ehrlichen und wenig
Leuten / dann daß er soll öffentlich vor allem Volk erhenkt werden. Dazu so hofft er / es würde
ihm gelingen / wie dem Ersten / der das Arsenicum eingenommen hat. Da er nun das Gift
gegessen hat / saß er bei anderthalb Stunden in der warmen Stube / und fühlt nichts merk-
liches von dem Gift. Da meinten die Doctores / es würde der Böhmische Napellus nicht so
heftig oder kräftig sein / wie die alten Lehrer von dem ihren schreiben / dieweil das Böhmenland
nicht so warm gelegen ist / als die fremden Länder. Dazu achteten sie / dieweil das Kraut
vorlängst in Stengel getreten wäre / Blätter / Blumen und Samen getragen hätte / der Wurzel
wäre der Saft oder die Kraft nicht wenig entgangen / derhalben sahen sie für gut an / man sollte
der Blumen und Blätter beides zusammen ein halbes Quäntle stossen / und dem armen Sünder
über das vorige mit Rosenzucker zusammen zunehmen / darreichen. Da solches geschehen /
da fühlet er noch in zwei Stunden keine Beschwernis der Schäden. Nach gemeldeten zwei
Stunden klagt er / der ganze Leib wäre ihm müde / dazu das Herz schwer und matt / doch
redet er mit guter Bescheidenheit und stark / sah sich frisch um. Man greift ihm an die Stirn
und Pulsadern / an der Stirn empfand man einen kühlen Schweiß / und der Puls fing an zu
schwinden. Da sich nun das Gift dieser Gestalt genügsam bewies / gab man alsbald das Pulver
wider das Gift in Wein zu trinken. Da ers getrunken hat / verwand er die Augen scheusslich /
sperrte und zerrte das Maul / krümmte den Hals (welches ohne Zweifel darum geschehen / daß
sich das Gift mit der Arzneien / gleich als wenn sich ihrer zwei mit einander balgen / übertreffen tät) saß auf einem Stock / und war diesmals überrücks auf die Erde gefallen / wo ihm
der Scherge nicht gehalten hatte. Dieweil besprengt man ihm das Antlitz mit Weinessig / und
rupfte ihn bei den Haaren / da kam er alsbald wiederum zu sich selbst / und machte sich unrein.
Danach legt man ihn auf Stroh / da klagt er / wie ihn Schauder oder Kälte anstiesse / nach
dem brach er sich / und speite viel stinkenden Wust und Gewässer aus von Farben gelb und
bleichschwarz / darauf sagt er / er spüre Besserung. Aber nicht lang danach wendet sich auf
die andere Seite / als wollte er schlafen / so man ihm doch den Schlaf verbot / starb also sanft
ohne alle andere Zufälle und Bewegnis / gleicherweise als entschlief er. Das Antlitz wurde
ihm bleichschwarz.“

kämpfung des Schmerzes durch Narkose und Lokalanästhetika, die Auffindung der Schlafmittel und Analgetika sowie der Kreislaufmittel und Analeptika und als Folge von all diesem steht als besonders schöne Errungenschaft die erstaunliche Verlängerung des Lebensalters des modernen Menschen. Das ist eine Liste, die wohl genügend zeigt, was alles innerhalb dieses einen Jahrhunderts geleistet worden ist, seitdem die Pharmakologie sich von der in früheren Perioden herrschenden Empirie frei gemacht hat und die im Tierexperiment gewonnenen Erfahrungen — soweit diese mit der nötigen Sorgfalt und in ausreichender Anzahl zu gewinnen und mit gebührender Sachkenntnis und Kritik zu beurteilen sind — als Maßstab und Grundlage verwendet, um das Wesen der Arzneimittelwirkung zu analysieren, zu charakterisieren und schließlich aus diesen Erkenntnissen die Nutzanwendung für den Menschen zu ziehen.

Wie jede neue Wissenschaft besaß die Pharmakologie, als sie vor 100 Jahren anfing, den Vorteil, weite unerforschte Gebiete vorzufinden. Ihre Hauptaufgabe bestand deshalb zunächst darin, den in Jahrtausenden gesammelten Arzneischatz zu sichten, zu ordnen und in ein übersichtliches System zu bringen. Diese Probleme sind inzwischen teilweise gelöst. Dagegen wird es erst mit fortschreitender Entwicklung der wissenschaftlichen Methodik gelingen, den Schleier, der so manches Feld deckt, mehr und mehr zu lüften. Auch heute bestehen noch genügend Schwierigkeiten bei der einwandfreien Beurteilung von Arzneimittelwirkungen, und ebensowenig ist es bei allen Naturstoffen gelungen, das Wertvolle vom Wertlosen zu trennen. Weiterhin fehlen auf vielen Gebieten der Therapie zuverlässige Grundlagen für das ärztliche Handeln; gerade unter den ältesten Heilmitteln gibt es solche, bei denen man nicht weiß, ob ihre Anwendung tatsächlich zweckmäßig ist oder nicht, so schwer ist es, in dem Wust der aus der Vorzeit überkommenen Pharmaka, unter denen sich manche problematische Dinge befinden, das Richtige auszuwählen und rationell begründete klare Anwendungsgebiete festzulegen. All diese Aufgaben versucht die Pharmakologie seit 100 Jahren dadurch zu lösen, daß sie das in der Natur vorhandene und gewachsene Gut mit neuen naturwissenschaftlichen Methoden zergliedert, seine Wirkstoffe isoliert, sie chemisch rein darstellt und auf ihre Heilwirkung prüft. Auf diese Weise ist ein geradezu unübersehbar großes Material zusammengetragen worden, und doch vergrößert sich, je tiefer wir in die Zusammenhänge eindringen, das Ausmaß der noch ungelösten Aufgaben von Tag zu Tag. Hinzu kommt, daß der wissenschaftlichen Pharmakologie seit ihren Anfängen im vorigen Jahrhundert noch eine zweite Aufgabe erwachsen ist, die die Chemie ihr stellt, aus der Erkenntnis heraus, daß man durch Umformung und Veredlung der Naturstoffe Neueres und Besseres auf dem Arzneimittelmarkt schaffen kann. Hierzu wurde die Chemie befähigt durch den wachsenden Einblick in den chemischen Aufbau der Naturstoffe, durch die Aufklärung ihrer Konstitution und ihrer chemischen und physikalischen Eigenschaften. Dies mußte zwangsläufig dazu führen, die von der Chemie geschaffenen, in der Natur nicht vorkommenden und bisher unbekannten Substanzen im Tierversuch zu analysieren und durch die Herstellung künstlich gewonnener und rein synthetisch hergestellter Präparate neue Heilmittel zu finden. Daraus ergab sich ein immer engerer Zusammenschluß zwischen Pharmakologie und chemischer Wissenschaft, der als Lehre vom Stoff im allgemeinsten Sinn bei dem pharmakologischen Studium der Natur- und Kunststoffe eine beherrschende Stellung zukommem muß. So basiert die moderne Empirie der Arzneimittellehre nicht allein auf den von der Natur gelieferten Substanzen, sie umfaßt vielmehr in gleichem Maße alle Stoffe aus der chemischen Synthese, die uns in so wunderbarer Fülle zahlreiche neue, für Heilzwecke brauchbare Stoffe beschert hat. Immer aber bleibt die Basis für alle diese Untersuchungen in der Empirie verankert, und dies um so mehr, als alle Versuche, Einblicke in die Abhängigkeit der Wirkung von der chemischen Konstitution zu gewinnen, bisher gescheitert sind. Chemische Konstitution und pharmakologische Wirkung, das ist ein Thema, über das Chemiker, Biochemiker und Mediziner immer wieder diskutieren, obwohl sie den Ausgang dieses Gesprächs genau kennen. Es gibt bis heute keine wissenschaftlichen, zwingenden Überlegungen, die zu einigermaßen befriedigenden Ergebnissen führen. Weitaus wichtiger ist das Fingerspitzengefühl des Pharmakotherapeuten, diese Wünschelrutengänger-Eigenschaft, die er haben muß, wenn er nicht einfach den Beilstein, das Handbuch der Chemie, mit seinen Ratten und Kaninchen durchexerzieren will. Das gilt auch für Gebiete, in denen man sich schon begründete Vorstellungen von der Wirkung bestimmter konstitutioneller Gruppen machen kann, da man im Einzelfall die tollsten Überraschungen erleben kann. Man ist deshalb bescheidener als vor 50 Jahren geworden, als EHRLICH (1854—1915) auf Grund seiner Erfahrungen bei der Salvarsan-Gewinnung die optimistische Auffassung vertrat, daß man aus der Kenntnis der chemischen Konstitution die biologische Wirkung voraussehen könne, so daß er behauptete: ,,Während früher der Chemiker dem Mediziner die Arznei lieferte, muß heute der Chemotherapeut dem Chemiker die Gesichtspunkte liefern, die zur zielbewußten Herstellung wirksamer Heilsubstanzen führen.'' Schon sein Schüler BENDA äußerte sich weit skeptischer und stellte die Gegenthese auf: ,,Es hieße mit Kanonen auf Spatzen schießen, wenn man voraussagen wollte, welche chemische Zusammensetzung ein Arzneimittel haben muß.'' Er hat leider recht behalten. Alle Bemühungen, das Problem des Zusammenhangs zwischen chemischem Aufbau und Wirkungsmechanismus zu lösen, sind über gewisse Ansatzpunkte nicht hinausgekommen, weil wir über die komplizierten Verhältnisse im Organismus und das Wechselspiel zwischen lebender Substanz in ihrer ursächlichen Verknüpfung und in ihrer letzten Einzelheit zu wenig wissen. Die allgemeinen Zusammenhänge über das Zusammenspiel von biologischer Wirkung und chemischer Konstitution sind darum heute kaum zu klären. Selbst wenn man die Problemstellung auf einen kleinen Sektor einengt, wird man im allgemeinen über eine Arbeitshypothese nicht hinauskommen, und es wird in der Praxis weitgehend der empirischen Erprobung und Erfahrung überlassen bleiben, das Richtige und Zweckmäßige auszuwählen. So bildet denn die Empirie heute mehr als je zuvor die eigentliche Grundlage für jede echte Arzneimittelforschung, soweit diese tatsächlich eine rationell begründete Therapie und eine nützliche Verwendung ihrer Erkenntnisse zum Heil des kranken Menschen anstrebt.

Die Fremdkörpertheorie und die Therapie

> Das Wahre kann man auf verschiedene Weise erkennen und die Weisen des Erkennens sind nur als Formen zu betrachten. So kann man allerdings das Wahre durch Erfahrung erkennen, aber diese Erfahrung ist nur eine Form. Es kömmt darauf an, mit welchem Sinn man an die Wirklichkeit geht.
>
> HEGEL

Überall dort, wo die Ursache der Krankheit mit den natürlichen Hilfsmitteln nicht zu erfahren ist und das therapeutische Handeln dringend nach einer Begründung verlangt, muß mit fortschreitender Entwicklung der Kultur das Nachdenken über das Wesen von Krankheit, Heilung und Tod zur Aufstellung bestimmter Krankheitstheorien führen. Ausgehend von der Erfahrung und der Naturbeobachtung, z. B. bei Verletzungen und Vergiftungen, lag es nahe, zunächst die Krankheit als ein von außen eindringendes, fremdes, schädigendes

Etwas anzusehen, um dann verallgemeinernd alle Erkrankungen auf derartige Ursachen zurückzuführen. Für das Zustandekommen dieser Fremdkörpertheorie in der frühen Menschheitsgeschichte spielt auch die Kenntnis der Gifte eine wichtige Rolle, da man die Gefahr der Vergiftung durch Pflanzen und durch giftige Tiere sowie durch den Genuß verdorbenen Fleisches oder in Fäulnis geratener Pflanzennahrung kannte und hier wieder bestätigt fand, daß alle diese Schädigungen von außen kamen. Es galt deshalb in der Therapie als wichtigster Grundsatz, den Fremdkörper aus dem Patienten herauszubefördern und ihn mit allen zur Verfügung stehenden Mitteln zum Verlassen des befallenen Organismus zu zwingen. Dazu bediente man sich wiederum der empirisch erprobten Maßnahmen, da die bereits in der primitiven Medizin gebrauchten Methoden, wie der Aderlaß, die Schwitzkur, die Brech- und Abführmittel, die harn- und schweißtreibenden Medikamente geeignet erschienen, um das vermutliche oder tatsächlich vorhandene schädigende Agens zu entfernen.

Diese Fremdkörpertheorie taucht in den späteren Jahrhunderten mehrfach in abgewandelten Formen auf, so z. B. bei PARACELSUS (1493—1541), der den parasitären Charakter der Krankheiten besonders betont und das eindringende schädigende Etwas als einen eigenen Organismus mit selbständiger anatomischer Beschaffenheit betrachtet. Die Krankheit sitzt nach seiner Auffassung wie ein Parasit im Menschen und hat eine eigene Struktur, und es gilt für den Therapeuten, aus der Natur ein Mittel zu finden, das in das Wesen der krankmachenden Kräfte einzubrechen vermag.

Auch außerhalb Deutschlands hat diese Idee von den belebten Krankheitskeimen, von den „semina morborum" eifrige Verfechter gefunden, wie z. B. P. SEVERINUS (um 1570) in Dänemark. Ähnliches gilt zwei Jahrhunderte später für K. W. STARK (1787—1845) und die von ihm vertretene Schule. Insbesondere sind hier zu nennen F. JAHN (1804—1859) und R. VOLZ (1806—1882), die ebenso wie STARK die Krankheit als eine eigene Lebensform ansehen, die selber Individualität besitzt und wie jeder organische Prozeß selbsttätig nach Erhaltung strebt. Der erkrankte Organismus führt demnach gewissermaßen ein Doppelleben, und je mehr das fremde Leben, die Krankheit, selbständig ist und von der Lebensform des befallenen Organismus abweicht, um so heftiger wird der Kampf sein, der sich zwischen beiden entspinnt. Als eigener Lebensprozeß kann der Krankheitsparasit ebenso wie der höher organisierte Organismus Abweichungen von seinem normalen Typus erleiden und von seiner vollkommenen Lebensform in einen unvollkommenen Zustand absinken. Er kann also selbst erkranken, und es gibt demnach Parasiten und Krankheiten von Krankheiten. Wenn z. B. ein tuberkulöser Herd gleichzeitig von einem anderen Prozeß befallen wird, so erkrankt nach der Auffassung von STARK die Tuberkulose an dieser neu hinzugekommenen Veränderung. Folgerichtig muß er verallgemeinernd annehmen, daß bei jeder Heilung die Krankheit stirbt und das, was sie zurückläßt — die Narbe — sozusagen als Leichnam der krankhaften Veränderungen anzusehen ist. Auch für NOVALIS (1772—1801) ist die Krankheit ein Parasit, der im Menschen wohnt, und für ihn ist selbst der Mensch nur ein Lebewesen, das, wie ein Parasit, im lebendigen Organismus, den die Welt im ganzen darstellt, ein Schmarotzerdasein führt.

Alle Versuche, diese phantastisch anmutenden Ideen für die ärztliche Praxis nutzbringend auszuwerten, ließen diese Theorien zunächst als völlig absurd erscheinen, bis es eines Tages tatsächlich gelang, eine Krankheit im Kampf gegen eine andere mit Erfolg therapeutisch zu verwerten. Diese Möglichkeit geht auf den Wiener Psychiater J. WAGNER V. JAUREGG (1857—1940) zurück, der in den achtziger Jahren des vorigen Jahrhunderts bei einer tobsüchtigen Paralytikerin beobachtete, als sie an einem Typhus mit hohem Fieber erkrankte, daß eine vorübergehende Besserung ihrer geistigen Störungen eintrat. Mit genialer Intuition schloß er daraus, daß das Fieber die krankmachenden syphilitischen Eindringlinge im Körper angreifen könne. Seine Beobachtungen wurden durch die Tatsache gestützt, daß andere Patienten, die eine schwere fieberhafte Erkrankung durchgemacht hatten, für geraume Zeit außerordentlich gesund und widerstandsfähig blieben. WAGNER-JAUREGG hat sich deshalb 1887 für eine Malaria-Impfung bei luetisch infizierten Geisteskranken eingesetzt. Die Wahl der Malaria erschien ihm besonders geeignet, weil diese Parasiten, wenn sie die bösartigen Spirochäten erfolgreich bekämpft haben, ihrerseits mit Chinin niederzuhalten sind. Es handelt sich also insgesamt um einen dramatischen therapeutischen Vorgang, bei dem eine Krankheit gegen die andere zum Kampf antritt und der künstlich ausgelöste krankhafte Prozeß schließlich durch ein Medikament zum Stillstand gebracht wird. Das Ergebnis ist eine weitgehende bessere Behandlungsmöglichkeit einer bisher unheilbar scheinenden Krankheit und — was vielleicht viel wichtiger ist — die völlig neue und überraschende Tatsache, daß man selbst psychische Veränderungen vom Somatischen her therapeutisch mit Erfolg angehen kann. 20 Jahre verstrichen, bis sich diese Heilmethode durchsetzen konnte, und es dauerte weitere 10 Jahre, bis WAGNER-JAUREGG für sein segensreiches Wirken der Nobelpreis der Medizin zuerkannt wurde.

Wie immer in der Medizin ist auch dieser Zweig älter als man annehmen möchte. Die ersten Ansätze und Wurzeln reichen zurück bis auf PARMENIDES, der um 500 v. Chr. stöhnt: „Hätte ich nur ein Mittel, um Fieber künstlich zu erzeugen, ich wollte alle Krankheiten heilen." Auch das Corpus hippokraticum weiß um die reinigende und heilende Wirkung des Fiebers. Ebenso bedient sich ASKLEPIADES um 100 v. Chr. des Fiebers als Heilmittel; CELSUS stellt um 25—35 n. Chr. fest, daß das Fieber oft Heilung bringt! Bei GALEN (131—201 n.Chr.) sind Berichte zu finden über die Heilung einer Melancholie durch Malaria quartana. BOERHAAVE (1668—1738) und SYDENHAM (1624—1689) kannten ebenfalls den günstigen Einfluß interkurrierender, fieberhafter Erkrankungen auf Psychosen und andere Krankheiten. BOERHAAVE meint sogar: „Ich würde der größte Arzt sein, wenn ich ebenso leicht Wechselfieber hervorbringen und vertreiben könnte." Er schildert gelegentlich die Heilwirkung der Malaria, ebenso illustriert sein Schüler G. VAN SWIETEN (1700—1772) durch eigene Erfahrungen und Zitate die Heilerfolge mit künstlichem Fieber bei Konvulsionen und anderen Erkrankungen. Eine Anekdote, die GRANT mitteilt, liefert weitere Unterlagen für die Tatsache, daß schon frühere Jahrhunderte die Bedeutung des Fiebers als Therapeutikum richtig eingeschätzt haben. König JAKOB I. von England (1566—1625) pflegte fast alle Jahre im Frühling ein kaltes Fieber zu bekommen, wonach er sich jedesmal wohler fühlte. „An ague in spring physic for the king" ist geradezu hernach zu einer Art Sprichwort geworden. Als der König im Alter vom Wechselfieber befallen wurde und man ihn an dieses Sprichwort erinnerte, meinte der Herrscher, daß es wohl nur für einen jungen König Geltung besitze.

Abgesehen von solchen Vorstellungen, nach denen alle Krankheiten als schmarotzende Fremdkörper im menschlichen Organismus sitzen und ihr Unwesen entfalten, kannten die Alten bereits den Begriff des Contagium, eines Stoffes, der von Mensch zu Mensch durch Berührung übertragen werden kann und für das Auftreten bestimmter Krankheitszustände verantwortlich ist. Vor allem die Pestseuchen und andere grassierende Epidemien ließen den Gedanken aufkommen, daß kosmische, tellurische bzw. andere Einflüsse hier mit am Werk sind. Daneben dachte man an etwas anderes, an kleinste Lebewesen, die man mit dem Auge nicht wahrnehmen kann. Der erste, der sich derartig äußerte, ist der Römer VARRO (116—27 v. Chr.). Er meint: „So muß man sich auch vor morastigen Orten hüten ... weil, wenn der Morast austrocknet, kleine den Augen unsichtbare Insekten allda wachsen, die mit der Luft durch Mund und Nasen den Menschen in den Leib kommen und schwere Krankheiten erregen." Die gleiche Ansicht vertrat COLUMELLA (†17 n. Chr.) in seiner Schrift: „De rustica", in der er schreibt: „Die Gebäude sollen allerdings nicht in der Nähe eines Sumpfes liegen, weil er bei der Hitze ein schädliches Gift auswirft und Tiere erzeugt, die mit bedrohlichen Stacheln bewaffnet sind und in dichten Schwärmen gegen uns fliegen; aus diesen zieht man sich oft versteckte Krankheiten zu, deren Gründe nicht einmal die Ärzte vollkommen erkennen können."

Außerdem bezeugen die hippokratischen Schriften, daß man um den Einfluß von Witterungseinflüssen beim Ausbruch bestimmter Massenerkrankungen wußte, und man erklärt die Entstehung der Seuchen durch das Auftreten von Luftverunreinigungen (Miasmen) und empfiehlt zu ihrer Vernichtung Räucherungen. In SOPHOKLES' (496—406 v. Chr.) „König Ödipus" findet sich der Vers: „Phöbus Apoll gebot uns eindeutig, das Miasma auszutreiben aus dem Lande und es nicht zu erhalten, bis es unheilbar ist." GALEN (131—201) übernimmt diese Miasmenlehre und erweitert sie insofern, als er der Empfänglichkeit des Körpers, zusätzlich zu dem unbekannten Ansteckungsstoff, eine Bedeutung für die Krankheitsentstehung zumißt. Erst an der Schwelle vom Mittelalter zur Neuzeit äußert dann wiederum ATHANASIUS KIRCHER (1601/02—1680) in seiner 1658 erschienenen Schrift Scrutinium physico-medicum contagiosae luis, daß „Luft, Wasser und Erde mit unzähligen kleinen Tierchen erfüllt sind und daß es ebenso gewiß ist, daß man sie nachweisen kann. Denn diese Würmchen sind die Verbreiter der Pest, so klein, so fein, so zart, daß sie sich aller Wahrnehmung durch die Sinne entziehen und auch nur mit einem höchst ausgezeichneten Mikroskop wahrnehmbar sind. Man könnte sie Atome nennen."

Ähnlich glaubten BORELLI (1608—1679) und ANDRY (1658—1742) Würmchen (vermiculi) beobachtet zu haben. Auch RIVINUS (1652—1723) behauptet, daß nicht die Humores vitiosi, sondern kleine Lebewesen Ursachen von Krankheiten sind. Den Beweis sieht er darin, daß gerade die Mittel, welche wurmtötend und insektenvertilgend sind, besonders günstig auf Hautaffektionen einwirken, während die ableitende Therapie der Galenisten etwa in Form von Schwitzen die Krankheitsherde verstärkt. „Viele Ärzte", so meint er, „verdanken ihre therapeutischen Erfolge nur dem Umstand, daß sie bei der Behandlung von Infektionskrankheiten, ohne es zu wissen, Stoffe anwenden, die Anthelminthica sind." Aloe, Coloquinten, Jalapen, Helleborus niger, Folia Sennae, Schwefel, Zinnober, Calomel hält er für besonders wertvolle antiparasitäre Heilstoffe, und Raute, Bibergeil und Osterluzei erscheinen ihm günstig, weil sie sich als Wurm- bzw. Mottenmittel bewährt haben.

Schon zuvor haben die Wurmmittel in der medizinischen Praxis eine überragende Rolle gespielt, und zwar in der Heilkunde des alten Orients, die viele Krankheiten auf die Anwesenheit von Würmern zurückgeführt hat. Vor allem die alten Ägypter vertraten die Anschauung, daß überall aus den verdorbenen Körpersäften Parasiten hervorgehen. So wurde in Ägypten der Wurm zu einem Grundsymbol für nahezu alle Krankheiten. Wahrscheinlich erklärt sich dieses mit der Verseuchung der Bevölkerung im Gebiet des Nils, die zu allen Zeiten groß war. Frühzeitig kannte man verschiedene Wurmarten, wie den hautdurchbohrenden Medinawurm, der unter der Bezeichnung „Sepwurm" im alten Arabien ebenfalls gefürchtet ist. Daneben waren die im Darm schmarotzenden Bandwürmer und Spulwürmer bekannt. Auch die Bilharzia gab es, wie der Fund von verkalkten Bilharziaeiern in zwei Mumien aus dem 11. vorchristlichen Jahrhundert durch RUFFER beweist.

Die Babylonier und Assyrer hielten in gleicher Weise die Würmer für eine der wichtigsten Krankheitsursachen. Selbst der nagende Zahnschmerz sollte von einem am Zahn fressenden Wurm ausgelöst werden. Das Verbot des Genusses von Schweinefleisch und des Fleisches anderer finnenreicher Tiere, das in der biblischen Geschichte bei den Juden eine große Rolle spielt, ist sicherlich in diesen Zusammenhang zu stellen. Ebenso kennt die indische Literatur den Wurm als eine wichtige Krankheitsursache; in den Atharva-Veden sind Zaubersprüche und Beschwörungsformeln gegen Würmer zu finden.

Das klassische Altertum läßt dagegen diese Vorstellung, daß die Würmer an der Entstehung vieler Krankheiten beteiligt sind, weniger gelten. In den hippokratischen Schriften, bei DIOSKURIDES (1. Jh. n. Chr.) und GALEN (2. Jh. n. Chr.) sind 3 Wurmarten, der Bandwurm, der Springwurm und der Rundwurm, als Darmschmarotzer genannt. ALEXANDER VON TRALLES (6. Jh. n. Chr.) bezeichnet die kleinen Würmer als Askariden. Sie entstehen nach seiner Ansicht in den unteren Partien des Dickdarms. Die Rundwürmer bewegen sich mehr in den oberen Teilen der Eingeweide, und sie kriechen nach seiner Angabe manches Mal bis in den Magen hinauf, so daß sie durch Erbrechen entfernt werden können. Die breiten Würmer erreichen eine solche Größe, daß sie sich über den ganzen Darm ausbreiten.

Diese Vorstellungen werden von der arabischen und der mittelalterlichen europäischen Medizin fast unverändert übernommen und bewahrt. Erst mit der Erfindung des Mikroskops und dem Nachweis, daß neben den makroskopisch sichtbaren Parasiten unendlich viele kleine Lebewesen existieren, die als Schmarotzer im Körper des Menschen und der Tiere leben, findet die Idee der Krankheitsverursachung und der Seuchenentstehung durch Würmer oder ähnliche Lebewesen natürlich neue Nahrung. Insbesondere A. HAUPTMANN (1607—1674) in Leipzig und sein Freund C. H. LANGE (1619—1662) halten es auf Grund ihrer Beobachtungen für erwiesen, daß die Mikroorganismen für die Krankheitsauslösung von Bedeutung sind. Die Schilderung solcher niedriger Lebewesen, die von ihnen angeblich in den verschiedensten Flüssigkeiten und Geweben des Menschen aufgefunden wurden, lauten höchst wunderlich, und noch unbegreiflicher will es uns erscheinen, daß sie diese Krankheitserreger aus der Zersetzung organischer Stoffe entstehen lassen. Für die Erklärung der Krankheiten durch lebende Ursachen prägen sie auf Grund dieser Annahme den Ausdruck „Pathologia animata", der dieser ganzen Forschungsrichtung für lange Zeit ihren Namen gab. Diese „Pathologia animata" hält es sogar bei der Epilepsie, der Gicht und bei Magenschmerzen für möglich, daß sie durch Würmer, Milben bzw. andere Lebewesen ausgelöst werden.

In dieser Zeit gewinnt man zugleich die ersten echten Erkenntnisse. Man lernt die Formen der Eingeweidewürmer unterscheiden (SCHENK, 1670) und entdeckt bei den verschiedensten Tieren Spulwürmer, Bandwürmer und Leberegel (REDI, 1684, MALPIGHI, 1672, ANDRY, 1700). Ebenso findet man, daß die einzelnen Tiergattungen ihre besonderen Würmer haben (VALLISNIÈRE, 1661—1730). Das führt aber wiederum zu einer Verallgemeinerung der Wurmlehre, die sich bei HARTSOEKER 1712 bis zu der Behauptung steigert: Fast alle Krankheiten entstehen aus Würmern. ANDRY (1658—1724) geht sogar so weit, daß er für jeden Körperteil eigene Wurmarten annimmt, die für die Krankheiten der einzelnen Organe verantwortlich sein sollen.

Die moderne Ära der Helminthologie beginnt 1872 mit einer Veröffentlichung von GOEZE, der eine Naturgeschichte der Eingeweidewürmer verfaßt. Im 19. Jahrhundert schließt sich der weitere Ausbau dieser Lehre an. OWEN findet 1835 die eingekapselten Muskeltrichinen, danach folgen die Untersuchungen von LEUCKART

(† 1898), ZENKER († 1893) und VIRCHOW († 1902). KÜCHENMEISTER erbringt 1852 den experimentellen Nachweis von der Entwicklung des Bandwurmes aus der Finne des Schweinefleisches.

Damit sind wir der geschichtlichen Entwicklung auf dem Gebiete der Wurmmittel weit vorausgeeilt, deren Kenntnis in keinem Verhältnis zu der hohen Bedeutung steht, die man dem Wurm als krankheitsauslösende Ursache beimißt. Man kann eher beobachten, daß selbst altbekannte, wurmwirksame Substanzen längere Zeit in Vergessenheit geraten und daß sie vorübergehend aus dem Arzneimittelschatz verschwinden. Das ist um so merkwürdiger, da im allgemeinen die pflanzlichen Drogen kontinuierlich durch alle Jahrhunderte hindurch von allen Kulturvölkern benutzt wurden und sich mit etwa gleichen Indikationsstellungen in der Therapie behauptet haben. Demgegenüber gibt es bei den wurmwirksamen Drogen u. U. Zeiträume, in denen man die alten Erkenntnisse nicht beachtet hat, so daß man sie erneut wieder auffinden und einführen mußte.

Ein typisches Beispiel dieser Art ist der Wurmfarn, der bereits den griechischen und römischen Ärzten bekannt ist. Von THEOPHRAST († 288/87 v. Chr.) stammen die ersten sicheren Nachrichten über seine wurmtreibende Kraft. Das gleiche berichten DIOSKURIDES, GALEN, SCRIBONIUS LARGUS (1. Jh. n. Chr.) und ALEXANDER VON TRALLES († 605 n. Chr.). Ähnlich empfehlen die Kräuterbücher des 16. Jahrhunderts von BOCK (1498—1554), FUCHS (1501—1566) und MATTHIOLUS (1500—1577) das Farnkraut als Vermifugum. Daneben wird es bei J. WINTER AUS ANDERNACH (1487—1574) erwähnt. Danach scheint es eine Zeitlang weniger Beachtung gefunden zu haben, bis es in Geheimmitteln erneut auftaucht. 1776 kaufte LUDWIG XVI. (1754—1793) von der Witwe des Schweizer Arztes MOUFFER ein solches Mittel für 18000 Franken, nachdem MOUFFER zuvor damit viele Bandwurmkranke geheilt hatte. Um die gleiche Zeit gewinnt FRIEDRICH DER GROSSE (1712—1786) gegen 200 Taler und Verleihung des Hofratstitels ein ähnliches Geheimmittel von dem Apotheker MATTHIEU, dem Gründer der Schweizer Apotheke in Berlin. Daneben findet sich bei LINNÉ (1707—1778) eine Empfehlung des Wurmfarnes als Taenizidum, und 1835 führt dann der Genfer Apotheker PECHIER das fette Öl in die Therapie ein.

Mit dem Farnkraut verbindet sich zugleich der erste experimentelle Beweis, daß es an einem wurminfizierten Tier therapeutische Wirkungen vollbringen kann. Diesen Nachweis führte 1866 KARLBLOM im Dorpater Pharmakologischen Institut. Er stellt einen der frühesten experimentellen Versuche an kranken Tieren dar.

Ebenso alt wie das Farnkraut ist der Granatapfel, den schon die Ägypter und die Inder sowie die Chinesen seit frühesten Zeiten zur Wurmbehandlung benutzten. CATO (234—149 v. Chr.) in Rom sowie CELSUS (1. Jh. n. Chr.) erwähnen ebenfalls die Bandwurmkur mit Granatapfelrinde; das gleiche gilt für DIOSKURIDES, PLINIUS (23—79 n. Chr.) und ALEXANDER VON TRALLES. Ferner ist die Granatapfelrinde üblich in der arabischen Medizin. So berichtet KONSTANTINUS AFRICANUS († 1087) über ihre günstige Wirkung; auch LONICERUS BOCK († 1557) und MATTHIOLUS († 1577) kennen ihre günstige Wirkung. Danach wird sie noch 1681 von dem Züricher Arzt JOHANN VON MURRALT erwähnt. In der Folge verschwand sie völlig und wurde erst von BUCHANAN 1807 neu entdeckt. Auch in diesem Fall gibt es einen sehr frühen experimentellen Beweis für ihre Wirksamkeit, indem LATOUR DE TRIE 1832 feststellt, „daß einzelne Stücke eines lebenden Bandwurmes, in die Abkochung der Granatwurzelrinde geworfen, in wenigen Minuten konvulsivisch sterben."

Unter die wurmwirksamen Arzneien wird weiterhin von SCRIBONIUS LARGUS (1. Jh. n. Chr.) das „santonische Kraut" eingereiht, das PLINIUS (23—79 n. Chr.)

ebenfalls erwähnt. DIOSKURIDES spricht von Santoninbeifuß, dem er vermicide Wirkung gegen Ascariden und Rundwürmer nachsagt. Daß die heutige Bezeichnung Santonin mit dieser alten Literatur zusammenhängt, ist ohne Zweifel. Ob die genannte Pflanze aber mit der Stammpflanze Artemisia cina, die uns das Santonin liefert, identisch ist, muß offen bleiben. Das gleiche gilt für die von GALEN († 201 n. Chr.) und ALEXANDER VON TRALLES aufgeführten Artemisiaarten. Aus dem 14. Jahrhundert n. Chr. sind einige behördliche Verordnungen und verschiedene Zolltarife erhalten geblieben, in denen von einem „Wurmkruyt" die Rede ist. Hier ist wahrscheinlich die heutige Droge gemeint; ebenso sind der arabischen und persischen Medizin des Mittelalters die Artemisia cina und ihre abtreibenden Eigenschaften bekannt. Der eigentliche Inhaltsstoff, das Santonin, wurde 1829 von KAHLER und unabhängig von ihm 1830 durch ALMS isoliert. Mit seiner Wirkung hat sich als erster in seiner Dissertation I. R. MAYER (1814—1878), der Entdecker des Energieprinzips, beschäftigt. Ihm ist auch seine klinische Anwendung zu verdanken. 1833 wurde es bereits technisch von der Firma Merck hergestellt.

Noch älter ist die Betelnuß, die in chinesisch-botanischen Werken erstmalig 150 v. Chr. erwähnt wird und die schon im Altertum ihrer taeniciden Wirkung wegen Verwendung findet. In Europa wird die Droge jedoch erst seit den 70er Jahren des vorigen Jahrhunderts als Bandwurmmittel für die tierärztliche Praxis geschätzt; in der menschlichen Therapie hat sie sich nie durchsetzen können.

Zu den altbekannten wurmwirksamen Pflanzen gehört schließlich der Thymian, von dem wiederum DIOSKURIDES angibt, daß er den Bandwurm austreibe. Nach ALEXANDER VON TRALLES dient er besser zur Abtreibung von Spulwürmern. Ferner schreiben ihm ABU MANSUR (975), die Äbtissin HILDEGARD VON BINGEN († 1179) und die Kräuterbücher von FUCHS († 1566), LONICERUS (1557), MATTHIOLUS († 1577) und BOCK († 1554) wurmwidrige Eigenschaften zu. Im 16.—17. Jahrhundert findet das Kraut Eingang in die deutsche Apotheke, während das Öl schon 1589 im Dispensatorium Noricum erwähnt wird. Der Hauptinhaltsbestandteil, das Thymol, wird ab 1853 näher bekannt und seitdem häufiger benutzt. 1879 empfehlen es BOZZOLO und später PARONA gegen Anchylostomum. Seine klinische Brauchbarkeit wird in der Folgezeit mehrfach bestätigt, so daß Anfang des 20. Jahrhunderts das Thymol vorübergehend zu einem bedeutenden Hakenwurmmittel wird.

Zu diesen Möglichkeiten führt die arabische Medizin als neues Mittel die Kamala ein, die RAZES (865—925) erstmalig als ein Wurmmittel bezeichnet. ABU MANSUR (975) und KONSTANTINUS AFRICANUS berichten ebenso, daß die Kamala als Wurmmittel bei den Arabern gebraucht wird. In Europa taucht sie erst recht spät auf. 1841 lernt IRVINE sie in Kalkutta kennen, 1864 wird sie in die englische und 1882 in die deutsche Pharmakopoe aufgenommen und sie gilt heute noch als ein gutes, wenn auch weniger benutztes Bandwurmmittel, das gleichzeitig abführend wirkt.

Aus Südostafrika stammen die Cosoblüten, die 1615 von dem portugiesischen Mönch GODIGNUS als Bandwurmmittel genannt werden. Seitdem JAMES BRUCE sie 1773 von Abessinien mit nach Europa brachte, sind sie hier in Gebrauch. In Deutschland wurden sie 1834 bekannt, gelangen erst 2 Jahrzehnte später in den Handel und haben sich nie recht durchsetzen können. In der Geschichte der Pharmakologie spielen sie insofern eine gewisse Rolle, als sie die erste Arznei sind, die in Tabletten verarbeitet und verordnet wurde (ROSENTHAL, 1874).

Die neue Welt bringt das Chenopodium, das amerikanische Wurmsamenöl, dessen Verwendung bereits bei den Azteken unter dem Namen „Apazote" überliefert ist und dessen Kenntnis zu Columbus (1446—1506) Zeiten bei den Indianern als gesichert gilt. Zu Beginn des 17. Jahrhunderts werden diese Pflanzen von den Jesuiten nach Europa gebracht und als Jesuitentee gehandelt. Sie geraten jedoch in Vergessenheit, sind wahrscheinlich wegen ihrer toxischen Nebenwirkung unbeliebt, bis sie 1906 von Brüning erneut in die Therapie eingeführt werden. Heute finden sie in einer Reihe von Präparaten Verwendung und gelten als wirksames und spezifisches Mittel gegen Askariden.

Daneben ist für zahlreiche andere Pflanzen von der alten Medizin behauptet worden, daß sie wurmwidrig wirken. Die wenigsten dieser Angaben haben einer objektiven Nachprüfung standgehalten. Man muß allerdings berücksichtigen, daß die alten Autoren keine genaue Unterscheidung zwischen Wurm- und Abführmittel getroffen haben, so daß in vielen Fällen Stoffe, die wir heute eindeutig in die Gruppe der Abführmittel einordnen, in der älteren Heilkunde als Wurmmittel gelten. Dies erscheint um so verständlicher, als die Abführmittel stets notwendig sind, um den Wurm anschließend an die Einwirkung des Anthelminthicums aus dem Darm zu entfernen. Infolgedessen konnten den antiken Autoren die Abführmittel eventuell als wurmtreibend imponieren.

Trotz zahlreicher Bemühungen, die Entwicklung der wurmwirksamen Substanzen mit chemischen Stoffen oder durch eine Isolierung der wirksamen Inhaltsbestandteile der altüberlieferten Drogen vorwärts zu treiben, sind bis heute nur mäßige Fortschritte auf diesem Gebiet erzielt worden, und es gibt hier manche ungeklärte Probleme, die zu lösen sind. Das gilt nicht nur für die therapeutisch nutzbaren Substanzen, sondern auch für das biologische Verhalten der Parasiten und ihre therapeutische Beeinflußbarkeit. Gerade diese Gesichtspunkte müssen noch geklärt werden, um bessere Ergebnisse bei der Wurmbehandlung in Zukunft erwarten zu dürfen.

Seit dem Jahre 1670, das für die Geschichte der Helminthologie von größter Bedeutung ist, ging der Gedanke, daß kleinste Lebewesen Krankheiten verursachen können, nie mehr ganz verloren, obwohl der experimentelle Nachweis der eigentlichen Mikroorganismen und der Beweis für das Bestehen eines kausalen Zusammenhanges zwischen der Anwesenheit derartiger Parasiten und bestimmter Krankheitsformen lange auf sich warten ließ. M. A. von Plenzik († 1786) hat wahrscheinlich als erster die Vermutung ausgesprochen, daß die kontagiösen Krankheitsgifte organischer Natur seien. Die typischen Verfechter der „Pathologia animata" bleiben indes zu dieser Zeit keineswegs bei einer vorsichtig abwägenden und experimentell-empirischen Forschung stehen. Sie waren zwar auf dem rechten Wege, überließen sich aber zu gern ihrer Phantasie und sahen, soweit sie überhaupt das Mikroskop benutzten, nur das, was sie sehen wollten. Daneben gibt es einzelne glückhafte Entdeckungen, die in einwandfreier Form die Existenz eines Contagium animatum beweisen, so daß man tatsächlich hoffen konnte, es würde eines Tages gelingen, den Anlaß der Seuchen aufzudecken. Einer der ersten Funde dieser Art war die Beschreibung der Krätzemilbe durch den Italiener S. C. Bonono im Jahre 1687, verbunden mit der Feststellung, daß sie die Ursache der Scabies ist. Diese Erkenntnis wurde jedoch vergessen, und so mußte Wichmann 1786 den gleichen Nachweis führen, der sich dann allerseits Anerkennung verschafft hat. Der nächste Schritt auf diesem Wege bestand 1839 in der Entdeckung J. L. Schönleins (1793—1864), daß der Kopfgrind durch die Anwesenheit und Einwirkung bestimmter pflanzlicher Parasiten bedingt ist. 1833 fand Paget im menschlichen Körper die Trichina spiralis. Zu etwa der gleichen Zeit schloß Henle (1809—1885) auf Grund theoretischer Überlegungen, daß auch die Infektionskrankheiten durch ein lebendes Contagium ausgelöst werden und daß dieses Contagium eine mit individuellem Leben begabte

Materie ist, die sich nach Art und Tier und Pflanzen reproduziert, durch Assimila-
tion organischer Stoffe vermehrt, parasitisch auf dem kranken Körper lebt und
daß der bisher ungesehene Leib dieser Parasiten vegetabilischer Natur sei".
Der vollgültige Beweis für die pathogene Rolle kleinster Lebewesen stand aber
immer noch aus, bis es ROBERT KOCH 1876 gelang, Reinkulturen von Mikroorganismen zu züchten, mit diesen durch Überimpfung im Körper gesunder Tiere
Krankheiten hervorzurufen und sogar aus dem Blut der infizierten Tiere die Erreger zu isolieren. Damit war mit einem Male jeder nur denkbare Einwand ausgeschaltet und zweifelsfrei erwiesen, daß diese winzigen Bazillen weitaus größeren
Tieren ans Leben gehen können und daß spezifische Bakterien spezifische Krankheiten bei Tieren verursachen. Dieselben Resultate erzielte fast gleichzeitig
PASTEUR (1822—1895). Damit waren alle Voraussetzungen für eine Bekämpfung
der verschiedenen Infektionskrankheiten gegeben, wenn es auch galt, die anderen
pathogenen Bakterien erst zu entdecken, die im Anschluß an diese grundlegenden
Arbeiten für jeden spezifischen Infektionsprozeß als eigene Krankheitsursache
gefordert werden mußten. Schon zuvor führte FRIEDRICH MÜLLER 1786 die
Bezeichnungen Bazillus, Spirillum, Vibrio für charakteristische Formen ein.
Viele neue Arten wurden, insbesondere von EHRENBERG (1795—1876), beschrieben. Der Name Bakterien stammt von COHN (1828—1898), der als Begründer der wissenschaftlichen Bakteriologie gilt. 1837 gelang außerdem der
Nachweis, daß die Vorgänge der Gärung und Fäulnis von Kleinlebewesen
verursacht werden (CAGNIARD DE LA LATOUR, 1777—1859), und PASTEUR
(1822—1895) konnte dann die in Frage kommenden Organismen, nämlich die
Hefen, züchten.

Selbstverständlich haben sich diese Idee des Contagium animatum und die
spätere Entdeckung der Bakterien als Krankheitsursache für die Therapie ein-
dringlichst ausgewirkt. Schon bei PARACELSUS (1493—1541) erklärt sich aus der
Parasitentheorie sein Bestreben, in Verbindung mit der Chemie zu einer spezifischen Therapie zu kommen, um den Krankheitsprozeß in einer zweckmäßigen und
isolierten Form wirksam zu bekämpfen. Noch MATTHIOLUS (1500—1577) verordnet
z. B. das Quecksilber in Form des roten Präcipitates, entsprechend der damals
herrschenden humoralpathologischen Lehrmeinungen, innerlich lediglich als Abführmittel. PARACELSUS hat dagegen wahrscheinlich als erster die spezifische
Wirkung dieses Metalls bei der Syphilis erkannt und durchbricht damit die bisher
geltenden Auffassungen, die ausschließlich auf eine allgemeine entleerende Behandlung hinzielen. Er schreibt jedenfalls: ,,Eine Art ist in Mercurio wider das
Gift der Franzosen." Damit will er sagen, daß nicht der ganze als Heilmittel benutzte Naturkörper die gewünschte spezifische — PARACELSUS nennt es arcanische
Wirkung — entfaltet, sondern nur die dem Metall innewohnende Essentia, die
durch entsprechende chemische Operationen frei gemacht werden kann und nun
erst das eigentliche ,,Arcanum" liefert. Für die pflanzlichen Heilmittel vermitteln
extrahierende Verfahren das gleiche, indem sie ebenfalls das dynamische Prinzip,
welches im Körper die eigentliche Wirkung hervorbringt, freilegen und einen
wirkungsvollen Einsatz garantieren. Er stellt deshalb die Scheidekunst bewußt
in den Dienst der Therapie und verkündet, daß die Wissenschaft von der Alchimie
und der Goldmacherei ablassen und sich der Herstellung von Arzneimitteln zuwenden sollte, weil er einsah: ,,das die Augen am Kraut sehen, ist nit Arzeney,
oder an Gesteinen oder an Bäumen; sie sehen allein die Schlacken, inwendig aber
unter den Schlacken liegt die Arzeney".

Bis zum Ende des 19. Jahrhunderts stehen jedoch nur wenige spezifisch
gerichtete Heilmittel zur Verfügung, so daß z. B. SYDENHAM trotz der von ihm
ausdrücklich ausgesprochenen Forderung, Stoffe zu finden, die die Krank-

heitsursachen bekämpfen, nur ein einziges Spezifikum, die Chinarinde, gelten läßt. Dieses Bekenntnis zur Chinarinde ist um so höher zu bewerten, als es von einem echten Hippokratiker herrührt, der damit in seinem heißen Drang nach Fortschritt der Vergangenheit zuliebe die Zukunft nicht aufgibt. Quecksilber, Sarsaparille und Guajak, die seit dem Ausgang des Mittelalters beliebten Mittel gegen die Syphilis, läßt SYDENHAM dagegen als Spezifika nicht gelten. Er konnte diese Meinung um so eher vertreten, als das Quecksilber bei der Behandlung der Syphilis, hauptsächlich in Form einer „Ausleerungskur" verwendet wurde, bei der man durch Steigerung aller Säfte eine Beseitigung des venerischen Giftes aus dem infizierten Körper zu erreichen versucht. ULRICH v. HUTTEN (1488—1523) hat diese Kur 11mal mitgemacht und gibt von dem Verfahren eine recht eingehende Schilderung. Man schloß die Kranken im allgemeinen für 20—30 Tage in eine heiße Badestube ein und schmierte sie täglich am ganzen Körper, vom Kopf bis zu den Füßen, mit einer Quecksilbersalbe ein. Dann sorgte man durch Hitze für eine kräftige Schweißentwicklung. „Man fühlt", schreibt HUTTEN, „während der ganzen Kur eine unbeschreibliche Mattigkeit, der Mund läuft beständig voll Speichel; die Zähne fallen aus; der Gaumen, der Schlund, die Zunge und die innere Seite der Backen werden voll fressender Geschwüre; der häßlich stinkende Speichel fließt immerfort aus dem Munde und frißt alle Teile an, welche er im Ausfließen berührt. Um das Haus herum war der Gestank so abscheulich, daß man sich gar nicht nähern durfte. Einige wurden schwindelig, andere verloren den Verstand; einige bekamen ein Zittern über den ganzen Körper; andere starben in der Kur." Man braucht diese Aufzählung nur mit einer modernen Beschreibung der subakuten Quecksilbervergiftung zu vergleichen, dann bekommt man ein rechtes Bild, bis zu welchen Vergiftungsgraden diese antisyphilitische Kur ausgedehnt wurde. Nach den Angaben von HUTTEN wurden auf diese Weise nur 1% der Behandelten wirklich geheilt. Die übrigen bekamen meist nach kurzer Zeit Rezidive. Trotzdem versuchten die Ärzte bis etwa zum Ende des 18. Jahrhunderts immer von neuem, mit einer derartig forcierten Therapie eine Heilung der Syphilis zu erreichen, obwohl es in Anbetracht der schweren Intoxikationserscheinungen und wegen der zahlreichen Todesfälle nicht an Gegnern dieser Kur gefehlt hat, die als sog. „Antimerkurialisten" das Quecksilber aufs heftigste bekämpften und seine therapeutische Wirksamkeit bei der Syphilis überhaupt in Abrede stellten. Die Giftigkeit des Quecksilbers und seiner Verbindungen war bei seiner Einführung zur Syphilisbehandlung lange bekannt. ARISTOTELES (384—322 v. Chr.), PLINIUS und DIOSCURIDES sowie die arabische Medizin kannten das Symptomenbild aufs genaueste und haben nachdrücklichst auf seine schädigenden Wirkungen hingewiesen. Aber selbst der heilkundige SYDENHAM, der das Quecksilber nicht als Spezifikum gelten ließ, war ein Anhänger der energisch durchgeführten Quecksilberkur, und er forderte täglich einen Speichelfluß von etwa 2 Liter, um durch eine starke Salivation die krankmachende Noxe aus dem Körper zu entfernen. Demgegenüber betonten ALMENAR in seinem Buch über den Morbus gallicus, CHICOYNEAU (1672—1752), DESAULT (1675—1737) und HAGUENOT (1687—1775) sowie CLOSSIUS († 1797), daß die Anregung des Speichelflusses nicht nur unnütz, sondern im höchsten Grade schädlich und gefährlich sei, und sie versuchten bei den Schmierkuren durch geringere Dosierung sowie durch sonstige geeignete Maßnahmen die Salivation möglichst zu unterdrücken. Eine ähnliche Ansicht findet sich bereits bei MATTHIOLUS (1500—1577), der eine Beimischung von Campher zur Verhütung der Speichelsekretion empfiehlt. Erst die von GARDANE 1772 eingeführte kombinierte Therapie mit schonenden Einreibungen und gleichzeitiger oraler Darreichung geeigneter Quecksilberverbindungen gestattet es, die Unannehmlichkeiten und Nebenwirkungen der Quecksilberbehandlung bei der Syphilis möglichst gering zu gestalten.

Die beiden anderen Mittel, das Guajakholz und die Sarsaparillwurzel, die gegen Syphilis verwandt wurden, kamen etwa gleichzeitig in Aufnahme und haben sich mehrere Jahrhunderte lang eines großen Rufes erfreut, da alle übrigen erprobten giftwidrigen Mittel des Altertums und des Mittelalters, wie die Theriaka und das Mithridatikum, die gegen alle Gifte helfen sollten, sich gegen diese neue Krankheit völlig unwirksam erwiesen. Die Ärzte befanden sich deshalb in größter Verlegenheit und begrüßten es, daß OVIEDO Y VALDES (1478—1557) im Jahre 1514 aus Amerika ein angeblich sicheres Mittel gegen die Lustseuche mitbrachte. Schon 1508 war die erste Sendung Guajakholz durch FERRAND nach Spanien gekommen. FERRAND, der selbst an der Syphilis litt, scheint sich sogar ein Monopol für den Verkauf des Holzes gesichert zu haben. BRASSAVOLA (1500—1555) nennt einen Spanier GONSALVA, der sich als erster Europäer angeblich des Guajakholzes bedient hat. 1517 wird es in Deutschland von SCHMAUSS und ferner von dem Leibarzt Karls V. (1500—1558) namens POHL erwähnt, und aus den Akten der Stadt Straßburg ist zu entnehmen, daß der Rat 1525 das Holz in großen Mengen kaufte. Ein Jahrhundert lang spielte es dann in der Medizin eine so wichtige Rolle, daß selbst die vielgepriesene Chinarinde und die Ipecacuanhawurzel, welche wir ebenfalls der Neuen Welt verdanken, den Ruhm des Guajakholzes nicht erreichen konnte. Neben seinen Quecksilberkuren unterzog sich ULRICH V. HUTTEN einer Guajakkur, und er veröffentlichte hierüber eine eigene Arbeit, die 1519 bei JOHANN SCHOEFFER in Mainz erschien und den Titel trägt: „Ulbrichen von Hutten eins teutschen Ritters von der wunderbarlichen Artzney des holtz Guaiacum genannt." Auch in GEROLAMO FRACASTOROS (1478—1553) berühmter Dichtung über die Syphilis spielt in der Behandlung neben Quecksilber das Guajakholz eine wichtige Rolle, und er weiß von ihm zu rühmen:

> „... doch reicher vor Allem durch einen
> Baum, in der Muttersprach' der Bewohner Guajac
> nur geheißen, ...

> ... auf ihm ruht die ganze Hoffnung gegen die Pest
> die nach der Schickung des Himmels ewig dort herrscht."

Ein besonders eifriger Verehrer des Guajakholzes war FERRI (um 1550), der Leibarzt des Papstes Paul III., der in der Droge eine Panazee, ein Allheilmittel, gegen alle Krankheiten erblickt. PARACELSUS wettert dagegen in seiner Lehre von der Franzosenkrankheit, wie man die Lues damals nannte, mit einer heftigen Polemik gegen die verkehrten Heilmethoden bei dieser Krankheit, zu denen er auch den Gebrauch des Guajakholzes rechnet.

Etwa um die gleiche Zeit kam die Sarsaparillwurzel gegen die gleiche Krankheit in Gebrauch. Nach den Angaben von MONARDES (1493—1588), einem Arzt aus Sevilla, hatten die Portugiesen sie erstmals im Jahre 1535 in Goa von chinesischen Händlern als Antisyphiliticum erhalten, und wir verdanken diesem Arzte die Beschreibung dieser Pflanze. MONARDES ist zugleich der erste, der das Guajakholz eingehend besprochen hat und dem wir die Kenntnis der Jalapen und des Perubalsams verdanken. Die Sarsaparillwurzel bürgerte sich, genau wie das Guajakholz, in Europa rasch ein, und sie bildete im 16. Jahrhundert einen wichtigen Handelsartikel und galt als wertvollster Bestandteil zahlreicher Antisyphilitica, die zum Teil auf eigenartige Weise durch das Einhängen von Säckchen in quecksilberhaltige Lösungen mit Kalomel, Spießglanz oder Zinnober bereitet wurden.

Auch die Arsenverbindungen, die bereits im Mittelalter als Heilmittel gegen Wechselfieber und bei der Syphilistherapie ausgiebig Verwendung gefunden haben und die später zum Ausgangspunkt für die modernen Chemotherapeutica geworden sind, gerieten infolge von Überdosierungen und häufig vorkommender Vergiftungsfälle im Laufe des 17. und 18. Jahrhunderts stärker in Mißkredit. Gegen Ende des 18. Jahrhunderts gab es sogar, ähnlich wie beim Quecksilber, in den europäischen Ländern eine richtige Arsenicophobie. J. P. EBERHARD (1727—1779) schreibt z. B. über das Arsenik: „Kein ehrlicher Arzt wird es innerlich gebrauchen, und wer es äußerlich in Pflastern oder auf andere Art benutzen will, um hartnäckige Geschwüre damit zu behandeln, gehört ebenso unter die Waghälse, denn so gewiß es alles durchfrißt, so gewiß macht es krebsmäßige Schäden noch ärger und erregt einen tödlichen Brand." Ähnlich äußert sich C. W. HUFELAND (1762—1836) in seinem Enchiridion medicum: „Bei Chininrefraktären Fällen von Wechselfieber wählen manche den Arsenik, aber es ist ein unsicheres, allem Leben feindseliges und in seinen Folgen zu gefährliches Mittel, und ich bin immer mit anderen Stoffen, wie Chinin, Belladonna, Kalomel, Eisen und Phosphor ausgekommen." Es ist vor allem ein Verdienst von TH. FOWLER (1736—1801), daß er mit der nach ihm benannten Lösung das Arsen gegen diese übertriebenen und zum Teil ungerechtfertigten Angriffe wieder verteidigt und den therapeutischen Anwendungsbereich in richtige Bahnen geleitet hat, indem er kleine Dosen zur innerlichen Darreichung als Roborans und zur Behandlung von fieberhaften Zuständen empfahl.

Mit der Entdeckung der Bakterien als Krankheitserreger setzt erst recht ein eifriges Suchen nach spezifischen Abwehr- und Bekämpfungsmaßnahmen ein, das schließlich in der Entdeckung zahlreicher Chemotherapeutica und Antibiotica gipfelt. Es mußten allerdings eine Reihe glücklicher Umstände zusammentreffen, um diese Idee zu verwirklichen, bestimmte Krankheitserreger innerhalb des lebenden Organismus in spezifischer Weise zu schädigen oder abzutöten, ohne daß die Zellen des Bakterienträgers gleichzeitig durch diese Stoffe ernsthaft affiziert oder betroffen werden. Zwei empirische Erfahrungen bildeten den Ausgangspunkt für diese Forschungsrichtung. Einmal war bekannt, daß bestimmte Chemikalien, wie Quecksilber und Arsen, gegen artfremde Erreger mit hohem Nutzen gebraucht werden können. Als zweites kam hinzu, daß man mit der Einführung von Färbeverfahren in die mikroskopische und bakteriologische Technik unter Verwendung organischer Farbstoffe 1875 durch WEIGERT († 1904) nachweisen konnte, daß viele Erreger und bestimmte Zellarten eine besondere Affinität zu den künstlichen Farbstoffen besitzen und diese elektiv zu speichern vermögen. Gefärbt hatte man die Gewebselemente schon lange. 1567 beobachtete der Arzt ANTONIUS MIZALDUS eine Rotfärbung der Tierknochen nach Fütterung mit Krappfarbstoffen. 1741 benützte der Physiologe und Botaniker DUHAMEL denselben Farbstoff für den gleichen Zweck. 1849 konnten GÖPPERT und COHN ihn für die Untersuchung der Protoplasmaströmung in Pflanzen nützlich verwenden. 1868 folgte dann ADOLF VON BAEYER mit der Aufklärung der chemischen Konstitution des Indigofarbstoffes; noch im gleichen Jahr gelang seinen Mitarbeitern GRAEBE und LIEBERMANN eine technisch brauchbare Synthese. 1874 wird ein synthetisches Alizarin von LIEBERKÜHN histologisch verwendet, nachdem schon 1862 das gleichfalls synthetisch gewonnene Anilinviolett für die Gewebsdarstellung benutzt worden war. Bei all diesen Versuchen hatte man aber nur morphologische Ziele im Auge. Es bedeutete deshalb etwas völlig Neuartiges, als aus diesen Ergebnissen der Farbstofforschung die glückliche Idee entstand, nach Farbstoffen zu suchen, die durch eine bestimmte Verwandtschaft zu den schädigenden Parasiten ausgezeichnet sind und die gleichzeitig giftig wirkende Atomgruppen enthalten, so daß sie die befallenen Parasiten in ihrem Wachstum hemmen oder abtöten können. Aus diesem Grunde machte der Franzose BECHAMP 1863 seine ersten Versuche mit Anilin, das er mit Arsen verband. Nach gewissen Umänderungen des Moleküls hat er das Atoxyl in Händen, bei dem durch die Verankerung des Arsens an ein organisches Molekül eine Abnahme seiner Toxizität für den Menschen und die höher entwickelten Tiere bei Steigerung der Giftwirkung gegen Mikroorganismen erreicht ist. Trotzdem war eine Gefährdung der behandelten Patienten nicht zu vermeiden, so daß die Suche nach einem geeigneteren Präparat sich als notwendig erwies. Da das Atoxyl im Reagenzglas so gut wie keine Wirkung besitzt, ist anzunehmen, daß es nach der Resorption durch Reduktion des 5-wertigen Arsens in 3-wertiges umgewandelt wird und in dieser Form erst seine Wirkung entfaltet, falls man nicht folgern will, daß die gesamte Wirkung des Präparates ausschließlich auf einer Anregung der körpereigenen Abwehrmaßnahmen beruht. Diese Auffassung verträgt sich aber nicht mit dem Vorkommen arsenfester Bakterienstämme. EHRLICH (1854—1915) glaubte deshalb, daß nur eine Synthese 3-wertiger organischer Arsenverbindungen erfolgversprechend sei. Bei seiner Suche benutzte er eine Beobachtung LAVERANS (1845—1922), dem es gelang, mit Trypanosomen Mäuse zu infizieren. Mit diesem Versuchsobjekt ließ sich EHRLICH in der Folge, erst in Berlin, dann in Frankfurt, auf endlose Experimente ein, um ein Mittel zu finden, das diese Nager vor den tödlichen Trypanosomen schützen kann, und mit Hilfe seiner Mitarbeiter SHIGA und HATA († 1938) stellte er eine Reihe organischer Arsenverbindungen her, die alle auf eine Modifikation des Atoxyl zurückgehen. In seinem Laboratorium wurde jede nur denkbare Form hergestellt und an kranken Mäusen erprobt. 605 Verbindungen blieben erfolglos. Erst im Präparat 606, dem Salvarsan, entstand eine Verbindung, die geradezu mit Zauberkraft wirkte und mit einer einzigen Injektion jedes Trypanosom im Körper der Maus vernichtete. Wegen ihrer guten Wirksamkeit auf Spirochäten hat sie sich dann mit Erfolg in der Therapie durchgesetzt. Auf dem Wege zum Salvarsan erwies sich auch das Präparat 594, eine 5-wertige Arsenverbindung, recht gut wirksam. Infolge ihrer toxischen Eigenschaften und vor allem auf Grund der Konzeption, daß nur 3-wertige Verbindungen wichtig sind, wurde sie jedoch von EHRLICH abgelehnt. 1922 hat dann LEVADITI dieses Präparat erneut geprüft und es als Stovarsol bzw. Spirocid zur innerlichen Syphilisprophylaxe und Therapie mit Erfolg eingeführt. Selbst die empirische Forschung kann demnach irren, wenn sie durch eine vorgefaßte Meinung in eine bestimmte Richtung abgedrängt wird. Wenn der Untersucher selbst falsche Voraussetzungen und Fehlerquellen in seine Versuche hineinträgt, dann kann ihn auch eine rationelle Labortechnik nicht in den Stand setzen, das Richtige und Zweckmäßige zu erfassen bzw. seine Irrtümer rechtzeitig zu korrigieren.

Salvarsan hat den Traum EHRLICHS, mit einem Chemotherapeutikum eine völlige Heilung zu erzielen und die Therapia magna sterilisans zu verwirklichen, fast zur Erfüllung gebracht. Beim Rekurrensfieber des Menschen sieht man gelegentlich Heilungen nach wenigen Injektionen, und die tropische Schwester der Syphilis, die Frambösie, ließ sich in manchen Gegenden, z. B. in Niederländisch-Guayana, mit Salvarsanpräparaten so vollständig ausrotten, daß die für ihre Behandlung vorgesehenen Krankenhäuser für andere Zwecke nutzbar gemacht werden konnten. Bei der Lues sind aber die hochgespannten Erwartungen EHRLICHS enttäuscht worden. Abgesehen von seltenen Fällen bei allergischen Patienten, in denen die Anwendung von Salvarsan schädigend oder sogar tödlich wirken kann, ist seine Verträglichkeit gut. Auch vollzieht sich die örtliche Heilung meist sehr schnell. Die völlige Abtötung der Spirochäten im Inneren der Gewebe ist dagegen weitaus schwieriger; man ist deshalb später dazu übergegangen, eine

Lueskur mit Salvarsan zu beginnen und sie durch Wismut- oder Quecksilberkuren zu ergänzen. Heute ist dem Salvarsan im Penicillin ein weit ernsthafterer
Konkurrent für die Behandlung der Syphilis entstanden.

Ähnlich wie das Salvarsan hat auch das moderne Behandlungsmittel der
Schlafkrankheit, Germanin, seinen Ausgangspunkt bei den synthetischen Farbstoffen. EHRLICH wußte 1904 bereits, daß Trypanrot trypanosomen-
schädigende Eigenschaften besitzt. Den entscheidenden Fortschritt bei der Bearbeitung dieser zum Trypanrot gehörigen Farbstoffgruppe erzielte HEYMANN
1916, indem er die Azogruppen N=N dieser Verbindungsklasse durch Harnstoff-
reste NH—CO—NH ersetzte. Auf diese Weise konnten die unangenehmen Farbstoffeigenschaften ausgeschaltet werden. Die an diesen Erfolg anknüpfenden
Forschungen der Chemiker KNOTHE, DRESSEL und OSSENBECK, deren Präparate
von ROEHL († 1929) geprüft wurden, führten schließlich zur Auffindung des
Germanin (Bayer 205), das sich seit seiner Einführung (1920) außerordentlich
segensreich in den Tropen ausgewirkt hat. Die rühmende Bezeichnung „German
medecine", die in den Kolonialländern den Erzeugnissen der deutschen pharmazeutischen Industrie beigelegt wurde, geht in der Hauptsache auf dieses Präparat
zurück. 2000 Verbindungen mußten hergestellt werden, bevor man diesen Stoff
fand. Dies zeigt zur Genüge, welch ein Höchstmaß an Ausdauer und Fleiß und
welche unbeirrbare Zielsetzung erforderlich sind, um den gewünschten Erfolg auf
einem kleinen Sektor zu erzielen. Gleichzeitig beweist dieses Beispiel, wie weit
die heute übliche zweckmäßige Teilung der Arbeit im Zusammenwirken von
Chemie und Pharmakologie sich von der in früheren Perioden herrschenden
groben Empirie entfernt hat.

Die gleiche Entwicklung vollzog sich auf dem Gebiet der Malariaheilmittel.
Auch hier gab eine Entdeckung von EHRLICH die erste Anregung, da er 1891 nachweisen konnte, daß der Farbstoff Methylenblau, der von CARO 1876 entdeckt worden war, eine gute Wirkung auf die Vogelmalaria ausübt. Durch die Einfügung
basischer Alkylreste in das Farbstoffmolekül erreichten SCHULEMANN, SCHÖN-
HOFER und WINGLER 1924 eine erhebliche Steigerung dieses Effektes. Mit der
Übertragung dieses Prinzips der basischen Alkylierung auf die Gruppe der
8-Aminochinoline gewannen sie das Plasmochin (SCHULEMANN und MEMMI). Es
ist dies das erste künstliche Malariamittel von Bedeutung, obwohl es sich vom
Naturprodukt Chinin chemisch erheblich unterscheidet, da es sozusagen nur die
eine Chininhälfte enthält. Im Gegensatz zu dem Naturprodukt Chinin schädigt
es leider nur bestimmte Formen der Malariaerreger, die Gameten; daneben
werden die endothelialen Formen der Malaria etwas beeinflußt. Trotz der
günstigen Beurteilung des Plasmochins blieb daher der Wunsch nach einem
synthetischen Schizontenmittel bestehen, das MIETZSCH und MAUS (1933) sowie
KIKUTH (1932) mit Hilfe eines anderen Farbstoffmoleküls, des Akridins, herstellten, indem sie dieses in gleicher Weise wie beim Plasmochin mit einer alipha-
tischen Seitenkette versahen. Damit war auch diese Form der Malariaerreger
therapeutisch besser als mit Chinin zugängig geworden. Als störender Faktor
mußte man gelegentlich eine gewisse Verfärbung der Haut bei der Verwendung
von Atebrin mit in Kauf nehmen. Diese lästigen Farbstoffeigenschaften wurden
durch die Synthese des Resochin (ANDERSAG, 1937, BREITNER und JUNG,
1937) und des Sontochin beseitigt; beide Präparate sind, ähnlich wie das
Atebrin, ausgezeichnete Schizontenmittel und besitzen dem Atebrin gegenüber
den Vorzug der Farblosigkeit. Unter Beibehaltung des gleichen Chinolinrumpf-
stückes ist später zusätzlich das Camoquine entwickelt worden. Daneben hat das
Biguanidderivat Paludrin (CURD, ROSE und DAVEY, 1945), ein origineller neuer
Verbindungstyp, der außerhalb der Chinolin- und Akridinreihe liegt, beträcht-

liche praktische Bedeutung in der menschlichen Malariabehandlung erhalten. Dazu kommen als weitere neue Heilmittel in der Gametenreihe Pentaquine und Primaquin, die durch geringfügige Änderungen in der basischen Seitenkette vom Plasmochin abweichen.

Im Zusammenhang mit der Herstellung der ersten brauchbaren Malariaheilmittel zeigte sich übrigens recht eindrucksvoll, als andere basisch alkylierte Verbindungsgruppen experimentell geprüft wurden, wie eng die pharmakologische und chemotherapeutische Forschung verquickt sein kann und wie wenig sich bei der modernen synthetischen Chemie voraussagen läßt, ob man zu pharmakologisch oder chemotherapeutisch interessanten Wirkungstypen gelangt. Ein Zwischenprodukt, die Komponente A des Icoral, wirkt stark auf das Atemzentrum ein, und so führte die Suche nach einem Malariaheilmittel auf einem Nebenwege zur Auffindung eines brauchbaren Analeptikums.

Die neueingeführten synthetischen Malariaheilmittel konnten sich zunächst gegen das alteingeführte Chinin schlecht durchsetzen. Diese Verhältnisse änderten sich in dem Augenblick grundsätzlich, als die Japaner nach der Besetzung von Niederländisch-Indien die übrige Welt vom Chininbezug ausschlossen, so daß ein bedrohlicher Mangel an Malariamitteln entstand. Dieser zwang zur Aufnahme einer umfangreichen Produktion synthetischer Heilstoffe in allen Teilen der Welt, durch die das Atebrin zu einer billigen Großchemikalie geworden ist. SHERNDAL beziffert die Jahresproduktion von 1943 in den USA auf 2,5 Milliarden Tabletten Atebrin, also etwa 7 Millionen täglich. Mit der Auffindung der Insektizide D. D. T. durch MÜLLER (1944), einer Verbindung, die schon 1874 von O. ZEIDLER hergestellt wurde, sowie Gamexan, das FARADAY 1825 bereits in Händen hielt, gewann die Malariatherapie weitere wichtige Bundesgenossen, die die Bekämpfung der Stechmücken vor Eintritt der Infektion beim Menschen gestatten. Diese weitverbreitete Seuche kann somit heute recht wirksam angegangen werden.

Alle diese Chemotherapeutika dienen der spezifischen Behandlung von Infektionen mit Protozoen. Diese Einzeller stehen auf der niedrigsten Stufe des Tierreiches, sind also immer noch höher einzuordnen als die Bakterien, bei denen eine Differenzierung der einzelnen Lebensfunktionen kaum erkennbar ist. Außerdem sind diese teilweise von einer sperrenden Hülle umgeben und dadurch für Chemikalien wesentlich unempfindlicher als die Protozoen. Sie sind also schwerer in spezifischer Weise angreifbar. Bis 1935 etwa kannte man praktisch nur die örtliche Bekämpfung von Bakterien mit Desinfektionsmitteln. Lediglich im Optochin, einem Abwandlungsprodukt des Chinins (MORGENROTH, 1911), und in den Goldsalzen hatte man bescheidene Ansätze für eine Chemotherapie bakterieller Infektionen gefunden. Erst die Darstellung des Prontosil durch MIETZSCH und KLARER (1932) sowie die Feststellung seiner therapeutischen Wirkung an der streptokokkeninfizierten Maus durch DOMAGK (1935) boten die Möglichkeit, auch diese Krankheitserreger chemotherapeutisch anzugehen. Damit war eine grundsätzlich neue Entwicklung eingeleitet worden, und zwar wiederum mit einem Stoff, der typische Farbstoffeigenschaften besaß. Die Farbe, die den Fund gebracht hatte, erwies sich zugleich als ein ungünstiges Merkmal, da französische Forscher (TRÉFOUEL, NITTI und BOVETT, 1935) mitteilten, daß der erstrebte therapeutische Effekt von einem Spaltprodukt des Gesamtmoleküls, dem farblosen Sulfonamid, hervorgebracht wird. Diese Verbindung war schon 1906 von GELMO in Wien synthetisiert worden; damit stand die Bearbeitung dieser Verbindungsklasse für die ganze Welt frei, und es begann eine eifrige Suche nach den wirksamsten Substanzen.

Bei diesen Untersuchungen gewann man neben der Entdeckung zahlreicher brauchbarer Verbindungen gleichzeitig völlig neuartige Anschauungen über den chemotherapeutischen Wirkungsmechanismus und für das Verständnis der Arzneimittelwirkungen, indem man erkannte, daß die Wirkung dieser Stoffe in erster Linie auf einer Verdrängung von Wuchsstoffen beruht (LOCKWOOD, WOODS und FELDS, 1940; KUHN, 1941), die für die Bakterien lebenswichtig sind. Auf diese Weise werden die Lebens- und Wachstumsbedingungen der Bakterien verschlechtert oder unmöglich gemacht, so daß sie sich nicht mehr vermehren können und infolge ihrer geringeren Widerstandskraft den naturgegebenen Abwehrmechanismen des Organismus, vor allem den Phagozyten, zum Opfer fallen. Für die menschlichen Zellen haben diese Bakterienwuchsstoffe glücklicherweise nicht die gleiche Bedeutung. Infolgedessen können sich die keimwidrigen Eigenschaften der Sulfonamide innerhalb des lebenden Wirtsorganismus für die Bakterien schädigend auswirken, ohne daß die Zellen des Bakterienträgers von dieser Wirkung ernsthaft betroffen werden. Dieses Prinzip der gegenseitigen Verdrängung von Wuchs- und Wirkstoff, von zelleigenen Substanzen durch ähnlich gebaute chemische Stoffe hat sich inzwischen für das Verständnis zahlreicher Arzneimittelwirkungen als wichtig erwiesen und bietet heute vielfach eine Ausgangsbasis bei der Suche nach neuartigen therapeutischen Einflußmöglichkeiten.

Einzelne Sulfonamide, wie das Sulfothiazol und das Sulfothiodiazol, beeinträchtigen selbst den Tuberkelbazillus in seinem Wachstum. Die Ausdehnung dieser Beobachtungsreihe auf sulfonamidfreie 2-Aminothiodiazole erbrachte den Hinweis, daß einfachere Verbindungstypen tuberkulostatisch wirksam sind. Hieraus entwickelte sich dann das erste spezifische synthetisch hergestellte Chemotherapeutikum gegen die Tuberkulose, das TB I 698, das als Conteben in die Therapie eingeführt wurde (DOMAGK, 1949).

Noch vor der Einführung der Sulfonamide hatte FLEMMING in Oxford 1928 durch Zufall im Verlaufe seiner Untersuchungen über die Bakterien der Atemwege nachweisen können, daß das Wachstum einer Reihe pathogener Bakterien durch Schimmelpilze beeinträchtigt wird. Die Artbestimmung erwies sich zunächst als sehr schwierig. FLEMMING gelang es aber, den Pilz weiterzuzüchten und nachzuweisen, daß er fast alle eitererregenden Mikroorganismen, wie Staphylokokken, Streptokokken, Gonokokken, Diphtheriebazillen, Milzbranderreger, Strahlenpilze, Tetanusbazillen und sogar Syphilisspirochäten zu schädigen und in ihrer Entwicklung zu hemmen vermag. Manche andere Arten von Kleinlebewesen werden dagegen nicht beeinflußt. Außerdem hatte FLEMMING bereits erkannt, daß der Pilz einen Wirkstoff produziert, der sehr schwer anzureichern und zu isolieren ist, der aber bei der Injektion am Tier keinerlei Vergiftungserscheinungen hervorruft und nicht reizend wirkt. Der Chemiker RAISTRICK, der sich für das FLEMMINGsche Penicillin interessierte, konnte den Pilz auf einfachen synthetischen Nährlösungen züchten und im Filtrat der Kulturen den aktiven Stoff anreichern, und der Mykologe THOM stellte etwa um die gleiche Zeit den Namen des Schimmelpilzes fest, der sich als Penicillium notatum erwies. Alle diese Arbeiten fanden zunächst nicht das ihnen gebührende Interesse, und niemand dachte daran, sie für eine praktische Auswertung weiterzuführen, weil ähnliche Beobachtungen in großer Anzahl vorlagen, die alle nicht zu brauchbaren Ergebnissen für die praktische Medizin geführt hatten. Erst 12 Jahre später, als es FLOREY und CHAIN 1940 gelang, das unreine Penicillin in Substanz zu isolieren und im Laufe der folgenden Jahre gut haltbare und gereinigte Produkte zu erhalten, wurde diese Erkenntnis therapeutisch von eminenter Bedeutung. Am 12. Februar 1941 wurde Penicillin zum erstenmal einem Schwerkranken injiziert. Der Erfolg war vielversprechend, die verfügbaren Mengen reichten jedoch nicht aus, um den Kranken zu retten. $1^1/_2$ Jahre später war das neue Heilmittel bereits in 187 Fällen mit Erfolg eingesetzt worden, es war aber immer noch nicht gelungen, große Mengen zu beschaffen und eine wirklich lohnende Produktion einzuleiten. Diese gelang, als sich die amerikanische Industrie einschaltete und in zahlreichen Arbeitsgemeinschaften die Entwicklung und den Aufbau einer großen Produktion verwirklichte. Die zufällige Entdeckung einer günstigen Nährflüssigkeit, hergestellt aus Abfallprodukten bei der Herstellung der Maisstärke, half sehr, die Ausbeuten günstiger zu gestalten, so daß man es bereits 1944 auf Grund all dieser Bemühungen kilogrammweise erzeugen konnte. Daneben liefen die Arbeiten über die Ermittlung der chemischen Konstitution dieses wichtigen Heilmittels. Die Erfolge, die die Penicillinbehandlung bei den bakteriellen Infektionen erbrachte, bildeten selbstverständlich einen Ansporn für die weitere Forschung. So begann die Suche nach weiteren Antibiotika, die zur Entdeckung des Streptomycin im Jahre 1944 durch WAKSMAN, SCHATZ und BUGIE, des Chloromycetin im Jahre 1947 durch EHRLICH, BARTZ, SMITH und JOSLYN, des Aureomycin im Jahre 1948 durch DUGGAR und des Terramycin im Jahre 1950 durch FINLAY führte.

Auch hier hat es nicht an Vorarbeiten gefehlt. Lange vor der Entdeckung FLEMMINGS hatten bereits PASTEUR (1822—1895) und JOUBERT 1887 beobachtet, daß in einer Mischkultur von Staphylokokken und Milzbrandbakterien die letzteren schnell absterben. PASTEUR impfte eine derartige Mischung Versuchstieren ein und erreichte damit, daß die Tiere nicht an Milzbrand zugrunde gingen. Schon zuvor hatten MANASSEJIN und POLITEBNOW 1872 mitgeteilt, daß Schimmelpilze für die Behandlung eitriger Wunden äußerst geeignet sind und schnelle Heilung bewirken. In einem 1640 erschienenen Arzneibuch von PARKINGTON findet sich der gleiche Ratschlag, Pilze auf verschmutzte Wunden aufzulegen. Auch der große Chirurg BILLROTH (1829—1894) wußte vor PASTEUR um den Antagonismus einzelner Mikroorganismen. Der Ausgangspunkt für diese Feststellung von BILLROTH war eine günstige Beobachtung bei der Behandlung eines inoperablen Brustkrebses mit Feigen, die in Milch gekocht waren. Bei dem Versuch, den Wirkungsmechanismus zu klären, gelang es ihm, die den Feigen anhaftenden Mikroorganismen aufzufinden. Weitere Untersuchungen bestätigten ihm eindeutig, daß pathogene Keime durch andere Kleinlebewesen beeinflußt werden können. BILLROTH scheint dabei nicht gewußt zu haben, daß die Feigen ein uraltes Heilmittel sind. Schon der Prophet des Alten Testamentes ISAIAS (8. Jh. v. Chr.) kurierte seinen König mit Feigen. Ebenso benutzten die alten Ägypter dieses Wundpflaster, dessen Spuren man ferner in den syrischen Tafeln von Ras Schamra gefunden hat und das die Beduinen der Wüste noch heute gebrauchen. Auch HIPPOKRATES († 377 v. Chr.) und GALEN († 201 n. Chr.) sowie PLINIUS († 79 n. Chr.), SORANUS VON EPHESUS (1. Hälfte des 2. Jahrhunderts n. Chr.) und OREIBASIUS († 403 n. Chr.) haben es geschätzt.

In ähnlicher Weise konnte 1897 DUCHESNE in tierexperimentellen Versuchen nachweisen, daß Schimmelpilze Bakterien töten oder in ihrer Entwicklung hemmen können, so daß Meerschweinchen, die mit Coli oder Typhus infiziert waren, bei Beimischung einer Kultur von Penicillium glaucum überlebten, während sie sonst innerhalb 24 Stunden starben. 1900 veröffentlichte SACHSER, ein Schüler von MARCHAND, eine Monographie, in der er zu der Feststellung kam, „daß eine intensive Bakterienentwicklung die Schimmelpilze zu hemmen vermag und daß umgekehrt bei Patienten mit septisch-pyämischen Prozessen das Auftreten von Schimmelherden im ganzen Organismus verhindert bzw. vermindert ist". Gerade an den Stellen des energischsten Schimmelwachstums fehlten die Bakterien entweder vollständig oder waren nur in minimaler Anzahl vorhanden. „Worauf diese Beeinflussung beruht", so schließt er seine Ausführungen, „geht nicht genügend klar aus meinen Befunden hervor."

Kürzlich versuchte man sogar nachzuweisen, daß den alten Römern die Anwendung von Schimmelpilzen bekannt war. Auf dem Limeskastell Saalburg, in der Nähe von Bad Homburg, wurde ein Stempel gefunden, wie ihn die römischen Feldärzte für ihre Rezepte zu verwenden pflegten; er trägt die Aufschrift: CXANTHIPENICILLEA TIMP. Kenner der römischen Abbreviaturmethoden entzifferten daraus nach Vergleich mit anderen ähnlichen Schriften: C(AIUS) XANTH(US) PENICILLE A(D) IMP(ETUM). Dieser Satz könnte demnach besagen: Caius Xanthus wendet bei Augenentzündung Penicillium an. Andererseits bedeutet das Wort Penicillium Pinsel oder Schwämmchen, und es ist wahrscheinlicher, daß diese Übersetzung die richtigere Deutung bringt.

1899 hat WARD in einer Übersicht eine ganze Reihe von Beobachtungen vorgelegt, in denen über die Hemmung des Wachstums von Bakterien durch Pilze und umgekehrt berichtet wurde. Alle diese Erscheinungen wurden von DE BARY unter dem Begriff der Antibiose zusammengefaßt, von dem sich für diese mikrobiologischen Heilstoffe die Bezeichnung Antibiotica ableitet, die von WAKSMAN in Anlehnung an einen Vorschlag von VUILLEMIN (1889) geprägt wurde. Seit 1900 wurden immer mehr derartige Erscheinungen beschrieben. Es handelt sich offenbar um ein weitverbreitetes Prinzip in der Natur, da nicht nur größere Tierarten um Nahrung und Brutplätze miteinander kämpfen und die Menschen miteinander um die besten Plätze an der Sonne ringen, sondern auch die kleinsten Lebewesen, die Krankheitserreger, aus Lebendem oder lebend Gewesenem existieren und miteinander im Kampf um das Dasein liegen, sich gegenseitig auffressen und töten können.

Diese Beobachtungen von PASTEUR (1822—1895) und JOUBERT wurden bereits Ende des vorigen Jahrhunderts von EMMERICH und LOEW (1899) erfolgreich ausgewertet, da es diesen beiden Forschern gelang, aus Mikroorganismen ein Stoffwechselprodukt zu gewinnen, das sie Pyocyanase nannten und das zur Bekämpfung von Infektionskrankheiten geeignet erschien und für den Menschen völlig unschädlich ist. Die Pyocyanase war demnach eigentlich der erste therapeutisch brauchbare Stoff, um andere Kleinlebewesen abzutöten. Es hemmt die Entwicklung von Typhus, Diphtherie, Cholera und selbst von Pesterregern, und es ist einfach unverständlich, daß diese Entdeckung praktisch unbeachtet geblieben ist, bis das Penicillin sie wiederum als sein Vorläufer interessant gemacht hat. Man kann sogar noch etwas weiter zurückgehen und behaupten, daß man auch im Mittelalter und Altertum, abgesehen von den bereits erwähnten Beispielen, etwas Ähnliches wie eine Penicillin-Therapie in großem Umfange getrieben habe. Jedenfalls finden sich in der sog. Dreckapotheke zahlreiche Rezepte, in denen Schimmelpilze, Heilerde und anderes verwendet werden. Man darf aber diese Formen der Anwendung therapeutisch nicht allzu hoch bewerten, da die wirksamen Stoffe bei der Zufuhr über den Magen weitgehend zerstört werden. Wenn man dagegen äußerlich Spinnweben auf Wunden legte oder Heilerde zu solchen Zwecken benutzte, dann war dieses vielleicht nicht so abwegig, wie es einer oberflächlichen Betrachtung zunächst erscheinen mag; es geistert somit im alten medizinischen Heilgut ein wenig von dieser modernen Entwicklung, durch die die Bekämpfung eines schädlichen Fremdkörpers zu einer hohen Stufe der Vollendung gelangte. Trotzdem sind wir noch weit entfernt von dem erstrebten Ziel für das ärztliche Handeln, bei allen Krankheiten zuverlässige Grundlagen zu schaffen. Die Viruskrankheiten und der Krebs sind therapeutisch mit Pharmaka kaum anzugehen. Nur das Ziel ist klar erkannt, und wir werden sicher von dieser Suche nach neuartigen Wirkstoffen eine starke Befruchtung der Chemotherapie erwarten dürfen. Die Alchimistenwünsche eines PARACELSUS (1493—1541), so wie er sie geträumt hat, und die Therapia magna sterilisans eines EHRLICH (1854—1915), wie er sie mit seinen Chemikalien zaubern wollte, sind sicher nicht zu verwirklichen. Trotzdem dürfen wir mit den erzielten Erfolgen wohl zufrieden sein, und wir sind eigentlich dem sehr nahe gekommen, was sich EISENMANN 1835 in seiner Schrift über „Vegetative Krankheiten und die entgiftende Methode" gewünscht hat. „Ich bin fest überzeugt", so meint er, „daß bei der dereinstigen Ausbildung der desinfizierenden Heilmethoden, Ärzte von praktischem Genie derart die Krankheiten beherrschen werden, daß sie ihnen einen beliebigen Tag der Krisen vorschreiben können."

Die Magie und die Therapie

Wenn sie den Stein der Weisen hätten,
Der Weise mangelte dem Stein.
GOETHE

Einer anderen Auffassung und Deutung über das Wesen der Krankheitsentstehung und Heilungsvorgänge liegt ebenfalls die Vorstellung zugrunde, daß die Krankheit gewöhnlich von außen an den Menschen herantritt. Den primitiven Völkern mußten die Veränderungen, die gewisse Fremdkörper und Gifte ausüben, geradezu unheimlich erscheinen, da hierfür jede Erklärung fehlte. Es ist daher nur natürlich, wenn sie ihre Wirkung auf das Walten übernatürlicher Wesen und Kräfte, z. B. der bösen Geister und Dämonen, beziehen und glauben, daß diese mit ihrem Unwesen durch Zauberei und Magie den Menschen beeinflussen und krank machen. Mehr als die Krankheit des einzelnen gab das gleichzeitige, schlagartig einsetzende Erkranken größerer Menschengruppen Anlaß, nach der Ursache einer solchen unheimlichen Schickung zu fragen, und man sah in der ausgebrochenen Seuche wiederum das Werk von Dämonen. Auf einer späteren Entwicklungsstufe sind es die Götter, die Krankheit, Leiden und Tod über die Menschheit verhängen. Schon in der Medizin Babylons kannte man Krankheitsgeister, die Fieber und Kopfschmerzen verursachten. Namtaru war sowohl der Name für den Pestgott als auch für die Krankheit selbst. In der Ilias sendet die erzürnte Gottheit, Phöbus Apoll, die Pest in vergifteten Pfeilen und vernichtet in seinem Zorn das Leben der Danaer. Man beschwört deshalb nicht nur die Dämonen, sondern fleht zu den Göttern, und die Heilkunde sucht Zuflucht in den Tempeln. So werden die Kultstätten zu Heilstätten, und Gesundheit und Krankheit, Schmerz und Wohlbefinden, alles wird ein Geschenk der Götter als Lohn für die Tugend oder als Strafe und Sühne für die Schuld. Ähnliche Vorstellungen finden sich beim jüdischen Volke. Die Befolgung der Gebote Gottes bedingt das Wohlergehen hier auf Erden und die Durchbrechung der Gebote Krankheit und Not. Auch die scholastische Medizin hält die Krankheiten unter dem Einfluß der alles durchdringenden religiösen Weltanschauung, die Diesseits und Jenseits immer aufeinander bezogen sieht, für eine unmittelbar von Gott verhängte Prüfung oder Strafe. Daneben bleibt ihr die Vorstellung geläufig, daß die Krankheiten durch böse Geister und den Zauber der Hölle bedingt sind und mit Hilfe des Satans heraufbeschworen werden. Die sich daran anschließenden Versuche mit den Kräften der natürlichen Magie, zauberische Krankheiten zu heilen, sind trotz aller christlichen Lehren ununterbrochen im Kurs. Man greift jetzt zu den religiösen Hilfsmitteln, um die Heilung von Krankheiten zu erreichen. Alle Warnungen aufgeklärter Geister, wie die eines PETRARCA († 1374) oder eines MIRANDOLA († 1494), werden von diesen Pseudowissenschaften nicht beachtet. Ebenso geißelt AGRIPPA VON NETTESHEIM (1486—1535) in seiner Schrift „De vanitate scientiarum" die gelehrten Torheiten seiner Zeit mit beißender

Satire, und er bekämpft in seinem Werk „De occulta philosophia" diesen Hexenglauben aufs schärfste, ohne jedoch großen Erfolg damit zu haben.

Gerade zu dieser Zeit ist der Glaube an übernatürliche Kräfte, an gute und böse Dämonen, an Hexen und an Teufel und die Beeinflussung des menschlichen Geschicks sehr weit verbreitet. Niemals haben die geheimen Künste üppiger geblüht als in der Epoche des 16. Jahrhunderts, in der selbst bedeutende Humanisten wie REUCHLIN (1455—1522) sich für die Geheimlehren begeisterten.

Auch im 17. Jahrhundert spielen diese abenteuerlichen und mystischen Vorstellungen eine große Rolle. Nach DE LE BOE, genannt SYLVIUS (1614—1672), verhindert Gott sogar gelegentlich in seinem Zorn die Wirkung der Arzneimittel.

Besonders krasse Anschauungen über die Ursachen der Krankheiten hat R. FLUDD (1574—1637) in England. Er glaubt nämlich, daß ausschließlich ein Sündenfall oder Dämonen für die Krankheitsentstehung verantwortlich sind. Er kennt sogar eine Einteilung der Dämonen in venerische, martialische und merkurialische, und er nimmt an, daß ein jeder von diesen eine bestimmte Krankheitsart verursache. Nur ein Heilmittel, und das ist das Gebet, ist radikal bei allen Krankheiten anzuwenden. Selbst F. HOFFMANN (1660—1742), einer der bedeutendsten Kliniker und ein wissenschaftlich und ästhetisch fein gebildeter Mann, hält das plötzliche Auftreten schädlicher Insekten und Würmer in der Luft und auf dem Boden für eine Bosheit des Teufels. Besonders bei den Nervenkrankheiten sollen die Dämonen auf den Menschen einen schädigenden Einfluß ausüben und den Ausbruch von Krämpfen verursachen. Seine Beweisführung ist besonders interessant, weil sie über die Theorie, die man sich damals über das Wesen der Krankheiten machte, recht anschauliche Vorstellungen vermittelt und weil sie, rein äußerlich gesehen, in eine Erfahrungslehre eingekleidet ist. Er glaubt jedenfalls beobachtet zu haben, daß gewisse Nervenkranke, wenn man den Namen Gottes nennt, regelmäßig in Krämpfe fallen, und er schließt daraus, daß derartig Besessene verhext und verzaubert sind und daß bei diesen Krankheiten die Dämonen mitwirken.

Noch im 19. Jahrhundert konnte J. N. VON RINGEIS (1785—1880) auf dem Dogma des Sündenfalles ein System einer christlich-germanischen Medizin entwickeln, welches in dem Gedanken gipfelt, „daß alle Krankheit ursprünglich Folge der Sünde ist und daß es keinen sicheren Weg zur Heilung gibt, als daß der Kranke und der Arzt sich vor jedem Heilversuch entsündigen lassen; die Mittel der Entsündigung lehrt aber die Kirche". Mit dieser eigentümlichen Philosophie steht RINGEIS keineswegs allein da. In ähnlich absonderlicher Weise äußert sich WINDISCHMANN (1775—1839), für den die Krankheit ebenfalls Sünde ist und ihren innersten Sitz in der durch Lust und Begierde wild gewordenen Seele hat. Die 7 Sakramente sind ihm die einzig wahren Arzneimittel, und der Priester ist für ihn der einzig wahre Arzt. Wo der Arzt im Selbstvertrauen auf sein eigenes Können wirkt, da ist er in Wirklichkeit Schwarzkünstler. Wirkt er aber im Vertrauen auf den Heiland, so ist er ein Weißkünstler. Nicht der Arzt, sondern der Priester ist der wirklich weise Magnus, der dem Bösen wehrt und die Rückkehr zum Guten und zur Heilung lehrt.

Derartige phantastische Spekulationen müssen selbstverständlich für den Kranken ohne Erfolg bleiben, und so werden sie mit dem Sieg der naturwissenschaftlichen Methoden in der zweiten Hälfte des vorigen Jahrhunderts aus dem Tempel der Medizin hinausgefegt, und es sieht eine Zeitlang aus, als ob solche Ideen niemals mehr an Boden gewinnen könnten und jede Bedeutung psychischer Faktoren für die Entstehung und Heilung von Krankheiten völlig abzulehnen wäre. Die psychosomatische Medizin hat sie jedoch erneut zur Diskussion gestellt, und so kann man bei einigen ihrer Vertreter wieder der Behauptung be-

gegnen, daß „Krankheit etwas zu tun hat mit dem Aus-der-Ordnung-Fallen
und daß sie ein Symbol und ein Zeichen dafür sein kann, daß ein Mensch an den
Problemen des Lebens zu scheitern droht und mit ihnen nicht fertig wird und
daß Krankheit weiter ein Anruf Gottes, ein Weg zur Reifung oder zur Vorberei-
tung auf den Tod sein kann" (JORES). Die Sorge um den Menschen wird damit primär wieder theologisch. So schließt sich in diesem Falle wie immer der Ring durch
die Jahrhunderte und alte Hypothesen und Behauptungen tauchen in neuem
Gewande in der modernen medizinischen Forschung auf.

Wie aber die Therapie im einzelnen verfahren muß, das ist mit einer solchen
Hinwendung zu Gott noch nicht gelöst. Bezeichnenderweise nimmt heute der
Seelenarzt in vielen Fällen die Stelle des Priesters ein; im Grunde ist jedoch die
psychotherapeutische Aussprache nichts anderes als eine Beichte des Patienten,
seine Absolution durch den Psychoanalytiker, und es ist kennzeichnend für unsere
Zeit, daß der skeptisch eingestellte Mensch lieber den Seelenarzt als den Priester
konsultiert. Das verrät sicherlich etwas von unserer allgemeinen Einstellung
zu den seelischen Problemen und von den Ursachen der vom Zeitgeist bedingten
Erkrankungen. Es soll indes nicht bezweifelt werden, daß die Psychosomatik
sich für den Kranken fruchtbar auswirken kann und daß die Behandlung der
seelischen Phänomene einen wichtigen Platz in der Therapie beanspruchen darf.
Man sollte nun nicht sogleich in das äußerste Extrem verfallen und einer Überbewertung der psychischen Faktoren das Wort reden, da hier, wie überall,
ein einseitiger Standpunkt den tatsächlichen Gegebenheiten bestimmt nicht
voll und ganz gerecht wird. Es scheint jedenfalls nicht erstrebenswert, wenn der
Therapeut sich ausschließlich auf die Psyche beschränkt und den Geltungs-
bereich der übrigen Therapie verneint, insbesondere wenn er die Anwendung von
medikamentösen Maßnahmen gänzlich ablehnt. Selbst im Mittelalter, wo das
Primat der Seele über den Körper außerhalb jedes Zweifels stand, ist man in
seinen Folgerungen nie so weit gegangen. So gewiß die Möglichkeiten der Seele,
auf den Körper einzuwirken, bedeutsam sind, da die Seele — philosophisch gesehen — das höhere Seinprinzip ist, so gewiß ist auch der Körper der Stärkere,
und je mehr eine krankhafte Störung im Körperlichen verankert ist, um so weniger wird sie seelisch beeinflußbar sein. Wenn aber der Mensch von einer körperlichen Krankheit, die ihn leidend gemacht hat, befreit ist, dann wird im allgemeinen die seelische Beeinträchtigung, die mit der Krankheit einherging, von
ihm schwinden. Er wird somit in der Regel keinen Grund sehen, sich über eine
Behandlung zu beschweren, die den psychischen Faktoren primär weniger Beachtung schenkt. Sie ganz zu vernachlässigen und ihre Bedeutung für die Entstehung und Heilung von Krankheiten absolut zu übersehen, ist selbstverständlich ebenso verwerflich und unrichtig und dem Wohle des Kranken undienlich,
da der Mensch ganz anders wie jedes sonstige Lebewesen in gesunden und kranken
Tagen von seiner seelischen Verfassung abhängig ist. Anderseits müssen eine Überschätzung der psychischen Einflüsse auf das leibliche Geschehen und eine nicht
objektivierbare Begeisterung für seelische Phänomene und ihren Einfluß auf
bestimmte Krankheitszustände immer dann gefährlich werden, wenn sie uns
von der Begegnung mit dem Objektiven und von dem ernstlichen Bemühen um
eine exakte naturwissenschaftliche Erkenntnis abbringen. Auch das Seelische
im Menschen ist nicht das Objektive, sondern nur eine von seinen vielen möglichen Wirk- und Erscheinungsweisen. Den Menschen in seiner Totalität tatsächlich zu begreifen, wird mit wissenschaftlichen Untersuchungsmethoden allein
nie möglich sein. Immer wird man nur einen Teil erfassen, je nach der Sicht und
dem Standpunkt, den man während der Beobachtung und Untersuchung einnimmt,
und selbst für diesen Teil gibt es keine allgemeinverbindlichen Aussagen, weil

jede Analyse des Menschen von einem Subjekt angestellt wird, das als Beobachter in diese Untersuchung unkontrollierbare Störungen hineinbringt. Man wird immer weit entfernt bleiben von einem echten Begreifen des ganzen Menschen, gleichgültig ob man sich ihm von der seelischen oder von der somatischen Seite bzw. von beiden zugleich nähert. Der Wert der psychophysischen Forschung, die in ihrem Nutzen für den kranken Menschen nicht bezweifelt werden kann, sollte daher vor allem darin gesehen werden, erkennen zu lernen, daß die naturwissenschaftliche Fragestellung und die von ihr gegebenen Antworten nur einen Bereich im Krankheitsgeschehen erfassen, und zwar den im Organischen ablaufenden Teil. Der Mensch ist jedoch mehr, und so sollte uns gerade diese Richtung das Spiel der Wechselwirkungen zwischen Leib und Seele in gesunden und kranken Tagen unvoreingenommen von jeder Doktrin und unter Berücksichtigung aller gegebenen Fakten aufzuspüren lehren, um auf diese Weise dem Wesen des ganzen Menschen unter Berücksichtigung von Leib und Seele näherzukommen und dem Krankheitsgeschehen von der psychischen und somatischen Seite her wirkungsvoll zu begegnen. Eine so orientierte Therapie ist aber keine neue Medizin. Sie betont höchstens in neuer Form, daß die Behandlung des Patienten nicht nur Technik, sondern auch Intuition vom Arzt verlangt, und sie kann nicht den Anspruch erheben, die Arzneimittel zu ersetzen und die klassischen Heilmethoden auszuschalten, um eine neue Ära des ärztlichen Handelns allein auf einer seelischen Behandlungsbasis herbeizuführen.

Um dem Walten außerirdischer Kräfte entgegenzuwirken, glaubte man in früheren Jahrhunderten, daß es mehr bedarf als der natürlichen Heilmethoden, und so werden Magie, Zaubersprüche, Beschwörungen, Weihegaben und Sühneriten sowie Gebetsübungen und anderes zu Hilfe genommen, um das gefährliche und strafende Walten der übernatürlichen Wesen aufzuhalten und abzuwehren. Schon der Medizinmann umgibt seine geheimnisvolle Kunst, den Kranken zu beeinflussen, mit Handlungen, die auf ihn und den Kreis der Zuschauer Eindruck machen sollen, und er verbindet seine Heilmaßnahmen mit geheimnisvollen Riten und Zeremonien, die die eigentlichen zweckmäßigen Eingriffe evtl. vollständig überwuchern. In der Regel sind alle diese Praktiken von echten Heilbehandlungen begleitet, die meistens in der Zufuhr von Arzneien bestehen. Es wechselt nur die Bedeutung, die man der medikamentösen Therapie im Rahmen der gesamten Heilbräuche und Vorschriften zuweist. Zeitweise wird die Arznei selbst zu einem mit magischen Kräften versehenen Stoff, zum Zaubertrank oder Sühnemittel. Manche Pflanzen wandeln sich sogar vom Medikament zum Amulett. Sie brauchen nur äußerlich auf bestimmte Körperpartien gebracht zu werden, um einen Schutz gegen die Krankheit und Dämonen zu gewährleisten. Pflanzennamen, wie Beifuß für Artemisia vulgaris oder Beinwell, -heil für Symphytum officinale erinnern an derartige Vorstellungen. Bei anderen pflanzlichen und tierischen Bestandteilen glaubt man durch innerliche Zufuhr zauberhafte Wirkungen zu erreichen. Insbesondere die Vorstellung, daß durch bestimmte Getränke, wie Pocula amatoria, die Liebestränke, Liebesdrang erregt würde, geht durch alle Jahrhunderte. Größtenteils werden hierzu harmlose, dem Aberglauben entstammende und oft ekelerregende Stoffe benutzt, wie Katzen- und Eselshirn, männlicher Samen, Menstrualblut und die Haare von Schamteilen. Die meisten sind völlig wirkungslos, trotz eines Gutachtens der Leipziger Fakultät, die im Jahre 1697 entschied, daß dergleichen Dinge, noch mehr aber „magische Mittel", Liebe erzwingen können. Dem gegenüber steht eine Gruppe anderer Stoffe, die giftig wirken und dem Nichtsahnenden eventuell schweres Kranksein oder den Tod gebracht haben. Derartige Giftstoffe, die zu Liebestränken Verwendung gefunden haben, sind vor allem die Nachtschattengewächse, der Stechapfelsamen,

Datura stramonium, und das schwarze Bilsenkraut, Hyoscyamus niger. Auch der Alraun diente vielfach diesem Zwecke. Ihre gesundheitsschädigende Wirkung hat bereits im Altertum zu einer strafrechtlichen Verfolgung geführt. Der Kaiser JUSTINIAN (527—567) hat die Liebestränke rechtlich den magischen Künsten gleichgestellt und nach der Lex Cornelia bestraft. Kaiser FRIEDRICH II. (1194 bis 1250) erließ im 13. Jahrhundert wiederum ein Gesetz, wonach der Verkauf, Kauf und das Verabfolgen von Liebestränken schwer geahndet wurden. Ebenso sind im preußischen Landrecht aus dem Ende des 18. Jahrhunderts besondere Strafparagraphen enthalten, die die Verabfolgung von Liebestränken unter Zuchthaus- oder Festungsstrafe stellen.

Eine andere Deutung der magischen Heilkräfte pflanzlicher Heilmittel findet sich bei ARNALD VON VILLANOVA (etwa 1238—1311), der in besonderem Maße mit den Heilpflanzen eine religiöse Symbolik verbindet. Er glaubt beispielsweise, daß man durch eine Verbesserung der Körpersäfte mit Hilfe von Medikamenten den Menschen für die Werke der Frömmigkeit und der Nächstenliebe bereit machen kann, weil die Seelenkräfte nach der Ansicht der Humoralpathologie ebenso wie die körperliche Verfassung in Abhängigkeit von der Beschaffenheit der Säfte stehen.

Charakteristischerweise nennt AELIUS PROMOTUS, ein Arzt, der vermutlich im 2. Jahrhundert n. Chr. in Alexandrien lebte, alle magisch wirkenden Mittel „Physica". THEODORUS PRISCIANUS widmet ihnen im 4.—5. Jahrhundert n. Chr. ein besonderes Kapitel, da er diesen Stoffen höchsten therapeutischen Wert beimißt. Im gleichen Sinne werden vielfach die Metalle hoch geschätzt. Dies gilt für die Antike und für das Mittelalter. So spricht die heilige HILDEGARD (1098—1179) den Metallen neben ihrer chemischen Wirkung zusätzliche magische Einflüsse zu. Außerdem erwähnt sie in ihrer Schrift Physica 18 Edel- und Halbedelsteine und begründet ihre Heilwirkung vornehmlich damit, Gott habe nicht zulassen wollen, daß die Kraft und die Zierde kostbarer Steine untergehen. Sie sollten vielmehr auf Erden bleiben in honore et benedictione et ad medicinam. Als Medizin sind sie brauchbar, weil diese Steine okkulten Charakter und Zauberkräfte haben; sie werden deshalb als Talismane getragen, den Kranken aufgelegt sowie innerlich gepulvert genommen. Die Anwendungsart wird jeweils bestimmt von der Farbe, dem Leuchten und der Glut des Kristalls, in denen sich die Beziehungen zu bestimmten Krankheitszuständen sichtbar äußern. Die spätere scholastische Medizin bleibt ähnlichen Gedankengängen verhaftet. So ist der reine Smaragd ein Symbol der Keuschheit, und er unterdrückt, wenn man ihn gepulvert einnimmt, die Libido sexualis. Der Saphir stärkt das körperliche Sehen wie auch das geistige Sehen, den Glauben, und das Gold ist als edelstes aller Metalle geeignet zur Verjüngung und zur Verlängerung des Lebens.

Weiterhin ist die Dreckapotheke in erster Linie dem magischen Bereich zuzurechnen. Die Überzeugung, daß die Einnahme ekelhafter Substanzen wirksam ist, hat sich durch alle Zeiten hindurch besonders zäh erhalten, und sie spielt bis in die Vorstellungswelt der heutigen Volksmedizin hinein. In den frühesten literarischen Denkmälern der ägyptischen Medizin findet sich bereits auf einem alten Papyrus des 2. Jahrtausends v. Chr. eine Vorliebe für die Anwendung von Körperausscheidungen von Tier und Mensch in kranken Tagen und die Aussage, daß ihnen ausgedehnte Heilwirkungen zukommen. Ähnlich verfügt die chinesische Medizin über eine reiche Skala an Medikamenten aus dem Bereich der Dreckapotheke; über Eidechsen, Kröten, menschliche Placenta bis zu Kot, Urin, Spermien und dem Blut frisch Enthaupteter sind alle Möglichkeiten anzutreffen. Ebenso spielen im Heilschatz des Mittelalters die tierischen und menschlichen Exkremente und widerliche Maßnahmen eine Rolle, und selbst für die Apotheke der späteren Jahrhunderte sind sie begehrte Artikel. Es gibt sogar eigene Rezeptsammlungen, wie die des *Sextus Placidus Papyrensis* aus dem 4. Jahrhundert n. Chr., die die aus dem Tierreich entstammenden Medikamente inklusive der Substanzen der Dreckapotheke ausführlich beschreiben, und im 17. Jahrhundert hat der Arzt PAULLINI (1643—1712) nochmals ein eigenes Buch verfaßt, das er „Heilsame Dreckapotheke" benennt, in dem alle die angeblich so wirksamen therapeutischen Möglichkeiten auf diesem Gebiet zusammengefaßt und erläutert werden. Die Verwendung und Verordnung innerer Organe hat unzweifelhaft etwas mit der Absicht zu tun, das erkrankte Organ durch ein gesundes zu ersetzen. Es liegt ihm also letzten Endes die gleiche Annahme zugrunde wie dem Kannibalismus bei den wilden Völkern, die ebenfalls die Vorstellung haben, daß der Mut und die Kraft des verzehrten Feindes beim Genuß bestimmter Organe auf den Sieger übergehen. Dieser Gedanke, auf die Therapie übertragen, findet seine Formulierung in dem Satz: Herz heilt Herz und Hirn heilt Hirn. Er ist schon bei PARACELSUS (1493—1541) zu finden, der für Herzkranke den Genuß von Kalbsherz empfehlenswert hält. Später entwickelt sich daraus unsere rationelle Organtherapie, die in abgewandelter Form auf ähnlichen Erwägungen fußt oder wenigstens in derartigen Vorstellungen ihre ersten Anfänge zu suchen hat.

Daneben sind aus sehr frühen Zeiten bestimmte Besprechungsformeln und Heilsprüche überliefert, die vielleicht als erste bewußte oder unbewußte Form der Psychotherapie gedeutet werden können. Hier begegnet man wiederum erstaunlichen Beziehungen zwischen den verschiedensten Kulturkreisen, so daß nahezu gleichartig lautende Beschwörungsformeln in räumlich und zeitlich weit auseinanderliegenden Kulturschichten anzutreffen sind.

DIEPGEN weist auf die auffallende Übereinstimmung eines Zauberspruches, der in der altindischen Medizin zu finden ist, mit der bekannten Formulierung aus der Merseburger Handschrift des 10. Jahrhunderts hin. In der Atharva Veden wird die Belehrung mit folgenden Worten beschworen:

> Zusammen sei mit Mark, Dein Mark.
> Zusammen sei mit Glied, Dein Glied.
> Zusammen wachs Dein altes Fleisch
> Und auch der Knochen wachs dazu.

Und im Merseburger Zauberspruch heißt es:

> Bein zu Beine,
> Blut zu Blute,
> Glied zu Gliedern,
> Als ob sie geleimet seien.

Manche Heilsprüche unserer Vorfahren sind bis in die heutige Volksmedizin kontinuierlich angewandt worden, und das Besprechen ist bis auf den heutigen Tag durchaus lebendig geblieben. Zum Teil nimmt diese Art der Heilbehandlung recht wunderliche Formen an. Bei ARNALD VON VILLANOVA findet sich sogar ein modifiziertes Paternoster zur Warzenvertreibung. An Stelle der heidnischen Beschwörungen sind hier Gebet, christliche Kulthandlung und christliche Magie getreten. Selbst die Wirkung der Arznei kann durch das Hersagen von Gebeten im Augenblick der Zufuhr verstärkt werden, und ebenso sind beim Einsammeln und bei der Zubereitung der Kräuter solche Formeln nützlich anzuwenden. Auch das Einsammeln der Pflanzen an bestimmten Tagen, wie an hohen kirchlichen Festen und bei der Gedächtnisfeier bestimmter Heiliger, sowie die Zubereitung der Medikamente zu diesen Zeiten sollen sich für die Behandlung des Kranken günstig auswirken. Die Grenzen zwischen den natürlichen und übernatürlichen Heilkräften, zwischen der zauberischen und der natürlichen Magie sind also reichlich unklar und verwischt.

Mit dem besseren Wissen um das Wesen der Arzneiwirkung tritt allmählich der rein magische Gedanke immer mehr zurück. Alle diese Heilmethoden gewinnen dafür mehr die Bedeutung einer symbolischen Handlung und von Suggestivmaßnahmen. Da man den Wert dieser Kräfte für den Behandlungserfolg und die Realität ihrer Wirkung erkannt hat, verzichtet man eben nicht gerne auf ihre Anwendung. Nur verwendet man sie jetzt bewußter in der Absicht, durch psychische Beeinflussung die Bereitschaft des Patienten zur Heilung zu fördern und das Vertrauen zur Arznei zu stärken.

Im übrigen ändert sich bei der magisch-theurgischen Medizin in der eigentlichen Arzneipraxis meist nicht allzu viel. Nach Auswahl, Zusammensetzung, Zubereitung, Verordnung und Anwendung sind es die gleichen Heilstoffe. Das neue Moment, das die Priestermedizin gebracht hat, ist in erster Linie in der besonderen Art zu sehen, die Arzneien auszuwählen, abzumessen und zu dosieren. Außerdem hat sie gewisse Regeln entwickelt, keine allzu scharfen und stark wirkenden Stoffe zu benutzen und in erster Linie der diätetischen Krankenbehandlung den Vorzug zu geben, da selbst die gewohnte Nahrung, wenn sie in einem bestimmten Maß und in einer bestimmten Weise eingenommen wird, zum Heilmittel werden kann. Enthaltsamkeit und Heilfasten sowie die Anwendung von Hydrotherapie sind ein weiterer Gewinn, der dieser Richtung der Medizin zu verdanken ist.

Anderseits entwickeln sich aus dieser magischen Grundhaltung gewisse Formen bei der praktischen Handhabung und Zubereitung der Arznei, aus denen manche seltsam lautenden Vorschriften über das Einsammeln von Drogen an gewissen Orten, zu bestimmten Zeiten und unter besonderen Vorsichtsmaßnahmen zu erklären sind. Bedeutungsvoll ist hierbei der Einfluß der Sterne, da diese nicht nur auf den Menschen, sondern auch auf die Pflanzen und alle Gebilde, die aus Elementen bestehen, einwirken. Für PARACELSUS sind die Sterne das Symbol für den Einbruch der Zeit in unser Leben, und so spricht er vom Ens astrale als einer Sphäre, aus der Krankheit auf den Menschen herabkommt. Ähnliche Ideen und Lehren sind schon in der Spätantike anzutreffen, sie leiten sich von uralten Lehren aus dem Land der Chaldäer ab. Später macht sich an den arabischen Schulen zu Bagdad und Kairo, wo diese astrologische Medizin mit großem Eifer gepflegt wird, die Vorstellung breit, daß der Stand der Gestirne den Makrokosmos Erde und zugleich den Mikrokosmos Mensch beeinflussen kann und daß Gesundheit und Krankheit von der Sternenwelt bestimmt werden. So glaubte beispielsweise noch MELANCHTHON (1494—1560), daß die Krankheit HUTTENS (1488 bis 1523) aus einer ungünstigen Konstellation der Sterne zur Zeit seiner Geburt abzuleiten sei. Die Influenz der Sterne (Influenza = Einfluß) sollte also Krankheiten und Seuchen auslösen, und an einer Seuche, der Influenza, ist dieser Name in der italienischen Sprachform schließlich hängengeblieben.

Die arabischen Ärzte prüften deshalb mit ihren astronomischen Instrumenten die Sterne und befragten sie, auf welche Weise und zu welchem Zeitpunkt die Kranken am besten behandelt werden, wann und wo die pflanzlichen und mineralischen Heilmittel die stärksten Wirkungen besitzen. Auch das Einsammeln, die Zubereitung und Mischung von Medikamenten unter bestimmten Sternzeichen dient zur Verstärkung der Wirkung. Ebenso muß man beim Ausüben der Therapie Rücksicht auf den Stand der Sterne nehmen. Nach der mittelalterlichen Vorschrift sollen z. B. Abführmittel gegeben werden, wenn der Mond im kalten und feuchten Zeichen steht, da die Primärqualität des Kalten und Feuchten die Ausscheidung fördert. Ähnlich heißt es in einer babylonischen Anweisung für die blähungstreibenden Mittel, daß sie beim Aufgang des Ziegensterns gereicht werden sollen. Der Ziegenstern steht nach der babylonischen Auffassung in besonderen Beziehungen zu der Aftergegend, und man hat bei der Behandlung auf ihn Rücksicht zu nehmen. Man wird also ein blähungstreibendes Mittel in seiner Wirkung verstärken können, wenn man es zu einem Zeitpunkt verabreicht, an dem dieser Stern am Himmel aufleuchtet. Außerdem sollen die Gestirne eventuell für eine Wirkungsänderung der Medikamente die Verantwortung tragen. So glaubt man, daß Widder und Steinbock, die Erbrechen hervorrufen, unter Umständen ein Abführmittel in ein Brechmittel umwandeln können. Diese Überzeugungen von der Influenz des Himmels sind besonders bei PARACELSUS anzutreffen. Im Buch „Paragranum" stehen hierüber die wundersamen Worte:

„Dann merken hierinn / was ist / das die Artzney die du gibst für die Mutter den Frauen / so dirs Venus nit dahin leitet? Was wär die Artzney zum Hirn / so dirs Luna nit dahin fürete? Und also mit den andern: Sie blieben all im Magen / und gingen durch die Intestinen wider auß / und blieben ohn wirckung. Dann hierauß entspringt die Ursach / so dir der Himmel ungünstig ist / und will dein Artzney nit leyten / dz du nichts außrichtest: Der Himmel muß dirs leyten."

Im 17. und 18. Jahrhundert sind ähnliche Vorstellungen noch lebendig, und selbst SYDENHAM (1624—1689) fand keine sicheren Ansatzpunkte, um diese Lehren wirksam widerlegen zu können, obwohl er überzeugt war, daß den Sternen, die in weiter Ferne ihre Bahnen ziehen, nicht so viel Macht zukommt, daß man sich von ihnen abhängig fühlen müsse.

Auch das Einhalten bestimmter Tage bei der Durchführung medizinischer Maßnahmen geht zum Teil auf solche astrologische Vorstellungen zurück. Schon die Antike kennt auf dem therapeutischen Gebiet die Unterscheidung günstiger und ungünstiger Zeiten für die Durchführung therapeutischer Maßnahmen. Am 7., 17., 19., 21. und 28. Tage des Monats sollte der Arzt nicht eingreifen, und als besonders gefährlich galt der 19. Tag, da sich beim Zuzählen der 30 Tage des vorhergehenden Monats die Zahl 49 ergibt, welche die böse Zahl 7, wenn man sie mit sich selbst multipliziert, als ein Vielfaches enthält. Nach der knidischen Lehre kann deshalb an ungleichen Tagen kein Purgans gegeben werden. Ähnlichen Aussagen begegnet man in der alten orientalischen Medizin. Erst in Verbindung mit der Vorstellung vom Eintritt der Krankheitskrise am siebenten oder neunten Tag, an den sog. kritischen Tagen, gewinnt diese Lehre stärkere medizinische Bedeutung (HIPPOKRATES 460—377 v. Chr.). Nach der Meinung GALENS (131—201 n. Chr.) sind die kritischen Tage nicht nur an bestimmte Zeitabschnitte gebunden, sondern auch vom Einfluß der Himmelskörper abhängig. Der Kenntnis dieser kritischen Tage wird daher ein besonderer Wert beigemessen, da nur zu diesen Zeiten ein Erfolg der Therapie garantiert sein kann. Die Krisenlehre des HIPPOKRATES und des GALEN geht wiederum zurück auf babylonische Vorbilder, und sie enthält sicherlich für Arzt und Patienten eine sehr richtige Grundkonzeption. Die bangen 7 oder 9 Tage, wo der Arzt oft mehrmals täglich zu seinen Patienten gehen und all seine Fähigkeiten einsetzen muß, wo er unermüdlich als Helfer und Berater tätig ist, sind Höhepunkte des ärztlichen und menschlichen Einsatzes, die enge Beziehungen zwischen dem Arzt und seinem Patienten knüpfen und Sieg oder Niederlage ganz an die Tätigkeit und Tüchtigkeit des Arztes binden. Heute ist das alles durch ein paar Penicillinspritzen ersetzt. Das bedeutet unzweifelhaft bei der Pneumoniebehandlung einen wesentlichen therapeutischen Fortschritt und eine weitaus bessere Prognose dieser Erkrankung. Auf der anderen Seite muß man jedoch mit in Kauf nehmen, daß das Vertrauensverhältnis zwischen dem Arzt und seinem Kranken sich niemals so eng gestalten kann, wie dies eine frühere unsichere Therapie zustande brachte, die eine weit größere Sorgfalt und Hingabe sowie Einfühlung in den Patienten erforderte.

Die magische Bedeutung, die der Zahl in der Therapie beigemessen wird, wirkt sich weiter bei der Anfertigung von Rezepten aus, wo die Anzahl der vorhandenen

Arzneimittel eine Rolle für die Stärke und Güte des Heileffektes spielt. So erklärt sich zum Teil die besondere Wertschätzung der kompliziert zusammengesetzten Arzneien. Die galenischen Mittel und Rezepte sind noch heute ein Terminus technicus, mit dem man bestimmte Zubereitungsformen kennzeichnet, und zwar einfache Extraktionsverfahren naturgegebener Heilstoffe. GALENS Arbeiten über die Mischung und Wirkung einzelner einfacher Arzneien sowie zusammengesetzter Heilstoffe und seine Angaben über Gegenmittel und über die Verwendung von Pflanzen und ihren Zubereitungen sind zahlreich und finden einen Niederschlag in vielen Rezepten, in denen immer eine Aufzählung ausgedehnter und ausgewählter Mischungen anzutreffen ist. Dieses Prinzip der Mischarzneien hält sich bis weit in die Renaissance hinein, wo immer noch die Rezepte 10—20 verschiedene Substanzen enthalten, unter Einfügung von Dosierungsangaben, die mit den unsrigen kaum vergleichbar sind. PARACELSUS ist einer der wenigen Ärzte, die sich gegen diesen Mißbrauch wenden, und er formuliert dies so: „Je lenger geschrifft, je kleiner der Verstandt, je lenger Rezepten, je weniger Tugendt." BOERHAAVE (1668—1738) ist der nächste, der die gleiche Forderung stellt, und sein Wahlspruch für die Therapie ist: „simplex sigillum veri: Das Einfache trägt in sich den Stempel der Wahrheit". Trotzdem sind die Ärzte immer wieder der Versuchung erlegen, gleichzeitig eine ganze Reihe von Medikamenten zu verordnen, für jedes Symptom mindestens eines. Diese Art der Therapie hat mit ärztlicher Kunst nichts mehr zu tun, deren Kennzeichen es ist, mit einem Mindestmaß auszukommen und, wenn möglich, von einem Ansatzpunkt aus mit einer sorgfältig abgewogenen und sparsamen Medikation zu kurieren. „Peu de drogues et beaucoup de soins", Maß zu halten und jede Vielgeschäftigkeit auf therapeutischem Gebiet zu meiden ist immer besser, als das ganze Arsenal des Heilschatzes auf den Kranken loszulassen. Diese Grundsätze in der Praxis durchzuführen, ist nicht immer leicht, und es gehört Mut dazu, zumal in unserer heutigen Zeit, wo der Hang zur therapeutischen Polypragmasie einen neuen Ausweg bei dem immensen und verwirrenden Angebot von Medikamenten gefunden hat, die alle wissenschaftlich oder pseudowissenschaftlich verbrämt sind und von denen eine große Zahl keinen Fortschritt bedeutet, so daß sie, sobald ihre Nichtigkeit erkannt ist, rasch wieder verschwinden. Aber gleich tritt an ihre Stelle meist eine ganze Hydra von neuem auf. Es gilt deshalb heute mehr denn je, mit einer erprobten und möglichst einfachen Therapie auszukommen, das Bewährte zu bewahren und das Neue nur anzuwenden, wenn es in seiner Wirkung gesichert ist.

> „Eines recht wissen und ausüben,
> gibt höhere Bildung als Halbheit im Hundertfältigen."   GOETHE.

Ähnliche Gedankengänge finden sich bei DRUCKREY, der 1942 bemerkte:

> „Der Pharmakologe, der den Vorteil hat, nicht einem Krankheitsgeschehen gegenüberzustehen, das im Augenblick zum therapeutischen Handeln drängt, sondern der in Ruhe und mit Sorgfalt die Arzneiwirkungen am Tier studieren kann, weiß recht wohl, wie schwer eine zielbewußte und erfolgreiche Therapie ist und wie groß die Fülle der Gefahren ist, denen man anheimfallen kann, vor allem dann, wenn die Hast des Tages ein durchdachtes Handeln stört. Eine erfolgreiche Therapie setzt nicht die überschauende Kenntnis einer Vielzahl ältester und neuester Mittel voraus, sondern die gründliche, um nicht zu sagen souveräne Beherrschung einiger weniger Pharmaka. Das Geheimnis des Erfolges liegt nicht in der wundertätigen Arznei, sondern im Können der Hand, die sie gebraucht. Der erfahrene Arzt wird auch mit wenigen nicht ganz optimalen, oft sogar ‚unmodernen' Mitteln doch optimale Wirkungen erzielen können, wie in der Hand eines Marsyas eben jedes, auch das schlechteste Instrument süße Klänge hervorgebracht haben soll. – Zur erfolgreichen Arzneitherapie gehört Aufmerksamkeit und Erfahrung. Ein häufiger Wechsel des Arzneimittels vom modernen zum jeweils modernsten macht dagegen eine solche Beherrschung unmöglich. Es kann sich nie eine wirkliche Erfahrung herausbilden. Wohl nirgends zeigt sich der Meister mehr als hier in der Beschränkung."

Der Glaube an die Zahl ging in früheren Jahrhunderten schließlich so weit, daß von Marsilio Ficino (1433—1499) für das Fünffingerblatt der Potentilla überliefert wird, es heile, in der Einzahl genommen, das Eintagsfieber, bei Tertiana- bzw. Quartanafieber sei dagegen die Zufuhr in der Drei- bzw. Vierzahl notwendig. Die Zahl soll darüber hinaus eine einwandfreie Dosierung vermitteln, und zwar nicht in dem Sinne, daß man sich bemüht, praktische exakte Zahlenwerte auf experimenteller Grundlage für eine richtige Dosierung zu finden; man will vielmehr mit Hilfe theoretischer Berechnung die Dosierung mathematisch begründen. So versucht der Araber Alkindus († um 870), die Arzneiwirkung nach Stärke und Umfang einzuteilen und sie theoretisch rein nach mathematischen Gesichtspunkten zu gestalten. Im gleichen Sinne wurden von Arnald von Villanova Vorschriften über den Dosierungsgrad bearbeitet.

Mit Magie und Experiment, mit himmlischen oder teuflischen Mächten will auch der Alchimist den Stein der Weisen und die Quinta Essencia finden, die ihm die Gesetze des Lebens erschließen und ihm Mittel liefern sollen, um die Krankheit zu heilen und das Leben zu verlängern. Selbst dieser Art von Naturforschung verdankt die Therapie manch wertvolle Neuerung, wie die Ausnutzung der Destillation für die Bearbeitung von Drogen und Mineralien sowie für die Reinigung und Gewinnung von Alkohol (11. Jahrhundert). Außerdem hat uns die Alchimie gelehrt, unreines Wasser zu veredeln, sozusagen die „Idee" des Wassers zu verwirklichen, so daß in den Apotheken chemisch reines Wasser als Aqua destillata verkauft werden kann. Wahrscheinlich ist diese Kenntnis der Destillation viel älter. Man benutzte jedenfalls bereits in Babylonien unter der Regierung Hammurabi etwa 2113—2081 v. Chr. Zypressen-, Zedern- und Myrrhenöl und bezog Myrrhe und Bedellium aus Arabien. Die Bearbeitung der Aromen und ätherischen Öle setzt aber die Anwendung der Destillation voraus.

Die entscheidende Wendung für die Medizin erfolgt in der Alchimie bei Paracelsus. Dieser stellt die Scheidekunst bewußt in den Dienst der Therapie, um mit ihrer Hilfe wirksamere Heilmittel zu schaffen. — „Ich scheide das, was nicht Arcanum ist, von dem, was Arcanum ist, und gebe dem Arcanum seine rechte Dosis." Neben der Auffindung neuartiger chemischer Heilstoffe gewinnt er bei diesem Vorgehen neue Zubereitungs- und Anwendungsweisen in Form der Extraktion und Tinktur. Durch diese werden die bisher üblichen Extraktionsformen, die Elektuarien und Sirupe wesentlich verbessert. Die Bedeutung des Paracelsus ist somit für die Therapie, abgesehen von seinen sonstigen Verdiensten, unbestritten, wenn es auch lange Zeit dauerte, bis die Einwirkung seiner Lehren und Methoden sich in der Praxis bemerkbar machte.

Die bevorzugte Anwendung und Anpreisung von Metallpräparaten durch Paracelsus hat aber ihre Schattenseiten. Vor allem auf Grund seiner Empfehlung ist das Antimon, das er zugleich mit anderen Metallpräparaten in die Heilkunde einführte, von den späteren Therapeuten in großem Umfange und kritiklos verschrieben worden, und es hat dabei viel Unheil angerichtet. Dies gilt ebenso für die meisten Verbindungen des Antimons, deren wichtigste, der Brechweinstein oder Tartarus stibiatus, angeblich von A. Mynsicht († 1683), einem Anhänger des Paracelsus, dargestellt wurde. Bereits 1566 veranlaßte die Pariser medizinische Fakultät auf Grund der schlechten Erfahrungen ein Parlamentsdekret, das den Gebrauch des Antimons verbot. Die Heidelberger Fakultät schließt sich an und verlangt seit 1580 von jedem Doktoranden die eidliche Versicherung, daß er innerlich weder Quecksilber noch Antimon verordnen werde. Trotzdem läßt der Gebrauch des Antimons nicht nach, und zu Ende des 16. Jahrhunderts richten die Metalle Quecksilber, Antimon, Blei sowie das Arsenik in ganz Europa ihre Verwüstungen an, so daß 1603 wiederum die Pariser Fakultät dem

Antimonmißbrauch zu steuern versucht, nachdem zuvor der Genfer Arzt TURQUET DE MAYERNE (1573—1665) in öffentlichen Vorlesungen wieder Loblieder auf das Antimon gesungen hat. Die Fakultät erzwang deshalb Ächtung dieses Arztes, worauf er nach England ging und der Leibarzt Jacobs I. wurde. Vor allem GUY PATIN (1601—1672) hört nicht auf, wider das Antimon zu klagen, von dem er behauptet, es habe allein mehr Leichen gemacht als der König von Schweden in Deutschland, und dennoch wüten die Chymisten weiter fort als öffentliche Vergifter. Aber all dies konnte selbst in Paris die Verwendung des Antimons nicht verhindern, und so wird der 20jährige König Ludwig XIV. (1638—1715) auf Befehl des Kardinals Mazarin wieder mit Antimon behandelt. Schon zuvor hatten sich andere fürstliche Leibärzte, wie O. CROLL 1608 am Hofe des Fürsten von Anhalt und M. RULAND am Hofe des Pfalzgrafen Philipp Ludwig zu Lauingen, mit neuartigen Antimonpräparaten Ruhm erworben, und das größte Loblied dieses Präparates hat J. THÖLDE zum Verfasser, der um 1600 unter dem Namen Basilius Valentinus ·„den Triumph-Wagen Antimonij" herausgab, in dem dieses Metall als Allheilmittel vor allem gegen Lues, Krebs und Lepra empfohlen wird. Auch in den folgenden Jahrhunderten erblicken viele Ärzte im Antimon eine Panazee, ein Allheilmittel, das bei jeder Gelegenheit anzuwenden ist. Besonders RADEMACHER (1772—1849) versucht es wieder zu Ehren zu bringen, und es erscheint kaum glaublich, daß selbst im Jahre 1925 bei STEINER und WEGMANN seine Empfehlung zu finden ist, die in ihrer Formulierung unmittelbar an die alten medizinischen Vorstellungen anknüpft: „Bringt man dem Organismus in feinster Dosierung Antimon bei, so wirkt man den typhusbildenden Kräften entgegen." Derartige Anpreisungen sind allerdings immer weniger zu finden, da die Antimonalien seit dem Ende des 18. Jahrhunderts außer Gebrauch gerieten. Trotzdem werden in der ersten Hälfte des 19. Jahrhunderts noch Kuriosa wie die Pilulae aeternae gebraucht, bei denen es sich um etwa 1 Gramm schwere Kugeln aus metallischem Antimon handelt, die zur Verdauungsförderung geschluckt werden, nach Rückgewinnung gewaschen erneut zur Verwendung stehen und so wirklich den Namen Dauerpillen verdienen. Heute ist die Bedeutung des Antimons in der Therapie nicht mehr groß, obwohl PLIMMER und THOMSON 1907 nachweisen konnten, daß nach Brechweinsteingabe die Nanaga-Trypanosomen aus dem Blut experimentell infizierter Ratten innerhalb kürzester Zeit verschwinden. Die Schaffung neuartiger organischer Antimon-Komplexsalze und ihre Verwendung bei Schistosomiasis, Filariosis und Leishmaniosis haben daran wenig zu ändern vermocht.

Aus der magischen Gedankenwelt erwächst schließlich die Idee, daß die Natur die pflanzlichen und tierischen Drogen bereits für bestimmte Heilhandlungen gekennzeichnet hat (Signaturenlehre). „Gott hat sein Macht in Kräutern geben, in Stein gelegt, in Samen verborgen, in demselbigen sollen wir nehmen und suchen" ist die Ansicht von PARACELSUS. Die Heimlichkeiten der Natur müssen also vom Menschen entdeckt und gedeutet werden, und der Weg, der zu diesem Ziel leitet, ist das äußere Zeichen, das Signum, denn „nichts ist ohne Zeichen". PARACELSUS wendet sich aus diesem Grunde gegen die aus vielen Mitteln zusammengesetzten Rezepte und sucht lieber solche, die die verborgenen Kräfte der Natur aus dem Einzelmittel, aus dem Simplicia, ziehen. So sollen der gelbe Saft von Chelidonium majus auf die Brauchbarkeit bei Lebererkrankungen und die durchlöcherten Blätter von Hypericum perforatum auf ihre Nützlichkeit bei Stichwunden hinweisen. Ebenso deutet der rote Saft der Blutwurz auf eine Beeinflussungsmöglichkeit des Blutes hin. Zur weiteren Charakteristik von der Lehre von den Signaturen läßt sich anführen, daß die Walnüsse auf Grund ihrer Form für die Behandlung von Kropfleiden in Frage kommen. Die Blätter der Haselwurz sind vergleichbar mit Ohren, man kann deshalb aus ihnen Präparate herstellen, die die Hörfähigkeit und das Gedächtnis verbessern oder verstärken. Die Mauerwurz, die an den Mauern haftet, hat die Signatur der Zähne, und ihr Saft wird empfohlen bei Skorbut und Mundleiden. Die weißlichen Flecken auf der Oberfläche der Blätter des Lungenkrautes sind wie die Strukturen der Lunge, man wendet sie nutzbringend bei Lungenkrankheiten an. Die feste Haftung der Mistelzweige an den Bäumen und damit die Unmöglichkeit des Fallens dient zur Begründung der Anwendung der Mistel bei der Epilepsie.

Schon bei PLINIUS (1. Jh. n. Chr.), bei DIOSCURIDES (1..Jh. n. Chr.) und bei OREIBASIOS (4. Jh. n. Chr.) ist die Mistel ein Mittel gegen Epilepsie und Schwindelanfälle. Ebenso kennen die Araber SERAPION (9. Jh. n. Chr.) und IBN BAITHAR (13. Jh. n. Chr.) ihre Anwendung bei dieser Krankheit, das gleiche gilt für die heilige HILDEGARD VON BINGEN (1018—1079) sowie für die Kräuterbücher eines H. BOCK (1539/46), eines FUCHS (1542), eines LONICERUS (1557), eines MATTHIOLUS (1554) und eines TABERNAEMONTANUS (1588). BOCK sagt wörtlich: „Etliche Empirici und künstler halten, wann Eichenmistel-Häsele oder Birnbeumemistel die erde nicht berürt, sollen die gut sein für die fallende Sucht, gepulvert und mit Wein gedrunken." Im 18. und 19. Jahrhundert wird sie von LINNÉ 1773, HAHNEMANN 1779, HECKER 1814, HUFELAND 1825, OSSIANDER 1829, MEYER 1834 und OESTERLEN 1856 als Heilmittel gegen Fallsucht erwähnt. Auch die Engländer BROWN und COLBATH heben 1746 ihre antiepileptische Wirksamkeit hervor, und selbst in der neueren Literatur sind KNEIPP (19. Jh.), BOHN (1920), THOMS (1924), KROEBER (1934), RIPPERGERGER der gleichen Ansicht. POTTER und OESTERLEN erwähnen als ähnliche Indikationen den Veitstanz und die Eklampsie (1898).

Über die Signatura plantarum entstand im 16. und 17. Jahrhundert eine reichhaltige Literatur, die immer wieder darauf hinweist, daß man aus gewissen äußeren Merkmalen und aus Ähnlichkeiten gewisser Pflanzenteile mit menschlichen Organen erraten könne, welche Pflanzen und welche Teile derselben als Heilmittel zu verwenden sind. Diese Lehre ist allerdings nicht als eine spezielle Eigentümlichkeit des ausgehenden Mittelalters und der beginnenden Neuzeit zu betrachten; sie findet sich weitaus früher im chinesischen Kulturkreis, der die Verwendung bestimmter Pflanzenteile, wie Knospen und Blüten, den Krankheiten der oberen Körperhälfte vorbehält, für die Krankheiten der mittleren Körperteile die Stengel und für die untere Hälfte des Organismus die unterirdischen Teile der Pflanze, die Wurzeln, Verwendung finden läßt. Man glaubt also, daß die Heilsubstanzen aus einzelnen Elementen bestehen wie der kranke Mensch und daß die Pflanzen dieselben Kräfte lokalisiert in sich tragen wie der Mensch. So zeigt die Natur dem Arzt einen Weg, wie er für jede Krankheit und jede Lokalisation ein bestimmtes Heilmittel finden kann, wenn er zugleich berücksichtigt, welche Farbe, welche Gestalt und welchen Geschmack die Natur diesem Mittel mit auf den Weg gegeben hat, dann wird er gewiß ein Heilmittel finden, das eine spezifische Wirkung gerade auf diese Erkrankungsform und Krankheitslokalisation ausüben kann. Er braucht nur in dem großen Buche der Natur richtig zu lesen, dann kann er die Auffindung des rechten Medikamentes nicht verfehlen. Gleiche Vorstellungen finden sich bei den alten Griechen, die ebenfalls den Gebrauch der Signatur kannten. In dem griechischen Wort Orchis = Hoden, ähnlich wie in unserem deutschen Wort „Knabenkraut", kommt beispielsweise sprachlich zum Ausdruck, daß die Knollen von Orchideen als Mittel zur sexuellen Erregung angesehen werden. Man mischt sie schon im Altertum gern den Liebestränken bei. Nach PLINIUS (23—79 n. Chr.) genügt bereits, die Knolle in der Hand zu halten, um diese Wirkung zu erreichen. Bekanntlich besitzen die Orchideen stets zwei Knollen, eine vorjährige, deren Reservestoffe im Frühjahr von der Pflanze weitgehend aufgezehrt werden, und eine jüngere, saftige, fleischige, die mit neuen Ernährungsbestandteilen gefüllt ist. Dieser jüngeren wird die Kraft zugeschrieben, die Potenz zu erhöhen, während die alte die Sinnesreize herabsetzen soll. Davon weiß schon THEOPHRAST (372—288/87 v. Chr.) zu berichten. Ähnlich dürften die Sellerieknollen wegen ihrer äußerlichen Gestalt im Rufe stehen, gleiche Wirkungen hervorzurufen. Bei HEINRICH HEINE (1797—1856) findet sich als Reminiszenz an derartige Dinge der Vers: „Sellerie für den Bräutigam und Spargel für das Bräutchen", wobei sicherlich die Anschauungen von der besonderen Wirkung des Spargels ebenfalls aus der Signatur und der äußerlichen Gestalt dieser Pflanze abzuleiten ist.

Eine besondere Verarbeitung findet diese Lehre in Deutschland wiederum durch PARACELSUS, der Form, Farbe, Geschmack und Geruch der Pflanzen als sichtbare Zeichen hinnimmt, um aus ihnen die arzneiliche Verwendbarkeit abzuleiten. Die ganze Welt ist ihm eine Apotheke, und die heilsamen Arzneien sind nur um der Krankheiten willen von Gott geschaffen. Wo sich gewisse Krankheiten vorfinden, da müssen auch die entsprechenden Heilmittel wachsen, und die äußerlich wahrnehmbaren sinnlichen Eigenschaften enthalten den Hinweis, für welches kranke Organ und welche Krankheitserscheinung sie als Medikament geeignet sind. „Die Natur zeichnet ein jegliches Gewächs so von ihr ausgeht, zu dem dazu es gut ist: Darum, wenn man erfahren will, was die Natur gezeichnet hat, so soll man es an den Zeichen erkennen, was Tugend in selbiger sind, und wer nit aus der Signatur die Kraft der Kräuter schreibet, der weiß nit, was er schreibt." Er gelangt schließlich dazu, die Krankheiten aus ihren Heilmitteln zu benennen, und er sagt im Paragranum, einem seiner bekanntesten Bücher: „Ein natürlicher, wahrhaftiger Arzt spricht: Das ist Morbus terebinthinus, das ist Morbus sileris montani, das ist Morbus helleborinus usw., und nicht: Das ist Branchus, das ist Rheuma, das ist Coriza, das ist Catarrhus." Wie diese Gedankengänge von RADEMACHER wiederaufgenommen wurden und auch bei HAHNEMANN (1755—1843) anklingen, wird noch gezeigt werden.

Diese Lehre von der Signatura rerum nimmt in der Folgezeit geradezu groteske Formen an. GIAMBATISTA DELLA PORTA († 1615) benützt in seiner „Magia naturalis sive de miraculis rerum naturalium libri 1561" nicht nur die Ähnlichkeit des menschlichen Körpers in seinen verschiedenen Teilen mit pflanzlichen Strukturen und die Gleichheit gewisser Krankheitssymptome mit Eigenschaften der Pflanzen als Einteilungsprinzip und als Grundlage seiner therapeutischen Versuche, sondern er glaubt auch, daß gewisse andere Eigenschaften sich für den Menschen auswirken, daß fruchtbare Pflanzen fruchtbar, schöne schön machen und daß die Pflanzen Fröhlichkeit, Traurigkeit, je nach ihrem Aussehen und ihrer Gestalt, bedingen können. Diese Vorstellung, verknüpft mit der astrologischen Lehre, ergibt ein so phantastisches und verzerrtes Bild von der Natur, daß man eigentlich diesen Lehren keine lange Wirkungsdauer zutrauen sollte. Und doch stehen solche Schriften in der okkulten Welt bis zum heutigen Tag in Ansehen. Dies gilt insbesondere für ein Kräuterbuch, das TURNHEYSSER (1531 bis 1596) zum Verfasser hat und in dem für jede Pflanze in breitester Ausführlichkeit über ihre Signatur und über den Einfluß der Sterne auf ihre Gewinnung, Zubereitung und Gebrauch berichtet wird. Die Entartung dieser Hypothese geht immer weiter, bis sie endlich ganz ins Alberne einmündet; schon Wortklänge der Namen sollen die therapeutische Brauchbarkeit verschiedener Stoffe für bestimmte Leiden bekunden. Der Gebrauch von Wolfsfett gegen den Wolf (Intertrigo) oder die Verordnung von Flußpferdzähnen gegen den Fluß, wie sie in Leipzig der Doktor MICHAELIS allen Ernstes empfahl, gehört hierher.

Selbst in dem Anspruch, den die Phytotherapeuten heute vielfach erheben, daß die natürlichen Heilmittel innerhalb des gesamten Heilschatzes eine bevorzugte Stellung verdienen, steckt noch ein wenig aus dieser Gedankenwelt. Nach dieser These sind die natürlichen Heilmittel den künstlich gewonnenen synthetischen Arzneien immer weit überlegen. Die reinen Inhaltsstoffe der Pflanze sind dagegen angeblich therapeutisch minderwertig im Vergleich mit der Gesamtdroge und ihren Extrakten. Man fordert daher, daß die moderne Medizin zur klassischen Therapie der Pflanzen in toto und der galenischen Präparate zurückkehren müsse, da die Natur allein die wahre Apotheke ist, in der alle guten und für den Menschen nützlichen Heilmittel beschlossen liegen. Die künstlich gewonnenen synthetischen Produkte sind dagegen als naturwidrig und giftig abzutun, und ihre Anwendung am Menschen ist zu verwerfen. Daß eine derartige Einstellung in dieser Konsequenz für den Arzt nicht haltbar ist, braucht kaum näher begründet zu werden. Ein verantwortungsbewußter Arzt kann im Interesse seiner Patienten heute nicht mehr auf die künstlich gewonnenen modernen Narkotika, Analeptika und Chemotherapeutika verzichten, wenn er eine wirklich rationelle Therapie treiben will. Im übrigen ist die Frage nach dem Wert der pflanzlichen Heilstoffe und ihrer günstigsten Verwendungsform nur für den Einzelfall zu beantworten. Eine generelle Entscheidung in dem Sinne, daß die Gesamtpflanze immer den Vorzug verdiene, gibt es nicht. Die Bewertung von Reinsubstanz und Gesamtdroge hat sich immer auf eine vergleichende quantitative Untersuchung zu stützen, und sie fällt je nach dem Anwendungszweck häufig entweder zugunsten des reinen Wirkstoffes oder der Gesamtdroge aus.

Die Humoralpathologie und die Therapie

Wo Liebe zum Menschen,
Da auch Liebe zur ärztlichen Kunst.

HIPPOKRATES

Die erste Lebens- und Krankheitstheorie, die sich von den unklaren Begriffen der Magie reinlich scheidet, ist mit dem Namen des HIPPOKRATES verbunden, und seine Lehre steht am Anfang der wissenschaftlichen Medizin. HIPPOKRATES ist sicher eine geschichtliche Persönlichkeit, wenn wir auch von seinem Leben wenig wissen, abgesehen von einer Biographie über sein Wirken, die uns SORANOS überliefert hat, der zu TRAJANS Zeiten lebte. Außerdem findet sich eine Nachricht über seine Existenz bei seinem jüngeren Zeitgenossen PLATON (427—348/47), der von ihm berichtet, daß er als berühmter Arzt im 5. Jahrhundert v. Chr. lebte. Er starb vermutlich zwischen 380 und 370 in Larissa in Thessalien, wo sein Grab lange Zeit angeblich nachweisbar gewesen ist.

Ebensowenig ist für die Sammlung von Büchern, die den Namen Corpus hippokratikum trägt, mit Sicherheit zu erweisen, ob in ihr eine einzige Schrift enthalten ist, die dem HIPPOKRATES selbst als Verfasser ohne Vorbehalt zuzuschreiben ist. Der Meinungsstreit über die Echtheit der einzelnen Schriften und die Versuche, festzustellen, welche Teile des Corpus auf HIPPOKRATES selbst zurückgehen, reichen von den Tagen der alexandrinischen Medizin bis in unsere heutige Zeit. Dessen ungeachtet trägt diese Sammlung seinen Namen zu Recht, weil sie in weitem Umfang eine gleichartige Grundhaltung vertritt und einen großen Geist und eine überragende ärztliche Persönlichkeit erkennen läßt, so daß sie zu den kostbarsten Gütern der medizinischen Literatur gehört. Man kann, wie NEUBURGER (1926) es einmal ausführte, HIPPOKRATES einem anderen Großen aus der Geisteswelt etwa ebenbürtig an die Seite stellen, weil beide in ihren

Denkweisen, in ihrer Klarheit und Einfachheit, in ihrer weisen Beschränkung, in ihrer Nützlichkeit für den Mitmenschen gemeinsame Züge aufweisen und somit aussagen: „Was Sokrates für die Philosophie bedeutet, das bedeutet der von echtem koischen Geiste erfüllte und von allem Minderwertigen befreite Teil des Corpus hippokraticum für die Medizin."

Der große Fortschritt, den er der Heilkunde des Abendlandes schenkt und der der hippokratischen Medizin den Rang und Charakter einer Wissenschaft verleiht, beruht auf dem folgerichtig durchgeführten Versuch, die volkstümlichen und empirischen medizinischen Kenntnisse theoretisch zu begründen und das auf Zufallserfahrung beruhende Heilwesen durch philosophisches Denken und durch die Erforschung der Gesetzmäßigkeiten des Lebens in eine wissenschaftlich begründete Lehre umzuwandeln. So kommt erstmalig Ordnung in die Unmenge von Einzelbeobachtungen und in die vielen verschiedenartig gedeuteten Erkenntnisse. Das Typische wird vom Zufälligen getrennt und die Medizin zu einer weiteren Entwicklung befähigt.

In Rom tritt GALEN (129—201) seine Erbschaft an. Er bevorzugt die humoralpathologischen Schriften des Corpus, die er in weitschweifenden Kommentaren erläutert, um sie dem Wissensstand seiner Zeit anzupassen und sie nach seinem Sinn zurechtzustutzen. Auf diese Weise erweitert und beschränkt er zugleich die hippokratische Überlieferung, indem er den ursprünglich klaren und einfachen Sinn des HIPPOKRATES vielfach durch gekünstelte Deuteleien entstellt und verdunkelt und, von unbewiesenen und falschen anatomischen und physiologischen Voraussetzungen ausgehend, durch eine Verquickung von Wissen und Spekulation die Erklärung des Lebens und aller Krankheitsursachen zu geben versucht. Er scheut nicht einmal davor zurück, sich der Dialektik zu bedienen, um eben alles zu beweisen; damit stellt er sich in einen Gegensatz zu HIPPOKRATES, der sich nie in einer so schädlichen Weise durch Theorien bei seinem praktischen Handeln beeinflussen läßt und der ausdrücklich vor dem Generalisieren und Theoretisieren am Krankenbett gewarnt hat. Es gibt faktisch in der Heilkunde kaum eine Frage, die von GALEN nicht aufgeworfen und ohne Schwierigkeiten beantwortet ist. Für ihn existiert kein Zweifel; sobald einer auftaucht, dann weiß er ihn auf dem Wege seines dialektischen Denkens zu beseitigen. Darauf beruht gerade der Zauber seiner Autorität, mit dem er die Geister jahrhundertelang bis in das 16. und 17. Jahrhundert in Fesseln schlägt, so daß durch ihn die humoralpathologische Krankheitslehre weit über das Mittelalter hinaus das Denken und Handeln der Ärzte beherrscht.

Nach dieser Auffassung spielen die Säfte die Hauptrolle im normalen und pathologischen Geschehen. Derartige Vorstellungen begegnen uns bereits frühzeitig in wechselnder Gestalt in verschiedenen Kulturregionen, da die Bedeutung und die Wichtigkeit der Ausscheidungen aus den verschiedenen Körperöffnungen für Gesundheit und Krankheit von dem heilbeflissenen Denken nicht übersehen werden können. Das Ausströmen des Blutes und mit ihm das Entfliehen des Lebens, die Sekrete der Wunden, die Bildung von Abszessen und die Entleerung von Eiter, der Abgang von Kot und Harn und ihre Veränderungen in kranken Tagen, der Auswurf und die Absonderung von Schleim und vieles andere sind zu alltägliche Beobachtungen und Erfahrungen, um nicht zum Nachsinnen anzuregen und um nicht humoralpathologische Gedankengänge zwangsläufig als eine gute Basis für die Deutung des Krankheitsgeschehens und der Lebensvorgänge anzusehen. Vollends drängt ein störendes Zuviel oder das Ausbleiben der Ausscheidung zu der Überzeugung, daß solche Vorstellungen den Kern aller Lebens- und Erkrankungsprozesse wirklichkeitsnahe erfassen. So bindet man das Leben an die flüssigen Bestandteile des Körpers, an die Säfte.

Da man von dem komplizierten Bau der inneren Organe sowieso nur wenig Ahnung hatte, werden diese beinahe gänzlich außer acht gelassen; sie sind etwas Sekundäres, gewissermaßen ein erstarrtes Kristallysat der Säfte. Beim Krankheitsgeschehen ist das Primäre in einer Erkrankung der Säfte zu sehen. Die Organe erkranken nicht von sich aus, sie werden vielmehr durch die pathologischen Säfte krank gemacht, die zu ihnen oder in ihnen fließen. Die örtlichen und organischen Krankheiten entstehen demgemäß erst in zweiter Linie, und zwar dann, wenn sich irgendein krankhaft veränderter Saft oder eine im Körper verbleibende an sich ausscheidungsfähige Substanz in dieses Organ einfließt und sich dort festsetzt. Das Organ selbst hat also nur eine Wertigkeit in seiner Beteiligung an Ausscheidung und Umwandlung. „Wenn sich dieses Flüssige angesammelt hat", so schreibt HIPPOKRATES, „fließt es durch andere Kanäle; dort am Körper, wohin es gehäuft gelangt, bildet sich die Krankheit. Wenn sie also zum Auge geht, entsteht an diesem das Leiden, wenn nach den Ohren, tritt dort die Krankheit auf, wenn nach der Nase, so entsteht ein Schnupfen, wenn gegen die Brust, so wird die Krankheit Bräune genannt." (Die Winde, Kapitel 10.) Sogar die nach Organerkrankungen gewählten Krankheitsnamen lehnen die Hippokratiker infolge ihrer ursächlich eingestellten Säftelehre ab, wie z. B. aus einem Zitat aus „Den Krankheiten" hervorgeht: „Wenn irgendeiner dieser Säfte sich irgendwo im Körper absetzt, so ist die Krankheit meistens von jener Stelle her benannt und erhält nach ihr den Namen." An einer anderen Stelle heißt es: „Wenn Brennfieber auftritt, so stellen die Ärzte viele falsche Namen der Krankheit auf. Sie nennen sie phrenitische und lethargische Krankheiten, Lungenentzündung, Leberentzündung und andere Organkrankheiten." (Die Siebenzahl.)

Diese Theorie geht von einem entscheidenden Irrtum aus, indem sie Ursache und Wirkung miteinander verwechselt. Der Schleim, der bei einer Bronchitis herausbefördert wird, ist nicht ein Symptom, er wird zur Ursache des Katarrhs. Ebenso gilt bei einem anderen Krankheitsfall eine Steigerung der Menses nicht als Folge, sondern als auslösender Faktor des vorhandenen Leidens. Einfache Beobachtungen am Krankenbett werden von einer systembildenden Bedeutung für eine Krankheits- und Gesundheitslehre, die zu den eindrucksvollsten von allen Versuchen zählt, der Behandlung des Kranken ein wissenschaftliches Fundament zu geben, und die sich stärker als alle anderen medizinischen Systeme jahrhundertelang behauptet hat, weil sie anscheinend von einer echten Erfahrung ausgeht und eine ausgezeichnete Erklärung für das bietet, was der kranke Mensch an Symptomen aufweist.

Die entscheidenden Säfte, an die das Leben gebunden ist, sind das Blut ($\check{\alpha}\iota\mu\alpha$), der Schleim ($\varphi\lambda\acute{\varepsilon}\gamma\mu\alpha$), die schwarze Galle ($\mu\varepsilon\lambda\alpha\nu\chi o\lambda\acute{\iota}\alpha$) und die gelbe Galle ($\chi o\lambda\acute{\eta}$). Ebenso wie alle anderen Gebilde der Welt nach der Lehre des EMPEDOKLES VON AGRIGENT (etwa 495—435 v. Chr.) aus 4 Elementen zusammengesetzt sind, aus Feuer, Wasser, Erde und Luft, und jedem dieser Elemente eine bestimmte sogenannte Primärqualität entspricht, Hitze, Feuchtigkeit, Trockenheit und Kälte, so sind auch im Körper diese 4 Elemente in den 4 Kardinalsäften enthalten, denn „alles im Körper ist eine Nachahmung des Weltganzen" (Die Diät). Die gelbe Galle, trockener Qualität, wird von der Leber abgesondert; die schwarze Galle, die angeblich von der Milz in den Magen gelangt, entspricht der Qualität des Feuchten. Im Blut, als dessen Quelle das Herz bezeichnet wird, wiegt das Warme vor. Der Schleim, der vom Gehirn abgesondert wird und durch das Siebbein nach abwärts in den Körper gelangen soll, repräsentiert die Qualität des Kalten, eine Vorstellung, die uns übrigens erklärt, warum die Menschheit 3 Jahrtausende lang an einem kleinen Aberglauben festgehalten hat, demzufolge die Entfernung des Schleims aus dem Gehirn durch Niesen nicht nur ein heilsamer Vorgang sein soll, sondern gescheit macht. Dummköpfen pflegte man im Altertum eine Reise nach Antikyra zu empfehlen. Das war eine Stadt in. der Landschaft Phokis, berühmt, weil dort die beste Nieswurz wuchs, von der man glaubte, daß sie gegen Dummheit helfe. Auch beim Schnupfen von Tabak hielt man offenbar noch viel von der Nützlichkeit des Niesens für die Gesundheit.

Phlegma, Chole, Melancholia und Haima mit ihren lebensspendenden Kräften bestimmen den Menschen nach dieser Lehre, die letzten Endes auf ALKMAION VON KROTON (um 500 v. Chr.) zurückgeht und die HIPPOKRATES übernommen und ausgebaut hat. ALKMAION behauptet bereits, daß die ständige harmonische Ausgeglichenheit der Kräfte, des Feuchten und Trockenen, des Kalten und Warmen, des Süßen und Bitteren und der übrigen einander entgegengesetzten Dinge, Gesundheit bedeutet. Diese Vielzahl der Gegensätze ist bei HIPPOKRATES auf 4 reduziert, auf das Warme, das Kalte, das Trockene und das Feuchte. Diese Gegensätzlichkeiten fügen sich bei richtiger Mischung zu völliger Harmonie zusammen und bedingen die Gesundheit. Überwiegt einer dieser 4 Säfte im Körper ein wenig, so entstehen die sanguinischen, phlegmatischen, cholerischen und melancholischen Naturen. Diese sind zwar unter günstigen Bedingungen noch gesund, sie erkranken aber leichter als die anderen mit einer ganz harmonischen Zusammensetzung der Säfte. Tritt ein entscheidender Fehler in der Mischung ein, sei es durch Verhalten der Säfte in den Organen, sei es durch eine ungenügende Ausscheidung, ein Zuviel an Produktion und eine Überfüllung des Körpers, sei es, daß ein Mangel an diesen Grundstoffen herrscht, so entsteht immer Krankheit, Dyskrasie. ,,Krank ist, wenn irgendeiner von diesen Säften in zu geringer oder zu großer Menge im Körper vorhanden ist.'' (Die Natur des Menschen.) Viele andere Belege bringen diese Ansicht ebenso zum Ausdruck, am deutlichsten vielleicht eine Stelle aus dem Buch über die Natur des Menschen: ,,Der Körper des Menschen enthält in sich Blut, Schleim, gelbe und dunkle Galle und diese Säfte machen die Natur seines Körpers aus und infolge dieser Säfte ist er krank oder gesund. Gesund ist er nun besonders dann, wenn diese Säfte nach Mischung, Wirkungskraft und Menge im richtigen Verhältnis zueinander stehen und am besten vermischt sind. Krank dagegen ist er, wenn irgendeiner von diesen Säften in zu geringer oder zu großer Menge vorhanden ist oder sich im Körper absondert und nicht mit der Gesamtheit der Säfte vermischt ist. Notwendigerweise wird nämlich, wenn sich irgendeiner dieser Säfte absondert und für sich zum Stehen kommt, nicht nur diese Stelle, von der er ausging, krank, sondern er muß auch der Stelle, wohin er sich ergießt, durch die Überfüllung Schmerz und Krankheit bringen.''

Außerdem macht HIPPOKRATES die Feststellung, daß der Körper bei einer Anreicherung der Säfte, bei einem Zuviel von Blut, Schleim, dunkler und gelber Galle, oder bei einem Mangel an diesen Grundstoffen zur Selbsthilfe schreitet und einen Ausgleich der entstandenen Disharmonie und Dyskrasie anstrebt. Bei Mangelzuständen bemüht sich der Körper, einen Ausgleich durch die Zufuhr des betreffenden Stoffes herbeizuführen, und bei Überfüllung mit Säften sträubt er sich gegen die Aufnahme von Nahrung und anderen Stoffen. Zudem kann man überall dort, wo sich Ausscheidungen und Säfte schlechter Mischung festsetzen, beobachten, daß eine Steigerung der dem Körper eingepflanzten Eigenwärme ($\xi\mu\varphi\upsilon\tau\upsilon\nu$ $\vartheta\varepsilon\varrho\mu\acute{o}\nu$) eintritt und Fieber sich einstellt. Dieses führt zum Kochen der verdorbenen Säftemasse, die damit unschädlich gemacht wird und deren Schlakken aus dem Körper ausgeschieden werden. Dieses Bestreben des Körpers, sich vom Schlechten und vom Überfluß an kranken Stoffen zu reinigen, ist eine nützliche Äußerung der Heilkraft der Natur, die bei allen Krankheiten von größter Bedeutung ist und der der Arzt wesentliche Aufmerksamkeit schenken soll.

„Man unterrichte sich über das Erbrechen, die Entleerung von Stuhl, Speichel und nassen Sekret, über Husten, Aufstoßen, den Abgang der Blähungen, des Urins, über Niesen, Tränen, Beißen, Jucken und Berührungen. Bei Leiden der Gebärmutter achte man auf deren Reinigungen. Man beobachte, wohin die Ausscheidungen ihre Richtung nehmen." (Die Säfte.)

Diese Erkenntnis der Selbstheilkraft des Körpers veranlassen HIPPOKRATES natürlich nicht, der Natur alles zu überlassen und in das Krankheitsgeschehen nicht einzugreifen, da er weiß, daß die Heilkraft des Organismus eine begrenzte Wirkungsbreite hat und keineswegs alle Krankheiten zu bessern vermag, so daß es oft genug der ärztlichen Hilfe bedarf. Es gilt daher, festzustellen, wo die Natur allein genügt und wo das Eingreifen nötig ist. „Nichts anzuwenden ist deshalb nur manchmal ein gutes Heilmittel." Außerdem muß der Arzt den rechten Zeitpunkt feststellen, wo er eingreifen darf und wo sein Tun von großem Nutzen ist. Der Arzt hat immer Diener der Natur zu sein, denn „die Heilkunst setzt sich aus dreierlei zusammen: aus der Krankheit, dem Kranken und dem Arzt. Der Arzt ist ein Diener der Natur und der Kranke muß unter dem Beistand des Arztes der Krankheit entgegenarbeiten." (Die Epidemien.) Alle Therapie läuft also für den Humoralpathologen darauf hinaus, „im Wegnehmen des Überschüssigen und im Hinzufügen des Fehlenden" die fehlerhafte Säftemischung umzustimmen, die Kochung der schlechten Säfte zu unterstützen und die Schlacken auf dem Wege, den die Natur vorschreibt, aus dem Körper zu vertreiben, wobei der Arzt gleichzeitig die Natur des Menschen, seine Konstitution und seine Umwelt zu berücksichtigen hat und auf die Wahl des rechten Zeitpunktes für seinen Angriff achten muß. „Derjenige, der dies am besten zustande bringt, der ist der beste Arzt. Wer sich dagegen von diesem Grundsatz am meisten entfernt, entfernt sich auch von der ärztlichen Kunst am meisten." (Die Winde.) Bei der Befolgung dieser Grundsätze ist der Arzt nach der·Überzeugung der hippokratischen Medizin imstande, jede Dyskrasie auszuschalten und die Harmonie, die Eukrasie, des Körpers wiederherzustellen.

Die Mittel, die ihm hierzu zur Verfügung stehen, beruhen auf der Anwendung von Stoffen, die den störenden Kräften der Krankheit entgegenwirken. Der Arzt hat sich daher im allgemeinen des allopathischen Heilprinzips zu bedienen, denn „das Gegenteil ist das Heilmittel des Gegenteils" (Die Winde), und „der Arzt muß das Heilverfahren so gestalten, daß es dem Anlaß der Krankheit entgegenwirkt" (Die Natur des Menschen), da „die Krankheit sich durch das mit ihr Übereinstimmende entfaltet und zunimmt, während sie durch das ihr Feindliche und Entgegengesetzte geschwächt und entfernt wird" (Die heilige Krankheit).

Es bedeutet nur eine gewisse Abwandlung des humoralpathologischen Gedankens, wenn im Zeitalter der Chemiatrie DE LE BOE in Leiden (1614—1672) die Ursache vieler Krankheiten in einer Änderung des Blutchemismus durch das Eindringen scharfer Stoffe, saurer oder alkalischer Natur, in die Blutbahn sucht. Entsprechend dieser vorherrschend sauren bzw. alkalischen Schärfen in der Blutflüssigkeit muß die Behandlung auf eine Neutralisation dieser Störung durch die Zufuhr von alkalisch oder sauer wirkenden Mitteln hinzielen. Gerade diese Form des humoralpathologischen Denkens ist noch in der heutigen Volksmedizin lebendig. Bekanntlich spielen hier die Schärfen des Blutes eine große Rolle, und die im Volke so beliebte Blutreinigungskur und die sog. Frühjahrskuren sind eigentlich nur aus dem traditionellen Festhalten an dieser Krankheitsauffassung verständlich. Ebenso bewegt man sich im Raum der humoralpathologischen Lehren, wenn man zahlreiche Krankheiten aus einer Eindickung und dadurch bedingten Störung der Säfte in den Blut- und Lymphwegen zu erklären versucht und als Gegenmittel Brechweinstein benutzt, da dieser die eingedickten schleimigen Säfte infolge seiner alkalischen Beschaffenheit auflösen soll. Seine Verwendungsfähigkeit ist daher auf die verschiedensten Krankheitsformen auszudehnen, wie einem Lehrbuch zu entnehmen ist, das noch vor 200 Jahren in Berlin zum Unterricht benutzt wurde. All dieses bedeutet nur, daß man die humoralpathologische Theorie den Fortschritten der Chemie anpassen will; die eigentliche Idee dieser Lehre wird dadurch nicht angetastet, obwohl der Gedanke an die 4 Elemente und Kardinalsäfte in den späteren Jahrhunderten durch chemische Vorstellungen ersetzt wird. Erst heute wissen wir, daß diese Lehren einen richtigen und wahren Kern enthalten, da durch die Hormon- und Serumtherapie den Säften und ihrer Bewertung eine neue Grundlage gegeben ist.

Für das ärztliche Handeln bringt die Lehre des HIPPOKRATES einen riesigen Fortschritt, weil sie ihm die Befolgung dreier Grundsätze zur Pflicht macht. Erstens lehrt sie den Arzt, daß die eigentliche Krankheitsheilung vor allem von den natürlich gegebenen Heilkräften, der Physis, bewirkt wird. Seine Haupttätigkeit muß in einer Unterstützung des Heilbestrebens der Natur bestehen. Wenn der Organismus die Tendenz zeigt, die Krankheit zu beseitigen und die unwirksamen Schlacken zu entfernen, so muß der Arzt diese Entwicklung fördern. Daher spielen innerhalb der medikamentösen Therapie die reinigenden Mittel, die Abführ-, Brech- und Niesmittel sowie die schweiß- und harntreibenden Substanzen, durch die die Säfte bewegt werden, eine besondere Rolle. Hinzu kommt die Blutentziehung durch Aderlaß und Schröpfen. „Der Arzt wird ausgebliebene Ausscheidungen selbst hervorrufen; wo sie im Werden sind, sie antreiben und das unterstützen, was nicht stark weggeht" (Die Epidemien). Diese Maßnahmen gelten besonders für chronische Zustände, da die alten Krankheiten schwieriger zu heilen sind als die frischen, so daß man versuchen wird, durch eine Umstimmung ein altes Leiden in eine frische Krankheit umzustimmen. Dabei soll man immer versuchen, die Reinigung dort herbeizuführen, wo es am leichtesten geht und die Natur die geeignete Stelle liefert. Wichtiger als alle diese medikamentösen Maßnahmen ist aber nach der Lehre des HIPPOKRATES eine zweckmäßige Diät, die Regelung der Lebensweise und eine rechte Verteilung von Schlaf, Ruhe und Bewegung. In jedem Falle hat die Behandlung auf den ganzen Menschen zu zielen. Spezifische Heilmittel, die nur gegen bestimmte Erkrankungen eingesetzt werden, gibt es nicht.

Diese Ansicht wird auch dann nicht verlassen, als man im Laufe der Geschichte gelernt hat, mit Hilfe des Quecksilbers die Syphilis spezifisch zu bekämpfen. Man betreibt die Quecksilberkuren lange Zeit im Sinne der humoralpathologischen Anschauung als eine ausleerende Therapie bis zum Eintritt eines starken Speichelflusses (noch bei SYDENHAM, 1624—1689; ASTRUC 1684—1766) und erklärt ihre Wirkung durch die Anfachung der Ausscheidungsprozesse und die Beseitigung der „materia pecans" auf diesem Wege.

Der zweite hippokratische Grundsatz besteht darin, daß der Arzt die Grenzen seiner Kenntnisse und seiner Therapie kennen muß. Oberstes Prinzip ist, zu nutzen oder wenigstens nicht zu schaden, dort, wo man nicht unbedingt sicher nützen kann. Es gilt deshalb als ein Merkmal der hippokratischen Therapie, daß sie das ärztliche Eingreifen behutsam und durchdacht und auf pflegliche Art lehrt, denn „das Allmähliche ist gefahrlos" (Aphorismen).

Als dritter Lehrsatz kommt hinzu, daß die gleiche Krankheit in jedem Menschen einen anderen Verlauf nimmt, da jeder einzelne nach Veranlagung, Konstitution, Umwelt und Lebensbedingungen anders geartet ist. Der Arzt darf die Krankheiten nicht schematisieren und muß bei seinen Verordnungen den individuellen Verhältnissen Rechnung tragen, da sich bei jedem Menschen aus der verschiedenen Säftemischung eine besondere Eigenart ergibt. HIPPOKRATES schreibt aus diesem Grunde in physikalisch-diätetischer Richtung bis ins einzelne gehende Anordnungen vor.

Dieses an sich wertvolle Prinzip wird unter dem Einfluß GALENS auf den medikamentösen Sektor übertragen und artet in der Folgezeit in geradezu sinnloser Weise aus. So kennt GALEN eine genaue Einteilung der Medikamente nach Graden und Wirkstärken, und die arabische und die mittelalterliche Medizin übernehmen diese These und bauen sie in allen Einzelheiten bis zur spitzfindigen Unterscheidung der Arzneimittelwirkungen aus, die als einzige Grundlage spekulative Überlegungen aufzuweisen hat. Selbst in den Anfängen dieser Entwicklung bei GALEN spielt die praktische Erfahrung kaum eine Rolle. Bei dieser Gradeinteilung der Medikamente werden vor allem bestimmte Primärqualitäten und Elementarwirkungen (feuchtes, trockenes, warmes und kaltes Verhalten), äußere Merkmale (Farbe, Geruch, Geschmack) sowie die Wirkstärken berücksichtigt. Letztere werden an Hand von subjektiven Reizempfindungen bzw. objektiven Haut- und Schleimhautveränderungen bestimmt. Wie man handelt, zeigt das Beispiel des erkrankten Kaisers MARC AUREL (121—180 n. Chr.), der an einer Magenverschleimung leidet. Der Schleim, das Phlegma, ist, wie wir sahen, von der Qualität des Wassers, also kalt und feucht. GALEN gibt deshalb das Gegenteil, den heißen Pfeffer, in warmem Wein gelöst, und auf den Magen einen Umschlag aus warmer Wolle, die in der warmen Farbe des Purpurs gefärbt ist.

In den Rezepten der arabischen Medizin, z. B. bei ABU MANSUR (10. Jahrhundert n. Chr.) begegnet man ähnlichen Vorstellungen, so z. B. der Angabe, daß „Opium kalt und trocken am Ende des dritten Grades" und „Farnkraut heiß und trocken im gleichen Grad" sein soll. Bei der Herbstzeitlose bestehen Meinungsverschiedenheiten. Nach einigen Ärzten soll sie „heiß und trocken im zweiten Grad, nach anderen soll sie kalt und trocken sein. Der Beweis für die Kälte besteht in der schmerzstillenden Wirkung, die Trockenheit wird durch die von ihr erzeugten Nervenkrämpfe bewiesen."

Außerdem setzt in der spätantiken Kultur, besonders seit GALEN, eine zunehmend höhere Einschätzung der Heilpflanzen und ihrer Präparate ein. Dies drückt sich in der wachsenden Anzahl der Medikamente aus und kommt schon in dem Ausspruch des HEROPHILOS (geb. um 300 v. Chr.), der die Arzneien „Hände der Götter" nennt, sinnfällig zum Ausdruck. Bei HIPPOKRATES sind es noch relativ wenige. Im Corpus finden sich 236 pharmazeutische Mittel in mannigfaltigen Zusammensetzungen angefügt. Meist sind es reinigende Mittel, Kathartika, Brechmittel, Abführmittel, schweiß- und harntreibende Substanzen und ähnliches. Daneben werden lösende und zusammenziehende, erweichende und erhärtende Mittel sowie Wundeinreibungsmittel und Kosmetika genannt. Es handelt sich in der Regel um Heilkräuter, deren Blätter, Wurzel und Samen als Aufgüsse, Mixturen, Lecksäfte, Umschläge, Räucherungen oder verarbeitet in Pastillen und Salben gebraucht werden. Die Wirkung dieser Pflanzensäfte hängt nach der Meinung des HIPPOKRATES entscheidend von ihrem Standort, der Beschaffenheit des Bodens, dem Klima und den Umweltbedingungen ab. So schreibt er beispielsweise, „sammle besonders die im Gebirge und auf hohen Gipfeln wachsenden Kräuter; denn sie sind härter als die mehr wässrigen und bedeutend schärfer wegen der Festigkeit des Bodens und der Feinheit der Luft. Was sie nämlich einsaugen, ist belebter." Er weiß also bereits darum, daß Droge nicht gleich Droge ist, da der Gehalt an Inhaltsstoffen je nach Standort, Jahreszeit, Aufbewahrung und anderen Faktoren außerordentlich wechselt. Die Natur liefert die verschiedenen wirksamen Stoffe in ungleichen Mengen- und Mischungsverhältnissen, welche die Dosierung vielfach ungenau und dementsprechend die Wirkung ungleichmäßig ausfallen lassen. Diese Tatsache ist in ihren Konsequenzen erst im letzten Jahrhundert von der Arzneimittelforschung erkannt worden, und man ist erst zu diesem Zeitpunkt dazu übergegangen, bei einer Reihe von Drogen, insbesondere solchen mit hochaktiven Wirksubstanzen, einen bestimmten Gehalt an Inhaltsstoffen durch den Vergleich mit einem Standardpräparat festzulegen und bei Unterschreitung der vorgesehenen Grenzwerte eine Verwendung für therapeutische Zwecke auszuschließen.

Wenige Jahrhunderte nach HIPPOKRATES wächst die Zahl der Arzneimittel, vor allem unter dem Einfluß der EMPIRIKER (etwa 2. Jahrhundert v. Chr.) auf eine ansehnliche Höhe; GALEN vermehrt sie noch um ein Beträchtliches, und zwar vor allem in der Richtung, daß er in großen Mengen komplizierte Mischungen von Arzneimitteln empfiehlt. Auf seine Autorität hin wird in den späteren Jahrhunderten beim Rezeptieren auf diese Kombinationskunst ein besonderer Wert gelegt, so daß von ihr ein allzu reichlicher Gebrauch gemacht wird. AVICENNA (980—1037), der Hauptvertreter der arabischen Medizin, dessen Kanon jahrhundertelang, ähnlich wie die Werke GALENS, für die Heilkunde maßgebend war, kennt 650 zusammengesetzte Heilmittel. Diese Art der Rezeptur führt zu einer immer weiter um sich greifenden Polypragmasie, bei der Rezepte mit 10, 20 oder noch mehr Einzelbestandteilen fast die Norm bilden. Wenn der Patient diese Mischung, die meist zahlreiche Substanzen aus der „Dreckapotheke" enthält, glücklich herunter bekommt, so kann sich höchstens der Arzt glücklich fühlen. Eine rationelle Therapie kann aus diesen Grundlagen nicht erwachsen, zumal die Entscheidung über die Zweckmäßigkeit der Mischung nicht von der Erfahrung aus gefällt wird, sondern aus rein deduktiven und spekulativen Erwägungen erwächst. Auch in der Renaissance bewegt sich die Therapie trotz der besseren und erneuten Kenntnis des alten Schrifttums in einer ursprünglichen Gestalt praktisch in den gleichen Bahnen.

Es ist nur folgerichtig, wenn diese polypragmatische Therapie im Handeln des Arztes das wesentliche Moment für die Heilung sieht. Aus diesen Gründen ergibt sich schließlich eine völlige Abkehr von der hippokratischen Lehre über die Wichtigkeit der Naturheilkraft, die eine abwartende Haltung bevorzugt und eine individuell angepaßte Therapie für das Richtige hält. In der mittelalterlichen Medizin ist beispielsweise die exspektative Behandlung so wenig geschätzt, daß GILBERTUS ANGLICUS im 13. Jahrhundert berichtet, er müsse in der Praxis die exspektative Therapie aufgeben, weil er sonst seinen Zeitgenossen als Sonderling erscheine.

Im Gegensatz zu dieser späteren Entwicklung tritt bei HIPPOKRATES die therapeutische Verwendung von Pharmaka in der Regel hinter den diätetisch-physikalischen Maßnahmen zurück. Vergleicht man die in den hippokratischen Schriften aufgeführten Medikamente mit den vorhippokratischen Heilschätzen Griechenlands, Ägyptens und Indiens, so zeigt sich unverkennbar, daß HIPPOKRATES hier völlig auf der alten Überlieferung fußt. Neuerungen auf dem Arzneimittelgebiet sind von ihm nicht eingeführt worden. Trotzdem bedeutet seine Lehre für die Arzneimittelkunde einen gewaltigen Fortschritt, da durch sein System der überlieferte therapeutische Apparat weit erfolgreicher und zielbewußter eingesetzt werden kann. Aus der Unterordnung der medikamentösen Heilpraxis unter die diätetisch-physikalische Allgemeinbehandlung erwächst die Einordnung in einen allgemeinen Heilplan. Außerdem wird auf eine vorsichtige und abwägende Anwendung der Medikamente geachtet, damit sie sich nicht unzweckmäßig auswirken. HIPPOKRATES ist sich bewußt, daß viele der empfohlenen Mittel sehr heftig wirken und daß sie unter Umständen eine Gefährdung des Patienten herbeiführen können. Mehrfach findet sich in seinen Schriften der Hinweis, daß man mit dem Gebrauch von Abführmitteln vorsichtig sein soll, und es ist ausdrücklich betont, daß die Gesunden derartige Drogen nicht verwenden sollen. In den Aphorismen steht, „diejenigen, welche sich einer ungetrübten Gesundheit erfreuen, zerrütten diese schnell durch Abführmittel, sowie die, welche schlechte Nahrung genießen. Abführmittel bekommen Gesunden nicht gut." Auch bei den Kranken hält er nicht unbedingt und in jedem Fall die therapeutische Anwendung von Purgantien für zweckmäßig; er empfiehlt daher, die Ausscheidung der krankhaften Stoffe wenn möglich der Natur zu überlassen: „Sich Abscheidendes oder gehörig Abgeschiedenes soll weder getrieben noch von neuem geschärft werden, weder durch Arzneien noch andere Reize, sondern in Ruhe gelassen werden. Was man ausführen muß, führe man da aus, wohin es am meisten hindrängt, durch die zweckmäßigen Orte." (Aphorismen.) Diese Einschränkung im Gebrauch von Abführdrogen ist erst in ihrer ganzen Bedeutung zu ermessen, wenn man bedenkt, daß nach der ägyptischen Ansicht die meisten Krankheiten durch den unmäßigen Genuß von Nahrungsmitteln entstehen, so daß eine monatliche Reinigung des Darmes an drei Tagen regelmäßig zu erfolgen hat.

Schließlich wissen die Hippokratiker auch darum, obgleich sie die Emetika gerne benutzen, daß das Auftreten von Erbrechen u. U. nicht als ein günstiger Effekt zu werten ist. Sie versuchen sogar in vielen Fällen das Erbrechen durch aktive therapeutische Gegenmaßnahmen zu bekämpfen. Bei HIPPOKRATES kommt als weiterer Vorzug eine hochentwickelte ärztliche Ethik hinzu. Alle diese Vorteile dieser Therapie liegen derart offensichtlich zutage, daß an ihrer Leistungsfähigkeit und Nützlichkeit nicht gezweifelt werden kann.

Wenn nötig, schreckt HIPPOKRATES indes nicht davor zurück, seine abwartende Haltung aufzugeben, um, soweit es die Umstände erfordern, schnell und energisch vorzugehen. Er greift unter diesen Umständen auch zu drastischen Mitteln und brüsken Behandlungsverfahren, da „für die schlimmsten Erkrankungen die schlimmsten Behandlungsweisen, mit Umsicht ausgeführt, die wirksamsten sind" (Aphorismen). „Wenn es nötig ist, muß man Entleeren bis zur Ohnmacht" (Aphorismen), eine Maßnahme, die uns heute völlig ungeeignet erscheint. Darüber hinaus finden sich im hippokratischen Schrifttum eine ganze Anzahl von Medikamenten, die infolge ihrer ungewöhnlichen Giftigkeit aus unserem Arzneimittelschatz nahezu gänzlich verbannt sind, weil selbst in geeigneter Dosierung und bei Verwendung als Reinsubstanzen schädigende Nebenwirkungen kaum zu umgehen sind. Dabei sind den antiken Ärzten diese ungünstigen Wirkungen recht gut bekannt, wie es die genaue Beschreibung der Vergiftungssymptome sowie der häufig zu findende Hinweis auf eine vorsichtige Dosierung und Anwendung zeigen. Eine derart vorsichtige und abwägende Einstellung zur Therapie ist aber bei den Nachfolgern des HIPPOKRATES meist nicht mehr festzustellen, so daß in den folgenden Jahrhunderten leider allzu oft die relativ gefährlichen Brech- und Abführmittel in übertriebener Weise gebraucht werden.

Die Tatsache, daß im hippokratischen Schrifttum als Abortiva giftig wirkende Pflanzen, wie Conium maculatum, Delphinium staphisagria, Veratrum album, Helleborus und zahlreiche Drastika, sowie giftige Mineralien, wie Grünspan und Bleiweiß, empfohlen werden, soll nur nebenbei erwähnt werden. Die künstliche Herbeiführung des Abortes wird im ganzen Altertum nicht als strafbar angesehen. Trotzdem bleibt die Verordnung dieser Mittel in zweierlei Hinsicht bemerkenswert. Einmal, weil sie im Gegensatz zur hippokratischen Eidesformel steht, welche die Abtreibung der Leibesfrucht als unzulässig ablehnt, und zweitens, weil die innerliche Anwendung dieser Mittel nicht ungefährlich ist. Wörtlich heißt es im Eid des HIPPOKRATES: „Ich werde an niemand ein tödlich wirkendes Gift abgeben, auch auf Verlangen nicht. Ich werde auch keinem solch verwerflichen

Rat erteilen, ebensowenig werde ich einem Weib ein Mittel zur Vernichtung des keimenden Lebens geben." Damit werden Forderungen erhoben, die zum Teil in vollständigem Widerspruch zum Zeitgeist stehen. Selbstmord und Euthanasie waren durchaus legitim im Altertum, und die Ärzte haben oftmals Gift für diesen Zweck ihren Patienten gegeben, weil sie überzeugt sind, daß eine unheilbare Krankheit den Selbstmord berechtige. Ebenso ist die Fruchtabtreibung üblich; schwächliche Kinder werden nicht nur in Sparta, sondern auch in Athen ausgesetzt. Es erscheint demnach schwer, zu deuten, wie die Lehren des Eids und die praktische Handhabung miteinander vereinbar sind. SIGERIST hat diese Rätsel dadurch lösen können, daß er nachwies, daß der Eid aus der Schule des PYTHAGORAS (um 500 v. Chr.) stammt. Die Pythagoreer waren die einzigen Philosophen, die den Selbstmord in jeder Form als Sünde verurteilten, ebenso verwarfen sie den Abort, weil sie den Foetus bereits im Mutterleib als ein beseeltes Lebewesen betrachteten. So ist dieser Eid einer bestimmten metaphysischen Haltung entsprungen und spiegelt die Ansicht einer kleinen Gruppe pythagoreischer Ärzte wider. Er hat deshalb im Altertum nicht die Rolle gespielt, die wir ihm gemeinsam zuschreiben, sondern ist erst durch das Christentum zu seiner Bedeutung gekommen, da die Ethik des Christentums mit diesen Formulierungen völlig übereinstimmt.

Abgesehen von HIPPOKRATES findet sich in der „Professio medici" des römischen Hofarztes SCRIBONIUS LARGUS zur Zeit des Kaisers CLAUDIUS im ersten nachchristlichen Jahrhundert die gleiche Aufforderung an die Ärzte, daß „nicht einmal dem Feind im Felde derjenige giftiges Medikament geben soll, der durch den medizinischen Zunfteid gebunden ist. Mag er ihn auch gegebenenfalls als Vaterlandsverteidiger und Staatsbürger verfolgen; denn die Heilkunde achtet weder die Stellung noch die Person; nein, in gleicher Weise verspricht sie sich zur darbietenden Hilfe allen Flehenden und fügt niemandem Schaden zu. HIPPOKRATES, der Erzgründer unseres Berufsstandes, hat dessen Beginn mit einem Eide tradiert; in ihm gilt heilig, keiner Schwangeren ein abtreibendes Medikament zu verabreichen oder solches praktisch zu lehren; denn er formte die Seele der Schüler zur reinen Menschlichkeit." Ebenso fordert die Schule von Salern von dem Doktoranden der Medizin, daß er nichts Falsches und Lügenhaftes lehrt, daß er ferner von Armen angebotenen Lohn nicht nimmt, daß er seine Patienten zum Bußsakrament anhält, keinen unehrenhaften Umgang mit Gewürzkrämern hat, den Schwangeren kein Abortivmittel gibt und dem menschlichen Leib kein Gift zufügt.

In der Wirklichkeit werden aber all diese schönen Regeln nur vereinzelt beachtet. Schon im Corpus hippokratikum finden sich zu abführenden oder brecherregenden Zwecken viele Substanzen aufgezählt, die außerordentlich stark lokal reizend wirken. Selbst eine vorsichtige Dosierung und eine geeignete Aufarbeitung der Drogen bieten keine sichere Gewähr dafür, daß die lokalen Reizwirkungen immer auf das gewünschte, erträgliche Ausmaß beschränkt bleiben. Dies gilt für die Euphorbiaceen, Scammonium und Elaterium sowie für die Bryonia alba und wahrscheinlich auch für die knidischen Purgierkörner (Daphne Gnidium). Man war sich dieser schädigenden Nebenwirkungen wohl bewußt, gab daher diese Mittel nicht gerne in unverdünntem Zustande, sondern in Kombination mit Seseli, Anis und anderen und achtete auf eine niedrige Dosierung.

Andere Drogen, wie Helleborus niger, besitzen außerdem resorptiv wirkende Eigenschaften von hoher Intensität, so daß bei diesen die Möglichkeit einer Schädigung erst recht gegeben ist. Diese Tatsache ist den antiken Autoren nicht entgangen. KTESIAS, ein Zeitgenosse des HIPPOKRATES, und THEOPHRAST (372 bis 288/87) schreiben jedenfalls, daß der Genuß von Helleborus manchem Menschen und Tier das Leben gekostet hat. Trotzdem begegnet man der Verordnung dieser Droge als Abführ- und Brechmittel bei zahlreichen antiken und mittelalterlichen Autoren, wie HIPPOKRATES (460—377 v. Chr.), GALEN (129—201 n. Chr.), ARETAEUS (2. Jahrhundert n. Chr.), JOH. MESUE († 857) u. a. In der späteren Literatur ist man nicht mehr ganz so einig. Während BOCK (1498—1554) vor dem Giftcharakter der Nieswurz warnt, rühmt MATTHIOLUS (1500—1577) ihre galle- und schleimtreibende Wirkung. Ebenso lobt sie BECHER in seinem Parnassus medicinalis 1663 sehr hoch; in STAHLS (1659—1734) „Materia medica" heißt es im Kapitel über „Niese-Wurtz": „Seine Gattungen sind Helleborus albus und niger. Die schwartze Niese-Wurtz ist bey Geschwüren das beste Laxiermittel, ingleichen unter die Laxier-Träncke beym Krebse, mit anderen versetzt, dienet sie in viertägigen Fiebern, ihre Würckung verrichtet sie am meisten in das Intestinum rectum, befördert auch die goldne Ader bey Leuten, welche dazu einen Ansatz haben. Äußerlich beizet und reiniget sie, hat auch ihren Nutzen bei Geschwüren, welche harte Ränder haben." Selbst bis ins 19. Jahrhundert hinein findet sie Anwendung zur Heilung von Geisteskrankheiten und als Laxiermittel.

Die schwarze Nieswurz gehört zu den wenigen Pflanzen, die Gnade in den Augen von PARACELSUS (1493—1541) finden, und er empfiehlt sie bei Fallsucht, Podagra, Schlag- und Wassersucht. Außerdem haben nach seiner Ansicht die alten Weltweisen die Pflanze als lebensverlängerndes Mittel angewandt, wobei es notwendig war, die Blätter zur rechten Zeit, nämlich bei hochstehendem Saturn, der durch einen guten Schein des Jupiters und des Mondes erleuchtet ist, zu sammeln und zu trocknen. Im einzelnen führt er aus: „So die bletter der schwarzen nieswurzen am schatten getrocknet werden durch den luft von Orient und nachfolgend in ein pulver gestoßen und mit so vil reins feins zucker gemischt, als schwer die bletter seind, so ist es bereit wie die ersten philosophi der arzten angefangen haben diese bletter zu gebrauchen. nun merket aber auf diesen prozeß, wie er iezt beschriben ist, die gar alten ersten philosophie haben sich großer gesuntheit gepflogen und zu komen auf ein langes leben mit frölicher gesuntheit. zu dem selbigen end zu komen, haben sie diese arznei von der schwarzen nieswurzen gebraucht, aber darzu uch ein ordentlich und ein ziemlich regiment gehalten, wie sich dan gebüret einem jeglichen, der zu seinem recht gegebenen ende komen wil. nun aber haben sie dieses kraut angefangen zu brauchen nach den 60. jaren . . . nun aber mit der zeit sind auferstanden die humoristen arzt, die sich der natürlichen secreten nichts achten, sonder ir unergründen theoric, on erkantnus der natürlichen rechten eigenschafften. die selbigen haben erdacht purgirn, cristirn, syrupsirn etc haben sich understanden in eim tag zu tun, so vil als diese bletter in 20 jaren oder 30. dadurch ist nun die kraut in verachtung komen und aus dem sinn geschlagen und alle gedanken in das clystirn, purgirn etc gesetzt."

Ähnlich besitzt Veratrum album starke resorptive Giftwirkungen. Die Hippokratiker raten daher, um den schädlichen Wirkungen des Veratrums vorzubeugen, den Zusatz eines anderen Brechmittels. Der Ausspruch des HIPPOKRATES, daß Krampf nach Gebrauch eines Abführmittels sehr gefährlich sei, dürfte sich auf dieses Mittel beziehen. Trotzdem glaubt man, auf die Anwendung der weißen Nieswurz nicht verzichten zu können, da man ihr neben anderen Indikationsstellungen, z. B. als Expektorans und Abortivum, besondere Wirkungen bei der Epilepsie und anderen Geisteskrankheiten zuspricht. HUFELAND (1762—1836) empfiehlt noch in seinem Enchiridium das wirkungsverwandte Aconit bei der Epilepsie.

Die innerliche Zufuhr von Conium maculatum als lochienförderndes Mittel, von Cantharidin als Diuretikum und Abortivum bzw. die von Aconitin als Narkotikum (PARACELSUS benützt es sogar als Drastikum) zeigen in gleicher

Weise, wie häufig im Altertum und Mittelalter selbst bei vorsichtig abwägenden Autoren überaus giftige Pflanzen als geschätzte Heilmittel galten. Dabei sind gerade bei diesen Mitteln objektive Anhaltspunkte für eine besonders günstige Heilwirkung nicht gegeben. Infolgedessen meiden wir sie heute in der Therapie. Wie Vergiftungsfälle der neueren Literatur (HAAS und POETHKE, Samml. v. Vergiftungen 13 A 930, 1943, WENDEL, Klin. Wschr. 1947, 688) zeigen, schützen bei einzelnen dieser Pflanzen selbst ein hoher Verdünnungsgrad und der Gebrauch kleinerer Mengen nicht mit Sicherheit vor dem Auftreten von Intoxikationserscheinungen und tödlichen Wirkungen.

Ebenso sind die drastischen Abführmittel heute aus dem Arzneischatz verschwunden und durch milder wirkende Mittel ersetzt. Diese sind zum Teil bereits auf einer sehr frühen Stufe der Menschheitsentwicklung als Heilmittel entdeckt und benutzt worden, und ihre schriftlichen Überlieferungen gehen auf die ältesten Arzneibücher zurück.

So soll der Rhabarber den Chinesen schon lange vor dem christlichen Zeitalter bekannt gewesen sein. Erstmalig erwähnt ist er um 2500 v. Chr. in dem von CHEN-NUNG verfaßten Kräuterbuch; wahrscheinlich ist er lange vorher in seiner Heimat schon benutzt worden. Außerdem wird er bei CHO-CHIU-KEI, dem chinesischen HIPPOKRATES, genannt (220 n. Chr.) und als Allheilmittel gepriesen. Auch GALEN berichtet, daß der Rhabarber von den Indern bereits geschätzt wurde.

Ähnlich wurde der Rizinussamen sehr frühzeitig medizinal verwandt; so erscheint er im PAPYRUS EBERS (1550 v. Chr.) als Purgans und Haarwuchsmittel. Aus Inschriften an den Tempelwänden geht hervor, daß zur Zeit der XII.Dynastie, 2000—1785 v. Chr., ein planmäßiger Anbau von Rizinus betrieben wurde, und Gräberfunde aus dem 4. Jahrtausend v. Chr. zeigen, daß der Rizinussamen, den man den Toten mitgab, in hohem Ansehen stand. Außer in Ägypten war der Rizinus bei den alten Indern sowie in der alten mexikanischen Therapie bekannt. Angeblich soll er 300 Jahre v. Chr. in dem indischen Werk „Kautilyas Arthasastra" als pflanzliches Gift bezeichnet sein. In den Schriften SUSRUTAS ist er ausdrücklich als Abführmittel genannt. Wahrscheinlich ist er ebenso frühzeitig bei den Chinesen verwandt worden.

Eine weitere Droge, die in ihrer medizinischen Anwendung auf entlegene Zeiten zurückgeht, ist die Aloe. Das Holz galt in Indien als besonders wertvoll, und die indischen Weisheitslehrer verbrannten es, um die Meditation und den Gedankenreichtum zu fördern. Diese Pflanze soll schon 2—3 Jahrtausende v. Chr. im nördlichen Somaligebiet als Heilmittel verwendet worden sein. Nach Ägypten gelangte sie durch die Handelsexpeditionen der Königin HATSCHEPSUT um 1500 v. Chr.; sie ist vermutlich von den Punt-Ländern importiert worden. Wir finden sie auch im PAPYRUS-EBERS genannt. Es ist aber fraglich, ob die dort erwähnte Pflanze mit unserer Aloe identisch ist.

Schließlich sind die Crotonsamen im Kräuterbuch des chinesischen Kaisers CHEN-NUNG (2760 v. Chr.) angegeben. „Wenn du Kälte oder Hitze aus dem Körper treiben, den Atem verbessern, die Verdauung erleichtern, Krankheiten heilen willst, gebrauche die Drogen dieser Klasse"; zu diesen zählen unter Rheum palmatum und verschiedenen Euphorbiaarten auch die Crotonsamen.

Diese uralten therapeutischen Erfahrungen sind in den späteren Jahrhunderten teilweise verlorengegangen oder nur in geringem Ausmaße benutzt worden. Dies muß eigentlich überraschen, da man sonst in der Medizin beobachten kann, daß die einmal bekannten therapeutischen Maßnahmen nahezu ohne Unterbrechung durch die Jahrhunderte weitergegeben werden und daß im medizinischen Schrifttum innerhalb der verschiedenen Völker hinsichtlich der Medikationen eine große Übereinstimmung besteht. Das gleiche gilt für die mittelalterliche Medizin, die sich fast unverändert an die Angaben GALENS anlehnt.

Bei der Aloe ist die Kontinuität der Erfahrung relativ noch gut gewahrt. DIOSCURIDES (1. Jh. n. Chr.), CELSUS (1. Jh. n. Chr.) und SCRIBONIUS LARGUS (1. Jh. n. Chr.) bezeichnen sie als Abführmittel. Beim letzteren erfreut sie sich einer außerordentlichen Beliebtheit, so daß sie bei 10 verschiedenen Krankheitszuständen empfohlen wird. DIOSCURIDES und CELSUS schätzen sie gleichzeitig wegen ihrer blutstillenden Eigenschaften. Über die arabische Medizin findet sie dann Eingang in die deutschen Apotheken, wo sie im 13. Jahrhundert z. B. von ALBERTUS MAGNUS (1193—1280) in Form des Succus Aloes inspissatus verordnet wird.

Außerdem gibt DIOSCURIDES eine Beschreibung der Rizinuspflanze und ihrer Anwendung als Purgans, mehr ist ihr Öl als Brennmaterial und zur Bereitung von Salben geschätzt. Innerlich wurde es im Altertum wie auch im Mittelalter kaum verwendet. Erst im 18. Jahrhundert ist es wieder als mildes Abführmittel in die Medizin eingeführt worden, und zwar besonders durch eine 1765 veröffentlichte Dissertation von CANVANTE, der das Mittel in Westindien kennenlernte.

Der Rhabarber ist speziell als Abführmittel in der Antike nicht in Gebrauch gewesen, obwohl er der griechischen und römischen Medizin wohl bekannt war. Wahrscheinlich gelangte die Droge aus dem westlichen China über Land bis an das Schwarze Meer und erhielt auf Grund dieser Herkunft den Namen Rha ponticum, pontische Wurzel, oder Rha barbarum. Unter diesem Namen findet sie sich bei DIOSCURIDES (1. Jh. n. Chr.) erwähnt, der sie bei blutigen Durchfällen, Blutspeien und ähnlichen Zuständen anwendet. CELSUS (1. Jh. n. Chr.) nennt sie in seinem Mithridatischen Gegengift. PLINIUS (23—79) kennt den pontischen Rhabarber und die Tatsache, daß in ihm reichlich Gerbstoff enthalten ist. So erwähnt er eine Gerbstoff-Eisenreaktion bei der Prüfung des Grünspans auf Atrament (eisenhaltiges Kupfervitriol). Erst die arabischen Ärzte AVICENNA († 1037) und JOH. MESUE († 857) wußten jedoch sicher, daß der Rhabarber chinesischen Ursprungs ist, und haben ihn medizinal in stärkerem Umfange benutzt. Doch bleibt er für AVICENNA ein Lieblingsmittel, das er zur Appetitanregung verwendet, und ABU MANSUR (975) kennt nur eine Verordnung bei Blutstockung der Leber, Blutspeien, Herzklopfen und blutigem Durchfall. Ferner soll er gegen Bißwunden giftiger Tiere, gegen Ermüdung des Körpers sowie Nerven- und Muskelkrämpfen helfen. Trotz dieser umfassenden Indikationsliste wird er in den folgenden Jahrhunderten wenig benutzt, weil er schwierig zu beschaffen und deshalb sehr teuer ist.

Ebenso hat das Crotonöl wahrscheinlich erst durch die Vermittlung der Araber in die Medizin Eingang gefunden. Die arabischen Ärzte wußten gleichzeitig um seine giftigen Wirkungen. RAZES († 925) schreibt: „Wenn dieses Arzneimittel nicht mit großer Umsicht genommen wird, so hat es tödliche Wirkung." Sobald die arabische Medizin ihre Bedeutung verliert, verschwindet das Crotonöl wieder aus dem Heilschatz, und erst vor etwa 100 Jahren taucht es wiederum in der europäischen Heilkunde auf.

Die Einführung der heute beliebten Sennesblätter und Tamarinden als Abführmittel verdanken wir ebenfalls der arabischen Medizin. Dabei sollen die Sennesblätter weit früher bekannt gewesen sein. Erstmalig genannt sind sie anscheinend in einem jetzt 2000 Jahre alten Papyrus.

Die Empfehlung zu medizinischen Zwecken geht auf SERAPION um 200 v. Chr. zurück. Ebenso kennt sie JOH. MESUE; er benutzt sie aber nicht als Purgans, sondern bei Augenleiden. Im Kräuterbuch von LEONHART FUCHS (1501—1566) werden die Sennesblätter dagegen ausdrücklich unter die Abführmittel eingereiht.

Eine größere Bedeutung gewinnen sie in der praktischen Therapie, vor allem seit dem 18. Jahrhundert, das die Erfindung des Wiener Trankes brachte und damit die Sennesblätter zu einem der meistbenutzten Mittel machte.

Die ersten Nachrichten über die Tamarinden erhalten wir von dem persischen Arzt ALHERVI (970 n. Chr.) und von ABU MANSUR. MESUE, der eine genaue Anweisung für die Herstellung und Aufbewahrung gibt, weiß bereits zu berichten, daß die Fälschung des Tamarindenmuses üblich ist. Seit dem 15. Jahrhundert sind die Tamarinden in den deutschen Apotheken zu finden, gelangen aber nie zu besonderer Wertschätzung, bis sie in der neueren Zeit in Frankreich als Abführmittel wieder zur Geltung kommen.

Zu diesen Drogen gesellt sich durch die Erschließung neuer geographischer Räume aus den nordischen Ländern die Fangularinde. Als erster weist PETRUS DE CRESCENTIIS im Jahre 1305 auf ihre abführende Wirkung hin. Sie gelangt im 17. und 18. Jahrhundert zu großer Beliebtheit, man bezeichnet sie mit Rhabarber plebejorum und benutzt sie wegen ihrer leichten Beschaffungsmöglichkeit außerordentlich häufig.

Eine weitere Bereicherung erfahren die Abführdrogen durch die amerikanische Pflanzenwelt. Hierher gehört die Cascara sagrada (Cortex Rhamni purshiana). Seit den 80er Jahren des vorigen Jahrhunderts gelangt sie reichlich nach Europa und wird seitdem neben der einheimischen Faulbaumrinde benutzt. Auch die Podophyllwurzel ist amerikanischen Ursprungs. Von OSIANDER (1759—1822) wird sie als eines der gebräuchlichsten Purgier- und Wurmmittel der nordamerikanischen Indianer bezeichnet. Seit Ende des 18. Jahrhunderts wird sie in größerem Umfange therapeutisch verwandt; ihre Einführung in die englische Pharmakopoe datiert aus dem Jahre 1864, nachdem sie seit 1664 in den botanischen Gärten Englands kultiviert worden ist.

Die Tubera Jalapae übernehmen die Spanier von den Indianern. 1509 gelangen sie nach Europa und wurden bereits 1530 in Sevilla verwendet und von MONARDES (1493—1588) ausführlich beschrieben. In Deutschland sind die Tubera Jalapae seit 1650 bekannt. Vor allem die Leipziger Medizinische Fakultät setzt sich für eine Verwendung als Purgans und Anthelminthikum ein. Heute haben sie, ebenso wie die Podophyllwurzeln, infolge ihrer drastischen Wirkung kaum noch eine Bedeutung.

Insgesamt gesehen sind also die heute üblichen Abführmittel seit undenklichen Zeiten in ihrer Wirkung bekannt, ihre Einführung in den modernen Therapieschatz erfolgt jedoch nie gradlinig, sondern auf mannigfaltigen Umwegen. Fast immer lassen sich lange Zeiträume nachweisen, wo sie praktisch nicht angewandt werden. Nur die Coloquinthen werden in nahezu ununterbrochener Reihenfolge therapeutisch benutzt. Da sonst ein reger Warenaustausch und vielseitiger Drogenhandel im Altertum üblich ist, können Beschaffungsschwierigkeiten sicherlich keine Rolle spielen. HERODOT (Mitte des 5. Jahrhunderts v. Chr.) beschreibt z. B. ausführlich die Anpflanzung von Ricinus communis in Ägypten sowie die Gewinnung seines Öls, die entweder durch Zerstampfen und Pressen der Körner oder durch Erhitzen über dem Feuer geschah. Man muß daher wohl folgern, daß die stark wirkenden Drastika absichtlich bevorzugt gebraucht werden, weil man von dieser Therapie durch die gründliche Ausleerung des Darmes eine raschere und sichere Beseitigung der Krankheitsursache erhofft.

Die Hippokratiker geben indes die Abführ- und Brechmittel nicht ausschließlich zu ausleerenden Zwecken im Sinne einer Reinigung und Säuberung des Darmes, sondern weit häufiger in der Absicht, eine ableitende Therapie zu treiben, den Säftestrom eines erkrankten Organs oder Körperteiles von diesem abzuziehen, um auf diese Weise die Krankheitsursache von dort nach außen abzuleiten. Wir finden dementsprechend im hippokratischen Schrifttum als Indikationsgebiete für Abführmittel genannt: Blutungen im Bereich der Luftwege, Entzündungen innerer Organe, Hautkrankheiten, chirurgische Erkrankungen mit Neigung zur Eiterbildung, Hydrops und andere. Eine ähnlich wichtige Rolle spielen die Brech- und Niesmittel, deren Anwendungsbereich eher noch weiter gesteckt ist. So sollen diese Mittel z. B. bei der Epilepsie und anderen Geisteskrankheiten Hilfe bringen. Gerade diese Indikationsstellung wird im Laufe der geschichtlichen Entwicklung in einem Umfange ausgeweitet, daß sich bei OREIBASIUS (325—403 n. Chr.) eine von PHILUMENOS angegebene Kur findet, bei der über lange Zeit Helleborus, Euphorbiaceen, Coloquinthen und andere lokal reizende Stoffe gegeben werden. Eine ähnliche Medikation schreibt PAULOS VON AEGINA (Anfang des 7.Jahrhunderts n. Chr.) für die Behandlung von Epileptikern vor, wobei der Patient wochenlang mit derartigen Mitteln behandelt wird. Die Hartnäckigkeit der Krankheit soll dazu berechtigen, eine Schwächung und Gefährdung des Patienten mit in Kauf zu nehmen. Tödliche Zwischenfälle dürften sicherlich bei dieser „Pferdekur" nicht allzu selten gewesen sein. Vielleicht erklärt sich dadurch auch, daß man viele Jahrhunderte lang bei der Epilepsie zwischen einem chronischen Stadium und einem akut tödlichen Verlauf dieser Erkrankung unterschieden hat. Diagnostische Irrtümer spielen sicher hier mit hinein. Daneben könnte aber die fehlerhafte und gefährliche Therapie in manchen Fällen einen akut tödlichen Ausgang verursacht haben, für den die Erkrankung: Epilepsie selbst keine Veranlassung bietet.

Im Laufe der geschichtlichen Entwicklung werden die ausleerenden Kuren auf immer weitere Anwendungsgebiete ausgedehnt. Gleichgültig um welche Krankheit es sich handelt, greift man immer wieder zu den Abführmitteln, so schreibt beispielsweise GÄBELKOVER in seinem um 1590 erstmalig gedruckten Arzneibuch: „Wie wohl ich viel versucht hab für das Podagram, so hab ich doch nichts gewisseres befunden, denn oft purgieren." Und KNAB weiß in seinem Gichtregimen aus dem Jahre 1469 nichts Besseres zu empfehlen, als daß man mindestens zweimal im Jahr um die Zeit des Herbstes und des Lenzes aus prophylaktischen Gründen jeden Menschen purgieren lasse, da auf diese Weise sein Gesundheitszustand am besten gefördert werde. Diese Meinung hält die Volksmedizin in den sog. Frühjahrskuren heute noch für richtig.

Eine große Zahl von Büchern, die sich ausschließlich mit den Abführmitteln beschäftigen, zeigt besser als alles andere, welche Bedeutung diese Drogen in der Heilkunde besessen haben. Beispiele dieser Art bildet das Buch über Abführmittel des arabischen Arztes JOHANN MESUE, der wahrscheinlich im 9. Jahrhundert n. Chr. lebte. Ebenso behandelt VALERIUS CORDUS (1511—1544) in seinem Dispensatorium die Medicamenta purgantia. J. DALECHAMPS schreibt ein eigenes Buch: De plantis catharticis, desgleichen DODONAEUS im Jahre 1574 und BRASAVOLO im Jahre 1555. Auch CONRAD GESSNER (1516—1565) zählt die Purgiermittel und die Brechmittel in alphabetischer Ordnung einzeln auf. ROLFINK veröffentlicht 1667 zur Eröffnung des botanischen Gartens in Jena eine besondere Schrift über die vegetabilischen Abführmittel. Alle diese Werke bezeugen die Wertschätzung der Abführmittel. Außerdem findet man immer neue Substanzen, die man zur Durchführung ausleerender Kuren einsetzt. Auf die Verwendung des Quecksilbers mit dieser Indikationsstellung wurde bereits hingewiesen. Das Antimon in Form des Brechweinsteins hat man in ähnlicher Weise benutzt, um die Eindickung und Stockung der Säfte in den Blut- und Lymphwegen zu beseitigen. Ein solches Vorgehen kann äußerst gefährlich werden, wenn die Dosierung ungenau vorgenommen wird und man mit den Dosen bis an die Grenze des toxischen Bereiches hinaufgeht. Beides geschah nur zu oft.

So ergeben sich aus dem Prinzip der ableitenden und ausleerenden Therapie im Laufe der geschichtlichen Entwicklung eine Reihe recht nachteiliger Folgen, die der behandelte Patient häufig mit einer ernsthaften Gesundheitsschädigung oder sogar mit dem Leben bezahlen mußte. Vor allem im 16. und 17. Jahrhundert artet die Überschätzung von Aderlaß und Purgiermitteln zu einer geradezu unsinnigen und einseitigen Manie aus. Diese Zeit war nachgerade eine Periode der Ausscheidungstherapie und der Ausscheidungssucht, bei der man immer wieder die herkömmlichen Entleerungsmethoden, Aderlaß, Purgieren und das Auflegen von Zugpflastern, als ableitende Therapie ausübt. Dazu gesellt sich eine verwirrende Masse von Arzneimitteln. Dieser Zustand hält bis in das 18. Jahrhundert an. Noch bei Benjamin Rush († 1813), dem bekanntesten amerikanischen Arzt seinerzeit, findet sich die Vorstellung, daß alle Krankheiten auf eine einzige zurückgeführt werden können und daß es einer einzigen Behandlungsmethode bedarf, die aus Aderlässen und in der Anwendung abführender Substanzen besteht. Damit glaubt er, den krankhaften Prozeß in jedem Falle kurieren zu können.

Den einsichtigen Ärzten konnten die unerwünschten Auswirkungen der ausleerenden Therapie nicht verborgen bleiben. Chrysippos verwirft bereits im 4. Jahrhundert v. Chr. den Aderlaß und die Abführmittel gänzlich und versucht sie durch Klistiere und Abschnürung der Extremitäten mit Binden zu ersetzen. In ähnlicher Weise weist Asklepiades (seit 91 v. Chr. in Rom tätig) darauf hin, daß die gewaltsam abführenden Mittel nach Möglichkeit überhaupt nicht angewandt werden sollen. In der Praxis scheint er aber nicht allzu großen Wert auf diese Vorschrift gelegt zu haben.

Erst in der Neuzeit tauchen ernsthaftere Bedenken gegen diese entleerenden Kuren auf. Wir haben es vor allem Cobbett in Philadelphia zu danken, daß den Ärzten allmählich die Einsicht dämmerte, wieviel Unheil mit energisch durchgeführten Abführkuren anzurichten ist. Den Anlaß für diese kritische Stellungnahme gegenüber den drastischen Heilverfahren gab Benjamin Rush (1745 bis 1813), der 1793 anläßlich einer Gelbfieberepidemie verkündete, daß er eine unfehlbare Kur besitze, die selbstverständlich auf Aderlaß und Abführen beruhe. Cobbett war sehr mißtrauisch gegen die angeblichen Erfolge dieser Kur, und er zog die Sterbelisten heran, um zu beweisen, daß in der Ankündigung von Rush nicht allzu viel Wahres enthalten sei. Am 12. September 1793 hatte Rush mit der Anwendung seiner Kur begonnen. An diesem Tage ereigneten sich 23 Todesfälle an gelbem Fieber, vom 12. bis zum 15. September stieg die Sterblichkeit bis auf 56 Fälle pro Tag. Am 24. September betrug sie 96 und am 11. Oktober starben nicht weniger als 119 Menschen. In diesen Ziffern sah Cobbett den mathematisch einwandfreien Beweis, daß Rush seinen Patienten nicht half, sondern sie tötete, da in dem Maße, in dem seine Behandlungsmethode angewandt wurde, die Zahl der Todesfälle anstieg. Cobbett beging natürlich mit dieser Schlußfolgerung den Fehler, daß er die Entwicklungskurve der Epidemie nicht genügend berücksichtigte. Aber er schenkte uns mit seinem Vorgehen den ersten Beweis, daß man für die Bewertung eines therapeutischen Verfahrens die Statistik heranziehen muß.. So erwuchs schließlich aus der Humoralpathologie, die jahrhundertelang eine endgültige Lösung zu bieten schien, die Einsicht, daß die Probleme Leben, Krankheit und Tod tatsächlich nicht so einfach zu erklären sind, und aus dem tieferen Eindringen in die medizinischen Wissenschaften reifte endlich die Überzeugung, wie wenig man in Wirklichkeit von der Natur, von den Krankheitsursachen und von den Grundlagen der Therapie weiß.

Die Solidarpathologie und die Therapie

Der gebräuchlichen Redeweise nach gibt es Farbe, Süßes,
Bitteres, in Wahrheit aber nur Atome und Leeres.

DEMOKRIT-Zitat nach GALEN

Der Lehre von EMPEDOKLES (etwa 495—435 v. Chr.) gemäß ist alles Geschaffene aus 4 Urstoffen, Elementen, zusammengesetzt. Sie bilden die Grundlage aller Naturkörper, die sich in ihrer Zusammensetzung voneinander lediglich durch das Vorherrschen eines oder mehrerer dieser Elemente unterscheiden. Ebenso beruhen alle Veränderungen in der Natur auf ihrer Vereinigung oder Trennung. Es gibt infolgedessen nur ein Entstehen, nicht ein Vergehen der Stoffe und nur ein fortdauerndes Schaffen neuer Verbindungen, für das die treibenden Kräfte sind, die Liebe, welche anzieht, und der Haß, welcher abstößt.

In der Medizin ist daraus die sog. Vier-Säfte-Lehre geworden, die unter einseitiger Berücksichtigung der im menschlichen Organismus vorkommenden Flüssigkeiten das Leben an die Säfte bindet, alle physiologischen und pathologischen Vorgänge aus ihrer richtigen oder fehlerhaften Mischung ableitet und in der Therapie einen vollendeten Ausgleich aller entgegengesetzten Kräfte, die in den Elementen wirksam sind, anstrebt.

Beinahe genau so alt ist eine andere Schau der Welt, die $\frac{1}{2}$ Jahrhundert nach EMPEDOKLES von DEMOKRIT und LEUKIPP entwickelt wurde. Dieser Lehre zufolge besteht die Materie aus unendlich kleinen unteilbaren Körperchen, den Atomen, die, qualitativ vollkommen gleichartig, sich durch ihre Größe und Form voneinander unterscheiden. Aus ihrer Bewegung, gegenseitigen Verbindung und Umlagerung entstehen die verschiedenen Formen, Strukturen und Funktionen der Materie.

In der Medizin begegnet man derartigen Vorstellungen zum erstenmal bei ERASISTRATOS (310/300—250/240 v. Chr.), bei dem sich eine deutliche Abwendung von der Humoralbiologie und -pathologie abzeichnet, um dann bei ASKLEPIADES (geb. 124 v. Chr.) in eine völlig atomistisch-mechanistische Richtung einzumünden. Das hat zur Folge, daß auch die Krankheitslehre rein mechanisch aufgefaßt wird, indem man annimmt, daß die krankhaften Lebensvorgänge nicht aus den Säften und der Ausbildung einer Krankheitsmaterie entstehen, sondern von Veränderungen der Atome bzw. Störungen ihrer Bewegungen oder aus einem Mißverhältnis zwischen ihrem Bewegungsraum und ihrer Größe herzuleiten sind. Die Therapie hat dementsprechend auf die Wiederherstellung der normalen Atombewegungen hinzuzielen; die digerierenden, verteilenden und ausleerenden Mittel, mit denen die Humoralpathologie eine Beseitigung der Krankheitsstoffe anstrebt, spielen demgegenüber keine Rolle. Ebensowenig kann es für eine Welt, in der die Atombewegungen rein mechanischer Art sind und alles Geschehen gesetzmäßig und zwangsläufig abläuft, eine zweckmäßige Reaktion des Organismus auf Krankheitsreize geben. Es steht vielmehr für sie fest, daß die hippokratische Lehre von der Physis als Heilpotenz, von den zweckdienlichen Heiltrieben der Natur, ein Phantasma ist, das man ablehnen und bekämpfen muß, weil die Wiederherstellung der Gesundheit allein von einem energischen Eingreifen des Arztes zu erwarten ist, da jede Versäumnis und jedes Zögern nur schaden können. Diese neuen Grundlagen des ärztlichen Denkens, wie sie ASKLEPIADES vertreten hat, haben also erhebliche theoretische und praktische Konsequenzen für die Therapie.

Dieser Gegensatz zu der hippokratischen Elementen- und Säftelehre wird noch stärker mit dem Aufkommen der sog. methodischen Schule (um 50 v. Chr.), die sich selbst diesen Namen zulegt, weil sie aus ihrer Krankheitslehre eine einfache Basis und eine leicht erlernbare Methode für die Therapie herleiten will. Ihr eigentlicher Begründer ist THEMISON AUS LAODIKEIA, ein Schüler des ASKLE- PIADES. Für ihn ist nicht mehr das Verhalten der zirkulierenden Atome selbst, sondern der Spannungszustand der Porenwände von ausschlaggebender Bedeutung. Dieser entscheidet über die Lebensvorgänge und über Gesundheit und Krankheit. Als Krankheitsursache kommt in der Hauptsache ein Zustand abnormer Anspannung (status strictus) bzw. abnormer Erschlaffung (status laxus) der Porenwände in Frage. Daneben gibt es krankhafte Veränderungen, bei denen Symptome vorliegen, die sich auf eine Mischung dieser beiden Zustandsformen beziehen und deshalb als Status mixtus bezeichnet werden. Diese drei bilden ursprünglich die Grundlage (Kommunitäten) aller Krankheiten. An diesem Prinzip hält man auch dann noch fest, als man die Unzulänglichkeit dieses Systems entdeckt und sich gezwungen sieht, weitere Kommunitäten einzuführen, weil keineswegs alle Krankheitsfälle in dieses Schema hineinpassen.

Selbstverständlich hat sich die Therapie in Anpassung an diese Krankheitslehre nach den jeweils vorliegenden Kommunitäten zu richten, für deren Bekämpfung Heilmittel zu wählen sind, die durch ihre erschlaffende Wirkung eine abnorme Spannung verringern oder durch ihren zusammenziehenden Einfluß die Erschlaffung der Porenwände beseitigen. Hierzu bedient man sich vor allem mechanischer und diätetischer Maßnahmen sowie bestimmter Medikamente, denen eine antispasmodische und krampflindernde bzw. tonusfördernde Wirkung zugesprochen wird.

Die Methodiker sind allerdings einsichtig genug, diesen Behandlungsmodus auf die verschiedenen Krankheitsstadien einzustellen. Sie versuchen deshalb, sich in ihrer Therapie den einzelnen Krankheitsphasen, dem Beginn der Klimax und der Rekonvaleszenz anzupassen. Besonders wichtig erschien ihnen die Trennung zwischen akuten und chronischen Leiden. Daraus entwickelt sich eine eigene Behandlungsmethode, die THESSALUS VON TRALLES (1. Jahrhundert n. Chr.) als eine wichtige Neuerung zur Bekämpfung chronischer Krankheiten einführt, indem er bei Vorliegen von erheblichen Veränderungen in den inneren Geweben empfiehlt, durch eine sog. metasynkritische Kur den Organismus in seiner Reaktionslage umzustellen. Dieser Gedanke ist gelegentlich schon von HIPPOKRATES und ASKLEPIADES geäußert worden. Aber erst THESSALUS wendet diese Behandlungsart systematisch bei allen chronischen Krankheiten an. Hierzu benutzt er eine unspezifische Reiztherapie mit Entziehungs- und Fastenkuren. Außerdem verabreicht er scharfe Medikamente, wie Senf, Pechpflaster, scharfe Gewürze, dazu heiße Sandumschläge und anderes, durch die die natürlichen Abwehrreaktionen des Organismus künstlich gesteigert werden sollen.

Dieses Prinzip erweist sich als überaus nützlich und ist unter vielfacher Abwandlung bis in unsere Zeit immer wieder zur Anwendung gekommen. Teilweise haben diese alten ehrwürdigen Behandlungsmethoden mit einer neuen wissenschaftlichen Begründung sogar eine Rehabilitierung erfahren, wie sie im 19. Jahrhundert mit seiner einseitigen Überschätzung der exogenen Krankheitsfaktoren unter dem Einfluß der jungen Bakteriologie undenkbar erschien. So erlebt etwa die therapeutische Anwendung von tierischem oder menschlichem Blut, die seit Jahrtausenden unter anderen Voraussetzungen und Erwartungen als Heilverfahren geschätzt wird, in der Eigenblutbehandlung eine Wiederauferstehung. Ebenso haben wir uns überzeugen müssen, daß die Organtherapie, die beispielsweise in Gestalt der Lebertherapie bei der gefährlichen Form der Blutarmut als neueste Errungenschaft gepriesen wird, bereits in der altpersischen orientalischen Heillehre für die gleiche Krankheit Verwendung findet. Der günstige Einfluß von Entzündungszuständen und Fieber ist den alten Therapeuten ebenfalls nicht unbekannt geblieben. Hier führt ein direkter Weg vom Ferrum candens der hippokratischen Ärzte, von den Haarseilen und Moxen der Volksmedizin über die von E. JENNER (1749—1880) vor 150 Jahren benutzte Brechweinsteinsalbe zur Erzeugung schwerer Hautentzündungen sowie über die Behandlung der Paralyse durch Auslösung einer künstlichen Eiterung am Schädel, wie sie L. MEYER 1870 übte, bis zur modernen Behandlung dieser Nervenerkrankungen durch WAGNER-JAUREGG vermittels Malaria oder sonstiger Infektionskrankheiten.

Selbst die modernen therapeutischen Bestrebungen, die in erster Linie auf den Ergebnissen der Lokalisationslehre, der Bakteriologie und der Immunitätslehre fußen und auf eine spezifische Bekämpfung der Krankheitserreger oder der örtlichen Krankheitsprozesse hinwirken, können nicht auf solche Verfahren verzichten, die eine spezifische Steigerung der Abwehrkräfte im Gesamtorganismus zum Ziele haben. Tatsächlich gibt es kaum eine schwer beeinflußbare Krankheit, bei der diese Form der Therapie nicht einmal erprobt oder vorgeschlagen wurde, und ebenso vielfach wie die Krankheitsbilder, die zu diesen Versuchen Anlaß gaben, ist auch die Zahl der Mittel, die für eine derartige unspezifische Therapie empfohlen werden. Brenneisen, Bluteinspritzungen, Hautreize, Injektionen von Eiweiß, Schwefel, Aminosäuren, Terpentin, fiebererzeugenden Substanzen, abgetötete Bakterienkulturen sind nur eine kleine Auswahl der Mittel, die zum Zwecke einer allgemeinen Leistungssteigerung, einer omnizellulären Protoplasmaaktivierung, einer Umstimmungsbehandlung, einer Reizkörpertherapie benutzt werden. Die Uferlosigkeit der Indikationen und der Heilmethoden deckt sich auf diesem Gebiete, wie bereits diese wenigen Schlagworte zeigen, mit der Unklarheit der Begriffe, die alle im Grunde nur die Tatsache umschreiben, daß irgendwie eine Reaktion des Organismus herbeigeführt wird. Wie diese Änderung zustande kommt, ist letzten Endes unbekannt, und ebensowenig weiß man, wie man zweckmäßig vorgehen muß, um den beabsichtigten Erfolg mit Sicherheit zu erreichen. Alle Versuche, diese Fülle an günstigen Einzelbeobachtungen und Erfahrungen, die auf dem Gebiete der unspezifischen Therapie vorliegen, in den Rahmen einer einzigen umfassenden Theorie hineinzuzwängen, haben kaum einen brauchbaren Gewinn gebracht, und man darf nur hoffen, daß eine gewissenhafte Auslese des wirklich Brauchbaren und eine strenge Sichtung all dieser Behandlungsverfahren uns in unseren Bemühungen um eine echte Entscheidung weiterbringen werden, ob alle diese Veränderungen im Organismus oder ob wenigstens einzelne von ihnen geeignet sind, günstig auf bestimmte Krankheiten einzuwirken. Diese Unklarheit wollte wohl GRUBER (1922) mit seiner Frage ausdrücken: „Was ist denn eigentlich keine Reizkörpertherapie?", und auch BIER (1861—1949) hat einmal behauptet: „Spritzt irgendeinen Dreck ein, der Zersetzung und damit Fieber und Entzündung hervorruft, und welcher täte das in geeigneter Dosierung und Anwendung nicht, so könnt ihr eine Heilwirkung erzielen."

Trotzdem ist nicht zu leugnen, daß auf diesem Gebiet klare und eindeutige Erfolge vorliegen. Dies gilt insbesondere für die günstigen Erfahrungen mit den fiebererzeugenden Mitteln sowie für den Einsatz künstlicher Infektionen bei sonst unheilbaren Krankheiten, wie etwa bei der progressiven Paralyse.

Die alte Säftelehre ist allerdings durch die gegenläufige Entwicklung der Solidarpathologie nie restlos beseitigt worden. Sie gewinnt im Gegenteil durch das unkritische Vorgehen der Methodiker, ihren Verzicht auf jede wissenschaftliche Fundierung und ihren einseitigen Schematismus in der Therapie in den folgenden Jahrhunderten wieder die Oberherrschaft. Andererseits verschwindet der methodische Gedanke nie ganz aus der Medizin, und er erwächst im Zeitalter der Iatrophysik (17. Jahrhundert) und unter dem Einfluß der Lehre von GLISSON (1597—1677), derzufolge die Faser letztes und bestimmendes Formelement im Organismus ist, zu neuem Glanze. Zu diesem Zeitpunkt tritt an die Stelle eines qualitativen Denkens die physikalisch quantitative Krankheitsbestimmung, die schon zuvor·vereinzelt immer Anhänger gefunden hat. Im Mittelalter hat beispielsweise Urso Salernitanus (12. Jahrhundert) bei allen Naturformen den physikalischen Strukturen und Kräften eine wichtige Rolle zugeschrieben. Physikalischen Charakters sind für ihn auch die physiologischen und pathologischen Vorgänge. Er vergleicht sie mit Naturereignissen, wie Erdbeben, Gewittern und Explosionen. Selbst die Wirkung der Arzneimittel und der Diät hängt nach seiner Auffassung weitgehend von der physikalischen Beschaffenheit dieser Stoffe ab. — Dieser Gedanke gewinnt neuerdings mehr an Boden auf Grund der Einsicht, daß die chemische Konstitution als solche für die Wirkung der meisten Pharmaka nicht allein verantwortlich gemacht werden darf. Es ist vielmehr augenscheinlich, daß am Wirkungsmechanismus in der Regel eine Reihe physikalischer bzw. physikalisch-chemischer Faktoren mitbeteiligt ist.

Auch Nikolaus von Cues († 1464) kommt am Ausgang des Mittelalters auf Grund seiner Methodik, durch physikalisches Messen und Experimentieren in die Erkenntnis der Körperwelt einzudringen, zu der Annahme unteilbarer Atome. Von einer rein mechanischen Atomtheorie bleibt er allerdings infolge seiner tiefen Religiosität bewahrt. Indem er seine Technik, durch Feststellung des spezifischen Gewichtes, die Vielfalt der stofflichen Dinge in ihren Einzelerscheinungen voneinander abzugrenzen, auf die Medikamente überträgt, gelangt er sogar zu gewissen Anhaltspunkten für eine zweckmäßige Dosierung der Arzneimittel und leistet damit eigentlich einen wichtigeren Beitrag für die Therapie als Santorio Santorio (1561—1636), der etwa 200 Jahre später gleichfalls das Wägen und Messen zur Grundlage seiner Untersuchungen macht. Für ihn ist nahezu jede Krankheit von einer Störung des unsichtbaren Stoffwechsels durch die Haut, der Perspiratio insensibilis, hervorgerufen, die er als einen ausgesprochen physikalischen Prozeß auffaßt, der sich durch die Poren der Haut und der Atemluft vollzieht. Dadurch entscheidet er sich in der Therapie für allzu einseitige Maßnahmen und empfiehlt bei allen Krankheiten, die eine Unterdrückung der Perspiratio insensibilis hervorrufen, schweißtreibende Mittel. Sein Einfluß auf die Zeitgenossen war außerordentlich groß; er wird nur übertroffen von W. Harvey (1578—1657), dessen Problemstellungen und Gedankengänge ebenfalls weitgehend physikalisch ausgerichtet sind und dessen Entdeckung des Blutkreislaufes (1628) der mechanisch-atomistischen Theorie einen neuen Auftrieb gibt.

Neben Harvey hat vor allem Descartes (1596—1650) einen großen Einfluß auf die Naturwissenschaften und die Medizin ausgeübt, der zur endgültigen Überwindung des mittelalterlichen Denkens geführt hat. Ebenso wie sein Gegner P. Gassend († 1655) vertritt Descartes eine atomistisch-physikalische Denkweise, die sich stark an die Weltsicht eines Epikur (341—270 v. Chr.) und Demokrit (etwa 470—370 v. Chr.) anlehnt. Mit dem Aufkommen der mikroskopischen Technik werden die Naturwissenschaften und die Medizin noch mehr in diese mechanistisch orientierte Betrachtungsweise der biologischen und pathologischen Vorgänge gedrängt, so daß in diesem Zeitraum diese Theorien das ärztliche Denken weitgehend beherrschen. Mit der damals primitiven Optik und dem geringen Auflösungsvermögen der Mikroskope konnte man allerdings von der Gewebsstruktur nicht allzu viel erkennen. Infolgedessen hielt man gewisse corpusculäre Bestandteile des Gewebes, die als Fasern imponieren, für das wichtigste und bestimmende Form- und Grundelement des gesamten Körpergewebes. Man bleibt indes bei dieser morphologischen Betrachtungsweise nicht stehen, sondern fügt hier eine theoretische Ergänzung hinzu, indem man annimmt, daß diese Fasern ihrerseits wiederum aus kleinen unsichtbaren Bestandteilen bestehen, die sich in einer ständigen Bewegung befinden und dadurch die Fasern zum Oscillieren bringen. Diese Bewegungen verlaufen geordnet, solange sie sich innerhalb des geschlossenen Verbandes der festen Gewebsbestandteile vollziehen. In diesem Ordnungsgefüge sind sie weniger leicht angreifbar und zu stören als in den Flüssigkeiten, wo sie nicht so fest gebunden sind. Damit werden die festen Teile, die Fasern, zum eigentlichen Träger des Lebensprinzips und zum beherrschenden Bestandteil des Organismus, an dem sich die krankhaften Prozesse abspielen, wie es die charakteristischen pathologischen Veränderungen bei der Sektion und bei der mikroskopischen Untersuchung beweisen. Selbst für diese Zerstörung an den inneren Organen findet sich im Rahmen dieser Ideenwelt eine entsprechende Erklärungsmöglichkeit. Soweit sie durch Gifte bedingt sind, sollen sie nach der Meinung von SAINT ROMAIN († 1679) darauf beruhen, daß in den Giftlösungen einzelne Atome aus ihrem Verband herausbrechen und nun wie ein Bohrer oder ein Schneidewerkzeug in das Gewebe eindringen und die oscillierende Bewegung der Lebensgeister abstoppen. Gegengifte unterbinden solche isolierten und damit schädigenden Atome in ihrer Beweglichkeit und wirken hemmend auf ihr Zerstörungswerk ein.

Wichtiger für diese solidarpathologische Auffassung vom Wesen des Lebens, für ihre Krankheitslehre und für ihre Therapie erwies sich indes, daß die Fasern die Fähigkeit besitzen, auf innere und äußere Reize anzusprechen und mit Erschlaffung oder Anspannung zu reagieren. Ähnlich wie bei den Vertretern der methodischen Schule hängt es wiederum vom Spannungszustand dieser Elemente ab, ob der Mensch krank oder gesund ist. Krampf, Spasmus und Erschlaffung, Atonie sind die Ursachen fast aller Krankheiten. Die Säfte spielen daneben nur eine untergeordnete Rolle. Veränderungen an den Flüssigkeiten werden stets sekundär angesehen. Sie sind von der Erkrankung der festen Gewebe abhängig, weil sich die Bewegung der kleinsten Teilchen aus den Fasern bis in die Flüssigkeiten hinein fortsetzt und so das normale Gleichgewicht zwischen den festen und flüssigen Bestandteilen gestört werden kann. „Der ist deshalb der beste Arzt, der dieses Gleichgewicht zwischen den oscillierenden Fasern und flüssigen Säften zu erhalten und wieder herzustellen weiß." (BAGLIVI, 1668—1707.)

Selbstverständlich greifen auch die Medikamente an den Fasern an, und sie werden nicht mehr wie in den Areolae des JOHANNES DE ST. AMANDO auf Grund ihrer Wirkung auf die Säfte in Abstersiva, zur Entfernung der dicken und zähen Säfte, in Aperitiva, eröffnende Mittel, in Attractiva, welche die Säfte aus der Tiefe an die Oberfläche leiten, in Fragentia acuitiatem, welche die scharfen Säfte abschwächen, und ähnliche Gruppen eingeteilt. Jetzt gilt nur ihr Einfluß auf die Fasern. Sie werden infolgedessen nach der fasrigen Konstitution verordnet, je nachdem, ob der Patient derbe oder zarte, feuchte oder trockene, gespannte oder erschlaffte Fasern hat. Vorwiegend gibt man nach dem Prinzip „contraria contrariis" bei spastischen Krankheiten Antispasmodika und Sedativa, bei atonischen Krankheiten Tonika und Roborantien, um den krankhaft veränderten Spannungszustand der Fasern wieder zur Norm zurückzuführen. Die Folge ist, daß unzähligen Heilstoffen ein derartiger Wirkungsmechanismus zugeschrieben wird. Bekannt geworden aus dieser Zeit ist vor allem eine von HOFFMANN (1660 bis 1742) empfohlene Mischung aus Äther und Alkohol, die als Universalheilmittel galt und in Form der Hoffmannschen Tropfen sich bis auf den heutigen Tag ihr Ansehen erhalten hat. Daneben gelten als tonusfördernde Mittel Wein, Chinarinde, Kampfer, Eisen und Gewürze. Vom Opium wird gerne zum Zwecke der krampflindernden Wirkung Gebrauch gemacht. Weiter findet sich über das ganze Schrifttum verstreut bei einer Unzahl verschiedenartiger Heilstoffe die Angabe, daß sie krampfstillend und antispasmodisch wirken. Von ihrem Einsatz verspricht man sich in der Regel nicht nur eine Beseitigung der Krankheitssymptome, sondern eine wirksame Bekämpfung der krankheitsauslösenden Faktoren, weil man glaubt, daß der Spasmus nicht nur Krämpfe und Schmerzen bedingt, sondern weitgehendere Veränderungen setzt, wie z. B. Kreislaufstörungen und anderes, die wiederum Blutungen, Entzündungen und Geschwulstbildungen im Gefolge haben können. Nach der solidarpathologischen Auffassung sind die Krämpfe demnach in der Regel gleichbedeutend mit der Krankheitsursache, und es ist möglich, auf diese Weise eine ätiologische Therapie zu treiben. Entsprechend ist der Indikationsbereich für die Antispasmodika sehr weit gespannt, und man hält ihre Anwendung bei der Epilepsie, bei der Chorea, beim Tetanus, bei Muskelkrämpfen, bei Krämpfen im Bereich des Gastrointestinaltraktus, bei Wurm- und Zahnkrämpfen sowie vielem anderen für angezeigt. Reste dieser Anschauung sind in beträchtlichem Umfange im heutigen Schrifttum anzutreffen, ein Beispiel, wie weit altes medizinisches Lehrgut im Volke und selbst in der medizinischen Literatur lebendig bleibt. Besonders im einschlägigen neueren kräutermedizinischen Schrifttum ist die Angabe, daß bestimmte Pflanzen krampfstillend wirken, sehr häufig anzutreffen, und es werden ähnliche Indikationsgebiete wie in den früheren Jahrhunderten genannt. Eine solche Auffassung muß aber äußerst bedenklich erscheinen, da sie jedes ätiologische Denken aufgibt und als Behandlungsgrundlage allein das äußere Erscheinungsbild wertet. Nur so wird es verständlich, wenn unter dem Sammelbegriff Krämpfe derart verschiedene Krankheitsbilder zusammengefaßt werden. Demgegenüber ist aber festzuhalten, daß Krämpfe im allgemeinen nur ein Symptom oder eine Folgeerscheinung, nicht aber die Ursache der Krankheit bilden. Eine antispasmodische bzw. krampfstillende Therapie kann deshalb nach den heutigen Vorstellungen ausschließlich einen symptomatischen Charakter besitzen, weil als Wirkungsmechanismus zentral beruhigende und lähmende Effekte bzw. ein spasmodischer Einfluß auf die glatte Muskulatur bestimmter innerer Organe in Frage kommen. Abgesehen von dieser falschen Grundeinstellung kommt als weiteres ungünstiges Moment hinzu, daß außerordentlich vielen Medikamenten ein tonusfördernder oder krampflösender Effekt zugeschrieben wird, ohne daß hierfür gesicherte Anhaltspunkte gegeben sind. Es ist daher nicht verwunderlich, wenn bei einer kritischen Prüfung von den sog. krampfstillenden und antispasmodischen Heilpflanzen wenige Drogen übrigbleiben, die tatsächlich so wirken.

Es wäre aber ungerechtfertigt, anzunehmen, daß es sich bei der Iatrophysik mit ihrer vorwiegend solidarpathologisch ausgerichteten Denkweise, obwohl sie sich selbst ausdrücklich als Erbin der antiken methodischen Schule bekannte, bloß um einen Rückgriff auf diese alten Überlieferungen gehandelt hätte. Dagegen spricht das Bemühen, stärker mit den gegebenen Tatsachen zu rechnen, auf dem Wege der exakten Beobachtung, unter Einbeziehung der Naturwissenschaften und besonders der Physik, zu einer Neugründung der Physiologie und einer Lösung pathologischer Probleme zu kommen, an Stelle der müßigen Spekulation die sachliche und rationelle Untersuchung zu setzen und auf diese Weise der induktiv naturwissenschaftlichen und experimentellen Methode in der Medizin zum Durchbruch zu verhelfen. Es kann daher kein Zweifel bestehen, daß der Heilkunde trotz aller verfehlten Theorien und trotz der in unseren Augen geradezu abergläubig anmutenden Vorstellungen in dieser Zeit mancher Gewinn, vor allem für die Detailforschung, aus der Überzeugung erwachsen ist, daß diese physikalischen Gesetze, welche man außerhalb des lebenden Körpers kennengelernt hat, in der lebendigen Welt für die Erklärung physikalischer Vorgänge Anwendung finden können. Selbst dort, wo man in diesem Bestreben zu weit ging und im tierischen und menschlichen Körper nur eine Maschine (LA METTRIE:

L'homme machine, 1748) erblickte, bleibt das Interesse für die letzten Fragen nach der Ursache des Lebens wach. So sucht man immer nach der Kraft, welche diese Maschine in Tätigkeit setzt, ihre Leistung nach einheitlichen Prinzipien und Zwecken regelt, und man bemüht sich, die Zusammenhänge zu finden, die zwischen der diesen physikalischen Gesetzen unterworfenen Bewegung in der Faser und dem inneren Getriebe der Maschine bestehen und die in ihrer Gesamtheit schließlich erst den Begriff des Lebens ausmachen.

Selbst das von HOFFMANN entwickelte rationelle System der Medizin, das sich grundsätzlich an die Lehre der methodischen Schule des Altertums anlehnt, unterscheidet sich von dieser wesentlich, weil es ohne Rücksicht auf die Atomistik als wichtigstes Lebensprinzip ein ätherisches Fluidum zu Hilfe nimmt, das an das Pneuma der alten griechischen Ärzte erinnert und ihm in seiner Wirkung etwa entspricht. An diesem Äther finden die äußeren Krankheitsursachen die Miasmen, die giftigen Gase, ihren Angriffspunkt und auf diesem Wege kommen die meteorologischen Einflüsse und die geheimnisvolle Influenz der Sterne zur körperlichen Auswirkung. Von dem abnormen Verhalten des Nervenäthers sind die Störungen der Bewegungen in den festen und flüssigen Teilen des Körpers abhängig, welche die Abweichungen im physiologischen Tonus der festen Teile, der Fasern, der Kanäle bedingen, so daß sie in den Zustand einer abnormen Zusammenziehung oder Atonie gelangen. Zu den Krankheiten mit dem Charakter eines Spasmus zählt HOFFMANN die fieberhaften und entzündlichen Prozesse, ferner Krämpfe, Schmerzen, Rheumatismus und Gicht, zu den atonischen Blutungen, Lähmungen und Schwindsucht. Fieber ist ihm nicht ein Heilvorgang, der von der Natur zur Überwindung der Krankheit eingeleitet wird. Man darf deshalb ruhig zur Fieberunterdrückung die Chinarinde gebrauchen. Im übrigen hat man mit den Arzneimitteln vor allem die Tätigkeit des Nervenäthers zu regeln und die Herstellung eines normalen Tonus anzustreben.

Auch ein BOERHAAVE (1668—1738) zieht als Angriffspunkt für die Verwendung von Heilmitteln trotz seiner weitgehend humoralpathologischen Vorstellung die Faser in Betracht, weil zahlreiche Erkrankungen auf einem verstärkten oder verringerten Spannungszustand dieser Organellen beruht. Im übrigen ist BOERHAAVE ein viel zu ausgezeichneter Arzt, um sich auf Einseitigkeiten festzulegen. Er weiß jedenfalls Krankheiten der festen und der flüssigen Teile zu unterscheiden. Außerdem gibt es für ihn eine Gruppe, bei der gemischte Störungen vorkommen. Weiterhin werden bei den Krankheiten der festen Teile nicht nur die Rigidität oder Laxität der Fasern als einzige Ursache anerkannt. Daneben werden Gefäßveränderungen, organische Zerstörungsprozesse, Lageveränderungen, Trennung des Zusammenhanges, Atrophie und Schwund der Organe als ätiologische Faktoren mit berücksichtigt. Diese theoretische Basis veranlaßt ihn, am Krankenbett vorzugsweise einer rationellen Empirie zu huldigen und seine Heilverfahren nicht allzu sehr von der Spekulation abhängig zu machen, so daß seine Therapie meist voll und ganz seinem Wahlspruch „Simplex sigillum veri" entsprach. Am liebsten verwandte er Arzneipflanzen, deren Züchtung er sich selbst widmete und für die er in Leyden mit großer Sorgfalt einen botanischen Garten anlegte.

Dem medizinischen System von HOFFMANN kann man im späteren 18. Jahrhundert viele andere medizinische Theorien zuordnen. CULLEN (1712—1790) fand das lebende Prinzip, das HOFFMANN im Nervenfluidum suchte, in einer imponderablen Nervenkraft, von der er alle Lebensäußerungen abhängig machte. Sie ist die Ursache des normalen Tonus der festen Teile. Spasmus und Atonie entstehen, wenn die Nervenkraft durch Reize gestört oder vermindert ist. Diese Ideen erhielten neue Stoßkraft durch A. v. HALLER (1708—1777), dem Begründer

der modernen Physiologie, der experimentell nachweisen konnte, daß zwei Eigenschaften des Lebens an die Struktur gebunden und von ihr abhängig sind. Die Irritation, die Fähigkeit, auf einen Reiz zu reagieren, ist eine spezifische Eigenschaft der Muskelfaser, die Sensibilität, die Fähigkeit, einen Reiz zu empfinden, eine solche der Nervenfaser. Diese Leistung HALLERS hatte eine wahre Flut von Theorien über den Nervenspasmus und die Nervenerschlaffung zur Folge. Vielleicht ließen sich jetzt wirklich alle Krankheiten auf eine Weise erklären, wie es die Verfechter des Status strictus et laxus zu allen Zeiten behauptet hatten. BROWN (1735—1788), ein Schüler CULLENS, entwickelte jedenfalls ein System der Medizin, in welchem der von HALLER geprägte Begriff der Irritabilität in einem weit verallgemeinernden Sinne als zentraler Lebensprozeß und als Tätigkeit jedes Organs und jedes Organteiles proklamiert wird. Krankheit ist ihm eine Folge von einer zu starken oder einer zu schwachen Bewegung, und es besteht zwischen Krankheit und Gesundheit kein anderer Unterschied, als daß ein verschiedener Erregungszustand herrscht. Soweit eine pathologische Veränderung durch übermäßig starke Reize bedingt ist oder auf einer abnorm gesteigerten Erregung beruht, nennt sie BROWN „sthenisch", die auf einer mangelhaften Erregung beruht, wird als „asthenisch" bezeichnet. Praktisch gibt es jedoch nur Krankheiten asthenischer Natur, ein Standpunkt, der von RUSH (1745—1813), dem bekanntesten amerikanischen Arzt seiner Zeit, wenn auch im gegenteiligen Sinne in extremer Form vertreten wird, wenn er 1789 behauptet: „Ich will ihnen zeigen, daß es nur eine Krankheit auf der Welt gibt! Die unmittelbare Ursache ist eine unregelmäßige krampfhafte oder falsche Aktion in dem betroffenen Körpersystem."

In der Therapie geht es dementsprechend bei CULLEN fast nur darum, eine zu schwache Erregung zu vermehren. Dazu dienen Wärme, Gewürze, Spirituosen oder Reize mit Moschus, Ammoniak und Äther, evtl. Aderlaß und Ausleerungen durch Brech-, Purgier- und schweißtreibende Mittel. Genau so besteht für RUSH trotz seiner gegenteiligen Krankheitstheorie der Behandlungsmodus hauptsächlich im Aderlaß und im Purgieren, da diese den krankhaften Prozeß durch eine Entleerung — richtiger wohl durch eine Erschöpfung — kurieren können. Die Abführmittel wurden ihm buchstäblich zu einem Allerweltsmittel, da ja nach seiner Definition die ganze Menschheit an der gleichen Krankheit leidet.

Es ist klar, daß ein solch extremer Monismus gefährlich ist, da er unvollkommene und schlechte Beobachtungen, oberflächliche Schlußfolgerungen und eine willkürliche Verbiegung aller nicht einzupassenden Tatsachen mit einer dogmatischen Starrheit in der Handhabung der Therapie verbindet und ohne objektive Begründung einen Behandlungsmodus bevorzugt, der noch mit der Theorie am besten in Einklang zu bringen ist. Die Gerechtigkeit erfordert es jedoch, selbst in dieser Verworrenheit der medizinischen Lehrsysteme noch etwas Gutes zu sehen; denn man muß sie als einen ersten Anfang im Streben nach exakteren naturwissenschaftlichen Erkenntnissen, als ein günstiges Zeichen für das rasche Anwachsen neuer Tatsachen und Gedanken und als einen unvollkommenen Versuch betrachten, die gewonnenen Einzelerkenntnisse zu ordnen und zu erklären. Gerade auf dem Höhepunkt der theoretischen Verwirrung, als anscheinend kaum eine Hoffnung für eine Zuwendung zu einer rationellen Therapie vorhanden war, beginnen sich die ersten positiven Tendenzen abzuzeichnen. Man gewinnt in dieser Zeit Verständnis für eine Reform der Materia medica, und man versucht, aus den Arzneibüchern alle die vielen absurden und abstoßenden Präparate zu entfernen, die Rezepte von den Verordnungen der Dreckapotheke zu reinigen und die bisher so beliebten und geschätzten Abkochungen aus Tieren, Kot und anderen widerlichen Ingredienzien als einen therapeutischen Mißgriff zu betrachten. Ebenso wichtig ist, daß man versucht, die Therapie von der Astrologie zu trennen, mit der sie lange Zeit verquickt gewesen ist, so daß die Ärzte ab 1700 diesen okkulten Dingen immer weniger Aufmerksamkeit schenkten. Dieser Prozeß vollzieht sich relativ lautlos und allmählich, und so fallen diese bisher beliebten, mit übernatürlichen Kräften ausgestatteten Bestandteile fast unbemerkt weg, der Weg für eine wahrhaft naturwissenschaftliche Richtung wurde langsam frei.

Trotzdem bleibt die solidarpathologische Theorie in der naturwissenschaftlichen Aera nicht völlig zum Aussterben verurteilt. In der Lehre VIRCHOWS (1812—1902) ist sie sogar ausgesprochen in den Vordergrund gestellt, da bei ihm neben den Geweben, den Solidae partes, die Säfte als lebenswichtige Bestandteile des Körpers ganz zurücktreten. Wie auf allen Gebieten der Medizin, wirkt sich diese Betrachtungsweise trotz ihrer Einseitigkeit für die Therapie mit großem Nachdruck aus; von diesem Zeitpunkt an konnte der Angriffspunkt der Pharmaka in erster Linie in der Zelle vermutet werden. VIRCHOW selbst war jedenfalls von der spezifischen Affinität der Arzneimittel zu den Zellen fest überzeugt, und die pharmakologische Analyse bedient sich noch heute dieses Standpunktes, wenn es ihr darum zu tun ist, die Erscheinungen der Arzneimittelwirkungen auf die letzten Veränderungen zurückzuführen, die sich in der Zelle bzw. an bestimmten Zellsubstraten abspielen, um diese Vorgänge zu einfachen physikalischen oder chemischen Prozessen in Beziehung zu setzen. Sie ist sich allerdings bewußt, daß eine rein mechanistische Erklärung der Lebensäußerung im Sinne einer einfachen chemischen oder physikalischen Deutung nicht ausreichend sein kann. In der Detailforschung kommt man mit der Methode am weitesten. Das bedeutet indes nicht, daß es mit einem solchen Mechanismus in der Welt des Lebendigen getan ist, da der lebendige Organismus mit einem einfachen chemischen oder physikalischen Reaktionssystem nicht vergleichbar ist und er offenbar ein eigenes Prinzip und eigenes Geschehen dynamischer Natur darstellt.

Es wird daher neuerdings mit Recht betont, daß für das ärztliche Handeln am Krankenbett diese vorzugsweise topographisch gerichteten Vorstellungen einer umschriebenen Lokalisation der Arzneimittel nicht allein entscheidend sein dürfen. Der Blick auf die großen Zusammenhänge des Lebens, d. h. eine Betrachtungsweise, die den ganzen Organismus umspannt, muß vielmehr hinzukommen, wenn eine umfassende rationelle Therapie erwachsen soll.

Der Vitalismus und die Therapie

Der Mensch, eine kleine Welt.
DEMOKRIT

Der Gedanke an die Einheitlichkeit, Ganzheit und Zielstrebigkeit des lebendigen Organismus und die Betonung der Eigengesetzlichkeit des Lebens, durch die sich die lebende Zelle in charakteristischer Weise von der toten, unbelebten Materie unterscheidet, bilden die Grundlage einer dritten medizinischen Denkweise. Auch diese durchzieht in mannigfaltigen Erscheinungsformen die Jahrhunderte, wobei für die Benennung des vitalen Prinzips die verschiedensten Bezeichnungen gewählt werden. Einmal wird es Pneuma genannt. Ein anderes Mal taucht es als Archaeus, Spiritus, Anima, Lebenskraft, Entelechie oder mit anderen Namen auf.

In den Argumenten, mit denen die Vitalisten ihre Ansicht stützen und beweisen wollen, hat sich im Laufe der Geschichte kaum etwas geändert. Die Zielstrebigkeit des lebenden Ganzen, die Einheit und Geschlossenheit des Organismus, eine über der Materie stehende Kraft als Erklärung der normalen krankhaften Vorgänge der Seele, die alles, was sie wirkt, auf größte Zweckmäßigkeit ausrichtet, als Urgrund und Träger des Lebens, sind Begriffe, mit denen schon ARISTOTELES (384—322 v. Chr.) und PLATON (427—348/47 v. Chr.) in das Wesen der Physis einzudringen versuchten, über deren Beschaffenheit HIPPOKRATES (460—377 v. Chr.) nichts ausgesagt hat. Ebenso ist für GALEN (129—201 n. Chr.) die mit dem Körper entstehende und vergehende animalische Seele die Erhalterin des Lebens, die ihre zweckmäßig wirkenden Kräfte über das Pneuma, den Lebenshauch, entfaltet. Er wird mit der Atemluft eingesogen und erneuert und ist überall dort, wo er gebraucht wird. Ähnliche Vorstellungen über das Pneuma, das in der Luft gegebene Lebensprinzip, sind in der ganzen alten Kulturwelt anzutreffen, so bei den Indern, bei EMPEDOKLES (495—435 v. Chr.), bei den hippokratischen Ärzten. Unter dem Einfluß der stoischen Schule bildet sich im kaiserlichen Rom sogar eine eigene sog. pneumatische Schule aus, welche die vitalen Kräfte ganz besonders in den Vordergrund stellt.

Für den Therapeuten, der sich einem äußerst labilen vitaldynamischen Prinzip gegenübersieht, bedeutet dies, daß manche Krankheit jetzt durch Medikamente und durch physikalisch-diätetische Maßnahmen leicht beeinflußbar erscheint und daß sie infolge des unmittelbaren Zusammenhanges von Körper und Seele auch durch psychotherapeutische Maßnahmen besser behandelt werden kann als jede krankhafte Störung, die sich im Säfteverband abspielt oder auf einer fehlerhaften Funktion der mechanistisch orientierten festen Bestandteile beruht. Die Vertreter der pneumatischen Schule verfahren jedoch nicht einseitig und berücksichtigen im allgemeinen die Erkenntnisse der Säftelehre und der Solidarpathologie, und so mündet zwangsläufig diese Richtung in eine Entwicklung ein, die man als Eklektizismus bezeichnet und die sich in ihrer Krankheitslehre auf humoralpathologisch-pneumatische und methodische Grundsätze stützt und in ihrer Therapie eine möglichst zweckmäßige Auswahl des wirklich Erprobten und Bewährten übt.

Das Mittelalter ersetzt die Bezeichnung Pneuma durch die der Spiritus. Infolge der dominierenden Rolle, die diese Zeit der Seele einräumt, ist sie überzeugt, daß die seelischen Kräfte imstande sind, körperliche Wirkungen zu erzielen. Es liegt daher nahe, diese Kräfte für die Behandlung von Krankheiten zu verwerten, und das medizinische Mittelalter hat sich diesen Weg für die Therapie nicht entgehen lassen. Es beschritt ihn jedoch vorwiegend im Sinne der symbolisch magischen Heilbehandlung.

Für PARACELSUS (1493—1561) wird der Archaeus zum Regulator des Lebens, der auf dem chemischen Wege im Organismus wirkt. Er kann nicht identisch mit der Seele sein, da gewisse Organe, wie das Herz, unabhängig vom Willen ihre Arbeit verrichten. Es muß somit eine eigene selbständige Potenz geben, unter deren Herrschaft diese Vorgänge stehen. Leben und Gesundheit bestehen so lange, als die chemische Zusammensetzung der einzelnen Teile normal ist, und solange sie unter dem Einfluß des Archaeus, der für den Ersatz der Materie sorgt, normal erhalten wird. Der Tod tritt ein, wenn der Archaeus den Körper verläßt, und die Krankheiten beruhen auf Störungen im chemischen Verhalten einzelner Teile, die durch eine mangelhafte und fehlerhafte Einwirkung des Archaeus in ihrer Tätigkeit nicht richtig ausgeglichen werden. Sobald der Archaeus zur Überwindung dieser Störung nicht kräftig genug ist, hat „ihn der äußere Arzt in dem Kampf gegen die Krankheit zu unterstützen". Dieser Aufgabe genügt der Arzt jedoch nicht, wenn er die Krankheitssymptome in einer beliebigen Form auf medikamentösem Wege beseitigt; es kommt auf die Anwendung solcher Heil-

stoffe an, welche die eigentlichen Krankheitskeime vermöge der ihnen innewohnenden magischen Kräfte ihrer Essentia vernichten können, welche also als
Arcana wirken. Zur Kenntnis dieser geheimnisvollen Eigenschaften gelangt man
auf zweierlei Wegen: Einmal durch Berücksichtigung der äußeren Merkmale der
Naturkörper, ihrer Gestalt, ihrer Form und ihrer astralen Beziehungen und sodann auf dem Wege des Experimentes. Für jede Krankheit hat die Natur ein
eigenes Heilmittel geschaffen, und zwar immer dort, wo die Krankheit herrscht,
ist die Arznei vorhanden. ,,Sie sehen 1000 Meil ein Kraut und das vor den Füßen
nit." Man soll daher nicht unter den fremdländischen, sondern unter den einheimischen Naturprodukten aus der Pflanzenwelt und aus der Welt der Metalle
suchen, was zur Behandlung geeignet ist. Die Wirksamkeit spricht sich in vielen
Fällen bereits in der äußeren Erscheinungsform, ihrer Signatur aus, da die
Ähnlichkeit mit bestimmten Körper- oder Krankheitsmerkmalen ihre Heilkraft
und Brauchbarkeit anzeigt. Ebenso sind bei der Auswahl der Heilstoffe die
siderischen Beziehungen der einzelnen Organe in Betracht zu ziehen; so entspricht das Herz der Sonne, die unter den Metallen mit Gold vergleichbar ist.
Folglich ist Gold geeignet zur Behandlung der Herzkrankheiten.

Der zweite, ebenso wichtige Weg, um die Heilkraft von Arzneimitteln zu erforschen, ist das Experiment. Da aber nicht der ganze Naturkörper die gewünschte
arcanische und spezifische Wirksamkeit besitzt, sondern nur die Essentia, das
innewohnende dynamische Prinzip, so muß man durch eine entsprechende Behandlung die von der Natur gelieferte Materie mit Extraktion und chemischen
Operationen angehen, um das eigentliche Arcanum freizusetzen. Auf dieses ist die
Behandlung zu beschränken, weil nur auf diese Weise der Archaeus in seiner
Bereitschaft zur Überwindung der Krankheitskeime gesteigert werden kann.

Auch für J. B. van Helmont (1577—1644) spielt der Archaeus als beherrschen-
des Prinzip aller physiologischen und psychologischen Vorgänge eine entscheidende Rolle. Der Archaeus influus, der mit der Seele nicht identisch ist,
leitet den ganzen Organismus. Ihm untergeordnet sind die Archaei insiti, die
jedem einzelnen Teil des Körpers zukommen, an die Materie gebunden sind und
als ihr eigene Kräfte die Tätigkeit der einzelnen Organe regulieren. Krankheit
entsteht, wenn der Archaeus influus mangelhaft funktioniert, wenn er von einer
Krankheitsidee (Idea morbosa) ergriffen wird und wenn er, von einem un-
bewußten Irrtum geleitet, nun auf die Archaei insiti seine falsche Idee überträgt.
Immaterieller kann man sich das Wesen der Krankheit kaum noch vorstellen.
Da aber die Archaei vorwiegend chemische Vorgänge im Körper in Gang setzen,
greift das Wesen der pathologischen Veränderungen weitgehend in die Stoffwechselvorgänge ein, und so bleiben trotz aller mystischen Vorstellungen der
Therapie die üblichen Wege nicht verschlossen.

Die Chemiatrie, jene Richtung, welche Leben und Krankheit als chemische
Prozesse erklärt, entwickelt aus der antiken Lehre vom Pneuma die Theorie von
den Spiritus animales, den Nerven- und Lebensgeistern, die man sich als eine
überaus feine ätherische Flüssigkeit vorstellt, welche durch die röhrenförmigen
Hohlräume der Nerven zu allen Teilen des Körpers geführt wird und ihre lebendige
Tätigkeit unterhält. Diesen flüssigen Nervengeistern therapeutisch beizukommen,
erwies sich jedoch als nicht so leicht. De le Boe (1614—1672) versuchte es durch
eine Bekämpfung der ,,Schärfen" (acrimoniae) zu erreichen, in der Annahme, daß
die Lebensgeister die Fermentation, die allgemeine chemische Umsetzung im
Organismus, beherrschen und ein Nachlassen der Fermentationsprozesse zu einer
veränderten chemischen Reaktion und damit zur Ausbildung von Schärfen
führen muß. In der Therapie spielen deshalb bei ihm neben Arzneistoffen, welche
der Erhaltung der Kräfte und der Milderung der Schmerzen dienen, die aus-

leerenden, brecherregenden, abführenden sowie die schweißtreibenden Mittel eine Hauptrolle. Daneben bemüht er sich, durch die Verabreichung von Alkalien oder Säuren den sauren bzw. alkalischen Schärfen entgegenzuwirken.

Man sieht, wie die Therapie stets unter dem Einfluß der jeweiligen pathologischen Grundanschauungen ein wenig gewandelt wird. Aber immer wieder findet man irgendwie eine Begründung, um die so beliebte ausleerende Therapie in den Behandlungsmodus mit einzuflechten und einzuschmuggeln. Ob es nun gilt, die falsch wirkenden und funktionsuntüchtigen Lebensgeister wieder auszurichten und sie der Norm anzugleichen, ob man den ehernen und zwangsläufigen Ablauf der physikalischen und chemischen Vorgänge steuern oder die Säfte kurieren will, stets sind die Abführmittel als nützlich und zweckentsprechend angesehen worden. Insofern bedeutet es für den Patienten wenig, ob der behandelnde Arzt vitalistisch, mechanistisch oder humoralpathologisch denkt, da alle diese Lehrsysteme von der entleerenden Therapie reichlich Gebrauch machen. Mißerfolge konnten zwangsläufig nicht ausbleiben, da das Leben sich auf solche einfachen Formeln nicht zurückführen läßt.

Unter dem Eindruck der starken Abhängigkeit des Körpers von der Seele in gesunden und kranken Tagen griff man erneut die Idee auf, daß über dem Körper ein immaterielles Prinzip waltet und daß in dieser Seele das ganze körperliche und geistige Leben zusammengefaßt ist. Dieses medizinische System ist besonders von STAHL (1659—1734) vertreten worden, und man hat es als Animismus bezeichnet. Nach dieser Lehre bilden Leib und Seele eine in sich geschlossene Ganzheit, und mit dieser Betonung der Autonomie und Selbstregulation des Körpers, welche die Eigengesetzlichkeit, die zur Einheit strebende Harmonie aller Lebensvorgänge bedingt, wird STAHL zum Begründer und Ausgangspunkt des Vitalismus, der die Medizin bis ins 19. Jahrhundert hinein weitgehend beherrscht hat.

Nach der Ansicht von STAHL sind alle im Körper durch die Seele hervorgerufenen Akte durch Bewegungsvorgänge der unkörperlich gedachten Motus vitales verursacht, welche unter dem Einfluß der Nerven, dem Vermittlungsgliede zwischen Seele und Körper, durch Nervenschwingungen und nicht über das Nervenfluidum zustande kommen. Krankheit ist ihm Ausdruck einer Störung dieser vitalen Bewegungskräfte. Ein anderer Teil der Krankheitserscheinungen ist als ein Symptom zu werten, daß durch die Seele zur Überwindung der Krankheit zweckmäßige Bestrebungen angeregt werden. Die Aufgabe des Arztes ist es, diesen natürlichen Heilungsprozeß zu unterstützen, zu verstärken und in richtige Bahnen zu lenken und, solange die Tätigkeit der Natur zur Bekämpfung der Krankheit ausreicht, jeglichen medikamentösen Eingriff fernzuhalten. Andererseits darf der Arzt mit seinen therapeutischen Verfahren nicht zu lange zögern; er muß beispielsweise bei Schwächezuständen, wo es auf eine Steigerung der vitalen Bewegungen ankommt, tonisierende Mittel, Eisen, bittere Extrakte und Tinkturen verordnen. Von den erhitzenden und stark reizenden Mitteln hält STAHL dagegen wenig, weil sie unter Umständen die Motus vitales zu stark beeinflussen. Ebenso ist er ein Feind der Chinarinde, weil jede Unterdrückung des Fiebers sich gegen das von der Seele eingeleitete Reaktionsbestreben wendet, das man nicht abschwächen oder unterdrücken soll. Das Fieber ist ein so sinnvoller Vorgang, der nur von einer vernünftigen Seele zu steuern ist, so daß die unvernünftigen Tiere höchst selten diese Art von Krankheitsabwehrung aufzubringen vermögen. Auch der Gebrauch von Opium ist nicht ratsam, weil es die lebendigen Kräfte schwächt und nicht selten das Auftreten von Wasseransammlungen veranlaßt.

In der Pathologie der chronischen Krankheiten ist nach STAHL die Stockung und Verdickung des Blutes, die Plethora, vor allem bedeutsam. Auf Grund dieser

Vorstellung sieht er sich gezwungen, zur Bekämpfung dieser hypothetischen Stockung in den Blutgefäßen ebenfalls Brech- und Abführmittel einzusetzen. Mit Vorliebe verwendet er Rhabarber, Aloe und Jalapen und die schweißtreibenden Mittel. Er erfindet sogar Mischpräparate, die er als eröffnende Pillen mit großem Gewinn verkauft.

STAHLS Animismus ist keineswegs unvermittelt aufgetreten. Schon vor ihm war über die Beziehungen der Seele zu den Funktionen des Körpers mehrfach diskutiert worden. So von CL. PERRAULT, der 1727 die Seele als den primus motor aller körperlichen Verrichtung bezeichnet. Aber erst unter der Metamorphose, welche STAHLS Theorie gegen Ende des 18. Jahrhunderts in der Lehre von der Lebenskraft erfahren hat, ist sie von weittragender Bedeutung für die Entwicklung der Medizin geworden. Dieses Wort Lebenskraft findet sich zum erstenmal in einer Schrift von FR. C. MEDICUS († 1774), nachdem schon KAAU-BOERHAAVE (1715 bis 1754) die Ursache des Lebens weder in der Seele noch im Körper, sondern in einem dritten verbindenden Prinzip gesucht hat, das er Impetum faciens nannte und das, ins Deutsche übersetzt, nichts anderes als Lebenskraft bedeutet.

C. FR. WOLF (1733—1794) bezeichnet in seiner Theoria generationis 1759 diese Lebenskraft als Vis essentialis. J. FR. BLUMENBACH (1752—1840) spricht in seiner Schrift „über den Bildungstrieb" 1789 den Vitalfaktor als Nisus formativus an, und FR. X. BICHAT (1771—1802), der Begründer der modernen Gewebelehre, unterscheidet sogar so viel Lebenskräfte, als es Gewebsarten gibt. Was man unter all diesen Begriffen und Wortprägungen zu verstehen hatte, wußte zunächst kein Mensch. Schon MAGENDIE (1783—1855) wendet sich deshalb schroff gegen BICHAT, obwohl er selbst eine Vitalkraft anerkennt, durch die sich die Organismen von den leblosen Körpern unterscheiden. Er argumentiert jedoch, daß sich diese Lebenskraft außerhalb unserer Experimente befindet und daß sie somit für unsere Forschung unzugängig ist. MAGENDIE rät daher mit Recht, alle Forschungsarbeiten auf das Studium der im Organismus ablaufenden und erfaßbaren, chemischen und physikalischen Vorgänge zu beschränken und von der Aufstellung wesenloser Theorien Abstand zu nehmen. Derart einsichtig sind nur wenige in dieser Zeit, und so versucht man, auf jede nur denkbare Weise dem Begriff der Lebenskraft näherzukommen und für ihn eine Deutung zu finden. Auch der neu entdeckte Sauerstoff und die galvanische und tierische Elektrizität werden bemüht, um ihm ein chemisches oder ein physikalisches Gewand zu geben. In ähnlicher Weise wird die Idee der Polarität, daß zwischen der Außenwelt, dem Makrokosmos, und dem menschlichen Organismus, dem Mikrokosmos, analoge und polare Beziehungen bestehen, von den romantischen Ärzten und Naturforschern benutzt, um diese Erscheinungen mit den lebendigen Kräften zu identifizieren.

Besonders reich mit solchen spekulativen Ideen ist ein „System der Medizin" durchsetzt, das KIESER (1779—1862) 1817 in Halle veröffentlicht. Hier geht es in erster Linie um die Polarität aller Naturerscheinungen, die Anziehung der Gegensätze, die polaren Spannungen, die im Geistigen und Materiellen zwischen allem liegen. Es handelt sich letzten Endes um die gleichen Ideen, wie sie SCHELLING (1775—1854) in seiner Philosophie unter vollkommener Vernachlässigung von Erfahrung und Experiment für die Natur als Ganzes vertritt. Gesundheit soll nach dieser Anschauung einen Gleichgewichtszustand bedeuten, in dem die Oszillationen gleichförmig von den positiven und negativen Lebenspolen ausgehen. In der Erkrankung ist das negative Prinzip entfesselt und das Gleichgewicht aufgehoben. Der geringe Wert eines solchen Denkens für die praktische Medizin und für die Therapie liegt auf der Hand. Trotzdem hat man versucht, für die Therapie Schlußfolgerungen aus dieser Idee abzuleiten, daß die gleichen Verhältnisse wie zwischen Außenwelt und Organismus zwischen Arznei und Krankheit bestehen. Jede Arznei kann infolge dieser Beziehungen „polarer Art" zu bestimmten Zellverbänden nur auf das ihr Analoge im Körper einwirken. Alles andere wird feindlich oder hemmend beeinflußt oder überhaupt nicht tangiert. Die Hauptaufgabe des Arztes besteht deshalb darin, die jeweilige Polarität zwischen Krankheit und Medikament zu erkennen. Glücklicherweise verschwanden diese phantastischen Vorstellungen recht bald, da kurze Zeit darauf mit dem Aufkommen der neuen Chemie und Physiologie eine fortschreitende Entwicklung des Arzneimittelwesens mit einer enormen Ansammlung realen Wissens über die Arzneimittelwirkungen einsetzte, innerhalb derer kein Platz mehr für derartige Erklärungsversuche übrigblieb.

Ebenso ernsthaft hat man eine Zeitlang die Frage diskutiert, ob nicht die Elektrizität am Ende die Lebenskraft selbst sei. Dieser Versuch, die Rolle der Lebensgeister, der Spiritus als Träger der animalischen Funktionen, auf elektrische Phänomene zu übertragen, geht in erster Linie auf die bekannten Beobachtungen von L. GALVANI (1737—1798) zurück, der 1786 am Froschmuskelpräparat bei der Berührung von Nerv und Muskel mit bestimmten Metallen Muskelzuckungen eintreten sah. Er erblickte darin ein Zeichen, daß den Tieren eine ihnen eigentümliche selbständige Elektrizität, die tierische Elektrizität, zukommt, deren Quelle das Gehirn ist. Bald darauf konnte dieser Irrtum von A. VOLTA (1745—1827) widerlegt werden, da dieser mit seinen äußerst sorgfältig durchgeführten Experimenten den Beweis lieferte, daß die verwendeten Metalle den Strom produzieren. Die Berührung zweier verschiedener Metalle erzeugt stärkere Ströme, und so konstruierte VOLTA 1800 seine Stromquelle aus hintereinander geschalteten Metallplatten, die „VOLTAsche Säule", die in der Folgezeit als Stromlieferant bei elektrophysiologischen Untersuchungen vielfache Verwendung fand. Es wollte dagegen nicht gelingen, den Galvanismus für therapeutische Zwecke dienstbar zu machen. Alle Bemühungen in dieser Richtung brachten zweifelhafte Ergebnisse. Offenbar war die Zeit noch nicht reif für die Elektrotherapie, und die Ärzte erkannten ihre Möglichkeiten nicht. Man blieb lediglich bei einigen Theorien stehen. RITTER (1776—1810) wollte sogar die Arzneimittelwirkung auf Veränderungen zurückführen, die das Mittel „in den Aktionen des Galvanismus im Kettensystem des Tierkörpers veranlaßt".

Selbst die von F. A. MESMER (1734—1815) begründete und als Mesmerismus bezeichnete Lehre vom animalischen Magnetismus steht in einem gewissen Zusammenhang mit dieser Suche nach einer plausiblen Erklärung für das geheimnisvolle Prinzip der Lebenskraft. Jedenfalls glaubten späterhin viele seiner Anhänger, den tierischen Magnetismus geradezu mit der Lebenskraft identifizieren zu müssen.

Der Gebrauch des Magneteisens als Heilmittel, und zwar innerlich als Abführmittel und äußerlich in Form von Pulvern bei Augenkrankheiten, reicht, wie sich aus den Schriften des HIPPOKRATES (460—377 v. Chr.) und des DIOSCURIDES (1. Jh. n. Chr.) belegen läßt, bis in das Altertum zurück. PARACELSUS (1494—1541) hat dem Magneten in seiner Wundarznei zusätzlich magische Kräfte zugelegt und ihn bei innerlichen Krankheiten, bei Blutfluß und Nervenleiden angewandt, indem er ihn möglichst in größter Nähe der erkrankten Organe auf die Körperoberfläche legt. Seit der Mitte des 18. Jahrhunderts finden die Magnete allgemeine Anerkennung als schmerz- und krampfstillende Mittel. Die günstigen Effekte, die man bei ihrer örtlichen Anwendung zu sehen glaubt, lassen sich aber weder aus der ausgeübten Druckwirkung noch aus anderen sinnlich wahrnehmbaren Erscheinungen erklären, und so nimmt man seine Zuflucht zu einer Auslegung, die in dem Ausfluß magischer Kräfte das wesentliche Heilfaktum sieht. Die gleiche Deutung legt MESMER anfangs seinen Heilerfolgen zugrunde, bis er bei seinen fortgesetzten Beobachtungen findet, daß es auch ohne Magnet mit gewissen Manipulationen, die er mit seiner unbewaffneten Hand ausführt, gelingt, therapeutisch auf den Kranken einzuwirken. Allein sein starker, auf den Kranken gerichteter Wille erwies sich als heilkräftig. So gelangt er schließlich zu der Überzeugung, daß ein dem magnetischen Fluidum analoges, noch weit wirksameres Agens von ihm selbst ausgehe, das er als tierischen Magnetismus bezeichnet.

Diese Lehre hat in der Folgezeit vorübergehend lebhaftes Interesse gefunden, und es bilden sich gewisse Zentren, so in Bonn, wo ihre Verfechter FR. NASSE (1778—1850) und J. ENNEMOSER (1787—1854) die magnetischen Kuren auf alles angewandt wissen wollen, auf die Kinder im Mutterleib, damit sie als gesunde und kräftige Menschen das Licht der Welt erblicken, auf die Bäume in der Natur, damit sie gute Früchte tragen, und selbstverständlich auf die Kranken, damit ihnen geholfen und Schmerz und Leiden von ihnen genommen werden. NASSE glaubt sogar, daß die magnetisierten Kranken mit einer schlafwandlerischen Sicherheit die Diagnose ihrer eigenen Krankheit und die ihr gemäße Therapie bestimmen können.

Auch HAHNEMANN (1755—1843), der Begründer der Homöopathie, ist Vitalist, obwohl er die Heilkraft der Natur als Heilprinzip leugnet und die Heilbestrebungen der Lebenskraft für gänzlich unzureichend und zweckwidrig erklärt und ausschließlich den Kunstmitteln, den homöopathischen Arzneien eine Wirksamkeit zuspricht. Das erscheint um so merkwürdiger, da er als Gegner einer rein chemisch-physikalischen Auffassung gerade die Lebenskraft in gesunden Tagen zur Triebfeder aller körperlichen Verrichtung macht, sie eine geistartig herrliche Erhalterin der Gesundheit nennt und in einem Geschehen dynamischer Natur das letzte Prinzip alles Lebendigen sieht. Dieses gleiche Prinzip versagt aber nach seiner Auffassung in der Krankheit völlig, kann dann nur automatisch agieren und ist nicht imstande, das erstrebte Ziel der Heilung ohne eine geeignete homöopathische Hilfe zu erreichen. Diese muß ihrerseits wiederum einen künstlichen Krankheitszustand erregen, damit der zu beseitigende natürliche Krankheitszustand aufgehoben wird. Das ursprüngliche Leiden muß also gewissermaßen in einer Arzneikrankheit aufgehen, und es verschwindet in dem Augenblick, wo diese aufhört zu bestehen. Daher seine Forderung, sich vor einer Generalisierung der Krankheitserscheinungen zu hüten und jeden Fall als so eigentümlich anzusehen, daß er in bezug auf den Einsatz der Heilmittel ganz individuell zu beurteilen ist. Daher auch seine Suche nach den reinen und unverfälschten Wirkungsbildern der Arzneimittel, deren Kenntnis es allein gestattet, den krankhaften Zustand richtig anzupacken und ihn durch eine ähnliche Arzneikrankheit zu ersetzen, die schneller überwunden wird, weil jede Arzneiwirkung ihrer Natur nach vorübergehender Art ist.

Es konnte auf die Dauer nicht verborgen bleiben, daß alle diese Vorstellungen von der Lebenskraft nur eine Verlegenheitslösung darstellten. J. CHR. REIL (1759 bis 1813) vertritt schon 1796 in seiner Schrift „Von der Lebenskraft" die überaus einsichtige Meinung, daß man über diese Kraft nichts Näheres aussagen könne, solange die Chemie nicht einige Auskunft über die Grundstoffe der körperlichen Materie und ihre Eigenschaften gibt. Das war eine eindringliche Mahnung für alle, die glaubten, allein mit der Prägung eines Begriffes oder eines Wortes das Geheimnis des Lebens aufgeklärt zu haben. Mit dem Aufkommen der exakten naturwissenschaftlichen Forschung mußte daher eine absolute Abwendung von allen diesen Spekulationen stattfinden. Vor allem in der zweiten Hälfte des vorigen Jahrhunderts, unter dem Einfluß des siegreichen Darwinismus, erfuhren die mechanistischen Theorien eine derart kräftige Entwicklung, daß L. BÜCHNER (1824—1899) in seinem Buch „Kraft und Stoff" 1855 behaupten konnte, daß selbst die geistigen Fähigkeiten nur eine Funktion des Gehirns sind, etwa vergleichbar mit der Erzeugung der Galle als Produkt der Lebertätigkeit. Das Pendel der Geschichte schwingt jedoch immer wieder extrem zur anderen Seite aus, und so lebt die vitalistische Strömung in der Folgezeit als sog. Neo-Vitalismus von neuem auf.

Der Hauptbegründer dieser neuen Richtung ist H. DRIESCH (1867—1941), bei dem sich der Organismus von leblosen Körpern und von Maschinen durch eine Kraft unterscheidet, die aus einem Bruchteil des Organismus einen ganzen Organismus erschaffen kann. Die Grundlage dieser „Autonomie der Lebensvorgänge" ist eine Entelechie, eine Art zielbewußte Fähigkeit des lebendigen Wesens, von der schon ARISTOTELES spricht. Auch bei DRIESCH verleiht die Anerkennung einer geistig zweckmäßig ausgerichteten Kraft dem Vitalismus den Charakter einer überstofflichen Weltanschauung. Als sein Vorgänger kann G. v. BUNGE gelten, der in seinem Lehrbuch der physiologischen und pathologischen Chemie 1889 sich über die Unmöglichkeit ausläßt, die komplizierten Strukturen und Lebenserscheinungen der Zelle allein mit chemisch-physikalischen Daten und Unterlagen aufzuklären. Für ihn ist das Leben eine Erscheinung seelischer Art.

Ebenso lehrt J. v. UEXKÜLL, daß im lebenden Organismus außer dem mechanischen ein übermechanisches Kräftespiel wirksam ist, das von einer zielbewußten Naturkraft abhängt. Durch sie werden die rein mechanischen Vorgänge gelenkt und laufen in einer bestimmten Richtung ab.

Das sind einige Beispiele, welche zeigen, wie mannigfaltig die verschiedenen Richtungen auf dem Gebiete des Vitalismus sein können. Das undeutliche und verschwommene Wesen seiner Begriffe hat die Mechanisten immer wieder auf den Plan gerufen, die mit ihrer exakten Forschungsarbeit erstklassige wissenschaftliche Entdeckungen zutage förderten und diesem Umstand ihre beherrschende Stellung verdanken. Trotzdem erwies sich, daß die materialistische Gedankenwelt durchaus nicht imstande ist, die übermechanische Natur der Lebenserscheinungen zu erklären, was gerade mit dem Zuwachs an wissenschaftlicher Erkenntnis deutlicher denn je hervortrat. Die Unzufriedenheit mit beiden Lehren führte schließlich dazu, nach neuen Gesichtspunkten Ausschau zu halten, die den Mechanismus und Vitalismus ersetzen könnten. Den gelungensten Versuch in dieser Hinsicht stellt wohl die Ganzheitslehre dar, als deren Begründer vor allem J. S. HALDANE (1860—1935) zu gelten hat. Für ihn „gibt es im Organismus nichts, das abhängig und isoliert voneinander wäre. Alles steht in aktiver Koordination zueinander. Eines trägt das andere, und das Ganze beherrscht und reguliert alles einzelne. Isolierte Elemente gibt es nicht im Organistischen und viel weniger im rein Seelischen" (MEYER-ABICH). Andererseits hält HALDANE auch das System des Vitalismus für untragbar. „Diese Zerklüftung der Wirklichkeit in eine prinzipiell organische und eine ebenso prinzipiell anorganische, die durch kein gemeinsames Band miteinander verbunden ist, lehnt HALDANE rundweg ab. Für ihn bildet die gesamte Wirklichkeit einen universalen, in sich ganzheitlich gegliederten und zusammenhängenden Organismus" (MEYER-ABICH).

Der Holismus unterscheidet sich demnach vom Mechanismus durch eine Betrachtungsweise, die in der Ganzheit des Organismus nicht eine Summe von Einzelteilen voneinander isolierbarer Gegenstände und Einzelerscheinungen sieht. Er setzt vielmehr gerade am umgekehrten Ende an und geht von einem Ganzen aus, in dem alle Sonderformen und Funktionen aktiv koordiniert und ineinander eingegliedert sind, so daß es bei der Analyse und im Experiment einer Vereinfachung und einer Reduktion des Ganzen bedarf, um die Einzelheiten herauszuschälen und zu verstehen. Eine solche Auffassung schließt aber zugleich das

Geständnis ein, daß der menschliche Geist unfähig ist, das Wesen des Lebens völlig zu durchdringen und daß die Lösung dieses Problems für uns ein unerreichbares Ziel bleiben wird.

Eine Wirkung haben diese Ganzheitsbestrebungen und diese höhere Einschätzung der ganzen menschlichen Persönlichkeit entschieden gehabt, daß sie innerhalb des rein körperlichen Sektors unsere Auffassungen über die Aufgaben der Arzneitherapie ausweitend befruchtet haben. Dieser Beitrag besteht vor allem in der Einsicht, daß die einzelnen Organe nicht isoliert und ohne Relation zueinander im Körper existieren, sondern daß sie aufeinander zugeordnet und miteinander verknüpft sind, und zwar durch ein allen Vorgängen übergeordnetes Nervensystem.

Die Neuralpathologie von SPERANSKY (1950) geht sogar so weit, daß sie den Hauptangriffspunkt für alle endogenen und exogenen Reize in das Nervensystem verlegt. Sie mißt ihm dementsprechend für die gesamte Pathogenese krankhafter Störungen eine zentrale Bedeutung zu. Diese Lehre fußt auf dem von RIEKER 1924 in seiner Relationspathologie vertretenen Standpunkt, daß „am Anfang aller Körpervorgänge das Nervensystem steht, indem es regulatorisch die Blutbahn beherrscht, von der die Gewebe ihre Reaktionsimpulse und Reaktionsmöglichkeiten empfangen". Die Behandlung der Krankheiten müßte sich, wenn man diesen Gedankengängen einseitig folgen wollte, auf die Anwendung der am Nervensystem angreifenden Pharmaka beschränken, sofern man nicht annehmen will, daß die Auswirkung aller Arzneimittel irgendwie über eine Beeinflussung nervöser Mechanismen gesteuert wird. So führt eine theoretisch sehr weit gespannte Krankheitslehre, die zudem experimentell nicht genügend gesichert ist, auf dem Arzneigebiet zu einer Einengung der therapeutischen Möglichkeiten oder zu einer einseitigen Auslegung der Erfolgsbewertung. Wie die günstigen Erfahrungen mit der von HUNECKE 1948 inaugurierten Heilanästhesie mit Novocain, insbesondere bei rheumatischen Erkrankungen und peripheren Durchblutungsstörungen, beweisen, ist der Einfluß koordinierter nervöser Funktionen auf örtliche Krankheitsprozesse nicht zu bezweifeln. Die resorptiv analgetische Wirkung des Novocain genügt sicherlich nicht als Erklärung; ebensowenig sind die Deutungsversuche über eine Beeinflussung des vegetativen Nervensystems und der Hinweis auf die Wirkungs- und Angriffspunkte des Novocain in den zentralen Gebieten des Zwischenhirns ausreichend, da man mit anderen Medikamenten, trotz der Ausschaltung aller Erregungen nicht das gleiche wie mit Novocain erreichen kann. EICHHOLTZ hat daher 1950 in seiner Novocain-Besprechung die Abdichtung der Zellmembran als das wesentliche Moment angesprochen, und er verlegt den primären Angriffspunkt des Novocain in die Zelle, deren Veränderungen die Anhänger der Relationspathologie als sekundär bedingt ansehen möchten. Man braucht also den Effekt der Novocain-Therapie nicht unbedingt als eine Neural-Therapie im Sinne von SPERANSKYS Hypothese aufzufassen, da außerhalb des Bereichs der nervösen Regulationsvorgänge Erklärungsmöglichkeiten für die Novocain-Wirkung gegeben sind, für die EICHHOLTZ in Analogie zur Zellularpathologie den Begriff der Zellular-Therapie geprägt hat.

Andererseits ist nicht daran zu zweifeln, daß in den meisten Fällen die beim Auftauchen einer lokalisierten krankhaften Störung einsetzenden Gegenmaßnahmen und Gegenregulationen primär durch pharmakologisch aktive Stoffe gesteuert werden oder sekundär irgendwie in eine pharmakologische Reaktion einmünden. Offensichtlich bedient sich das lebende System fast ausnahmslos bei jeder Änderung seines bisherigen Zustandes bestimmter, in der lebenden Zelle präformierter chemischer Substanzen, die beim Auftreffen eines Reizes auf die lebende Zelle in zweckmäßig abgestufter Dosierung in Freiheit gesetzt werden und dann pharmakologisch aktiv sind. So reguliert der Körper den normalen Gleichgewichtszustand seiner Gewebe und stimmt die einzelnen Organfunktionen aufeinander ab und so beantwortet er auch fast jeden pathologischen Reiz. Wir wissen seit LOEWI (1921), daß Acetylcholin bei zahlreichen nervösen Mechanismen als Überträger der nervösen Impulse auf das Erfolgsorgan eingeschaltet ist, und die beiden sympathicomimetischen Amine Adrenalin und Nor-Adrenalin (LOEWI 1921, CANNON und URIDIL 1921, CANNON und ROSENBLUETH 1933, v. EULER 1948, HOLTZ, CREDNER und KRONEBERG 1944, HOLTZ und KRONEBERG 1949) übernehmen die gleiche Aufgabe bei anderen Nervenwirkungen. In ähnlicher Weise beeinflussen andere Hormone bestimmte Organfunktionen in einer spezifischen Form auf Grund ihrer chemisch-physikalischen Eigenschaften, so daß das Zusammenspiel der Kräfte sowie das körperliche Wohlbefinden weitgehend von exakt definierten chemischen Stoffen beherrscht sind. Selbst an den Kopulationsvorgängen sind anscheinend pharmakologisch wirksame Substanzen beteiligt (KUHN 1940). Ebenso werden bei zahlreichen pathologischen Veränderungen körpereigene Pharmaka freigesetzt, die an der Entstehung und Ausbildung der krankhaften Reaktion mitwirken. Besonders diskutiert wird in den letzten Jahren die Bedeutung des Histamins, von dem man annehmen muß, daß es sowohl bei der Einwirkung von UV-Licht auf die Haut (ELLINGER 1928) als auch unter dem Einfluß von Hautreizstoffen (HAAS 1941, HILDEBRANDT 1940) sowie anderer Reizvorgänge (EBBECKE 1917, LEWIS 1927) in den betroffenen Gewebspartien entsteht und das Zustandekommen von Rötung und Schwellung mit bestimmt. Zusätzlich kann es bei zahlreichen Krankheitsprozessen als wichtiger Faktor eingeschaltet sein (DALE 1910/11). Bei der Ausschüttung in großer Menge, wie etwa bei großflächigen Verbrennungen der Haut, verändert es unter Umständen die Reaktion des gesamten Organismus in einem Ausmaß, daß ein allgemeiner Kreislaufkollaps eintritt. Nach der Auffassung von MENKIN (1950) geht die Differenzierung der im Körper bei pathologischen Reizen freigesetzten Substanzen noch weiter, indem je ein besonderer Stoff für die Auslösung der Fieberreaktion, für die Veränderung der Leukocyten-Werte, für die Entstehung von nekrotischen Prozessen usw. verantwortlich ist. Der Organismus bedient sich demnach in gesunden und kranken Tagen immer wieder chemischer Vorgänge und pharmakodynamischer Mechanismen, die den künstlich durch Pharmaka gesetzten Reaktionen ähnlich sind. Unter beiden Bedingungen bestimmt — abgesehen von Verschiedenheiten in der Wirkungsrichtung und Lokalisation der Angriffspunkte — die Menge an exogen zugeführter oder endogen entstehender Substanz weitgehend, in welcher Stärke und in welchem Ausmaß der Prozeß abläuft. In dem einen Fall kommt es zu einer leichten und örtlich beschränkten Verschiebung der Lebensvorgänge, die innerhalb eines begrenzten Zeitraumes dem normalen Gleichgewichtszustand zustrebt und in ihn einmündet. Unter den Bedingungen der höheren Dosis kann die Reaktion dagegen bis ins Pathologische abgleiten und vollständig irreparabel werden.

Die Wirkungsweise der Pharmaka zu erforschen ist also mehr als eine Aufgabe, die sich mit der Analyse der eigentlichen Arzneimittel befaßt, da sie in das Problem der gesamten Lebensforschung tiefgehend eingreift und uns Einblicke allgemeiner biologischer bzw. pathologischer Art vermittelt. Gerade die Beschäftigung mit dem Acetylcholin, dessen Beteiligung an zahlreichen nervösen Mechanismen feststeht, hat gezeigt, daß der gleiche Stoff innerhalb des Organismus je nach der Art der Lokalisation und der ausgeschütteten Menge nicht immer gleichartige Funktionen ausübt. So kann man beispielsweise mit Curare (DALE, FELDBERG und VOGT 1936) in der üblichen therapeutischen Dosis die motorischen Endplatten gegen die depolarisierende Wirkung des im Körper entstehenden Acetylcholin (KUFFLER 1943) unempfindlich machen, so daß dieser Stoff, wenn er in diesen Bereichen durch einen Nervenreiz freigesetzt wird, keine Wirkung auf das zugehörige Erfolgsorgan, die quergestreifte Muskelfaser, entfaltet. Atropin (LOEWI und NAVRATIL 1924), das ebensowenig wie Curare eine Freisetzung von Acetylcholin verhindert, übt dagegen seinen Antagonismus gegen Acetylcholin nur im Bereich der parasympathischen Endapparate aus. Der Gruppe der Ganglienblocker (PATON und ZAIMIS 1951) kommt die gleiche Wirkung an den ganglionären Umschaltestationen in einer weitgehend spezifischen Weise zu.

So erbringt gerade das Studium jener Lebensvorgänge, die die Leistung des Gesamtorganismus den wechselnden äußeren und inneren Bedingungen anpassen und die das Zusammenspiel der Organe über humorale und neurale Faktoren lenken, neue Belege dafür, daß eine auf das Ganze gerichtete Betrachtungsweise nicht auf die genaueste Untersuchung der Details und Einzelvorgänge verzichten kann. Da die Krankheiten uns dazu zwingen, die Methoden der Forschung auf praktische Ergebnisse, d. h. auf das Heilen, auszurichten, wird man speziell auf dem Arzneimittelsektor aus dem Wissen um die Einzelheiten und aus der Analyse der Angriffspunkte, der Wirkungsrichtung und Wirkstärke die therapeutischen Erfolgsaussichten im allgemeinen besser ablesen können, als wenn man die Vielfalt der Einzelvorgänge im Hinblick auf das große Ganze für unwesentlich hält. Daß die Arznei trotzdem nicht nur in einem Glas Wasser einzunehmen ist, daß sie zusätzlich noch eines Eßlöffels voll guten Glaubens an die Tüchtigkeit des Arztes und eines weiteren Eßlöffels voll Vertrauen auf das sinnvolle Zusammenspiel aller heilenden Lebenskräfte und eines dritten voll der Überzeugung auf die Zuverlässigkeit des Apothekers und der pharmazeutischen Industrie bedarf, soll sie wirklich der Gesundung dienlich sein, ist eine Einsicht, die den guten Therapeuten nie verlorengegangen ist. Selbst die in der wissenschaftlichen Welt des Arztes beschlossene Heilmaßnahme gerät demnach, sobald sie mit den Bereichen der lebendigen Substanz und der Welt des kranken Menschen zusammentrifft, zwangsläufig unter Bedingungen, für die die physikalisch-chemischen Gesetzmäßigkeiten und Erklärungsmöglichkeiten allein nicht ausreichen. Sie kann unter Umständen sogar in eine Abhängigkeit psychischer Einflußbereiche geraten, und sie hat sich bestimmt in der besonderen Situation der kranken Einzelpersönlichkeit und der ihr zukommenden Reaktionsfähigkeit und Gestaltungsmöglichkeiten jeweils aufs neue und gewissermaßen in einer eigenen Weise zu bewähren.

Die Heilkraft der Natur und die Therapie

Natura repugnante, sunt omnia vana.

„Νούσων φύσιες ἰητροί", „die Natur ist Heilerin der Krankheit", ist ein hippokratischer Ausspruch, der damals anscheinend ein völliges Novum bedeutete, da er der traditionellen Überlieferung der vorangehenden Epochen widersprach, die lediglich eine Heilung durch das Eingreifen überirdischer Gewalten oder durch die Einwirkung von Arzneien bzw. wundärztlichen Mitteln kannte. Dieser Auffassung stellt das Corpus hippokraticum die Nützlichkeit der natürlichen Heilungsprozesse entgegen, aus der sich für den Arzt die Forderung ableitet: „Natura sanat, medicus curat", die Natur heilt, doch sorge der Arzt dafür, daß nichts die Selbstheilung des Organismus störe. Das bedeutet jedoch nicht, daß er alles der Natur überlassen soll. Das geht aus der weiteren Forderung des HIPPOKRATES (460—377 v. Chr.) hervor: „Was die Arzneien nicht heilen, heilt

das Eisen, was das Eisen nicht heilt, heilt das Feuer, was aber das Feuer nicht heilt, muß als unheilbar angesehen werden."

Diese Überzeugung, daß der Arzt die Anstrengungen des Organismus zur natürlichen Selbsthilfe zu erkennen, in seinen Heilplan einzubauen und durch geeignete Kunstgriffe zu unterstützen hat, ist seitdem in jede therapeutische Handlung irgendwie mit eingeflossen; in der Regel hat sie sogar maßgeblich beeinflußt. Alle späteren medizinischen Systeme haben dieser Lehre kritisch oder anerkennend ihren Zoll zahlen müssen, und es dürfte kaum einen bedeutenden Therapeuten geben, der nicht direkt oder indirekt zu diesem Fragenkomplex eine Stellung bezogen hat, weil „das Problem der Heilkraft der Natur ein großes, vielleicht das größte von allen ist, die den Arzt seit Jahrtausenden beschäftigen" (M. NEUBURGER 1926).

GALEN (131—201 n. Chr.) ist einer der eifrigsten Befürworter und Verfechter der natürlichen Heilkräfte, und seinem Einfluß ist es vor allem zuzuschreiben, daß diese Lehre lange Zeit fast unumstrittene Zustimmung fand. In seinen Schriften wird immer wieder betont, daß die Hauptaufgabe des Arztes in der Unterstützung der Physis und der ihr innewohnenden Heilbestrebungen bestehe. Alle entgegenstehenden Ideen, wie etwa die atomistisch-mechanische Naturauffassung des ASKLEPIADES (geb. 124 v. Chr.), die keinen Platz für die Physis als Heilpotenz vorsieht, werden von ihm aufs schärfste abgelehnt.

Ähnlich wie GALEN lehren die großen arabischen Ärzte. AVICENNA (980—1037) hielt es sogar für angebracht, selbst bei völlig verlorenen Kranken noch auf die Heilkraft der Natur zu vertrauen und von ihr einen glückhaften Ausgang zu erhoffen. Ebenso hat die scholastische Medizin an der gleichen Überzeugung festgehalten, daß die Heilungsmöglichkeiten durch die Natur, d. h. die dem Körper innewohnenden Kräfte oder die natürliche Heilkraft seiner Umwelt, ein wichtiges Heilprinzip darstellen. Man hat sich im Mittelalter infolgedessen auf jede nur denkbare Weise, im Zweifelsfall sogar unter Zuhilfenahme von spitzfindigen dialektischen Argumenten, bemüht, für eine jede Heilmethode zu beweisen, wie wertvoll die Beihilfe der natürlichen Heilvorgänge ist. Hierbei verirrten sich die mittelalterlichen Kommentatoren häufig bis zu völlig übertriebenen und phantastischen Aussagen, die jeglichen Wirklichkeitssinnes entbehren. P. TURISANUS (14. Jahrhundert) ist beispielsweise davon überzeugt, daß der Effekt der Abführmittel nicht auf eine direkte Weise zu erklären ist, sondern mittelbar durch eine Anregung der Naturkräfte zustande kommt. In der Praxis wird aber in der mittelalterlichen Medizin meistens ganz anders gehandelt wie in der Theorie, indem man der üppig wuchernden Polypragmasie und Polypharmacie einen immer breiteren Raum in der Therapie einräumt und so de facto der Naturheilkraft eigentlich jede Bedeutung abspricht.

Diese Einstellung zu den therapeutischen Problemen ändert sich in den folgenden Jahrhunderten kaum. Mit anderen Worten, die Ärzte üben in der Praxis eine ausgiebige Arzneibehandlung mit zahllosen Heilstoffen und Heilmittelkombinationen, und in der Theorie preisen sie um so stärker die Natur als Heilerin. Andere vertreten eine Auffassung, die besagt, daß zwischen Krankheitszuständen unterschieden werden muß, welche allein durch die Natur geheilt werden und solchen, die nur durch die ärztliche Kunst zu beheben sind. Eine dritte Gruppe bedarf des Zusammenwirkens von Natur und Kunsthilfe, und in einer vierten sind alle Leiden einzuordnen, bei denen weder das ärztliche Können noch die Natur etwas auszurichten vermögen. Solche Einteilungen finden sich bei H. SMET (Miscellanea 1579) und bei K. HOFFMANN († 1648). Sie gehen letzten Endes auf eine Lehre zurück, wie sie für die Schule der Methodiker im ausgehenden Altertum bezeugt ist. Diese Schule erblickt das wichtigste Unterscheidungsmerkmal zwi-

schen den akuten und chronischen Krankheiten darin, daß die akuten selbständig
schwinden und die chronischen weder durch die Natur noch durch glückhafte
Zufälle, sondern ausschließlich durch künstliche Hilfe von außen behoben werden.
In der Praxis verlassen sich jedoch die Methodiker genau so wenig wie die mittelalterlichen Ärzte auf die Selbstheilung des Organismus. In ihren Behandlungs-
grundsätzen nehmen sie jedenfalls wenig Rücksicht auf den von C. AURELIANUS
überlieferten Ausspruch (4./5. Jahrhundert n. Chr.), daß erst die Kraft des Körpers den ärztlichen Mitteln ihre Wirkung verleiht.

Selbst PARACELSUS (1494—1541) ist zu Beginn der Neuzeit mit Überzeugung
für die so lange mißachtete Heilkraft der Natur wieder eingetreten, und er weiß
ihre Nützlichkeit sehr treffend zu rühmen: „Von der Natur hat der Mensch auch
wider eine jegliche Krankheit Arznei . . . und der inwendige Arzt, mit der in-
wendigen Arznei, die sind mit ihm in der Empfängnis geboren und gegeben"
(Labyrinthus Medicorum). In der großen Wundarznei schreibt er: „So aber der
Arzt vermeint, er sei der, der da heile, so verführt er sich selbst und erkennet sein
eigne Kunst nicht." Das Verständnis der Zeitgenossen kam jedoch den Ansichten,
wie sie PARACELSUS entwickelt hat, in ganz unzureichendem Ausmaß entgegen,
und es bedurfte eines anderen großen Arztes, SYDENHAM (1624—1689), um eine
echte Rückbesinnung auf HIPPOKRATES wieder aufkommen zu lassen. Von ihm ist
uns berichtet, daß die Zahl seiner Krankenbesuche in umgekehrtem Verhältnis
zur Zahl seiner Rezepte stand, weil ihm die Ehrfurcht vor dem Walten der Natur,
der Heilerin der Krankheiten, ein anderes Handeln unmöglich erscheinen ließ.
Andererseits verkennt SYDENHAM nicht, daß die Heilbestrebungen der Natur
gelegentlich zögern, abirren oder gefährlich werden können, und er sucht deshalb
eifrig nach Mitteln, welche ebenso wie die Chinarinde in spezifischer Weise die
Ursachen der krankhaften Vorgänge direkt beeinflussen. C. BONTEKOE (1719)
will offenbar selbst für diese Stoffe den ärztlichen Einfluß der Naturheilkraft
verantwortlich wissen, wenn er äußert, daß „keine Medizin in der Welt bis dato
erfunden worden ist, die sonder die Natur etwas hätte verrichten können". In
ähnlicher Weise hat später STAHL (1659—1734) die natürlichen Heilungsvorgänge
zur Basis seines Systems und seiner Therapie gemacht, wenn er seine Ars sanandi
cum expectatione im Gegensatz zu der Polypragmasie, wie sie die meisten seiner
ärztlichen Zeitgenossen üben, empfiehlt. Ebenso verwirft STOERK (1731—1803)
jegliches Eingreifen mit giftig wirkenden Arzneien, weil man so die Natur nur
ungünstig steuern kann, die Krankheiten verschlimmert und sie unnütz in die
Länge zieht. Noch ein HUFELAND (1762—1836) ist in seinem Enchiridion Medicum
1836 davon überzeugt, daß selbst die direkte Kur der Krankheiten durch die sog.
Spezifika ein Werk der Natur ist, indem diese Heilmittel nur als Anstoß wirken,
und die so ausgelöste Gegenwirkung und der Umschwung zum Besseren selbst
nur durch die Hilfe der im Organismus wirkenden Naturkräfte möglich sind. Diese
Einsicht ist in der Folgezeit wieder vergessen worden. Heute bekennen wir uns
jedoch auf Grund unserer Erfahrungen mit den Sulfonamiden und anderen
Chemotherapeutika erneut zu ihr.

Ganz anders verhält sich SYLVIUS (1614—1672), dem jede exspectative Therapie unangebracht und als eine ärztliche Pflichtversäumnis erscheint. Für ihn
gibt es keine Krankheit, bei der der Arzt keine Gelegenheit zur Durchführung
von Heilmaßnahmen findet, um die normale „Fermentation", den normalen
Stoffwechsel zu beschleunigen, und zwar ganz anders, als die Natur dies kann.
Selbst dort, wo die Kranken ohne ärztliche Hilfe genesen, ist er überzeugt, daß
diese Patienten schneller, sicherer und auf angenehmere Weise geheilt werden
können, wenn Arzneien zur Anwendung gelangen. Noch weiter geht der Chirurg
MUYS (1685), der die Anhänger der Naturheilkraft geradezu verhöhnt und den

Begriff Natur als ein Asylum ignorantiae bezeichnet. Gemäßigtere Gegner der Heilkraft der Natur glauben, dem Arzt lediglich eine wichtige Rolle zuweisen zu müssen. Bereits 1554 meint J. FERNEL, daß der Arzt nicht nur als Minister naturae, sondern als Adjutor bzw. als Opifex primarius einzuschätzen ist. CULLEN (1712 bis 1790) schreibt dagegen der vielgepriesenen Heiltechnik des HIPPOKRATES in erster Linie die Schuld zu, daß die Ärzte in den alten therapeutischen Gewohnheiten verharren und die modernen Medizinen vernachlässigen, so daß die Einführung der neuen wirksamen Arzneimittel, z. B. der Antimon-Präparate und des Chinins, unnötig verzögert wird.

Auch für HAHNEMANN (1755—1843) gibt es kein überzeugenderes Gegenargument gegen die Unzulänglichkeit der allopathischen Heilmethodik als die Tatsache, daß die Schulmedizin blindlings auf die Selbsthilfe des Organismus bei allen Krankheiten vertraut und daß sie alle ihre Maßnahmen auf die Unterstützung und Nachahmung der natürlichen Heilbestrebungen abstellt. Er fordert demgegenüber eine künstliche Heilung mit den homöopathischen Arzneimitteln, weil die Natur in ihrer Wirkung völlig unzureichend und zweckwidrig vorgeht: „Ihre Bestrebungen sind selbst Krankheit, sind ein zweites anderes Übel an der Stelle des ursprünglichen . . . Mit einem Wort, der ganze Vorgang der Selbsthilfe des Organismus bei ihm zustoßenden Krankheiten zeigt dem Beobachter nichts als Leiden, nichts, was er, um echt heilkünstlerisch zu verfahren, nachahmen könnte und dürfte" (Organon der Heilkunst). Im Grunde bleibt das alles nur ein Spiel mit Worten, da HAHNEMANN bei den homöopathischen Arzneimitteln auf eine Mithilfe des Organismus nicht verzichten kann und die Heilung durch anfachende und dämpfende Reize herbeiführen will. Das Prinzip: „Heile durch Symptomen-Ähnlichkeit" besteht bei ihm nur darin, daß er dem natürlichen Krankheitsvorgang einen zweiten, ihm ähnlichen Symptomenkomplex, eine Gegen-Krankheitspotenz entgegensetzt, die der Organismus infolge ihrer kurzen Dauer leichter bestimmen kann. „Die kurze Wirkungsdauer", so meint er, „macht es möglich, daß die künstlich krankmachenden Potenzen, obgleich sie stärker als die natürlichen Krankheiten sind, doch von der Lebenskraft weit leichter überwunden werden."

Alle diese Beispiele lassen sich leicht um ein Vielfaches vermehren. Sie zeigen zur Genüge, wie vielfältig man sich im Laufe der Jahrhunderte mit dem Problem der Naturheilkraft auseinandergesetzt hat. Daneben laufen ebenso viele Bestrebungen, den Naturbegriff zu definieren und zu entscheiden, was unter Natur zu verstehen ist; ob sie als bewußt zweckmäßig handelndes Wesen aufzufassen ist, ob sie als Summe aller Lebensäußerungen imponiert, ob sie eine automatisch arbeitende, kunstvolle Konstruktion darstellt, ob sie ein superponiertes Lebensprinzip ist, das zwischen dem Körper und der unsterblichen Seele steht, oder ob sie nur ein Mechanismus ist, welcher überall dort, wo die ärztliche Kunst versagt, die lebensnotwendigen Funktionen in Gang hält und die Wirksamkeit der angewandten Medikamente steigert. Auf all diese Fragen hat die Medizin immer wieder nach Antworten gesucht, ohne dabei allzuviel an wirklicher Erkenntnis zu gewinnen.

Statt der Natur diese Kunst abzulauschen und die Kräfte kennenzulernen, mit der sie im Organismus die Heilung unterstützt oder vollzieht, hat man sich in immer neue theoretische Systeme und Erklärungsversuche verrannt. Andere haben die Naturheilkraft zum Schlagwort eines wiederum mißverstandenen Heilprinzips gemacht, indem sie nur die natürlichen, d. h. die von der Natur geschaffenen Heilmittel als anwendbar gelten lassen und alle künstlich hergestellten chemischen als körper- und naturfremde Gifte aus der Therapie ausschalten wollen. Einer solchen extremen Forderung kann man nur entgegenhalten, daß eine derart einseitige Überschätzung der Heilkraft der Natur und eine solche Einengung des Arzneimittelschatzes ebensowenig berechtigt ist, wie es falsch wäre, die Nützlichkeit der Selbstheilung des Organismus zu gering zu veranschlagen oder sie völlig zu leugnen. Es wird immer die Aufgabe der wissenschaftlichen Heilkunde bleiben, Behauptungen und unzulänglichen Untersuchungen das wirklich Reproduzierbare gegenüberzustellen, weil dieses allein Anspruch auf Wahrheit und damit auf praktische Verwendbarkeit am Krankenbett besitzt. Hierher gehört auch die Aufgabe, die bereits VIRCHOW (1821—1902) klar erkannt hat, „den Mechanismus der natürlichen Heilvorgänge immer mehr zu enträtseln".

Trotz der inzwischen fortgeschrittenen Entwicklung kann man nicht übersehen, daß es in der modernen Medizin gewisse Strömungen gibt, die dem heute üblichen und gebräuchlichen Arzneischatz recht kritisch gegenüberstehen, da sie die Abwendung von der alten Materia medica gänzlich ablehnen oder sie nur bedingt für einen Fortschritt halten. Gerade auf dem Arzneimittelgebiet wird es in der Praxis am Krankenbett immer zwischen Wollen und Können Gegensätze geben, und so bleibt hier notwendigerweise viel Raum für Widersprüche und Einwände. Außerdem hat die naturwissenschaftliche Erkenntnis an sich bereits ihre Grenzen, wo ihre Zuständigkeit aufhört und wo die Eigengesetzlichkeit des organischen Lebens beginnt, die sich grundsätzlich von der der organischen Materie unterscheidet.

Man begegnet deshalb heute wieder dem Anspruch, bei der Behandlung des kranken Menschen diese besonderen Gesetzmäßigkeiten der lebenden Substanz stärker zu berücksichtigen und den im Menschenleib selbst beschlossenen bzw. den ihn tragenden naturgegebenen Heilkräften den ersten oder wenigstens bevorzugten Platz innerhalb der therapeutischen Maßnahmen einzuräumen. Diese Forderung entbindet aber den Arzt bei den Infektionskrankheiten trotz der dort stattfindenden Selbstheilung durch die Bildung von Antikörpern nicht von der Pflicht, diese Heiltendenz des Organismus sinngemäß zu unterstützen und ihr in schweren Krankheitsfällen durch geeignete Eingriffe die entscheidende Wendung zum Guten zu geben. Die Erfolge der antitoxischen Serumtherapie bzw. der Immunisierung durch Impfstoffe und Vaccine, wie sie VON BEHRING 1890 erstmalig bei der Diphtherie eingeführt hat, bestätigen die auf dem Gebiet der Serumtherapie aufgewandte Mühe und Forschungsarbeit in eindrucksvoller Weise.

Hier erhält der Organismus tatsächlich die gleichen spezifischen Waffen, die Antikörper, zugeführt, mit denen er sich selbst gegen die Krankheitserreger wehrt. Die Krankheitsursache wird also in der gleichen Weise und mit denselben Abwehrmitteln bekämpft, die bereits von der Natur aus als Hilfsmittel zur Überwindung der Infektionskrankheiten vorgesehen sind. E. VON BEHRING (1854—1917) hat deshalb sein Heilverfahren mit Recht als eine Art von Naturheilmethode bezeichnet, weil der Arzt das gleiche Prinzip anwendet, „dessen sich der lebende Organismus von selbst bedient, wenn er der Krankheit Herr wird". Darin liegt die Stärke dieser Therapie, darin liegen zugleich ihre Grenzen. Die passive Immunisierung läßt sich praktisch nur bei solchen Infektionserregern mit Erfolg durchführen, die ein Toxin abspalten, wie die Diphtherie- und Tetanusbazillen. Außerdem ist die Heilwirkung der Serumtherapie in der Regel auf die allerersten Krankheitstage beschränkt, weil die Antitoxine die Gifte der Erreger nur neutralisieren und sich mit ihnen so lange verbinden können, als die Toxine im Blutkreislauf vorhanden sind. Wenn sie sich erst in den Gewebszellen festgesetzt haben, kommt die Hilfe meist zu spät, da das Gift jetzt für das im Blut kreisende Antitoxin unangreifbar geworden ist. Dies gilt vor allem für die Tetanusbazillen, an denen BEHRING ebenfalls die Wirkung seiner Serumtherapie erprobt hat. Hier diffundiert das

Gift schnell in das Gewebe. Infolgedessen kommt die Zufuhr des Antitoxins schon zu spät, wenn die eigentliche Krankheit begonnen hat, wenn sich also die ersten Symptome der Erkrankung einstellen. Man muß deshalb dieses Serum vorbeugend bei jeder Verletzung anwenden, wenn man annehmen muß, daß sie wahrscheinlich oder möglicherweise mit Tetanusbazillen infiziert ist.

Diese Art der Therapie, bei der das fertige Gegenmittel in Form spezifisch wirksamer Antikörper dem kranken Organismus zugeführt wird, bekämpft die Erreger unmittelbar und nimmt die Mithilfe des menschlichen Wirtes höchstens bedingt in Anspruch. Oftmals hat der befallene Organismus durch sein Versagen im Kampf mit den Krankheitserregern sogar bewiesen, daß er nicht mehr in der Lage ist, die notwendigen Abwehrstoffe in genügender Menge zu bilden und sich damit aktiv und heilend der Krankheitsursache von selbst zu entledigen. Ein solches Heilverfahren bezeichnet man deshalb mit Recht als passiv.

Die aktive Immunisierung in Form der Schutzimpfung war weitaus länger bekannt. Sie ist von allen Mitteln, die die Menschheit in der langen Geschichte ihres Kampfes gegen die Infektionskrankheiten angewandt hat, wohl das älteste, und sie wurde wahrscheinlich an verschiedenen Stellen der Erde, unabhängig voneinander, speziell bei einer einzigen Krankheit, den schwarzen Pocken, seit vielen Jahrhunderten mit Erfolg geübt. Aus China und Indien liegen die ältesten Überlieferungen vor, die besagen, daß man in diesen Ländern Kinder mit Pockenkrusten von Kranken künstlich nach Einritzen der Haut oder durch Einblasen in die Nase infiziert hat, weil man beobachtet hatte, daß die Pocken, einmal überstanden, den Menschen für ein ganzes Leben gefeit machen und daß selbst leichte Erkrankungen diesen anhaltenden Schutz verleihen. Aus der Türkei, Persien und Afrika sind ähnliche Berichte bekanntgeworden. ALEXANDER VON HUMBOLDT (1769—1859) fand dieses Verfahren sogar bei den mexikanischen Hirten in Gebrauch.

Der erste Europäer, der sich mit dieser Methode beschäftigte, war der Italiener TIMONI, der 1713 über die Pockenimpfung von Mensch zu Mensch eine Arbeit veröffentlichte und dieses Verfahren als Variolation bezeichnete. Noch im gleichen Jahr erschien ein weiterer Bericht von PYLARINO, in dem geschildert ist, daß eine Hebamme aus Thessalien mehr als 40 000 derartige Impfungen durchgeführt haben soll. 4 Jahre später hat man dies bereits in Nürnberg gedruckt. Gleichzeitig schrieb RAYMANN, wiederum unter Erwähnung der Variolation, über die Pocken in Siebenbürgen. Auch der Leibarzt des schwedischen Königs KARL XII. (1682—1718), KLAMIG, hat das Impfverfahren auf seinen Feldzügen kennengelernt. Durch Lady MONTAGU († 1762), die in Konstantinopel als Gattin des britischen Gesandten mit TIMONI bekannt wurde und von ihm 1717 ihren Sohn impfen ließ, kam es dann nach England. Dort ließ der König GEORG I. zunächst einige zum Tode verurteilte Verbrecher und später sich selbst und seinen gesamten Hof behandeln. In der Folge wurde von ihm eine eigene Station eines Londoner Krankenhauses für Impfzwecke freigegeben. Eine genaue Statistik ist noch erhalten, aus der zu entnehmen ist, daß von 3434 geimpften Einwohnern von London später insgesamt 10 an Pocken gestorben sind. Das bedeutete bei der primitiven und unzulänglichen Technik des damaligen Verfahrens einen ansehnlichen Erfolg, da in den früheren Jahrhunderten höchstens 3—5% der europäischen Bevölkerung von der Pockenerkrankung verschont blieben und die Mortalität in der Regel 10—12% betrug.

Ähnlich wie in England setzten sich auf dem Festland zwei Herrscherhäuser besonders für die Impfung ein. In Österreich war es die Kaiserin MARIA THERESIA (1717—1780), in Rußland war es KATHARINA DIE GROSSE (1729—1796), die dem englischen Arzt DUNSDALE die Impfung in Petersburg anvertraute. Trotzdem konnte sich die Schutzimpfung nicht planmäßig durchsetzen, weil sich zu häufig infolge der verschiedenen Empfindlichkeit des Menschen gegenüber dem Pockenvirus Impfschäden einstellten und weil die Gefahr einer gleichzeitigen Übertragung anderer Krankheiten von Mensch zu Mensch nicht vermeidbar war. Man suchte deshalb nach einem anderen Weg, das Pockenvirus zu überimpfen, und zwar einen ungefährlicheren, der nicht über die Krankheit selbst führt.

Wir verdanken ihn der genialen Beobachtungsgabe von E. JENNER (1749 bis 1823), der aus der Erkenntnis, daß eine Ansteckung mit Kuhpocken gegen menschliche Pocken zu feien vermag, nach jahrelangen intensiven Bemühungen die noch heute übliche Pockenschutzimpfung entwickelte. Durch ihn ist die so gefährliche Blatternkrankheit praktisch in Europa ausgerottet worden. JENNER scheute nicht davor zurück, die Richtigkeit seiner Idee unter Beweis zu stellen, indem er zunächst bei 16 Personen, die schon Kuhpocken gehabt hatten, eine Impfung mit dem echten Pockengift von Blatternkranken vornahm und schließlich 1796 bei einem Jungen nach einer Vorbehandlung mit dem Impfstoff aus einer Kuhpockenblatter die riskante Gegenprobe anstellte, ob dieser Junge gegen eine künstliche Infektion mit menschlichem Pockeneiter gefeit war. Diese Probe aufs Exempel hat JENNER in den nachfolgenden Jahren einige hundert Male wiederholt und ausnahmslos, genau wie bei seinem ersten Versuch, mit dem besten Erfolg. 1799 hatte sich sein Verfahren eine derartige allgemeine Anerkennung errungen, daß man in London eine eigene Impfanstalt eröffnen konnte, die ihm zu Ehren EDWARD-JENNER-Institut benannt wurde. Von dort aus verbreitete sich das Impfverfahren rasch über das ganze europäische Festland. 100 Jahre später, 1875, konnte in Deutschland ein eigenes Gesetz erlassen werden, das für alle Bürger einheitlich eine zweimalige Schutzimpfung zur Pflicht machte, und die anderen Länder haben sich weitgehend dem angeschlossen.

An die Stelle einer Impfung mit lebenden, für den Menschen virulenten Erregern hat JENNER bei den Pocken eine Impfung mit lebenden Erregern gesetzt, die durch Anpassung an eine Tierart für den Menschen in ihrer Virulenz abgeschwächt sind. Das blieb ein Sonderfall, der sich auf andere Krankheiten in der gleichen Form nicht übertragbar erwies. Es bedeutete daher wiederum einen gewaltigen Schritt vorwärts, als es PASTEUR (1827—1895) bei der Tollwut gelang, aus einem infizierten Kaninchenhirn durch Trocknung künstlich abgeschwächte Tollwuterreger zu gewinnen und aus ihnen einen Impfstoff zu entwickeln, der bei dieser Krankheit eine ungefährliche Immunisierung herbeiführt. In diesem Falle war, genau wie zuvor bei JENNER, der Erreger der Erkrankung unbekannt. Ohne den Gegner selbst zu kennen, nur im Wissen um die so gefürchteten Folgen für den Menschen und in der Überzeugung, daß ein lebendes, wenngleich unsichtbares Gift die Krankheit veranlassen muß, hat man es also gewagt, derartig gefährliche Experimente durchzuführen. Man braucht aber nur die Berichte über die ersten Versuche von JENNER und PASTEUR durchzulesen, um zu erkennen, wie sehr beide Forscher sich ihrer Verantwortung bewußt waren und wie sehr sie erleichtert waren, als sie einen glücklichen Ausgang sahen.

Seitdem hat sich diese Form der Krankheitsbekämpfung in zahllosen Fällen als überaus nützlich erwiesen. Der Grundgedanke ist im Prinzip immer der gleiche geblieben: Gesundheit und Heilung und den Sieg des Organismus über die Erreger durch Krankheit herbeizuführen, indem man direkt oder nach Zwischenschaltung von Tieren künstlich einen Infekt setzt.

Der Versuch der aktiven Immunisierung durch Impfstoffe oder Vaccine, die den Organismus durch die Zufuhr der abgetöteten Keime bzw. Toxine zur Bildung von Abwehrstoffen anregen sollen, brachte allerdings nur Teilerfolge, wie die Schutzimpfung gegen Typhus, Paratyphus, Cholera und Fleckfieber. Andere

Infektionskrankheiten, wie die Kokkeninfektionen, bieten der Heilserum-Therapie wegen der mangelnden Typenspezifität der Kokken überhaupt keine praktischen Ansatzpunkte.

Es wäre sicherlich einseitig, wenn man das Vermögen des Organismus, sich gegen eingedrungene Farbstoffe und Krankheitserreger zu wehren, allein auf die Produktion von Antitoxinen oder auf die Auflösung der Bakterien durch Bakteriolysine beschränken wollte, da ihm weitere biologische Abwehrreaktionen zur Verfügung stehen. Selbst bei den Arzneimitteln mit umschriebenen Angriffspunkten kommen die Krankheitssymptome nur zum Erliegen, weil die spezifisch gerichtete organotrope oder bakterizide Wirksamkeit durch die Vis medicatrix naturae, der jedem Organismus innewohnenden Naturheilkraft, unterstützt wird und so aus der Wirksamkeit des Arzneimittels und der Anfachung der Selbstheilungsvorgänge der therapeutische Effekt erwächst. Bei den Sulfonamiden wissen wir beispielsweise mit Sicherheit, daß der Wirkungsablauf an mehrere Phasen gebunden ist, die durch einen unmittelbaren Angriffspunkt an den pathogenen Keimen bzw. durch eine Mithilfe des befallenen Organismus im Sinne einer Förderung der Phagocytose und Steigerung anderer Abwehrmaßnahmen gekennzeichnet sind (DOMAGK 1937). Daraus erklären sich zum Teil die erheblichen Unterschiede in der Wirksamkeit, die sich bei der Auswertung der Sulfonamide im Tierexperiment im Vergleich mit den Ergebnissen der Reagenzglasversuche finden.

Eine weitere Möglichkeit für die Ausnutzung der natürlichen Abwehrmechanismen ergibt sich aus der Tatsache, daß es gelingt, den Organismus durch allmählich ansteigende Dosen gegen bestimmte Gifte unempfindlich zu machen. Hierdurch wird die Steuerung der Vis medicatrix geradezu in den Bereich einer gezielten und aktiven therapeutischen Handlung gerückt. So kann man durch eine wiederholte Zufuhr von Histamin in steigenden Dosen eine Desensibilisierung gegen diesen Stoff herbeiführen. FÜHNER war augenscheinlich der erste, der 1912 eine derartige Gewöhnung an Histamin beobachtete, die dann von OEHME 1913 bestätigt und von LEWIS und GRANT 1924 für den Menschen nachgewiesen wurde. Mit diesem Vorgehen kann man selbst bei verschiedenen Krankheitsbildern, wie Urticaria, Rhinitis vasomotoria, allergischen Phänomenen und Kopfschmerzen, eine Besserung erzielen.

Dieser therapeutische Erfahrungsbereich wurde aber erst für die Praxis zugängig, als man die eigentlichen Zusammenhänge und Ursachen des pathologischen und therapeutischen Geschehens erkannte. So kann das messende Verfahren der Tierversuche unter Zuhilfenahme der chemischen und physiologischen Technik zur Auffindung neuartiger Heilverfahren verhelfen, und man darf wohl annehmen, daß bei einer stärkeren Berücksichtigung der natürlichen Abwehrfunktionen sich weitere Ansätze und Grundlagen ergeben, die es ermöglichen, die naturgegebenen Heilkräfte in zunehmendem Maße für die Behandlung von Krankheitsfällen künstlich nachzuahmen und die bei der Selbstheilung auftretenden Wirkstoffe gezielt in den Dienst der Therapie zu stellen.

D. S. Dreimal täglich

Man kann dasjenige, was man besitzt, nicht rein erkennen,
bis man das, was andere vor uns besessen, zu erkennen weiß.

GOETHE, Farbenlehre.

Die Ars formulas medicas conscribendi, das Rezeptschreiben, war schon im alten Griechenland und bei den Römern bekannt. Erst im Mittelalter wurde diese Kunst zu einem unerläßlichen Bestandteil der ärztlichen Tätigkeit, als eigene

Apotheken gegründet wurden und damit die Herstellung und Abgabe der Arzneimittel von den Ärzten auf die Apotheker übergingen. Diese Zweiteilung des Arzneimittelwesens auf einen Stand, dem die Beschaffung und die Zubereitung der
Heilstoffe obliegt, und einen anderen, der sich mit ihrer Ordination und Verwendung zu befassen hat, wurde in Europa endgültig vollzogen durch das
Verbot des Kaisers FRIEDRICH II. (1194—1250) aus dem Jahre 1224, durch das
den Ärzten untersagt ist, eigene Apotheken zu führen und sich an der Gründung
von Apotheken zu beteiligen. Seitdem ist die Rezeptur von Arzneimitteln, soweit
es in der Krankenbehandlung um die Verordnung von Heilstoffen geht, erst recht
zu einer Aufgabe der Ärzte geworden, die mit diesen Anweisungen und Vorschriften die Grundlage für die Arzneibereitung durch den Apotheker liefern.

Beide Arbeitsbereiche, der des Arztes und der des Apothekers, verbindet das
Bestreben, das Beste zum Heil des Kranken zu finden und einer praktischen Verwendung zugänglich zu machen, wozu der Apotheker durch seine Warenkenntnis
und die Kunst der Arzneibereitung das Seinige beiträgt und der Arzt durch sein
Wissen um die Wirksamkeit und den Verwendungszweck der Medikamente das
weitere notwendige Rüstzeug liefert. Es ist begreiflicherweise notwendig, daß der
Arzt etwas von der Arbeitsweise kennt, mit der der Apotheker seine Mittel zu
Arzneien verarbeitet; nur so kann der Arzt seine Arzneibereitungsvorschriften
richtig abfassen. Umgekehrt muß der Apotheker bis zu einem gewissen Grade um
die Wirkung jener Stoffe Bescheid wissen, mit denen er sich beruflich zu beschäftigen hat, damit er allfällige Irrtümer in der Arzneiverordnung beurteilen
und deren Folgen verhüten kann.

In früheren Zeiten wurden vom Arzt im gleichen Maße wie vom Apotheker
genaue Kenntnisse auf dem Gebiet der Materia medica, der Drogenkunde, der
Pharmakochemie und Pharmakognosie gefordert. Durch die gewaltigen Aus-
weitungen der Pharmazie ist es für den Arzt unmöglich geworden, sich derart
eingehende pharmazeutische Warenkenntnisse anzueignen, zumal man mit Recht
auf dem ärztlichen Sektor in dem Wissen um die Wirkungsweise der Heilstoffe
den wichtigeren und entscheidenderen Faktor für eine zweckmäßige und rationelle
Therapie sieht. Ebenso kann man heute vom Apotheker nicht erwarten, daß er
alle die vielen Stoffe, die für ihn den Inhalt der Materia pharmazeutica bilden,
mit gleicher Sachkenntnis hinsichtlich ihres pharmazeutischen und pharmakologischen Wertes beurteilen lernt. Infolgedessen haben sich beide Berufe
zwangsläufig trotz des vielen Verbindenden im Laufe der letzten Jahrhunderte
in verschiedene Richtung entwickelt.

Auch in der Praxis der Arzneimittelverschreibung hat sich manches geändert. Früher war es in der Regel üblich, daß der Arzt seine Verordnungen
in der Apotheke selbst niederschrieb. Das bezeugen die alten Rezeptbücher, die
in vielen deutschen Städten erhalten sind und aus denen hervorgeht, daß in
den vergangenen Jahrhunderten die Rezepte, nicht wie heute, auf losen
Blättern abgefaßt, sondern in Bücher eingetragen wurden. Noch aus dem
16. Jahrhundert ist eine Verfügung bekannt, die besagt, daß „ein jeglicher
Doktor in allen Apotheken durchaus sein besonderes Buch zu haben pflegt, darin
er den Kranken sein Rezept schreibet". Der Arzt mußte also die Apotheke ständig
aufsuchen, und so konnte es nicht ausbleiben, daß der Kontakt zwischen Arzt
und Apotheker in diesen Zeiten weitaus stärker war, als es bei der heutigen
Handhabung des Rezeptierens möglich ist. Geblieben ist indes, daß ein
großer Teil der Bevölkerung aller Länder die Aufgabe des berufstätigen
Arztes erst dann als erfüllt ansieht, wenn er dem Kranken ein Heilmittel verordnet und ihm ein Rezept aushändigt, weil gerade in diesem Akt für den Laien
sichtbar zum Ausdruck kommt, daß der Arzt über besondere Fähigkeiten und

Einsichten verfügt. Die meisten Kranken werden sicherlich geneigt sein, alle weiteren Stadien ihrer Krankheit, besonders die Wendung zur Besserung und zur Genesung, als eine Folge dieser Verschreibungskunst des Arztes zu deuten, der gegenüber alles andere ärztliche Handeln, so die Verordnung physikalischer oder diätetischer Heilmaßnahmen und selbst die objektiv übergeordnete Kunst der Diagnose, im Blickfeld des Patienten zurücktritt. Demgemäß darf das Rezeptschreiben in der Reihe der ärztlichen Handlungen am Krankenbett nicht als eine nebensächliche Angelegenheit abgetan werden. Man sollte ihm vielmehr, unabhängig von dieser Hochschätzung durch den Patienten, die ihm zukommende Bedeutung ungeschmälert belassen, weil jedes Rezept durch seinen Inhalt als eine bindende Arbeitsvorschrift für den Apotheker zu werten ist und in seinen sachlichen Angaben den Gedankengang und die Intensionen des Arztes widerspiegelt. Außerdem muß man das Rezept als ein Dokument betrachten, das gegebenenfalls für die Haftpflicht des Arztes und des Apothekers dem Kranken und dem Gericht gegenüber Bedeutung erlangen kann. KOBERT (1854 bis 1918) meint auf Grund eines Vergiftungsfalles in Straßburg vom Rezept: „Ein so unscheinbares Papier es auch ist, so kann es doch drei Menschen unglücklich machen — den Patienten, den Apotheker und den Arzt." Man sollte daher vom Arzt erwarten, daß er sich bei dieser Tätigkeit stets bewußt ist, wie sehr unter Umständen dieses Dokument sein ärztliches Können und seine wissenschaftlichen Qualitäten bloßlegt und wie es eventuell seine Kenntnis oder Unkenntnis pharmakologischer und pharmazeutischer Grundsätze verrät.

Diese Anweisungen und Vorschriften (praeceptum = Vorschrift) zur Arzneibereitung werden seit vielen Jahrhunderten in lateinischer Sprache und unter Wahrung bestimmter äußerer Formen abgefaßt, indem sich der Arzt zunächst mit einer Invocatio an den Apotheker wendet, wenn er schreibt: Recipe = Nimm aus deinem Vorrat diese oder jene Drogen und Stoffe, wie sie in meiner Verschreibung namentlich und dosierungsgemäß aufgezählt sind. Dann folgt die Anweisung für den Apotheker, in welcher Form er die Arznei herzustellen hat, ob gemischt oder ungemischt, ob in Pillen, Lösung, Tabletten oder Salbenform, ob in kleinerer oder größerer Anzahl. Darunter setzt der Arzt das S = Signa, die Angabe für den Patienten, die diesem aussagen soll, in welcher Weise und wie oft er die betreffende Arznei einzunehmen hat. Datum, Ort und Unterschrift des Arztes vervollständigen das Rezept und machen es erst zu einem richtigen Dokument.

Bei der Darreichung von Medikamenten läßt der Arzt sehr häufig das Arzneimittel mehrmals am Tage einnehmen, und es findet sich dann in der Signatur des Rezeptes die bekannte Formel „Dreimal täglich". Nur in einzelnen Fällen, wie z. B. bei den Schlafmitteln, wo fest umrissene therapeutische Ziele erreicht werden sollen und ganz bestimmte Indikationen gegeben sind, muß er von dieser Regel abweichen. Im übrigen stellt die mehrmalige Zufuhr pro die in fraktionierter Dosis die beliebteste Therapieform dar. Hierbei wird dem Patienten meist vorgeschrieben, das Arzneimittel dreimal täglich, und zwar im Zusammenhang mit den Mahlzeiten einzunehmen. Diese Art der Medikation hat sich nahezu als eine feste Regel eingebürgert; jedenfalls wird in sehr vielen Fällen nach diesem Schema verfahren.

Auch in den Arzneiverordnungslehren begegnet man entsprechend häufig diesem Brauch. Bei der Durchsicht einer viel benutzten Ausgabe einer modernen Arzneiverordnungslehre, die in ihrem Titel ausdrücklich als „Ratgeber für Studenten und Ärzte" bezeichnet wird, finden sich etwa 180 Arzneiverordnungsvorschläge mit genauer Angabe über die Häufigkeit der Medikation. Unter diesen ist nicht weniger als 90mal in der Signatur ein „Dreimal täglich" anzutreffen. Hierbei ist in der Gesamtzählung keine Auswahl erfolgt, etwa in dem Sinne, daß die Schlafmittel unberücksichtigt bleiben, da bei diesen eine Aufteilung der Medikation in drei Tagesportionen von vornherein zweckwidrig ist. Es gilt daher um so mehr, daß die meisten Medikamente, bei denen eine Verteilung über den Tag möglich ist, bei der Zufuhr per os dreimal täglich verordnet werden.

Trotz der vielen Möglichkeiten, diese Formel einmal auf ihre Brauchbarkeit zu prüfen, ist man sich bisher nicht darüber einig, ob diese Art der Arzneizufuhr wirklich zweckmäßig ist und den Anforderungen der Praxis entspricht oder ob sie nur ein altes medizinisches Brauchtum darstellt, das lediglich der Überlieferung gemäß in der traditionellen Formulierung gehandhabt wird, so daß es angezeigt wäre, mit dieser schematisch geübten Arzneizufuhr zu brechen und sich vom „Stumpfsinn des dreimal täglich" (JORES 1935) abzuwenden. Eine allgemeingültige und sichere Entscheidung dieser Frage wird man allerdings nicht erwarten dürfen; so weit sind wir trotz aller Bemühungen auf dem Gebiete der Arzneimittel noch nicht. Dafür ist das Gebiet viel zu groß; auch sind die Eigenschaften und die Anwendungsmöglichkeiten der Arzneimittel viel zu unterschiedlich gestaltet. Es wird daher in jedem Einzelfall über die Zweckmäßigkeit oder die Nutzlosigkeit des „Dreimal täglich" zu entscheiden sein. Hierbei müssen vor allem die bisher vorliegenden und gesicherten klinischen und experimentellen Beobachtungen über den rhythmischen Wechsel einzelner Organfunktionen am gesunden und kranken Menschen Berücksichtigung finden, ferner Befunde, die eine Aussage über das Verhalten und die Wirkung von Arzneimitteln bei einmaliger bzw. fraktionierter Darreichung gestatten. Wenn man jedoch das gesamte Gebiet der therapeutisch verwendeten Drogen und Chemikalien hieraufhin durchsieht, so wird man verhältnismäßig wenige brauchbare Ansatzpunkte finden.

Man weiß nicht einmal genau, wann diese Verordnungsweise des „Dreimal täglich", geschichtlich gesehen, erstmalig aufgetaucht ist und unter welchen theoretischen und praktischen Gesichtspunkten ihre Einführung erfolgte. Diese Suche nach den geschichtlichen Anfängen setzt eigentlich voraus, daß man das gesamte Schrifttum in Hinblick auf diese Frage überprüfen müßte, um ein sicheres Urteil zu gewinnen. Der Überblick über die Literatur vereinfacht sich jedoch dadurch, daß man schon durch eine Auslese eine brauchbare Übersicht über die therapeutische Praxis der früheren Jahrhunderte gewinnen kann, weil es genügend Autoren gibt, die synoptisch über die herrschende Lehrmeinung ihrer Zeit berichten oder die, wie GALEN (131—201 n. Chr.) und AVICENNA (980—1037), den medizinischen Kodex für Jahrhunderte festgestellt haben.

Auf diese Weise kann man für den griechisch-römischen Literaturkreis feststellen, daß einzelne Hinweise vorhanden sind, aus denen hervorgeht, daß die Verordnung „mehrmals am Tage" bereits bekannt ist. So wird z. B. bei verschiedenen Arzneimitteln vorgeschrieben, sie morgens und abends vor dem Schlafengehen einzunehmen. Auch eine Kopplung der Medikation an die Mahlzeiten wird mehrfach empfohlen. Dies bedeutet im Altertum im Höchstfall eine zweimalige tägliche Arzneimittelaufnahme. Genaue Einzelheiten über den Zeitpunkt der Aufnahme und über die Größe der Einzelmedikation fehlen meist. Es ist daher schon auffallend, wenn OREIBASIOS (325—403 n. Chr.) bei einer Verordnung des Pfeffers erwähnt, daß dieses Mittel einmal oder häufiger täglich zugeführt werden kann und daß es zeitlich morgens nach der Mahlzeit, sonst abends vor dem Schlafengehen zu geben ist. Außerdem wird eine Anpassung der Dosierung an die Größenverhältnisse des Patienten angeraten, und zwar soll bei kleinem Körper ein kleiner Löffel, bei sehr großem Körper ein sehr großer Löffel beladen mit dieser Droge genommen werden.

Bei DIOSCURIDES ist in seiner Arzneiverordnungslehre (77 oder 79 n. Chr.) mehrfach die Vorschrift zu finden, daß die Auszüge von pflanzlichen Drogen

(z. B. Pinienzapfen oder Gänsefuß) in Gaben von 3 Bechern jeden Tag genommen werden sollen. Es ist aber nicht ersichtlich, ob mit dieser Größenangabe zugleich eine Verteilung über den Tag beabsichtigt ist. Daneben ist bei DIOSCURIDES zweimal das „Dreimal täglich" ausführlich genannt. So berichtet er bei der Besprechung des Krataiogonon (botanisch nicht geklärt), daß der Trank dieses Samens die Konzeptionsfähigkeit hebe, wenn man ihn dreimal täglich nüchtern in einer Gabe von 3 Obolen mit 2 Bechern Wasser vierzig Tage hindurch trinke. Im einzelnen lautet seine Anweisung: Das Krataiogonon — einige nennen es Krataionon — hat Blätter ähnlich denen des Melampyrums; von einer Wurzel wachsen mehrere knotige Triebe aus, der Same ist der Hirse ähnlich. Es wächst am meisten an beschatteten und mit Gestrüpp besetzten Stellen; es ist sehr scharf. Von einigen wird berichtet, der Trank des Samens bewirke, daß eine Frau Knaben gebäre, wenn sie nach der monatlichen Reinigung vor der Beiwohnung des Mannes dreimal täglich nüchtern eine Gabe von 3 Obolen mit 2 Bechern Wasser vierzig Tage hindurch trinkt. In gleicher Weise soll der Mann ebensoviel Tage trinken und dann der Frau beiwohnen.

Dieses Beispiel enthält somit für Dosierung, Applikationshäufigkeit und zeitliche Dauer der Zufuhr äußerst genaue Hinweise, die weit über den Rahmen der sonst bei DIOSCURIDES üblichen Verordnungsvorschriften hinausgehen. Merkwürdigerweise werden gerade bei einem Mittel, das nicht ärztlichen Zwecken dient, derart ins einzelne gehende Regeln für die praktische Handhabung aufgestellt. Man kann daher wohl annehmen, daß der Autor diese genaue Anweisung in einer bestimmten Absicht wählte. Sicherlich ist sie ihm nicht ein Mittel, um auf diese Weise eine genaue Festlegung der Dosierung zu erreichen. Die Antike kennt bekanntlich kein Dosierungsprinzip im Sinne der heutigen Arzneimittellehre. Selbst bei pflanzlichen Stoffen, um deren Giftigkeit man genau weiß, finden sich nie exakte quantitative Anweisungen für eine zweckmäßige und ungefährliche Verabreichung. Im vorliegenden Beispiel haben die Zahlenangaben vermutlich einen ganz anderen Zweck. Dieser ist begründet in der magischen Bedeutung, die der antike Mensch dem Zählen zumißt. So spielt die Magie der Zahl bei der Vornahme therapeutischer Eingriffe für die Unterscheidung günstiger und ungünstiger Tage eine Rolle. Ähnlich wirkt sie sich bei der Anfertigung von Rezepten aus, da hier die Anzahl der vorhandenen Arzneimittel über die Stärke und Güte der Heilkraft entscheiden soll. Besonders dort, wo der Erfolg eines Heilungsvorganges auf natürliche Weise kaum zu erhoffen ist, sollen die übernatürlichen Kräfte diesen sichern und herbeiführen. Hierzu bedient man sich vielfach des Zählens und Messens, um durch den magischen Einfluß der Zahl die Wirkung des betreffenden Medikaments möglichst günstig und kräftig zu gestalten. Die vorliegende Signatur dürfte hierfür geradezu als ein typisches Beispiel gelten. Als Stütze für diese Deutung läßt sich weiterhin anführen, daß die Behandlungsdauer ausgerechnet auf 40 Tage ausgedehnt wird. Die Festlegung auf 40 Tage geht ebenfalls auf magische Vorstellungen zurück, die wiederum mit astronomischen Beobachtungsergebnissen engstens zusammenhängen. So verschwinden zweimal im Jahr die Plejaden für 40 Tage. Außerdem braucht jeder Stern in seiner Ekliptik für sein sichtbares Heraustreten aus dem Lichtkreis der Sonne 40 Tage. Dieser Frist wird dann für andere Vorgänge Bedeutung zugemessen. 40 Tage dauern daher die Fasten, die ansteckenden Krankheiten und anderes. Im Wort Quarantäne ist dieser Begriff noch enthalten.

Ein zweites Mal erscheint bei DIOSCURIDES die Form des „dreimal täglich", bei der Besprechung der Myrrha odorata, des wohlriechenden Kerbels. Hier weist er darauf hin, daß in Pestzeiten der Genuß dieser Pflanze, zwei- bis dreimal täglich in Wasser getrunken, prophylaktisch gegen die Seuche helfen soll. Auch in diesem

Falle zwingt offenbar die Besonderheit der Krankheit und die Hoffnungslosigkeit aller Therapie zu ungewöhnlichen Maßnahmen. Merkwürdigerweise finden sich die gleichen Angaben viele Jahrhunderte später nahezu wörtlich bei LEONHARD FUCHS (1501—1566) wieder. Dieser gibt in seinem Kräuterbuch (1542) im allgemeinen bei der Besprechung der einzelnen Drogen keine genauen Anweisungen über die Dauer und Häufigkeit der Darreichung. Nur beim wilden Kerbel ist zu lesen, daß „er in Wein gesotten und den Tag zwei- oder dreimal getrunken behüt und bewahrt vor der Pestilenz". Das Kräuterbuch des LEONHARD FUCHS lehnt sich auch sonst sehr eng an DIOSCURIDES an, so daß wahrscheinlich diese Anpreisung der Myrrhe und ihre besondere Anwendungsformel einfach von DIOSCURIDES abgeschrieben und übernommen ist.

Bei GALEN, einem der wichtigsten Autoren des Altertums, ist dagegen die exakte Angabe „dreimal täglich" nicht anzutreffen. CELSUS (31 n. Chr.) hat bei einer einzigen Medikation erwähnt, daß sie im Winter und Frühjahr zweimal täglich und im Sommer und Herbst dreimal täglich vorzunehmen ist. Diese Angabe enthält das „dreimal täglich" ebenfalls im Wortlaut. Es handelt sich aber in diesem Falle anscheinend nicht um eine bewußte Medikation im Sinne der heutigen Arzneiverordnungslehre, sondern wohl eher um eine zufällige Formulierung. Die Bedeutung des Rezeptes wird weiter dadurch eingeschränkt, daß es nur zur äußerlichen Anwendung bestimmt ist.

Die arabischen Ärzte ABU MANSUR (975 n. Chr.) und AVICENNA, die Verfasser des Buches über die Fundamente der Pharmakologie bzw. des noch berühmteren Canon medicinae, in denen die Überlieferung der antiken Medizin und das Wissen der arabischen Heilkunde zusammenfassend dargestellt sind, unterscheiden sich in ihren Rezepten und ihren Gebrauchsanweisungen kaum von den antiken Autoren. Die Angabe „dreimal täglich" ist bei ihnen nicht anzutreffen, und sie ist offenbar in der arabischen Heilkunde nicht üblich. Dagegen ist bei AVICENNA häufiger die Arzneimittelzufuhr zeitlich festgelegt. Besonders gerne läßt er die Medikamente morgens und abends einnehmen oder er verknüpft ihre Zufuhr mit der Nahrungsaufnahme. So verschreibt er z. B. zweckmäßigerweise, daß Kräftigungsmittel zusammen mit dem Essen eingenommen werden sollen.

Für die abendländische mittelalterliche Medizin gelten die gleichen Aussagen. Bei ALBERTUS MAGNUS (1193—1280) und in den Parabeln von ARNALD V. VILLANOVA (etwa 1235—1311), ist nichts zu finden, was für unsere Fragestellung von Bedeutung wäre. Auch in ROGER BACONS (1214—1291) Werken sind keine genaueren Verordnungsanweisungen anzutreffen. Ähnliches gilt für die Kräuterbücher, die im 15. bis 17. Jahrhundert in Deutschland in größerer Zahl erschienen sind.

Auch in den Büchern des PARACELSUS (1494—1541) sind in den von ihm selbst hinterlassenen Rezeptformulierungen Vorschriften im Sinne des „dreimal täglich" nicht enthalten. In der SUDHOFFschen Ausgabe ist aber eine Schüleraufzeichnung aus der Baseler Zeit verzeichnet, die wahrscheinlich auf eine Kollegnachschrift zurückgeht und in der ganz eindeutig als „modus administrandi" das „dreimal pro die" genannt wird. Im einzelnen lautet diese Anweisung für die Anwendung der Arzneien folgendermaßen:

> bei Fiebern vor dem Höhepunkt
> bei Gicht ohne Unterbrechung
> bei Ikterus bis zu drei Tagen täglich einmal
> beim Hydrops dreimal täglich
> bei Wunden zweimal oder dreimal, je nach der Wunde:
> oder auch nur einmal
> beim Purgativum nachts
> bei der Menstruation außerhalb ihrer Dauer

bei Koliken ein- oder zweimal zur Schmerzbekämpfung
bei Schwindel ohne Unterbrechung
bei der Pest einmal innerlich und äußerlich
bei Abszessen zweimal täglich.

Bei den Autoren der späteren Jahrhunderte, von denen die beiden Klassiker der Medizin BOERHAAVE (1688—1738) und SYDENHAM (1624—1689) als Beispiele durchgesehen wurden, ist das „dreimal täglich" wieder völlig verschwunden. SYDENHAM verordnet zwar in seiner Abhandlung über die Gicht einige Arzneimittel morgens und abends sowie zweimal täglich, nie jedoch dreimal täglich. Er betont aber ausdrücklich, er habe die sog. Rezeptschreiberei niemals für seine Aufgabe gehalten. In dem berühmten Bericht über den Fingerhut von WITHERING (1741—1799) aus dem Jahre 1785 findet sich dagegen folgendes Beispiel: „Fall XXXV. 12. April. Herr R., 32 Jahre. In den letzten drei oder vier Jahren hatte er mehr oder weniger an dem, was er als Asthma ansah, gelitten, mir schien es eine Brustwassersucht zu sein. Ich verordnete ein Digitalisinfus, das sogleich seine Beschwerden beseitigte. Im folgenden Juni hatte er einen Rückfall und nahm zwei Gran Pulv. fol. digit. dreimal täglich, das ihn nach Einnahme von 40 Gran heilte; er hat niemals wieder einen Rückfall gehabt." Im übrigen hat WITHERING die Digitalis fast immer alle 2 Stunden einnehmen lassen.

Im Laufe der bisher gekennzeichneten geschichtlichen Entwicklung besitzt also das „dreimal täglich" als Verordnungsweise kaum eine praktische Bedeutung. Diese Situation ändert sich anscheinend in den folgenden Jahrhunderten wenig. Jedenfalls spricht manches für die Annahme, wie sich an Hand der Situation des 19. Jahrhunderts zeigen läßt, daß erst in dieser Zeit allmählich das „dreimal täglich" stärker aufkam. Die Darstellung und Beschreibung der Arzneigewächse von F. R. J. HAYNE aus dem Jahre 1829 enthält nur an wenigen Stellen zahlenmäßige Vorstellungen über die Häufigkeit der täglichen Medikation. Allein und in direkter Formulierung kommt das „dreimal täglich" überhaupt nicht vor. Es wird bei der Rose und der Eberraute empfohlen, sie zwei- bis dreimal täglich innerlich anzuwenden, und bei der Bärentraube, Arnika und beim Färberkrapp findet sich jeweils der Hinweis, daß sie drei- bis viermal täglich genommen werden sollen. Im Handbuch der Arzneimittelverordnung von PHOEBUS 1842 sowie bei WALDENBURG und SIMON 1877 steht dagegen das „dreimal täglich" ebenso oft wie in den heutigen Arzneimittellehren. BINZ (1832—1913) wendet noch 1866 in seinen Grundzügen der Arzneimittellehre das „dreimal täglich" nur insgesamt zehnmal an. Meist setzt er an dessen Stelle „einige Male tagsüber" oder „mehrmals täglich". Diese wenigen Beispiele zeigen zur Genüge, daß diese Art der Signatur erst im Laufe der Zeit infolge ihrer mannigfaltigen Vorzüge einen immer breiteren Raum in der Arzneiverordnung einnimmt und so allmählich zur meistgebrauchten Vorschrift und festen Regel geworden ist. Diese Entwicklung verläuft anscheinend in ihren Anfängen, wie so häufig, zunächst tastend und suchend, ohne daß ihre wirkliche Bedeutung in vollem Umfang klar erkannt wird. Dies bleibt offenbar dem Aufkommen der wissenschaftlichen Pharmakologie vorbehalten, die in die Therapie endgültig das Zählen und Messen und die quantitative Analyse an die Stelle einer in früheren Jahrhunderten üblichen Empirie setzt, weil sie sich nicht mehr überwiegend auf Beobachtungen qualitativer Veränderungen stützt und das Wesen der Arzneiwirkung vorwiegend in einer quantitativen Verschiebung der Lebensvorgänge begründet sieht.

Bei HUFELAND (1762—1836) findet sich das „dreimal täglich" relativ häufig. Das Enchiridion (1842) enthält unter 273 Rezepten diese Formel etwa zwei dutzendmal. Sie steht neben zahlreichen ähnlichen Signaturangaben, wie zwei- bzw. viermal täglich. Bei der Mehrzahl der Rezepte schreibt HUFELAND sogar, sie jede halbe bzw. alle ein bis zwei Stunden einzunehmen. Diese Art der Anweisung scheint überhaupt in der ersten Hälfte des vorigen Jahrhunderts beliebt zu sein. Beispiele dieser Art sind leicht im HUFELAND-Journal zu finden. So empfiehlt THYMON (1814), bei der Hundswut alle 2 Stunden 300 Tropfen Laudanum in Klistieren zu geben und alle drei Stunden ein Quentchen Quecksilbersalbe einzureiben, eine Medikation, von der man eher den Tod als eine Heilung erwarten darf. Das Wirkungsprinzip und die Art der Medikation spielen dabei keine Rolle für die Häufigkeit der Anwendung. Selbst bei äußerlich vorzunehmenden Heilmaßnahmen wird auf eine dauernde Wiederholung Wert gelegt, da man es für notwendig hält, daß der Patient möglichst dauernd unter der Wirkung des Heilstoffes steht, wenn ein Erfolg garantiert sein soll. Besonders typisch ist wiederum das Beispiel der Quecksilbersalbe, für die im gleichen Journal (1815) angegeben ist, daß sie sogar alle zwei Stunden einzureiben sei.

Es sind somit bis weit ins 19. Jahrhundert hinein Reste der polypragmatischen Therapie nachzuweisen, die im 16. und 17. Jahrhundert die medizinische Lehre beherrscht und vor allem in Form der übertriebenen Anwendung von Aderlaß und drastischen Abführkuren in unsinniger Weise ausartet. Diese Richtung fordert bei ihrem therapeutischen Vorgehen die häufige Zufuhr eines Arzneimittels, und sie wendet ebenso unbedenklich nebeneinander die verschiedensten Arzneistoffe in großer Zahl und in hoher unzweckmäßiger Dosierung an. Sie liebt es außerdem, die Therapie eventuell von Tag zu Tag zu wechseln und die Zeitintervalle zwischen den einzelnen Gaben zu variieren. Als Beispiel für den unsinnigen und vielseitigen damaligen Arzneimittelverbrauch sei auf eine Angabe von MARCUS aus dem Hospital in Bamberg hingewiesen. Berechnet aus dem Jahresverbrauch, erhielt hier 1798 durchschnittlich jeder Kranke etwa 4 g Opium, 125 g Kampfer, 31 g Liquor anodymus, 132 g Serpentaria, 528 g China und daneben beträchtliche Mengen von Baldrian, Arnika, Angelika, Naphtha und vielem anderen.

Gegenüber diesem therapeutischen Vorgehen bedeutet die Einschränkung der Signatur auf „dreimal täglich" einen bedeutungsvollen Fortschritt, der mit Erfolg eine schonendere Behandlung des Patienten einleitet. Diese wird erreicht durch eine annähernd gleichmäßige Verteilung über den Tag und die Festlegung der Medikation auf eine gleich hohe und regelmäßige Dosierung über längere Zeit hin, die keine Variation der Zeitintervalle und der Mengen gestattet. Da außerdem auf diese Weise die Arzneimitteleinnahme leicht mit der Nahrungsaufnahme zu koppeln ist, wird dem Patienten zugleich eine gute Gedächtnisstütze an die Hand gegeben, so daß diese Heilmaßnahme für den Kranken äußerst bequem ist.

Wenn man sich nun die Frage vorlegt, warum gerade im 19. Jahrhundert das „dreimal täglich" sich in starkem Ausmaße einzubürgern beginnt, so wird man die Deutung in der damals einsetzenden allgemeinen Entwicklung der medizinischen Wissenschaft und der stärkeren Zuwendung zum naturwissenschaftlichen und quantitativen Denken suchen müssen. Die ersten zaghaften Versuche, zu einer rationellen, brauchbaren und unschädlichen Arzneimittelanwendung zu gelangen, setzen bereits im 18. Jahrhundert ein. Jedenfalls tauchen zu diesem Zeitpunkt ernsthafte Reformbestrebungen auf, die auf eine Reinigung der Materia medica von absurden und abstoßenden Präparaten der Dreckapotheke hinzielen. Ähnlich sind die Versuche zu werten, die sich gegen den vielseitigen und hohen Medikamentenverbrauch und die unsinnige Art des Rezeptierens mit einer überreichlichen Verschreibung komplizierter Arzneimittelmischungen wenden. HAHNEMANN (1755—1843) stellt sogar in seinem Organon die Forderung auf, daß in keinem Falle mehr als eine einzige und einfache Arzneisubstanz gegeben werden darf.

1848 veröffentlicht DIETL (1804—1878) eine bedeutsame Schrift, in der er für
die Pneumonie nachweist, daß auch ohne Aderlaß und ohne Zufuhr größerer
Dosen von Brechweinstein zum Auslösen von Erbrechen, mit recht indifferenten
Mitteln, wie Süßholz, Knabenkraut und einer Mischung von Ölen, gute Heilerfolge möglich sind. Auf Grund dieser günstigen Erfahrung geht er mit seinen
Forderungen schließlich so weit, zu behaupten, daß die meisten Arzneien schädlich seien. Er gibt infolgedessen bei allen Krankheiten, ut aliquid fiat, nur einfache Emulsionen und läßt selbst von diesem Grundsatz nicht ab, als 1842 sein
Spital in Wien mit 1000 Typhusfällen belegt ist. Zur gleichen Zeit hat ALEXO-
WITZ in Wien viele Jahre lang nichts anderes verschrieben als Himbeersirup und
manchmal zur Abwechslung Maulbeersirup, und er ist fest davon überzeugt, daß
er mit dieser Kur bessere Heilerfolge erzielen könne als seine Zeitgenossen, die
mit Aderlässen und vielen unmöglichen Arzneien ihren Patienten zu helfen versuchen.

Darüber hinaus verdient ein weiteres Moment Beachtung, wenn man die
Einführung des „dreimal täglich" in die Therapie richtig werten will. Im Gegensatz zu den Jatromathematikern, deren Vorstellungswelt von astrologischen und
zahlenmystischen Einflüssen beherrscht ist, beginnen die Physiologen des 17. Jahrhunderts damit, die Gesetze der einfachen Arithmetik auf die Medizin in stark
rationaler Form anzuwenden. Daraus erwachsen in der Folgezeit die ersten Versuche, die Wahrscheinlichkeitsrechnung und die statistischen Methoden für die
Krankheitsforschung auszuwerten. Der Anregung von COBBET (1800) ist es schließlich zu verdanken, daß die Verwertung der Statistik in der therapeutischen Forschung Eingang findet. Gefördert wird diese Entwicklung vor allem durch das
Buch von LAPLACE (1749—1827) über „Théorie analytique des probabilités".
Auch der englische Astronom HERSCHELL weist 1850 auf die Bedeutung der
statistischen Methoden für die Arzneimittelauswertung hin, wenn er sagt: „Die
Menschen hörten mit Überraschung, daß es den Forschern endlich gelungen sei,
nicht nur die Bewegung der Geburten, Todesfälle und Heiraten, sondern auch ...
den verhältnismäßigen Wert der Arzneimittel und der verschiedenen Methoden
der Krankheitsbehandlung ... mit Hilfe einer luchsäugigen, leidenschaftslosen
Analyse zu untersuchen. Und in ihrem Herzen erwachte die zarte Hoffnung, aus
dem Fortschritt der Wissenschaft Nutzen zu ziehen. Wenn diese Methode nicht
sogleich zur Erkenntnis der absoluten Wahrheit führt, so ermöglicht sie es doch,
viele schädliche Irrtümer, die die Menschheit bedrängen, aufzudecken und aus-
zurotten." Ähnlich macht J. F. DOUBLE 1842 darauf aufmerksam, daß jetzt sämtliche Kritiker den hohen Wert der Statistik für die therapeutische Arbeit zugeben. Schon diese ersten Anwendungen der mathematischen Methodik auf die
therapeutische Praxis zeigten mit aller Deutlichkeit, daß z. B. die unsinnig übertriebenen Kuren mit Aderlaß und drastischen Abführmitteln in der Regel zu
keinen greifbaren therapeutischen Erfolgen führen, sondern im Gegenteil
infolge der hohen Dosierung und allzu häufigen Anwendung das Leben der
Patienten ernsthaft gefährden. Diese Ergebnisse mußten unbedingt dazu führen,
eine zweckmäßigere Anwendung der Arzneimittel anzustreben und unter Beschränkung von Dosis und Applikationshäufigkeit auf das erforderliche Mindestmaß zu einer brauchbaren und nützlichen Therapie zu gelangen, die ohne Gefährdung für den Patienten durchführbar ist. Derartige Erwägungen haben
sicherlich die Einführung des „dreimal täglich" ebenfalls begünstigt.

Diese mathematischen Überlegungen dürften ferner bei der Wahl der Formulierung in Gestalt einer einfachen Rechenaufgabe mitgesprochen haben. Erst in
der Folgezeit erweist sich jedoch mit aller Deutlichkeit, daß die Anwendung des
„dreimal täglich" für die therapeutische Praxis mehr bedeutet als eine äußerliche

Umstellung der Medikation auf eine neue Form. Hierin kündigt sich vielmehr eine grundlegende Wandlung des therapeutischen Denkens an, die sich in einer immer stärkeren Beachtung des Quantitätsbegriffes geltend macht. Durch die Anwendung des Schemas „dreimal täglich" auf möglichst viele Medikamente wird außerdem erreicht, daß für die vergleichende Beurteilung von Medikamenten und für die Auswertung von Erfolgsstatistiken eine für die damalige Zeit ausreichend erscheinende Grundlage gegeben ist. Zu diesem Zeitpunkt beginnt somit im Zusammenhang mit dem allgemeinen Aufschwung der Naturwissenschaften in der Therapie der Begriff von Maß und Zahl eine wirkliche Rolle zu spielen. Im Verein mit der Entwicklung quantitativer, analytisch-chemischer Methoden, die zur Entdeckung wertvoller neuer Arzneimittel führen, und anderer Faktoren darf diese Umstellung der therapeutischen Praxis demnach als ein erster Ansatzpunkt gewertet werden, von dem aus der für die Ausbildung der modernen Therapie so wichtige Quantitätsbegriff zu einem beherrschenden Prinzip aller therapeutischen Überlegung erhoben wurde.

Will man vom heutigen Standpunkt aus über den Wert der Arzneimittelzufuhr in Form des „dreimal täglich" ein Urteil fällen, so darf man nicht übersehen, daß der Mensch im Kreislauf der 24 Stunden einschneidenden Änderungen seiner Organfunktionen unterliegt. Dies gilt einmal für den Wechsel zwischen Wachen und Schlafen; außerdem ist seit den Untersuchungen von FORSGREN (1929) bekannt, daß unabhängig von Tag und Nacht tagesperiodische Schwankungen existieren. Für die Beurteilung von Arzneimittelwirkungen kommt hinzu, daß das pathologische Geschehen eventuell die normalen Rhythmen stört und beim kranken Menschen eine völlige Verschiebung der 24-Stunden-Periodik herbeiführt. So setzt unter pathologischen Bedingungen beim Herzkranken die Wasserausscheidung bevorzugt in der Nacht ein, während normalerweise das Maximum der Flüssigkeitsausscheidung in den Morgenstunden erreicht wird. Abgesehen von derartigen Ausnahmen, weist die Rhythmik unter pathologischen Verhältnissen in der Regel verstärkte Ausmaße auf, so daß die Differenzen zwischen Minimum und Maximum zunehmen.

Wenn man also Medikamente zu bestimmten Zeiten verabreicht und die inneren Organe im Laufe des 24-Stunden-Rhythmus einem Wandel ihrer Funktionen unterliegen, so muß man unter Umständen von Arzneimitteln unterschiedliche Wirkungen erwarten. Es ist sicher nicht gleichgültig für die Wirkung von Pharmaka, ob der Wirkstoff auf anders gelagerte innere Wirkungsbedingungen trifft. Diese können sich bemerkbar machen, wenn man die Medikamente zu verschiedenen Zeiten im Laufe des Tages oder während der Nacht verabreicht. Außerdem kann sich die Wirkung der Pharmaka verschiedenartig verhalten, wenn man die Gesamtdosis einmal morgens verabreicht oder dieselbe Menge über den Tag auf einzelne Fraktionen verteilt. Es gibt genügend klinische und experimentelle Beobachtungen, die dies bestätigen; die wenigsten Kliniker haben es indes für notwendig gehalten, hieraus praktische Folgerungen für die Handhabung der Therapie abzuleiten. Es ist z. B. bewiesen, daß die Kreislaufdynamik tagesperiodischen Schwankungen unterliegt. Diese Umstellung der Kreislaufverhältnisse ist für die Anwendung von Medikamenten bestimmt nicht gleichgültig. Adrenalin und Veritol wirken in der Nacht infolge des Absinkens der Kreislauffunktionen schwächer (HEILIG und HOFF, 1925). Ebenso schwankt die Wirkung des Sympatols je nach der Höhe des arteriellen Blutdruckes zu den verschiedenen Tagesperioden; im allgemeinen sind am frühen Morgen stärkere Blutdruckausschläge unter Sympatol zu verzeichnen als am späten Nachmittag. Auch bei der Herzschwäche kann die tagesperiodisch bedingte Engerstellung der Herzkranzgefäße den morgendlichen Anfall von Stenokardie begünstigen. Andrerseits leistet die nächtliche Ablagerung des Blutes in der Lunge dem Auftreten von Lungenödem oder Asthma cardiale während der Nacht Vorschub (KROETZ, 1949). Bei Kreislaufschwäche ist deshalb eventuell die Verordnung von Strophanthin vor der Nacht wirkungsvoller als eine morgendliche Gabe (JORES, 1935). Weiterhin verhält sich bei Kreislaufkranken die Wasserausscheidung invers zur Norm. Es ist daher unter Umständen wichtig, auf diese zeitlichen Verhältnisse der Flüssigkeitsausscheidung bei der Therapie Rücksicht zu nehmen und lieber die Nachtruhe des Kranken durch eine abendliche Gabe eines Diuretikums zu stören, als auf den wirkungsvolleren Effekt zu verzichten. Selbst die Entwässerung durch Digitalis vollzieht sich überwiegend in der Nacht, auch wenn dieses Medikament am Tage verabreicht wird (KLEIN, 1923; HOPMANN, 1928).

Die 24-Stunden-Rhythmik beherrscht weiterhin den Kohlehydratstoffwechsel. Infolgedessen ist die Insulinempfindlichkeit morgens geringer als abends (AGREN, WILANDER, JOPES, 1931). Ähnlich übt Adrenalin zu den verschiedenen Tageszeiten eine unterschiedliche Wirkung auf den Blutzucker aus. Dies Verhalten ist nicht nur für die Behandlung des Diabetikers von Wichtigkeit; es verdient auch Beachtung bei anderen Medikamenten, die den Zuckerhaushalt zu beeinflussen vermögen. Man sollte beispielsweise eine Narkose möglichst zur Zeit des größten Glykosereichtums der Leber durchführen, weil dieser Eingriff die Funktion der Leber erheblich in Anspruch nimmt. Ferner ist die Gallensekretion dem Leberrhythmus unterworfen. Nach PFAFF und BALCH (1897) soll die Galle besonders am Tage sezerniert werden, während in der Nacht die Ausscheidung minimal ist. Man sollte diese Beobachtung bei der Verabreichung von galletreibenden Mitteln wiederum nicht außer acht lassen.

Weiterhin ist bekannt, daß die Asthmaanfälle vor allem nachts gehäuft auftreten. Eine abendliche Arzneimittelgabe kann in diesem Fall Günstiges bewirken. Andere Beispiele für eine sinnvolle Zufuhr von Medikamenten mit Rücksicht auf die Periodik der Körperfunktionen ergeben sich aus den Untersuchungen über die Häufigkeit des Wehenbeginns, dessen Maximum eindeutig bei der Mehrzahl der Frauen zwischen 20 und 24 Uhr liegt. Sinngemäß würde für die Wehenförderungsmittel die abendliche Medikation am günstigsten sein. Hierhin gehört ferner die Feststellung, daß beim Gesunden normalerweise die Magensekretion nachts aufhört, während sie beim Magenkranken ständig bestehenbleibt. Auf dieses Verhalten nimmt die Therapie nur selten Rücksicht, wie sie es meistens vernachlässigt, auf die Tatsache einzugehen, daß beim Glaukom der Augeninnendruck am Morgen wesentlich höher liegt als am Abend.

Im gleichen Zusammenhang ist schließlich die allen Statistikern bekannte Verteilung und Häufigkeit der Sterblichkeit innerhalb der 24-Stunden-Periodik zu erwähnen. Es ist daher schon wichtig für den Therapeuten, wenn er bei den Krankheiten die kritischen Stunden kennt und sie bei der Zufuhr der Arzneimittel berücksichtigt. Insbesondere Kolikanfälle und Spasmen der glatten Muskulatur treten häufiger in der Nacht auf. Für den Gichtanfall ist es dagegen typisch, daß er in den frühen Morgenstunden beim ersten Hahnenschrei sich einstellt. Wahrscheinlich spielen hier ebenfalls tagesrhythmische Stoffwechselvorgänge als auslösende Ursache eine wichtige Rolle.

Diesen Feststellungen über die Beziehungen zwischen Tagesrhythmen und therapeutischen Möglichkeiten sind andere Beobachtungen an die Seite zu stellen, die sich auf das verschiedenartige Verhalten pharmakologischer Wirkungen bei der Zufuhr der gleichen Gesamtmenge in Form einer einmaligen Stoßtherapie bzw. bei der Darreichung der gleichen Gesamtdosis in fraktionierten Gaben beziehen. Auch hier gibt es keine allgemeingültigen Vorschriften, die für alle Medikamente Geltung besitzen.

Bei einzelnen erreicht man offenbar mit einer verteilten Darreichung das gleiche wie mit einer einmaligen Stoßtherapie. So bewirkt Stovarsol bei der Kaninchenspirochaetose sowohl bei einmaliger Zufuhr per os eine Dauerheilung wie mit täglichen kleinen Gaben über 10 Tage verteilt, wenn nur die notwendige Gesamtmenge auf dem einen oder anderen Wege gegeben wird. Ebenso ist es bei der Malaria-Prophylaxe ziemlich gleichgültig, ob man eine Stoßprophylaxe mit 2 großen Einzelgaben durchführt oder eine tägliche Zufuhr in kleinen Dosen wählt. Man neigt jedoch heute mehr zu einer Verabreichung in ungeteilten Dosen, weil man auf diese Weise besser einen hohen Blutspiegel erreicht und hiervon die beste chemotherapeutische Beeinflussung von Infektionskrankheiten erwartet.

Demgegenüber gibt es Medikamente, bei denen die fraktionierte Therapie den Vorzug verdient. Dies gilt für manche Hormone, soweit sie nicht in einer Depotform zugeführt werden, durch die eine fraktionierte Verabreichung künstlich nachgeahmt wird. Beim Follikelhormon ist die Wirksamkeit nicht nur von der Zahl der Unterteilungen der Gesamtdosis auf mehrere Einzelgaben abhängig, sondern auch von dem Intervall, das zwischen den Injektionen eingehalten wird. Besonders wirkungsvoll soll angeblich eine Wiederholung in Abständen von 6—12 Stunden sein. Ebenso kann man Insulin einsparen, wenn man es möglichst häufig zur Anwendung bringt. Infolgedessen sind in der Praxis hier gerade die Depotpräparate von Vorteil, weil sich auf diese Weise die benötigten Insulinmengen um 10—20% reduzieren lassen.

Ähnlich stellt bekanntlich bei der Chemotherapie und bei den Antibiotica eine kurzfristige Zufuhr dieser Präparate in fest umrissenen Zeitabständen die ideale Therapieform dar. Hierbei handelt es sich jedoch nicht um die Aufteilung einer einzigen großen Dosis in viele kleine bei gleich hoher Gesamtmenge. Bei diesen Mitteln zwingen vielmehr die schnellen Ausscheidungsverhältnisse und die Notwendigkeit der Aufrechterhaltung eines bestimmten Blutspiegels zu einer häufigen Zufuhr. Dabei liegt die Einzelgabe so hoch, daß eine weitere Steigerung und Zusammendrängung der Dosierung kaum ohne Gefährdung des Patienten gewagt werden dürften. Diese Art der Therapie verfolgt also mit der fraktionierten Darreichung ein ganz anderes Ziel als viele andere Medikationen. Infolgedessen ist dies Beispiel im Zusammenhang mit unserem Fragenkomplex nicht zu werten. Auch die Anreicherung von Medikamenten im Körper, die zum Auftreten von Kumulationserscheinungen Anlaß geben kann, und die Änderung der Empfindlichkeit des Organismus gegen Arzneimittel bei mehrfacher Zufuhr spielen unter Umständen für das therapeutische Vorgehen eine entscheidende Rolle und können eine Fortsetzung des „dreimal täglich" gänzlich verbieten.

Schließlich kann es Verhältnisse geben, die eine Verteilung des Medikamentes auf mehrere Einzelgaben im Sinne des „dreimal täglich" unmöglich machen, wenn man die Erzielung eines therapeutischen Erfolges beabsichtigt. Verzettelt man zum Beispiel die Heildosis des Fuadins bei der Leberegelinfektion auf acht Tage, so bleibt die Heilung aus, während eine kurzfristige Zufuhr der wirksamen Mengen das gewünschte Heilergebnis liefert. Bei den Diuresemitteln muß man die Gesamtzufuhr sogar möglichst auf eine einmalige Stoßgabe beschränken, weil jede verteilte Dosierung therapeutisch unterlegen ist.

Zusätzlich ist zu bedenken, daß bei der Zufuhr des gleichen Stoffes in Form einer einmaligen Stoßgabe oder einer fraktionierten Darreichung manchmal verschiedenartige Effekte auftreten können. 60 g Dextrose bewirken, auf einmal gegeben, einen ausgesprochenen Anstieg des Blutzuckers, dem meist eine geringfügige hypoglykämische Reaktion folgt. Wenn man dazu übergeht, die Dextrosezufuhr in kleine Gaben aufzuspalten, so entwickelt sich nach den Beobachtungen von GREMELS (1948) trotz stündlicher Zufuhr von 50 ccm der gleichen Konzentration über 10 Stunden, d. h. bei einer weit höheren Gesamtzufuhr an Zucker, ein lang anhaltendes Absinken des Blutzuckers, und die Hyperglykämie fehlt vollkommen.

Die Wirkungen von Medikamenten wechseln somit außerordentlich je nach der Art der Medikation. Infolgedessen lassen sich allgemeingültige Regeln für die beste Art der Zufuhr überhaupt nicht aufstellen. Das Schema „dreimal täglich" ist sicherlich sehr häufig angebracht, für viele Verordnungen dürfte es aber nicht die geeignetste Lösung darstellen. Optimale therapeutische Erfolge sind vielmehr nur zu erreichen, wenn für jeden Einzelfall die besten Wirkungsbedingungen bekannt wären. „Also ist es mit der Arznei: Dasjenige wird aus ihr, das du aus ihr machest." (PARACELSUS.) Schon die alten Autoren wußten um diese Schwierigkeiten einer richtigen und möglichst wirksamen Medikation. Die bis ins einzelne gehenden Vorschriften des HIPPOKRATES, besonders auf diätetischem Gebiet, sind hierfür ein Beweis. In den späteren Jahrhunderten tauchen derartige Gedankengänge immer wieder auf. Besonders deutlich finden sie sich bei ROGER BACON, der in den Erroribus Medicorum darauf hinweist, daß bei jeder Medikation die zeitlichen Verhältnisse berücksichtigt werden müssen und daß die Wahl der Tageszeit und die Wahl des Tages bei der Durchführung der Therapie Beachtung verdienen. Er begründet diesen Gedanken allerdings gemäß dem Wissen seiner Zeit mit magisch-astrologischen Vorstellungen, wie dies im Altertum und Mittelalter allgemein üblich ist. Im einzelnen kann man bei ihm lesen: „Außer all diesen Hinderungsgründen gibt es einen hauptsächlichen, der mehr schadet als irgend etwas anderes und als viele andere zusammen, nämlich daß der Charakter der Zeit nicht beobachtet wird, wie dies oben berührt wurde. Jede Stunde hat ihre Qualität, jedes Tagesviertel und jeder Tag, und so weiter; und sie besitzen nicht nur natürliche und allgemeine Qualitäten, die sich dauernd aus dem Lauf der Sonne, des Mondes und der Fixsterne ergeben, die sich im Zenit befinden: sondern nach Qualitäten, die sich verändern je nach dem Lauf der anderen Planeten und auch den Konjunktionen und Aspekten! Und nicht nur die Zeit besitzt solche Eigenschaften, sondern auch die Säfte und die Gesamtheit (des Körpers) und alles, was der Erzeugung und Zerstörung unterworfen ist; daher ist es nötig, daß der Arzt diese Verschiedenheiten an dem Körper, den er einem Eingriff unterzieht, zu beachten versteht, und dabei anwendet. Denn sonst täuscht er sich über den gesamten Eingriff."

Dies Beispiel zeigt wohl besser als alle anderen, wie viele rationelle Momente schon damals erwägt wurden.

Die Fortschritte auf dem Gebiet der Arzneiverabreichung seitdem sind nicht zu verkennen. Trotzdem können wir heute keineswegs für jedes einzelne Medikament aussagen, wie und wann es optimal bei den verschiedenen Krankheiten einzusetzen ist, damit seine Wirkung möglichst rationell, das heißt schonend für den Patienten ausfällt. Man kann nur auf dieses schwierige Gebiet der Therapie einmal aufmerksam machen und von dessen Weitläufigkeit eine annähernde Vorstellung vermitteln. An eine Lösung der zahlreichen Probleme ist vorläufig nicht zu denken. Wir sind jedenfalls trotz aller Bemühungen noch weit entfernt von der Verwirklichung eines Glaubens, den ZEHETMAYER (1845) in die Worte faßt: „Je weiter die Prüfungen der Arzneimittel fortschreiten, desto mehr müssen sich die Reihen lichten, desto einfacher, sicherer und naturmäßiger wird unsere Therapie sich herausstellen, desto bestimmter werden viele Grenzmarken hervortreten, die uns lehren, in welchen Fällen die spontane Heilkraft allein genüge, in welchen Fällen die Kunsthilfe ungefährlich sei."

Das Experiment und die Therapie

Healthy frogs are not sick men.

Das pharmakologische Experiment kann man, wie jede andere Forschungsmethode, von zwei verschiedenen Seiten aus betrachten, vom Standpunkt des bereits Geleisteten und vom Standpunkt des Problematischen, das ihm, wie allen menschlichen Tätigkeiten, anhaftet. Wenn man zunächst nur die Erfolge ansieht, die in den letzten Jahrzehnten durch die gemeinsame Arbeit von der Forschung in den Laboratorien und der Klinik am Krankenbett erzielt wurden, so dürften über den Wert der Tierversuche keine Zweifel bestehen. Die Entdeckung der Vitamine und der Hormone wie der Chemotherapeutica ist ohne Tierversuch nicht denkbar. Auch der Einführung der modernen Analeptika, Schlafmittel und Narkoseverfahren gingen ausgedehnte Tierversuche voraus. Ebenso beruhen die Feststellung der analgetischen Wirksamkeit des Dolantin und Polamidon sowie der Nachweis der Antihistamine auf tierexperimentellen Ergebnissen. In ähnlicher Weise lassen sich die Lokalanästhetica, die curarewirksamen Stoffe, die Spasmolytica und viele andere mit Hilfe einfacher Methoden am Tier objektiv beurteilen.

Andererseits stehen dem Experimentator bei einzelnen Pharmaka, wie z. B. bei den Leberpräparaten, keine geeigneten Überprüfungs- und Nachweismethoden zur Verfügung. Weiterhin ist es ihm fast unmöglich, künstlich Krankheitszustände zu erzeugen, die einer Herzinsuffizienz des Menschen, einem Rheumatismus oder einem Parkinson in extenso entsprechen. Entscheidender ist indes, daß dem Tierexperiment überhaupt gewisse Grenzen der Erkenntnisfähigkeit gesetzt sind, die durch das außerordentlich komplizierte Gefüge des Organismus, an dem man arbeiten muß, und die dadurch verursachte Streuung der biologischen Ergebnisse bedingt sind.

Diese Einsicht, daß man bei der Auswertung experimenteller Ergebnisse Vorsicht walten lassen muß, ist nicht neuesten Datums; schon JOHANNES MÜLLER (1801—1858), der Vater der deutschen Physiologen, hat sich derart geäußert: „Es ist nichts leichter, als eine Menge sog. interessanter Versuche zu machen, man darf die Natur nur auf irgendeine Weise gewaltsam versuchen, so wird sie immer in der Not eine leidende Antwort geben. Nichts ist schwieriger, als sie zu deuten. Nichts ist schwieriger als der gültige Versuch.‟

Trotz dieser Schwierigkeiten, die sich bei der Durchführung und Deutung von Versuchen, insbesondere an biologischen Objekten, auftun können, ist heute das Experiment in der gesamten Naturwissenschaft zu einem selbstverständlichen Forschungsmittel geworden, da es für den Arzt und für den Kranken außer jeder Diskussion steht, daß die Medizin unerhörte Triumphe feiern konnte, seit sie sich der experimentellen Methoden mehr und mehr bedient hat. Dieser Fortschritt läßt alles hinter sich, was in der jahrtausendelangen Geschichte bis dahin erlebt worden ist. Wir können dies merkwürdigerweise behaupten, obwohl wir selbst Zeitgenossen dieser Entwicklung sind und uns deshalb als befangen erklären müssen. Sogar auf Gebiete, die in nächster Nähe der Geisteswissenschaften stehen, wie die Psychologie, hat das Experiment übergegriffen, so daß man unser Zeitalter auch „die Weltepoche des Experiments‟ genannt hat (NYMAN 1949).

Andererseits ist nicht zu verkennen, daß sich in einzelnen Spezialgebieten der Naturwissenschaft, insbesondere in der theoretischen Physik, eine geradezu gegensätzliche Entwicklungstendenz bemerkbar macht, die teilweise wieder vom Experiment wegführt. Diese Wandlung hängt mit einem mehr und mehr sich verschärfenden Mißtrauen gegen die Sinnenwelt des Menschen zusammen, das sich aus den Ergebnissen der modernen Physik ableitet, die letzten Endes nichts anderes besagen, als daß die Natur, wie sie der Physiker mittels seiner Experimente erfassen kann, nicht die Natur selbst ist, sondern eine durch den Eingriff des Physikers veränderte und verwandelte Natur. Um so erstaunlicher mutet es an, schon bei GOETHE die gleiche Ansicht zu finden: „Es ist ein Unglück, daß man durch Experimente die Natur vom Menschen abgesondert hat und bloß in dem, was künstliche Instrumente zeigen, die Natur erkennen, ja was sie leisten kann, beschränken will."

Die Tatsache, daß es heute eine theoretische Physik als eigenen und anerkannten Zweig der Naturforschung gibt, macht noch ein Weiteres evident. Wissenschaft und selbst Naturwissenschaft sind nicht unbedingt an das Experiment gebunden. Experiment und echte wissenschaftliche Geisteshaltung sind also nicht identisch. Man kann einer Kulturepoche, die eine experimentelle Forschung nicht gekannt hat, nicht schlechthin einen Mangel an wissenschaftlicher Begabung vorwerfen. Das Experiment ist vielmehr eine Forschungs- und Arbeitsweise, die nur unter bestimmten geistigen Voraussetzungen und Zeitumständen vollziehbar ist, während andere Denkrichtungen aus inneren Ursachen nicht zum Experimentieren vorstoßen können. So ist es der Antike mit wenigen Ausnahmen völlig fremd geblieben. Das hängt zwangsläufig mit der damaligen Geisteshaltung zusammen, der das Bleibende, Unveränderliche, die Form und die Idee der Dinge wichtiger erschien als alles Veränderliche, Wechselnde und alle Bewegung. Selbst im hellenistischen Zeitalter, aus dem uns einige Versuche mit Heilmitteln und Giften überliefert sind, ging es in erster Linie um eine Beschreibung der Morphe und um Veränderungen der Qualität, nie dagegen um quantitatives Erfassen und Messen, Begriffe, die dem antiken Menschen überhaupt nicht vorstellbar sind. Erst zu Beginn der Neuzeit ziehen Maß und Zahl in die Behandlung der Lebensvorgänge ein, und erst seit dem 18. Jahrhundert wird das Messen mehr und mehr zu einer erkenntnisschaffenden Methode, die für die weitere experimentelle Forschung die entscheidende Grundlage bildet.

Auch das Mittelalter kennt das Experiment nicht. In der arabischen Medizin verbietet es sich sogar, da es mit den Lehren des Korans unvereinbar ist. Ähnlich sind zu dieser Zeit im europäischen Bereich die Bedingungen für die Ausführung von Experimenten nicht allzu günstig. Nicht nur daß die technischen Voraussetzungen weitgehend fehlen, schon die Einstellung zum Tier, der Kreatur Gottes, ist derartig, daß man es nicht ohne Vorbedacht einem Experiment opfern möchte. „Omnes creaturae theophaniae sunt", sagt SCOTUS ERIUGENA (um 810—877), alle Kreatur, alle sinnlich wahrnehmbaren Formen und Gestalten der Natur sind Erscheinungen Gottes und ·deshalb unverletzbare Kostbarkeiten für den gottgläubigen Menschen. Weit entscheidender ist jedoch, daß diese Zeit den Zweifel und die Neugier, zwei wesentliche Bestandteile und Triebkräfte der modernen Forschung, nicht kennt, daß ihr die Interpretation der Naturphänomene im Rahmen der über jeden Zweifel erhabenen Autoritäten genügt und daß darum niemanden die Erkenntnis der ursächlichen Zusammenhänge interessiert, da ja Wissen um des Wissens willen als heidnisch und die Natur für den mittelalterlichen Menschen als eine Abstraktion gilt, eine vage, fast unwirkliche Idee, deren einzelne Manifestationen im Vergleich zu den Glaubenswahrheiten und den Begriffen und Ideen von den Dingen, dem eigentlichen Realen, bedeutungslos erscheinen.

Nur einzelne Ausnahmemenschen dachten anders, so ROGER BACON (1214 bis 1291), der bereits um die Mitte des 13. Jahrhunderts physikalische Experimente anstellte und der die Gewohnheit, den Autoritätsglauben und die Unbelehrbarkeit unserer Sinne als die entscheidenden Hemmnisse für jede wahre Naturforschung bezeichnet. Weiterhin finden sich bei ALBERTUS MAGNUS (1193—1280) einzelne Hinweise, aus denen hervorgeht, daß er in der Naturforschung andere Formen des

Denkens und andere Methoden angewandt wissen will als für das Studium religiöser Probleme. Er fordert deshalb, daß bei der Bearbeitung der Naturphänomene „experimentum et ratio" zusammenwirken müssen. In seinem Buch „De vegitalibus" schreibt er: „Von den Ergebnissen, die wir hier vorliegen haben, wird ein Teil auf Grund von Beobachtungen und Experimenten selber bewiesen, teilweise stützen wir uns auf die Aussagen anderer, die aber nach unseren Erfahrungen nicht leicht eine Behauptung aufstellen, die sie nicht durch Beobachtungen für bewiesen halten." Und in seinem Buch „De mineralibus" ist zu lesen: „Die Naturwissenschaft hat nicht zum Ziel, das Tatsächliche zu berichten und einfach hinzunehmen, sondern vielmehr die Ursachen im Naturgeschehen zu ergründen." Solche Ansichten sind um so höher zu werten, als sie innerhalb des zeitgenössischen Denkens ein völliges Novum darstellen und sich in ihnen ein neuer Denkstil angesichts der Probleme der Natur auftut.

Erst in dem Augenblick, als die Ideen nicht mehr das eigentlich Reale verkörpern und sie zu Zeichen und Signaturen herabsinken, die sich zwar auf die Dinge beziehen, mit ihnen aber nicht mehr identisch sind, wird der Blick für die Realität der Welt und für die konkreten Dinge mit den ihnen innewohnenden Erkenntniswerten frei. Etwa gleichzeitig mit diesem Heraufkommen des Nominalismus durch den bedeutenden Schüler des Dunn Scotus (etwa 1266—1308), W. v. Ockham (um 1300—1349), gelingt dem Bischof von Lisieux, Nikolaus Oresme (1370/75—1382), in der ersten Hälfte des 14. Jahrhunderts die bedeutungsvolle Feststellung, daß man die Geschwindigkeit eines Bewegungsvorganges in den Raum transponieren und als Zeitlinie aufzeichnen und messen kann. Auf diese Zeitlinie setzt er senkrecht die Gradstärke auf und hat damit das Koordinatensystem geschaffen, das uns als Voraussetzung für jede naturwissenschaftliche Forschung fast als eine selbstverständliche Gegebenheit erscheint.

Diese beiden Entdeckungen, die philosophische des Nominalismus und die naturwissenschaftliche der Zeitlinie, bilden den eigentlichen Ausgangspunkt, an den die folgende experimentierfreudige Periode anknüpft, die sich bei Francis Bacon (1564—1626) bereits so entscheidend dem Experiment zuwendet, daß nach seiner Ansicht „sine experientia nihil sufficienter scire potest". Die Tierversuche von Harvey (1578—1657) und seine Entdeckung des Blutkreislaufs beweisen endgültig den Wert der experimentellen Forschung. In seiner grundlegenden Schrift (1628) kündet sich bereits im Titel an, daß sich seine Beobachtungen auf Tierversuche beziehen: „Exercitatio anatomica de motu cordis et sanguinis in animalibus." Ebenso gründen sich Malpighis (1628—1694) Studien über die Atmung (1661) auf Experimente an Hunden, Fröschen und Schildkröten. Seine ersten Beobachtungen über die roten Blutkörperchen wurden am Igel gemacht.

Aus der Renaissancezeit liegen dann die ersten zuverlässigen Nachrichten über Versuche an gesunden Menschen zwecks Analyse von Arzneimittelwirkungen und zwecks Sicherung der Kenntnis therapeutischer Effekte vor. Konrad Gessner (1516—1565) ist einer der ersten, die an sich selbst Heilpflanzen erprobten; u. a. nahm er Wasserdost und Tabakblätter ein, die seine Gesundheit beeinträchtigten. Ein besonderes Verdienst in der Heilmittellehre hat sich J. J. Wepfer in Basel (1620—1695) durch seine in Gemeinschaft mit Brunner (1653—1727) und Harder (1656—1711) am Tier angestellten experimentellen Versuche über die Wirkungsweise einer Reihe giftiger Pflanzen, wie Wasserschierling, Brechnuß, Belladonna, erworben. Es waren dies die ersten Arbeiten auf dem Gebiete der experimentellen Pharmakologie, denen Wepfer zahlreiche Beobachtungen über Vergiftungsfälle beim Menschen hinzugefügt hat. Auch über die Folgen des Vipernbisses und über einige mit diesem Gift an Hunden angestellte Experimente hat er berichtet. Ähnlich haben sich bereits W. Courten 1668 (1642—1702), A. de Heyde in Holland 1686 und C. Fracassati in Italien 1698 mit allen möglichen pflanzlichen und mineralischen Stoffen an verschiedenen Tierarten beschäftigt, wobei die Applikation teils per os mit der Nahrung, teils durch intravenöse Applikation erfolgte.

Dieses Vorgehen wurde in den sechziger Jahren des 17. Jahrhunderts üblich, als 1661 der Leibarzt des Großen Kurfürsten, J. S. Elsholtz (1623 bis 1688), beim Sezieren der Leiche einer ertrunkenen Frau warmes Wasser in die freigelegte Armarterie injizierte, um den Zuschauern Harveys (1578 bis 1657) Lehre vom Blutdruck zu demonstrieren. Dies brachte ihn auf die Idee, ob man nicht auf die gleiche Weise Arzneimittel direkt in die Blutbahn bringen könnte, und zwar in die Venen, da die Eröffnung der Arterien zu gefährlich ist. Die ersten Probeversuche wurden von ihm an Hunden vorgenommen unter Freilegung der Schenkelvene durch Incision und Injektion von reinem Wasser. Später verwendete er spanischen Wein, Opiumextrakt, Arsenik, Abführ- und Brechmittel und erzielte damit teilweise deutliche Wirkungen. So beschreibt er für den Opiumextrakt, daß seine Injektion schwere Betäubungserscheinungen herbeiführe. Diese Beobachtungen am Tierversuch ermutigten Elsholtz zu einigen Versuchen am Menschen, und er kam dabei zu dem Ergebnis, wie er in seiner Schrift Klysmatica nova (Berlin 1669) bekanntgab, daß das neue Verfahren besonders bei Herzmitteln, Abführ-, Brech- und Schlafmitteln gute Aussichten verspricht.

Elsholtz war nicht der einzige und wahrscheinlich nicht einmal der erste, der solche Versuche unternahm. Ettmüller (1644—1683) berichtet in seinem Buch „De chirurgia infusoria", daß der Jäger eines Edelmannes aus der Lausitz im Jahre 1642 Hunden Alkohol in die Venen injiziert habe und sie damit betrunken machte. Ettmüller hat außerdem bereits klar erkannt, daß diese intravenöse Injektion therapeutisch dann in Betracht kommt, wenn eine Veränderung der Medikamente im Verdauungskanal ausgeschaltet werden soll oder wenn eine Aufnahme der Arzneistoffe von der Speiseröhre aus nicht möglich ist, also bei Schluckunfähigkeit aller Art oder bei Resorptionsstörungen. Auch in England wurden 1657 auf die Anregung von Christopher Wren (1632—1723), der nicht einmal Arzt, sondern Baumeister, Astronom und Chemiker war, und bald danach von R. Lowe ähnliche Versuche zwecks Durchführung von Gefäßinjektionen und Infusionen angestellt. Der Chemiker Robert Boyle (1627—1691), der diese Versuche von Wren mit Opiumlösungen an Hunden miterlebte, berichtet darüber: „Kaum hatten wir den Hund losgebunden, als schon die Opiumtinktur ihre narkotische Wirkung auszuüben begann, und sowie er auf den Füßen stand, begann er mit dem Kopf zu wackeln, zu schütteln und zu taumeln und war dann betäubt, daß man für sein Leben fürchten mußte." Die Kenntnis dieser Versuche scheint zunächst nicht allzu verbreitet gewesen zu sein. Jedenfalls nimmt J. D. Major (1634—1693) im Jahre 1667 in seiner „Chirurgia infusoria" und im „Ortus et progressus clysmaticae novae" das Verdienst für sich allein in Anspruch, dieses Verfahren erdacht zu haben.

Entscheidend für den Dauererfolg des intravenösen Verfahrens war die Vervollkommnung des Instrumentariums in Form der Injektionsnadel und der dazu gehörigen Spritze, die wir dem Lyoner Chirurgen Ch. G. Pravaz (1791—1853) verdanken. Der schottische Arzt A. Wood (1817—1884) entwickelte aus dieser intravenösen Injektionstechnik die Einspritzung unter die Haut, die er erstmals 1853 bei einem Patienten mit einer Neuralgie unter Verwendung von Morphin, aufgelöst in Sherrywein, durchführte. Über den Erfolg dieser Injektion schrieb Wood: „Die damit erzielten narkotischen Erscheinungen sind nicht auf eine lokale Wirkung zurückzuführen, sondern darauf, daß durch die venöse Zirkulation das Gehirn erreicht und dort die narkotischen Folgen ausgelöst wurden." Er hielt es deshalb für möglich, daß ähnliche Erfahrungen mit den übrigen Klassen von Heilmitteln gemacht werden können, und erklärte schließlich „das Zellgewebe' als ein Medium für die Resorption von therapeutischen Mitteln". Diese Beobachtungen und Schlußfolgerungen erregten mit Recht großes Aufsehen, zumal sie bei der Nachprüfung Bestätigung fanden. Die subcutane Injektion machte rasch Schule und ist seitdem zu einer wichtigen Applikationsform für zahlreiche Medikamente geworden.

In der zweiten Hälfte des 17. Jahrhunderts wurden die tierexperimentellen Untersuchungen immer zahlreicher, vor allem die Anhänger und Gegner der chemiatrischen Schule benutzten sie eifrig, um die Lehre von den Schärfen des Blutes zu bestätigen oder zu widerlegen. Wir sehen infolgedessen, daß sich BORELLI (1608—1679), PINELLI und BUONFIGLIOLI mit der Injektion von Säuren und Alkalien in das Blut abmühen; sie bezweckten damit, ihre pathogenen Vorstellungen und die Wirkung ihrer Therapie zu überprüfen.

Dazu kommt als weiteres Versuchsfeld eine Testung von Chemikalien und Arzneimitteln an niederen Lebewesen. KING hat 1693 in England in dieser Richtung die ersten Versuche angestellt, bei denen er Salze, Vitriol, Tinkturen, Wein und Zucker auf Infusorien einwirken ließ. Ihm folgten HILL, der Nux vomica, Hyoscyamus in ihrer Wirkung auf Infusorien prüfte, sowie WRISBERG (1739—1808), NEEDHAM (1713—1781), SPALLANZANI (1729—1799) und viele andere.

Aus der Reihe der Ärzte, die am eigenen Körper Selbstversuche mit Arzneimitteln ausführten, ist vor allem der Wiener Kliniker ANTON STOERCK (1731 bis 1803) zu nennen, der sich zahlreiche Drogen und Drogenextrakte einverleibte, wie den Saft von Schierling, Hyoscyamus, Aconitum, Colchicum, Clematis, Diptam, Pulsatilla, und die dabei beobachteten Resultate bekanntgab. Teilweise zog er den Tierversuch hinzu, um zuvor festzustellen, ob die Einnahme dieser Mittel ihn selbst nicht allzu sehr gefährdete.

Diese Anregung STOERCKs veranlaßte mehrere seiner Zeitgenossen, ähnliche pharmakologische Experimente anzustellen. Vor allem sein Nachfolger in der Leitung des PARZMAYERschen Krankenhauses, J. COLLIN († 1784), der sich bereits an seinen pharmakologischen Versuchen eifrig beteiligt hatte, setzte sie mit anderen Mitteln, wie Polygala, Arnika und Kampfer fort, ohne jedoch bessere Erfolge zu erzielen, da die angewandte Technik mit zahlreichen Fehlern behaftet war und es an der notwendigen Kritik zur Beurteilung der gewonnenen Resultate mangelte. DE HAEN (1704—1776) konnte deshalb in seiner Schrift „De Cicuta" 1765 auf die Täuschungen aufmerksam machen, denen sein Kollege STOERCK in bezug auf die Heilkräfte des Schierlings bei Krebs und anderen Krankheiten zum Opfer gefallen war, und er erklärte, daß die angeblich erzielten günstigen Resultate lediglich auf übereilten Schlüssen oder diagnostischen Irrtümern beruhen.

Seit dem Auftreten HALLERS (1708—1777), des Begründers der modernen Experimentalphysiologie, durch dessen Arbeiten neue Einblicke in das Wesen der lebendigen Vorgänge gewonnen wurden, verbreitete sich der pharmakologische Tierversuch immer mehr. Um nur die wichtigsten Experimentatoren des 18. Jahrhunderts kurz zu nennen, sei darauf hingewiesen, daß G. BAGLIVI († 1707) 1701 über Injektionen mit Vitriollösung berichtete, daß L. B. LAGRISH († 1759) 1746 Versuche an Hunden und Pferden mit Lorbeerwasser machte, daß J. FREIND (1675—1728) in seiner Emmenologie 1703 die Wirkung der Pharmaka auf die Konzentration des Blutes festzulegen versuchte und daß R. MEAD (1672—1754) 1702 ein viel benutztes Werk über den Mechanismus der Giftwirkung verfaßte. Neben diesen Experimenten am intakten Tier bemühten sich zur gleichen Zeit

zahlreiche Autoren darum, die Wirkung der Arzneimittel aus ihrem Verhalten
auf das extravaskuläre menschliche Blut zu ermitteln, in der Annahme, daß das
ausgeflossene Blut sich gegenüber der Einwirkung von Medikamenten nicht
anders verhält als in den Gefäßen. Infolgedessen wurde nahezu jede bekannte
Substanz dem in Schalen aufgefangenen menschlichen Venenblut in Form von
Pulvern, Lösungen, Extrakten und Tinkturen oder als Reinsubstanz zugesetzt und
einer Prüfung unterzogen, inwieweit dadurch Farbe, Gerinnungsfähigkeit, Konzentration, eventuell spezifisches Gewicht und Temperatur beeinflußt werden.
Man kann sich leicht vorstellen, daß bei derartigen Experimenten nicht allzuviel
herauskam. Trotzdem blieben A. von HALLER und J. HUNTER (1728—1793)
einige der wenigen, die sich skeptisch äußerten. Diese Zurückhaltung ist bei den
anderen Experimentatoren nicht im gleichen Maße anzutreffen. Oft werden sogar
weitgehende Schlüsse auf den Wirkungsmechanismus der einzelnen Arzneien
aus diesen unzulänglichen und fehlerhaften Experimenten gezogen. So erklärte FREIND z. B. die harntreibende Eigenschaft der Medikamente, die aus
Salpeter und Kochsalz zubereitet sind, damit, daß sie nur einen Teil des Blutes
koagulieren, während das Serum unberührt bleibt. Das Serum soll sich deshalb
leichter von den kompakten Blutkörperchen lösen und kann auf diese Weise die
Nierengänge ungehindert passieren. Nach T. SCHWENKE (1693—1767) besitzt der
Salmiakgeist eine besondere Wirksamkeit gegen Frostschäden, weil er die Wärme
und die Flüssigkeit des Blutes steigert und die übrigen Säfte des Körpers im
gleichen Sinne beeinflußt. Alte humoralpathologische Vorstellungen werden also
auf diese experimentellen Beobachtungen in vitro übertragen, und das Ergebnis
ist ein Mischmasch von recht eigentümlichen, spekulativ durchtränkten Vorstellungen.

Die ganze Unzulänglichkeit solcher Folgerungen kann nicht deutlicher
als mit derartigen Behauptungen über den Wirkungsmechanismus der Pharmaka gekennzeichnet werden. Es kommt hinzu, daß selbst die Experimente
am intakten Tier in dieser Zeit infolge der mangelhaft gewählten Versuchsbedingungen und der fehlerhaften technischen Ausführung sowie der fehlerhaften
Interpretation ihrer Ergebnisse nur wenig zur Klärung der Arzneimittelsituation
und einer exakten Beurteilung der Medikamente beitragen konnten. Die meisten
Versuchstiere gingen, um einen wesentlichen Faktor zu nennen, durch Überdosierung zugrunde. Die nachdenklichen Untersucher waren sich deshalb ziemlich
einig über die ungenügende Exaktheit ihrer Tierversuche und über die unvermeid-
lichen technischen Mängel, vor allem aber darin, daß die Erfahrungen am Tier-
körper nicht ohne weiteres auf den Menschen übertragbar sind.

Aus diesem Grunde glaubte HAHNEMANN (1755—1843), in der Verabreichung
von Arzneigaben an gesunde Menschen den einzig richtigen Ausweg für eine
befriedigende und zureichende Aufklärung der Arzneimittelwirkungen zu sehen.
Die Anregung zu dieser seiner Lehre zugrunde liegenden Idee hatte HAHNEMANN
bei der Beschäftigung mit der Heilmittellehre von CULLEN († 1790) gewonnen,
in der dieser berichtet, daß die Chinarinde ähnliche Erscheinungen wie die Malaria
setzen kann. Schon früher hatte HAHNEMANN die Erfahrung gemacht, daß starke
Dosen von Kaffee, Arnika unter anderem einen fieberhaften Zustand hervorrufen.
Er vermutet deshalb, daß dies auch für die Chinarinde zutreffe und daß ihre Wirksamkeit bei Wechselfieber nicht auf einer fiebersenkenden, sondern einer fieber-
erregenden Kraft beruhe, daß also die Krankheit selbst durch ein künstlich er-
zeugtes Fieber geheilt werde. Selbstversuche bestätigten ihm diese Ansicht, und
er zog daraus den allgemeinen Schluß, daß die Wirksamkeit des bei einer Krankheit
angewendeten Medikamentes auf seiner Eigenschaft beruhe, einen dieser Krankheit ähnlichen Symptomenkomplex zu erzeugen, und so war — wie er sich in seiner

Arzneimittellehre ausdrückte — die Morgenröte der bis zum hellsten Tage sich aufklärenden Heillehre ausgebrochen. Er konnte dabei nicht wissen, daß die von ihm beobachtete Wirkung der Chinarinde eine ausgefallene und abwegige Reaktion darstellt und daß das Chinin im allgemeinen fiebersenkende Eigenschaften entfaltet. So war letzten Endes ein von der Norm abweichendes Verhalten ausschlaggebend für eine der tragenden Grundideen der Homöopathie, daß man Gleiches mit Gleichem behandeln soll. Gerade eines der wenigen damals bekannten spezifischen Heilmittel, von denen schon SYDENHAM (1624—1689) behauptet, daß sie auf die eigentliche Krankheitsmaterie, auf das Contagium der Malaria eine Wirkung ausüben, ist somit zum Ausgangspunkt des Kampfes gegen Allopathie geworden.

HAHNEMANN versucht in der Folge, möglichst viele zu Heilzwecken benutzte Stoffe auf ihre Wirkungsweise zu prüfen und festzustellen, welche Erscheinungen sie am Körper hervorrufen. Die bisherigen Bearbeitungen der Arzneimittellehre scheinen ihm unzulänglich, da man die Wirkung der Medikamente nur nach ihrem Erfolg studiert hat, wenn sie bei gewissen Krankheiten angewendet werden. Es bleibt also — so schreibt er in HUFELANDs Journal — nichts übrig, als die zu erforschenden Arzneien am gesunden menschlichen Körper selbst zu versuchen, um die wahren Heilkräfte einer Arznei aufzufinden. So gelangt er auf Grund von zahlreichen Beobachtungen und Experimenten schließlich dazu, daß nur solche Mittel therapeutisch in bestimmten Krankheitsfällen geeignet sind, die am Gesunden die gleichen morphologischen Veränderungen und Krankheitserscheinungen setzen. Die Anwendung der Heilmittel beruht also auf dem Prinzip: Similia similibus; damit war die von ihm erfundene und mit dem Namen Homöopathie belegte Heilmethode begründet. Später modifiziert HAHNEMANN sein Verfahren auf Grund der Erfahrung, daß große Dosen vieler Arzneien eine heftige Wirkung äußern, dahin, daß alle Mittel nur in minimalen Dosen und großen Verdünnungen gereicht werden sollen, weil sie nach seiner Ansicht und seiner Erfahrung unter diesen Bedingungen umgekehrt wie in großen Mengen verabreicht wirken. Immer aber bleibt ihm die Wirkung der Heilmittel daran gebunden, daß sie einen künstlichen Krankheitszustand setzen, der dem natürlichen und zu heilenden möglichst ähnlich ist; allein auf diese Weise ist ihm die gewünschte Umstimmung und die Beseitigung der Krankheitssymptome gewährleistet. Die antipathische Methode: contraria contrariis, die einen der Krankheit entgegengerichteten Funktionsablauf bei der Verabreichung von Medikamenten anstrebt, hält er dagegen für ein verwerfliches Vorgehen, weil damit die Krankheitserscheinungen nur so lange unterdrückt werden, als der medikamentöse Eingriff andauert. Im Gegensatz zu allen bisherigen Vorstellungen ist demnach für die Bewertung und Wirkung der Heilmittel nicht mehr der Behandlungserfolg ausschlaggebend; wichtig allein ist, wie die Testung im Versuch am Gesunden ausfällt.

Wenige medizinische Systeme sind mit einer solchen Sicherheit, die alles bisher Bestehende negiert, vorgetragen worden, und wenige haben ein so großes und allgemeines Aufsehen erregt, eine solche Literatur hervorgerufen und so lange Bestand gehabt als die Homöopathie HAHNEMANNs.

Es konnte nicht ausbleiben, daß sich unter den wissenschaftlich gebildeten Homöopathen Zweifel an der Zuverlässigkeit mancher in der HAHNEMANNschen Lehre aufgestellten Behauptungen regten. Dies gilt insbesondere für die Ansicht, daß man von der Krankheit nichts weiter als die Symptome kennen muß und daß der Arzt über die Ursachen der Krankheit nichts wissen kann und auch nichts zu wissen braucht. Ebenso ist die Homöopathie weitgehend von den Vorstellungen HAHNEMANNs über die chronisch verlaufenden Störungen abgerückt, bei denen er drei Formenkreise unterscheidet. Ihr Ursprung ist gemeinsam nach der Ansicht von HAHNEMANN miasmatischer Natur. Es handelt sich also um äußerliche Krankheitsursachen; denn die Miasmen, das sind die schädlichen Dünste, die aus der Tiefe der Erde in die Luft aufsteigen, im weiteren Sinne der durch sie erzeugte Zustand der Luft und der an der Oberfläche der Erde herrschende Genius epidemicus. Sie werden bei HAHNEMANN als Lues, Sykosis und Psora bezeichnet. Ihnen entsprechen bestimmte Arzneimittel; so ist Thuja für die Behandlung der Sykosis, Schwefel für die Syphilis und Bryonia und Rhus toxicodendron für die Psora geeignet.

Ähnliche Gedankengänge finden sich bei G. RADEMACHER (1772—1850) in seiner Erfahrungsheillehre aus dem Jahre 1842 wieder. Er kennt gleichfalls drei Universalheilmittel, den Würfelsalpeter, das Kupfer und das Eisen, denen drei Grundübel des gesamten Körpers entsprechen. Bei diesen ist das eigentliche Wesen der Krankheit nicht bekannt, und man wird sie zweckmäßig nach den Medikamenten benennen und von einer Würfelsalpeter-Krankheit usw. sprechen. So betreibt RADEMACHER die experimentelle Pharmakologie am Menschen bis zum äußersten Extrem, und er fordert — ähnlich wie die Empiriker der Antike —, festzustellen, daß es einzig und allein darauf ankomme, was die Krankheit heilt. Man muß so lange probieren, bis man das richtige Mittel gefunden hat, dann ist die Diagnose der Krankheit gegeben, und man wird die Krankheiten am besten unterscheiden, wenn man sie nach dem benennt, was bei ihnen hilft. So gibt es nach RADEMACHER bei Leberkranken eine verschiedene Ansprechbarkeit gegenüber Terpentin, Cascara, Schöllkraut, Frauendistel und Brechnuß, und man kann je nach dem therapeutischen Erfolg eine Schöllkraut-, Brechnuß-, Frauendistelkrankheit voneinander abtrennen. Wenn im Laufe der Erkrankung das bisher bewährte Mittel versagt, ist zu folgern, daß sich der Krankheitscharakter geändert hat, und man wird zweckmäßig einen neuen Versuch mit einem anderen Mittel durchführen. Die Praxis, die zunächst ungemein einfach erscheint, da der Arzt weder anatomischer noch pathologischer Kenntnisse bedarf und allein der ärztliche Takt das geeignete Mittel findet, wird durch diese Regeln zu einer recht komplizierten Angelegenheit. Es kann jedenfalls vorkommen, daß der Heilkünstler eine Reihe vergeblicher Versuche zur Auffindung des richtigen Heilmittels anstellen muß und der Kranke darüber zugrunde geht. Dies spricht nach der Auffassung von RADEMACHER nicht gegen den Wert der Heilmethode. Es ist höchstens als ein Unglück für den Kranken anzusehen. — Trotz dieser sichtbaren Mängel ist diese Lehre mit Begeisterung von einer großen Zahl von Ärzten aufgenommen worden, und es bleibt eine unverständliche Tatsache, daß man einmal in dieser Theorie das Heil der Medizin sah. In diesem Falle kann man allerdings den Spruch: „Alles ist schon dagewesen" mit Recht zitieren, da schon PARACELSUS (1493—1541) die Behauptung aufgestellt hat, man könne die Krankheiten einfach nach den Heilmitteln beurteilen, die sich wirksam zeigen. Er unterscheidet ebenfalls einen Morbus helleborinus von einem Morbus terebinthinus und manchen anderen.

Diese Wiederaufnahme der paracelsischen Ideen durch RADEMACHER, mit denen geradezu die experimentelle Pharmakologie als bankrott erklärt wird, geschieht zu einem Zeitpunkt, zu dem die Arzneimittelforschung sich anschickt, in einen neuen Abschnitt ihrer Entwicklungsgeschichte einzutreten, und die Physiologie, die Physik und die Chemie bereits über solche bahnbrechenden Entdeckungen und bemerkenswerten Erfolge verfügen, daß die Erforschung der Arzneimittel auf einer einwandfreien experimentellen Basis und mit einer exakten Analyse des Heilschatzes durch solch unzulängliche Einwände und Ansichten nicht mehr aufzuhalten ist. Dieses neue Stadium der experimentellen Pharmakologie kann man vom Jahre 1849 an datieren, als BUCHHEIM († 1879) in Dorpat das erste Spezialinstitut für experimentelle Pharmakologie gründete und gleichzeitig ein so wegweisendes Programm aufstellte, daß es den gesamten Aufgabenbereich der Pharmakologie in seinen Grundlinien bis zum heutigen Tag gültig umreißt. Symbolisch für diese Richtung, die eine Arbeitsgemeinschaft zwischen Physiologie, Pathologie und Klinik zwecks wissenschaftlicher Erforschung der Arzneimittelwirkung anstrebt, ist die Gründung des Archivs für experimentelle Pharmakologie und Pathologie durch Schmiedeberg (1838—1921) im Jahre 1873 in Gemeinschaft mit dem Pathologen Klebs (1834—1913) und dem Kliniker Naunyn (1839—1925). In Verfolgung dieses Zieles bedient sich heute noch die Pharmakologie des Tierexperimentes, um an ihm mit den Mitteln der Chemie, der Physiologie und der experimentellen Pathologie zu studieren, welche Eigenschaften die zu prüfende Substanz besitzt, was sie zu leisten vermag, wie sie wirkt und wo ihr wesentlicher Angriffspunkt liegt, welche Dosis die wirksame und welche die Maximaldosis ist, um so die Eignung des Mittels für eine zielstrebige Anwendung am Krankenbett möglichst genau und zuverlässig zu umreißen. Der Einsatz von Medikamenten am kranken Menschen, früher nahezu der einzig gangbare Weg, die Wirkung von Arzneimitteln festzustellen, kann dadurch selbst bei neuartigen Stoffen gefahrloser gestaltet werden, da der Kliniker jetzt nicht mehr auf Grund vager allgemeiner Erfahrungen zu handeln braucht, sondern erst dann in Aktion tritt, wenn er bereits weiß, was für ein Mittel er in der Hand hat, welches seine Eigenschaften sind und welche Dosen geeignet sind, um Nebenwirkungen und eine Gefährdung des Menschen zu vermeiden. Trotzdem kann man die Erfahrungen am Menschen nicht entbehren, da das Tierexperiment, wenn man es allein und ausschließlich befragt, nicht ausreicht, um etwaige Einflüsse der Pharmaka auf die psychischen und geistigen Funktionen zu erfassen. Für die Klärung der Nebenwirkungen ist man vielfach ebenso auf die klinischen Erfahrungen am Menschen angewiesen, so daß man für die Analyse des gesamten Einflußbereichs einer Arznei den Menschen nicht entbehren kann. So ist denn heute das Experiment zu einem zuverlässigen Mittel jeder naturwissenschaftlichen Erkenntnis geworden, und bereits Kant (1724—1804) weiß von ihm zu berichten: „Hierdurch ist die Naturwissenschaft allererst in den sicheren Gang einer Wissenschaft gebracht worden, da sie so viele Jahrhunderte durch nichts weiter als bloßes Herumtappen gewesen war."

Trotzdem hat es nicht an Einwänden gefehlt, die immer wieder gegen die Anwendung analytischer Methoden unter Benutzung des Tierversuchs erhoben worden sind. Das hat mehrere Gründe. Sie richten sich einerseits gegen das Experiment als solches aus der an sich berechtigten Vorstellung heraus, daß jeder Versuch zwangsläufig die naturgegebenen Bedingungen und Verhältnisse einengen muß, da er das Untersuchungsobjekt aus seinem natürlichen Zusammenhang herausreißt und in jedem Falle eine künstlich veränderte und eingeengte Seite der Natur der Untersuchung zugängig macht. Die Aussagen, die man auf diese Weise über die Natur erhalten kann, brauchen daher dort, wo das Leben sich selbst überlassen bleibt, keine unbedingte Geltung zu besitzen. Außerdem lehrt die Atomphysik, daß die Kausalitätsvorstellungen der klassischen Physik im Bereich der Atome keine Geltung mehr besitzen. Auch in der Biologie sind die Gesetze der kausalen Vorausbestimmungen alles Geschehens sicher nur in beschränkter Form anwendbar, da man nicht annehmen darf, daß die feinsten biologischen Reaktionen ausschließlich auf makrophysikalischen Prozessen beruhen; sonst würde letzten Endes der Vergleich des Organismus mit einer, wenn auch sehr komplizierten Maschine einwandfrei richtig sein (L'homme machine, La Mettrie 1748). Man hat vielmehr gute Gründe, zu vermuten, daß viele für den Organismus entscheidend wichtige Erscheinungen sich an Gebilden von atomarer oder molekularer Feinheit abspielen und daß selbst bei der Wirkung der Pharmaka unter Umständen ein einzelnes Molekül oder Atom als Treffer in der lebenden Zelle an einem kleinsten Teilchen seines Reaktionspartners chemische Veränderungen auslöst. Inwieweit diese aus der Analyse der Strahlenwirkungen abgeleiteten Ergebnisse (DESSAUER, TIMOFÉEFF-RESSOVSKY) im Einzelfalle für die Arzneimittel Geltung beanspruchen können, ist zur Zeit nicht abzuschätzen. Andererseits hat die subtile Methodik, die die Atomphysik geschaffen hat, bereits zu einer Reihe praktisch wichtiger Ergebnisse geführt. So kann man durch die Benutzung radioaktiver Isotope bzw. durch den Einbau solcher Isotope in größere Moleküle den Durchgang der Pharmaka durch den Körper und ihre Lokalisation in den verschiedenen Organen mit weit größerer Genauigkeit verfolgen, als dies mit den bisher üblichen Nachweismethoden möglich war. HEVESY, zusammen mit PANETT, war 1913 der erste, der sich eines radioaktiven Isotops als Indikator für chemisch-physikalische Untersuchungen bedient hat. 10 Jahre später, 1922, begann er, mit radioaktiv markiertem Blei an Bohnenkeimlingen und 1924 am Tier zu experimentieren. Ein ähnlicher Vorteil wie auf dem analytischen Gebiet zeigt sich in therapeutischer Hinsicht bei der Anwendung des radioaktiven Jods J^{131}, bei dem unter Ausnutzung seiner hohen Affinität zum Schilddrüsengewebe eine weitgehend elektive Speicherung in diesem Organ gelingt. Da die Wellenlänge der ausgesandten γ-Quanten nur wenige Millimeter beträgt, bleibt die Radioaktivität praktisch fast ganz auf das erkrankte Gewebe beschränkt, und man erzielt eine Ausschaltung der Schilddrüsenfunktion ohne wesentliche Nebenwirkungen. So führen selbst diese Untersuchungen auf dem Gebiet der Atomphysik zu einer grundsätzlichen Erweiterung der biologischen Vorstellungen und der therapeutischen Erfolgsaussichten, wenn auch die hier aufgeworfene Problemstellung nicht restlos beantwortet werden kann.

Andere Bedenken prinzipieller Art, und zwar speziell gegen das Tierexperiment, sind bei den absoluten Gegnern der Vivisektion anzutreffen, die jeden Versuch am Tier für verwerflich halten, weil nach ihrer Ansicht ein solches Vorgehen nicht mit der Ehrfurcht vor dem Lebendigen und vor dem Subjekt vereinbar ist und wir dies bei unseren Versuchstieren nicht unbeachtet lassen dürfen. Diese Gegner des Tierexperiments übersehen indes, daß man heute, im Gegensatz zu dem Vorgehen früherer Jahrhunderte, beim Tierversuch auf eine größtmögliche Schonung der Tiere Rücksicht nimmt: insbesondere die notwendigen operativen Eingriffe werden genau wie beim Menschen stets in Narkose unter völliger Ausschaltung des Schmerzempfindens vorgenommen. Außerdem vermag der Tierversuch heute das Experiment am lebenden Menschen weitgehend zu ersetzen, so daß das Beharren auf einem derartig extremen Standpunkt u. U. merkwürdige Konsequenzen haben könnte. Wem das noch nicht genügt, der wird sich belehren lassen müssen, daß weite Gebiete der modernen Arzneimittelforschung ohne den Tierversuch überhaupt nicht begehbar wären. Die passive Immunisierung ist ein Beispiel dieser Art, wo wir auf die Hilfe der Tiere zur Heilung des Menschen unbedingt angewiesen sind. BEHRING (1854—1917) hat diesen Weg erschlossen und damit die Grundlagen für die Entwicklung der Serumtherapie gelegt, indem er bewies, daß die Toxine aus dem Blut eines an Diphtherie erkrankten Menschen ihre Giftwirkung verlieren, wenn sie durch ein gegen diese Bazillen gebildetes Antitoxin von einem Meerschweinchen oder einem Pferd neutralisiert werden. Wir müssen also Tiere mit Diphtherie infizieren, und zwar so infizieren, daß sie die Krankheit überstehen. In ihrem Blut finden sich dann die Antitoxine, durch deren Übertragung auf den Menschen dieser erst gesunden kann. Auch bei der Suche nach einem aktiven Schutzimpfstoff gegen die Kinderlähmung war man zunächst auf die Züchtung der Erreger an Affen, von denen jährlich viele ihr Leben lassen mußten, angewiesen, bis es gelang, in Reinkulturen diese Viren zu züchten, die nach der Abtötung ihre krankheitserregenden Eigenschaften verlieren, jedoch ihre mobilisierende Wirkung auf die Schutzstoffe im menschlichen Blut noch ausüben.

Der Wert solcher Verfahren für den kranken Menschen ist nicht zu bezweifeln. Ähnliches gilt, wenn auch abgewandelt, für die Vornahme aller jener Experimente am Tier, die für die Heilkunde, etwa in Form einer Erprobung neuer Medikamente, notwendig sind. Andererseits können die Gegner der Vivisektion, historisch gesehen, für sich buchen, daß wir dieser Bewegung zugunsten der Tiere einen organisierten Tierschutz und von staatlichen Organen überwachte Vorschriften über die Ausführung von Tierexperimenten verdanken, in denen die Frage der Notwendigkeit und der Grenzen .des Erlaubten gesetzlich geregelt ist. Das praktisch bedeutendste Ergebnis dieser starken Zuwendung zum Tier besteht in der Heranbildung tüchtiger Tierärzte, ein Berufszweig, den es bis zur zweiten Hälfte des 18. Jahrhunderts in der westlichen Welt nicht gegeben hat. Lediglich in Indien hatte schon im 3. Jahrhundert v. Chr. der buddhistische König ASOTA Tierkrankenhäuser eingerichtet und es den Ärzten zur Pflicht gemacht, neben den kranken Menschen auch kranken Tieren ihre Hilfe angedeihen zu lassen. Im Westen trat erst eine Wandlung in dieser Beziehung ein, als in den vierziger Jahren des 18. Jahrhunderts schwere Epidemien die Tierbestände erheblich gelichtet hatten. Als der eigentliche Begründer des modernen Tierarzneiwesens gilt der Stallmeister CL. BOURGELAT, der 1761 in Lyon die erste Veterinärschule schuf.

Eine Art von letztem Mißtrauen gegen jegliche tierexperimentelle Arbeit liegt in der Frage, inwieweit der Tierversuch tatsächlich tauglich ist und innerhalb welcher Grenzen seine Ergebnisse auf die Verhältnisse am kranken Menschen übertragbar sind. Jeder, der viel mit Kranken und seinen Angehörigen zu tun hat, kennt den Einwand, daß man kein Versuchskaninchen für neue therapeutische Möglichkeiten sein will. Dieses Bedenken lebt in der Bevölkerung, solange es überhaupt ein Experiment im Dienste der ärztlichen Forschung gibt bzw. als die Kenntnis davon weiten Kreisen zugänglich geworden ist. Zwischen Heilen und Forschen wird es innerhalb des ärztlichen Bereichs nie eine strenge Grenze geben, und es geht immer ein Stück Experiment in jede ärztliche Handlungsweise ein, selbst wenn erprobte, bewährte und anerkannte Heilstoffe zur Anwendung gelangen, da jeder einzelne Krankheitsfall infolge der Unteilbarkeit des Individuums ein Einmaliges und Unvergleichbares darstellt. Infolgedessen gehört ein gewisses Maß an experimenteller Einstellung zum ärztlichen Handeln, zum ärztlichen Wagnis unabdingbar hinzu. Andererseits wird jeder verantwortungsbewußte Experimentator sich nicht leichthin entschließen, ein neues, im Tierversuch gewonnenes Verfahren ohne entsprechende Vorsicht und ohne genügende Vorarbeiten, die eine Gefährdung ausschließen, auf den kranken Menschen zu übertragen. Trotzdem bleibt es oft ein schwerer Entschluß, zu dem man erst im äußersten Notfalle greift.

Der erste Versuch am Menschen von PASTEUR (1822—1895) mit seinem Tollwutimpfstoff war ein derart höchst dramatisches Ereignis, da es sich um einen Jungen handelte, der nicht weniger als 14 Bißstellen eines tollwütigen Hundes aufwies und dessen Rettung offensichtlich aussichtslos war. Trotzdem konnte ihn PASTEUR mit 14 Injektionen retten. Ähnliches wird von der ersten Anwendung des Penicillins berichtet, bei dem es sich ebenfalls um einen hoffnungslosen Fall einer schweren Sepsis handelte, der trotz anfänglicher Erfolge nicht gerettet werden konnte, weil zu wenig Penicillin zur Verfügung stand.

Noch im 18. Jahrhundert war man in Hinsicht auf die Übertragbarkeit tierexperimenteller Ergebnisse auf den kranken Menschen sehr skeptisch. Die Lehre BUFFONS (1707—1788) von der Einheitlichkeit des Lebendigen änderte daran nicht viel. Der Bann war erst gebrochen, nachdem JENNER (1749—1823) 1798 den Zusammenhang zwischen Kuh- und Menschenpocken gezeigt und daraus die im Orient seit langem bekannte prophylaktische Inoculation abgeleitet hatte.

Vorsichtige Forscher sind noch einen Schritt weiter gegangen und haben vor Anwendung ihrer Mittel am kranken Mitmenschen den Selbstversuch gesetzt. Auch hier fehlt es nicht an dramatischen Ereignissen, die vom Wagemut der Forscher zum Heile des kranken Menschen zu uns sprechen.

Auf die Versuche, die STOERCK an sich selbst vornahm, ist bereits hingewiesen worden. In ähnlicher Weise schluckte I. Ev. PURKINJE (1787—1869) um die Mitte des vorigen Jahrhunderts in Prag zahlreiche Drogen und Gifte, wie Kampfer, Belladonna, Opium, Stramonium, Terpentin und Digitalis, unter deren Einwirkungen er oft wochenlang erkrankte. Ebenso wird von H. DAVY (1778—1829) berichtet, daß er sich mehrfach der Einwirkung unbekannter Gase und Dämpfe aussetzte und bei diesen Versuchen die schmerzstillende Wirkung des Lachgases um das Jahr 1800 entdeckte. Wesentlich bekannter ist das Experiment des Münchner Hygienikers M. v. PETTENKOFER (1818—1901), der kurz vor der Jahrhundertwende mit seinem Assistenten EMMERICH eine Kultur von Cholera-Vibrionen zu sich nahm, um zu beweisen, daß diese Lebewesen nicht als Erreger der Cholera-Infektion in Frage kommen. PETTENKOFER hat bei diesem Versuch Glück gehabt. Er erkrankte nur leicht, weil er bereits früher eine Cholera überstanden hatte, durch die er immun war, so daß er mit einer flüchtigen Zweiterkrankung davonkam. EMMERICH ist dagegen recht schwer erkrankt und hat diese falsche Theorie in einer für ihn sehr eindringlichen Weise widerlegen müssen.

Tragischer verlief der Versuch, bei dem es um den einwandfreien Nachweis ging, daß das Gelbfieber durch die Stechmücke Aedes auf den Menschen übertragen wird. Da Tiere vom Gelbfieber nicht befallen werden, konnte dieser Beweis nur am Menschen selbst erbracht werden. Er kostete einigen Menschen, die sich für diese Versuche freiwillig zur Verfügung stellten, das Leben, da bei ihnen alle therapeutischen Maßnahmen versagten. Trotzdem war ihr Opfer nicht vergeblich, da sie für die Abwehr dieser gefährlichen Infektionskrankheit und für die Rettung vieler anderer Menschenleben die grundlegenden Voraussetzungen geschaffen haben. Die Verantwortung, die ein solches Experiment dem Forscher auferlegt, ist selbstverständlich auch mit einem solchen Erfolg nicht von ihm genommen. Dieses Beispiel soll nur zeigen, daß es in der Medizin Situationen geben kann, in denen das Tierexperiment seine sonst so große Hilfe versagt und wo lediglich der Versuch an sich selbst oder anderen Menschen, die sich evtl. freiwillig unter Aufopferung ihres Lebens und ihrer Gesundheit in den Dienst der Wissenschaft und der leidenden Menschheit stellen, im Kampf gegen die Krankheit weiterhelfen kann. Selbstverständlich ist hier wohl zu unterscheiden zwischen den gewaltsamen und ohne Zustimmung erfolgenden Experimenten, die absolut unvertretbar sind, und dem freiwilligen Selbstversuch. Auch dieser ist nach ethischen Grundsätzen nur dann statthaft, wenn alle erdenklichen Vorsichtsmaßnahmen gewährleistet sind.

„Greif an mit Gott! Dem Nächsten muß man helfen,
Es kann uns allen Gleiches ja begegnen."   SCHILLER, Tell.

Die Mathematik und die Therapie

Nichts ist unwahrscheinlicher als das Leben.

„Wer die Erscheinungen des Lebens erforscht, der ist wie in einem dichten Urwald verirrt, mitten in einem Zauberwald, dessen zahllose Bäume ununterbrochen ihren Platz und ihre Gestalt verändern. Eine Masse von Tatsachen bricht zermalmend über einen solchen Forscher herein. Er kann sie wohl beschreiben, aber es ist ihm unmöglich, sie in algebraische Gleichungen auszudrücken", schreibt ALEXIS CARELL (1873—1945), der berühmte Verfasser des Buches über den unbekannten Menschen. Wenn auch im Körper, in der Zelle und in bestimmten Zellsubstraten Vorgänge ablaufen, die mit den erfolgreichen Methoden der Chemie und Physik angegangen und mit bestimmten physikalisch-chemischen Prozessen in Beziehung gesetzt werden können, so bleibt es das besondere Kennzeichen jeder Lebensäußerung, daß unübersehbar viele solcher Einzelereignisse chemisch-physikalischer Art gleichzeitig oder in kurzfristiger Folge neben- und nacheinander ablaufen und in Form einer Kettenreaktion ineinander verzahnt sind. Dazu kommt die ständige, gegenseitige Steuerung der verschiedenen Einzelprozesse und ihre gegenseitige Abstimmung, vermittelt durch Nervensystem, Hormone und gewebsaktive Substanzen, die lenkend und sichernd den Gesamtorganismus überwachen und kleinste und größte Änderungen im Aufbau und in der Funktion bestimmter Organsysteme auf das Wohl des Ganzen ausrichten.

Der lebende Organismus ist mit einem einfachen stationären Reaktionssystem, mit dem der Chemiker und Physiker hauptsächlich zu rechnen hat, überhaupt nicht vergleichbar. Es handelt sich bei ihm immer um ein offenes System, bei dem alle Bestandteile, wie CARELL dies in seinem Vergleich so treffend bezeichnet, sich in einem ständigen Wechsel befinden und die Summe aller Reaktionspartner unvergleichlich hoch und zum Teil von einer denkbar komplizierten Zusammensetzung ist. Im Bereich des Lebendigen herrscht somit ein Zustand des Fließgleichgewichtes (BERTALANFFY, 1944), bei dem zahlreiche Reaktionen ununterbrochen nebeneinander ablaufen und sich in einem dynamischen Wechselspiel befinden und bei dem alle Materie einer ständigen Umwandlung und Erneuerung unterworfen ist. Dieser Prozeß umfaßt selbst so beständig und unveränderlich erscheinende Strukturelemente wie die Knochen und Zähne, die wie alle anderen Substrate des Organismus laufend umgebaut, ergänzt und eingeschmolzen werden, so daß die Wesenseigentümlichkeit des Lebendigen nicht nur darin besteht, daß alle Teile sich ununterbrochen in einer höchst aktiven Auseinandersetzung und Rückwirkung aufeinander befinden, sondern daß zu ihr auch die fortlaufende Verwandlung und der Ersatz der vorhandenen Substanz durch neue Materie gehört.

Diese Erkenntnis verdanken wir insbesondere der Erforschung des Stoffwechsels mit Hilfe der radioaktiven Isotope, jener unstabil gewordenen Atome, die überall dort, wo sie sich befinden, durch ihre unablässige Strahlung ihren Standort oder den Weg verraten, auf dem sie den Organismus durchwandern. Durch den Einbau von radioaktiven Isotopen in Nährstoffe, Stoffwechselprodukte oder Arzneimittel kann man diese chemischen Stoffe markieren und über ihre Aufnahme, Verweildauer und ihren Umsatz Aussagen machen. Aus der Fülle von Experimenten dieser Art hat sich u. a. ergeben, daß die Eiweißstoffe des Blutes beim Menschen innerhalb von 10 Tagen zur Hälfte abgebaut und wieder neu synthetisiert werden können. Das gleiche geschieht innerhalb von 80 Tagen mit dem Gesamteiweiß des menschlichen Körpers; auch Knochen und Zähne unterliegen diesem raschen Umsatz der Substanz, an der nichts beständig ist als ihr stetiger Wechsel. Die alte These des HERAKLIT (um 500 v. Chr.) „πάντα ῥεῖ", „alles fließt", findet gewissermaßen eine moderne Bestätigung.

Zelle und Organismus sind also nicht, wie es den Anschein hat, etwas Statisches, d. h. ein einmal aufgebautes Gerüst, dessen Substanz für die Dauer des Lebens bestehenbleibt, sondern ein dynamisches Geschehen, in dessen Verlauf ununterbrochen eingeschmolzen und wieder aufgebaut wird. Das große Geheimnis bleibt nur, daß bei diesem unablässigen stofflichen Umsatz und bei dieser radikalen Form des Ab- und Aufbaues die Struktur der Zellen und des Organismus mit allen seinen Eigenschaften weitgehend erhalten bleibt. An dieses chemisch-stoffliche Ordnungsgefüge, das uns als Organismus entgegentritt, sind alle Lebensvorgänge und alle Lebenserscheinungen gebunden.

Die andere Erkenntnis besagt, daß alle Lebensäußerungen, wie Wachstum, Fortpflanzung, Anpassung, Bewegungsvorgänge, Aufnahme und Verarbeitung von Sinnesreizen oder auch eine geistige Leistung, ja sogar die Konzeption einer Idee, mit dem Ablauf chemischer Umsetzungen innerhalb des betreffenden stofflichen Ordnungsgefüges verbunden sind und daß diese chemischen Reaktionen zugleich für die Lebensvorgänge die benötigte Energie liefern. Es gibt keinen Gelehrten, der all das weiß, was der wissenschaftliche Fleiß bei der Analyse des menschlichen Körpers mit anatomischen, chemischen und physikalischen Methoden an erstaunlichen Sachverhalten entdeckt hat. Selbst wenn man alle bekannten Tatsachen zusammenträgt und verwertet, wird man das Rätsel des Lebens doch nicht total lösen, da die Lebensäußerungen mehr sind als die Summe aller chemisch-physikalischen Ereignisse. Das Leben ist zwar an materielle Substanzen gebunden, die durch bestimmte chemische und physikalische Eigenschaften gekennzeichnet sind. Im Bereich des Materiellen ist es dem gleichen Kausalnexus unterworfen und es gelten die gleichen physikalischen und chemischen Gesetze wie auch sonst in der Natur. Darüber hinaus gibt es aber eine Grenze, wo ihre Zuständigkeit aufhört oder wo sie unzulänglich werden, da hier die Eigengesetzlichkeit des organischen Lebens beginnt und eine andere Kategorie hinzukommt, die sich grundsätzlich von der der organischen Materie unterscheidet und durch die Begriffe Wachstum, Fortpflanzung, Anpassung und Heilungstendenz zutreffend gekennzeichnet ist. Die Tätigkeit des Arztes greift jedoch noch tiefer in das Lebendige weit über das Organische hinaus bis in den Bereich des Geistigen hinein, mit dem sich eine noch höhere Schicht des Menschseins mit besonderen Qualitäten und Eigenschaften auftut, die wiederum von dem materiellen Teil des Lebens nicht zu trennen ist und sogar mit ihm in engstem Zusammenhang und Wechselspiel steht. Diese Faktoren können für die Entstehung, Behandlung und Heilung von Krankheiten ebenfalls von großer Bedeutung sein, so daß eine rein somatische Betrachtung dem Wesen des Menschen niemals gerecht wird, weil gewisse seelische Faktoren und Ursachen in der Lehre von der Krankheitsentstehung und von der Krankheitsbehandlung nicht zu vernachlässigen sind.

Auch im kranken Körper laufen unzählige und unübersehbar viele entgegengesetzte und gleichgerichtete Reaktionen ab, die einem Gleichgewichtszustand zustreben und auf die Wiederherstellung der natürlichen Ordnungskräfte des Organismus bzw. auf ihre Zerstörung oder Abwandlung ins Pathologische hinzielen. Es findet also im Organismus gewissermaßen ein stetiger Kampf um gestörte Gleichgewichte statt, der in gesunden Tagen in einem gleichmäßigen Auspendeln um eine gewisse Mittellage besteht, in kranken Tagen aber um so heftiger tobt und von starken Abwehrreaktionen der Materie begleitet ist — wie da sind: Fieber, Schmerzen, Krämpfe, Kollaps u. a. — und der auch fast immer mit einer seelischen Beeinträchtigung einhergeht.

Ähnliches gilt, wenn ein reaktionsfähiger Stoff, sei es Arznei oder Gift, in das System des gesunden oder kranken Organismus eindringt, eine Veränderung der reagierenden Massen setzt und damit eine Umstellung der Lebensvorgänge und Organfunktionen auslöst. In der Regel werden auch hier verschiedene Zell- und Gewebselemente in wechselndem Umfange, eventuell sogar in unterschiedlicher Wirkungsrichtung, beeinflußt, wobei im allgemeinen die angewandte Dosis entscheidend mitbestimmt, in welchem Ausmaß, in welcher Reihenfolge und Abhängigkeit voneinander die einzelnen Teilfunktionen und Reaktionsmechanismen des Organismus betroffen sind. Häufig beschränken sich die Pharmaka sogar nicht auf einen einzigen Einflußort, da sie mehrere Angriffsmöglichkeiten in sich vereinigen, so daß bereits primär mit einer gleichzeitigen Affektion mehrerer Gewebsbestandteile bzw. Organe zu rechnen ist. In diesem Falle ist dann schwieriger zu entscheiden, welcher Zellfaktor zuerst betroffen wird und als primärer Angriffspunkt des Pharmakons zu gelten hat. Darüber hinaus antwortet der Organismus nahezu stets auf jeden Reiz, gleichgültig ob er mechanisch, thermisch, photochemisch oder durch Pharmaka ausgelöst wird, mit sekundären Abwehrreaktionen und Gegenregulationen, durch die sich das gesamte Geschehen fast augenblicklich in einen komplexen Wirkungsmechanismus umzusetzen pflegt. Auf diese Weise wird der eigentliche Reiz innerhalb eines begrenzten Zeitraumes im Organismus umgeformt und unter Umständen auf innere Gewebsprozesse umgeschaltet, die in der Zelle präformiert vorliegen und durch den exogenen Reiz aus ihrer inaktiven Vorstufe in eine aktive Form übergeführt werden. Dadurch entsteht eventuell im Gewebe selbst ein neuer Reizfaktor, der nun seinerseits in das weitere Geschehen eingreift, so daß schließlich das gesamte Wirkungsbild durch einen außerordentlich komplizierten Mechanismus von vielfältig ineinander verflochtenen Gewebsprozessen gekennzeichnet ist. Derartige Zellreaktionen sind in ihrer Gesamtheit fast nie exakt analysierbar, weil meist nur gewisse Teilfunktionen der Untersuchung zugängig sind und andere sich der Möglichkeit des Nachweises entziehen. Infolgedessen sind die Zusammenhänge zwischen der Eigenschaft und der Eigenart eines Pharmakons und der im lebenden Gewebe eintretenden Zustandsänderung und aller dabei stattfindenden Einzelvorgänge oft so schwierig festzulegen, und es ist eigentlich kaum verwunderlich, daß die früheren Zeiten bei ihren Versuchen, den Wirkungsmechanismus einer Arznei oder eines Giftstoffes zu erfassen und zu deuten, häufig Ursache und Wirkung miteinander verwechselt haben.

Trotz der zahlreichen vorhandenen Reaktionspartner, der komplizierten Zusammensetzung und Funktionen des Gesamtsystems, verfügen die einzelnen Gewebsstrukturen nicht über beliebig viele Möglichkeiten, um auf endogene oder exogene Reize zu antworten. Sie können nur, wie der Muskel und Nerv, jeweils im Rahmen ihrer natürlichen Zell- und Organfunktion reagieren, und zwar mit einer Abwandlung ihrer normalen Funktion, die entweder gesteigert oder herabgesetzt wird. Ein Muskel kann infolgedessen trotz der außerordentlichen Mannigfaltigkeit der auf ihn einwirkenden Faktoren nur mit einer Muskelzuckung oder Kontraktion bzw. umgekehrt mit einer Lähmung oder Erschlaffung antworten, und der Nerv kann nur mit Lähmung oder Erregung reagieren, gleichgültig ob elektrische, chemische, thermische oder mechanische Reize auf ihn einwirken. Das Endresultat wird in jedem Fall für das betreffende Organ immer typisch bleiben und in einer Steigerung oder Verminderung der Organleistung bestehen. Daß ein anders gearteter Lebensprozeß eintritt oder eine völlig neuartige Funktion sich ausbildet, ist dagegen nicht zu erwarten, auch wenn die Unterschiede bei den reizauslösenden Faktoren noch so groß sind und wenn eine Vielzahl von verschiedenartigen inneren Gewebsprozessen in Form einer Kettenreaktion abläuft, die sich zwischen dem reizenden Agens und der Reizbeantwortung im Organismus wahrscheinlich in jedem Fall einschaltet. Die Verschiebung der Lebensvorgänge läuft demnach in der Regel unter dem Einfluß exogener oder endogener Faktoren, seien es Krankheiten, Infektionserreger oder Arzneimittel, in einer nahezu stereotypen Weise ab, und nur die Lokalisation des Prozesses und die Funktionsmöglichkeiten des betroffenen Organs bedingen gewisse Varianten in der Reiz-

beantwortung. Nur wenn der Eingriff primär bereits jedes erträgliche Maß überschreitet, wie etwa bei einer schweren Verbrennung oder einer Verätzung,
resultiert augenblicklich eine tiefgreifende Schädigung mit einem bleibenden oder
vorübergehenden Funktionsausfall und einer Zerstörung des betroffenen Gewebes.

Das Wesen der Arzneimittelwirkung besteht demnach nach der heutigen Auffassung fast ausschließlich in einer quantitativen Verschiebung bestimmter
Funktionsvorgänge und nicht in qualitativen Veränderungen, wie man in früheren
Jahrhunderten hauptsächlich annahm. Gerade diese Erkenntnis ist das wesentliche Merkmal, das die neuzeitliche Pharmakologie von der alten Arzneimittellehre trennt, die in erster Linie auf der Qualitätenlehre fußte und auch für die
Heilmittel annahm, daß sie im Prinzip lediglich die im Körper wirkenden, einander feindlichen Kräfte ausgleichen und daß sie bei einer Krankheit die Zunahme
eines der normalerweise gleichwertig vorhandenen Grundstoffe verhindern bzw.
reduzieren und so die fehlerhafte Zusammensetzung des Gesamtorganismus
wieder normalisieren. Um diese Vorstellungen zu verstehen, muß man sich allerdings in die Vorstellungswelt der antiken Medizin etwas hineindenken. Nach
dieser Konzeption beruht die Gesundheit auf einer vollendeten Harmonie der
Physis des Menschen im Körperlichen und im Seelischen. Dazu gehört vor allem
ein gutes Zusammenspiel der vier wichtigsten Grundstoffe, die mit qualitativ verschiedenartigen und gegensätzlich wirkenden Kräften ausgestattet sind und denen
die Beschaffenheit des Warmen, des Kalten, des Trockenen und des Feuchten
zukommt. Sie wirken im Körper in den Säften als helle Galle ($\chi o\lambda\acute{\eta}$), Schleim
($\varphi\lambda\acute{\varepsilon}\gamma\mu\alpha$), dunkle Galle ($\mu\varepsilon\lambda\alpha\nu\chi o\lambda\acute{\iota}\alpha$) und Blut ($\alpha\acute{\iota}\mu\alpha$). Aus einer fehlerhaften
Mischung bzw. Entmischung dieser Säfte entsteht die Krankheitsmaterie, die
Materia peccans, die beim kranken Menschen entweder lokalisiert oder über den
ganzen Körper verteilt auftritt und auf diese Weise einen örtlich begrenzten
Krankheitsprozeß hervorruft oder eine allgemeine Erkrankung bedingt. In jedem
Falle ist das Säftegemisch verändert, da der eine oder andere dieser Kardinalsäfte im Überschuß oder mangelhaft vorhanden ist, also quantitativ verändert
ist. Da aber jeder dieser Grundstoffe zugleich bestimmte Qualitäten besitzt und
mit den Kräften des Warmen, Kalten, Trockenen und Feuchten ausgestattet ist,
so muß zwangsläufig auch die Qualität der Physis verändert werden. Die Therapie
hat demnach die Unschädlichmachung und Beseitigung des abnormen Säfte-
gemisches anzustreben; „materia peccans debet expelle", „die fehlerhafte Materie
muß hinausgeschafft werden", um auf diese Weise den Ausgleich der einander
entgegenstrebenden und sich befeindenden Qualitäten zu erreichen. Dieses Ziel
wird einmal durch eine Regelung der Diät erstrebt, und die gleiche Aufgabe haben
die Medikamente zu erfüllen. Nach der Auffassung von GALEN (129—201 n. Chr.)
sind die Medikamente mit den gleichen Primärqualitäten der Hitze, der Feuchtigkeit, der Trockenheit und der Kälte ausgestattet, und von der Kenntnis und Ausnutzung dieser Qualitäten hängt ihre Wirkung ab. So ist Opium kalt und Pfeffer
heiß, und man wird diese Medikamente zweckmäßig therapeutisch anwenden,
wenn man sie ihren Eigenschaften entsprechend einsetzt, beispielsweise den
Pfeffer bei einer Entzündung, um die ablaufenden abnormen Stoffwechsel-
prozesse, die von den Alten als Kochungsprozeß der Materie (Pepsis) aufgefaßt
wurden, zu beschleunigen.

Mehr als 1000 Jahre beherrschten diese Anschauungen fast ausschließlich die
Medizin, und diese Theorien durch Besseres zu ersetzen, war eine Aufgabe, die
erst die Neuzeit in dem Augenblick erfolgreich in Angriff nehmen konnte, als sich
die Naturwissenschaft dem quantitativen Gedanken zuwandte und durch mathematische Behandlung, Wägen, Zählen, Messen und Rechnen die physikalisch und
chemischen Prozesse und selbst die Abläufe der Lebensvorgänge zu ergründen

versuchte. Damit vollzog sich schließlich auch auf dem pharmazeutischen Sektor, nachdem eine entsprechende Entwicklung in der Physik und Chemie vorangegangen war, die entscheidende Wendung, die erst den einwandfreien Vergleich und die sichere Beurteilung der einzelnen Heilstoffe ermöglichte und auf der letzten Endes alle Erfolge und der so imponierende Aufschwung der Arzneimittelwissenschaft in den letzten 100 Jahren beruhen.

Selbstverständlich setzt eine derartige Umgestaltung der jahrtausendealten, traditionellen Vorstellungen einen langen Entwicklungsweg voraus, und man findet schon vor Beginn der eigentlichen naturwissenschaftlichen Aera vereinzelte Anhaltspunkte, in denen sich die modernen Perspektiven andeutungsweise abzeichnen. NICOLAUS V. CUES (1401—1464) ist einer dieser ersten Forscher, der um die Wichtigkeit des Vergleichens und Messens weiß, ohne die seiner Ansicht nach kein Wissen möglich ist: „Obschon nichts in dieser Welt die Genauigkeit erreichen kann, so machen wir dennoch die Erfahrung, daß das Ergebnis der Waage der Wahrheit näherkommt, daher gilt es allenthalben.... Da die Wurzeln der Kräuter, ihre Stengel, Blätter und Säfte ihr eigenes Gewicht haben, so würde ein Arzt, wenn ihm die Gewichte aller Kräuter — unterschieden nach dem Standort — aufgezeichnet vorlägen, die Natur also besser nach Gewicht und Geschmack bestimmen, als nur nach ihrem trügerischen Geschmack. Er würde ferner durch den Vergleich der Gewichte von Kräutern mit dem Gewicht von Blut und Harn, aus ihrer Übereinstimmung oder dem Unterschied, die Dosis der Arznei für ihre Anwendung zu bestimmen wissen und würde erstaunliche Prognosen stellen. Er könnte nach Versuchen mit der Waage so durch schärfere Gutachten zu allem Wißbaren vordringen.“

Ähnlich meint SANTORIO SANTORIO (1561—1636), der sich etwa 30 Jahre lang mit Wägungen des Körpers und Quantitätsversuchen über die Aufnahme und Ausscheidung von Stoffen beschäftigt hat, in seinem Buch über die Medizin der Waage 1614, daß die von ihm nachgewiesenen und quantitativ faßbaren Stoffwechselausdünstungen der Haut, die Perspiratio insensibilis, für die Krankheitslehre und Therapie von größter Bedeutung sind. Da die meisten Krankheiten für ihn auf einer Unterdrückung dieses Stoffwechselgeschehens in der Haut beruhen, sind sie dementsprechend vor allem durch schweißtreibende Mittel zu bekämpfen. „Etwas Neues und Unerhörtes ist es in der Medizin“, so meint er, „daß man zu einer exakten Messung der Perspiratio insensibilis gelangen kann.... Über die Nützlichkeitsfrage will ich nichts weiter sagen; niemandem wird es verborgen bleiben können, welchen großen Wert die Erkenntnis dadurch erhält, daß man bei der Therapie das Gewicht der Perspiratio insensibilis bestimmt.“

Seit diesem Zeitpunkt sah sich die Naturwissenschaft und die Biologie in die Möglichkeit versetzt, den Bereich der Beobachtungen durch Experimente und einfache Messungen zu erweitern, und sie wurden in diesem Vorgehen durch die Anwendung der Mechanik auf das Studium des menschlichen Körpers, durch die Einführung der arabischen Zahlen in der Zeit des späten Mittelalters und durch das stetig ansteigende Interesse für mathematische Methoden und Berechnungen laufend gefördert. Andererseits erwiesen sich die quantitativen Analysen, die so glänzende Ergebnisse auf dem Gebiete der Mechanik erzielt hatten, bei ihrer Übertragung auf die Physiologie und die Therapie infolge der damaligen unzulänglichen technischen Hilfsmittel als eine große Enttäuschung, und es kam bald wieder zu einer Vernachlässigung und Aufgabe der quantitativen Meßverfahren in der Biologie. Selbst ein GOETHE (1749—1832) war der Überzeugung, daß die mathematischen Methoden bei allen Erscheinungen versagen müßten, die komplizierter als die rein physikalischen wären, und er behauptete, daß alle biologischen, psychischen und sozialen Phänomene den profanen Händen jener entschlüpfen würden, die sie auf quantitative Abstraktionen zurückführen wollten. Ähnlich verwarf AUBER 1839 die Mathematik, weil sie mehr Schaden als Gutes in der Medizin gestiftet hätte.

Erst die revolutionäre Entwicklung auf dem Gebiete der Chemie und ihre technischen und wissenschaftlichen Erfolge, die sie der Ausbildung der quantitativen Analysen chemischer Verbindungen und der theoretischen Darstellungsmöglichkeit ihrer Ergebnisse in annähernd mathematischer Form verdankte, spornte die nahe verwandte medizinische Wissenschaft dazu an, in ihrem Bereich wiederum dem quantitativen Gedanken und dem mathematischen Geist mehr Geltung zu verschaffen. In der Chemie ging der entscheidende Anstoß von LAVOISIER (1743—1794) aus, der als erster sich um die Bestimmung der Gewichtsverhältnisse in den chemischen Verbindungen bemüht hat und damit den quantitativen Untersuchungsmethoden und der mathematischen Richtung in der chemischen Forschung zum Durchbruch verhalf. Auf ihn folgte BERTHOLET (1827—1907) mit der Begründung der chemischen Affinitätslehre sowie PROUST (1755—1826), der den Nachweis erbrachte, daß in jeder chemischen Verbindung bestimmte Gewichtsverhältnisse zwischen den einzelnen Bestandteilen bestehen. Wenn 2 Körper in mehreren Verbindungen vorkommen, so reagieren auch in diesen die einzelnen Bestandteile stets in bestimmten Verhältnissen. Außerdem erkannte PROUST bereits, daß 2 Körper nicht beliebig miteinander chemisch reagieren können, sondern daß sie quantitativ stets an ein bestimmtes Maß gebunden sind. Das Messen erwies sich demnach als ein Mittel, um der zügellosen Spekulation wirksam Einhalt zu gebieten und um die Ungenauigkeit der Beobachtung zu überwinden.

In der Biologie sollte es fast ein Jahrhundert dauern, bis das messende Verfahren des Tierversuches unter Zuhilfenahme der chemischen und physikalischen Technik genügend entwickelt war, um Fragestellungen quantitativer Art anzugehen, das gesammelte Material mit neuen mathematischen Methoden zu bearbeiten und damit bestimmte Sachverhalte mathematisch miteinander verknüpfbar zu machen. Noch in den ersten Jahrzehnten des 20. Jahrhunderts waren die Aussagen der Biologen meist rein beschreibend und vergleichend, wie sie es in den vergangenen Jahrhunderten ausschließlich waren. Es hat demnach in der Biologie besonders lange, länger jedenfalls als in den anderen Naturwissenschaften, gedauert, bis sie dieses quantitative Stadium erreichte. Die Auswirkungen dieser Umstellung auf die quantitative Methodik und noch wichtiger auf das quantitative Denken sind um so tiefgreifender, wenn sie auch heute noch keineswegs abgeschlossen sind.

Die Gründe für das Beharren der Medizin am Althergebrachten und Gewohnten liegen größtenteils in der Mannigfaltigkeit der Erscheinung, fast mehr noch in der Schwierigkeit, für deren Studium geeignete technische Hilfsmittel und Voraussetzungen zu schaffen. Die biologischen Systeme sind eben niemals einfach und übersichtlich, und es gelingt fast nie, einige wenige meß- und kontrollierbare Faktoren so isoliert herauszugreifen und unveränderlich zu gestalten, daß keine Fehlerquelle in die Resultate mit eingeht und sie in irgendeiner Form verfälscht. In dieser Hinsicht sind Physik und Chemie, die es nur mit Raum, Zeit und Materie zu tun haben, im Vorteil gegenüber dem Biologen, in dessen Versuchsanordnungen immer als weitere Kategorie die Unteilbarkeit des Individuums und die besondere Wesenseigentümlichkeit der lebendigen Substanz eingehen. Bei einem Objekt, bei dem jede kleinste Änderung seiner Situation bzw. seines Gefüges unter Umständen eine Änderung des Ganzen herbeiführen kann, da sich alle Teile dieses Ganzen ununterbrochen miteinander in Reaktion befinden und eine fortlaufende Verwandlung und ein Ersatz der vorhandenen Substanz durch neue Materie stattfindet, ist es aber weit schwieriger, die Versuchsbedingungen so zu vereinfachen, daß jeder experimentelle Eingriff unter völlig gleichartigen Voraussetzungen abläuft. Damit erklärt sich, daß der Physiker seine Versuche, wenn er sie nur genügend gewissenhaft ansetzt und unter gleichartigen Bedingungen wiederholt, immer wieder von neuem bestätigen wird. Man kann daher in der Physik und auch in der Chemie mit großer Wahrscheinlichkeit schon von einem einzigen richtig angesetzten Versuch eine endgültige Aussage erwarten. Selbst wenn eine genaue Reproduktion aller gegebenen Umstände auf Schwierigkeiten stößt und sich infolgedessen innerhalb der physikalischen oder chemischen Versuchsreihen verschiedenartige und schwankende Ergebnisse einstellen, treten die Ursachen für diese Abweichungen in der Chemie und Physik meist genügend erkennbar zutage, so daß ihre Wirkung wiederum gemessen und damit in abgeleitete Gesetzmäßigkeiten mit einbegriffen werden kann. In diesen Fächern ist meist die Zahl der variierenden Faktoren gering und der experimentelle Fehler im Vergleich zu dem eigentlich zu messenden Effekt relativ klein.

In der Biologie gibt es dagegen praktisch nie den einfachen und unkomplizierten Fall, und es gibt infolgedessen praktisch kaum ein Experiment, bei dem alle in Frage kommenden Mitursachen bekannt und beherrschbar sind. Jede Messung ist zwangsläufig mit Unsicherheitsfaktoren behaftet. Außerdem kann man an den biologischen Objekten nie sehr grobe Effekte hervorrufen, die eindeutig nachweisbar sind, da jeder stärkere Eingriff mit dem Leben nicht vereinbar ist oder doch so erhebliche Veränderungen und Störungen setzt, daß das gesamte Ordnungsgefüge des Organismus empfindlich geschädigt und damit neue Fehlerquellen in das Ergebnis hineingetragen werden. Ebensowenig ist es durchführbar, um den Variationsfehler zu verkleinern, die Wirklichkeit des lebenden Objektes mit seinen vielfältigen Gestaltungsmöglichkeiten und seinen wechselnden Umweltbedingungen so einzuengen und zu kontrollieren, daß ihm die biologische Methodik gewachsen ist und stets genau wiederholbare Versuchsbedingungen eingehalten werden. Ein solcher willkürlich geschaffener Standardorganismus kann höchstens eine künstlich eingeengte Seite der Natur zugängig machen, und er ist damit kein wahres Abbild der Natur mehr, da seine standardisierten Eigenschaften sich von der unendlichen Vielfalt des Lebens so entfernen, daß ein sicherer Schluß auf die naturgegebenen Verhältnisse und Bedingungen kaum noch erlaubt ist.

Der Biologe muß deshalb unbedingt den Variationsfehler, anstatt ihn einzuschränken oder gar zu vernachlässigen, für jedes biologische System als eine gegebene und charakteristische Eigenschaft anerkennen und seine Experimente so einrichten, daß trotzdem eine sichere Schlußweise möglich wird. Er muß also lernen, den biologischen Schwankungsbereich seiner Objekte und die dadurch bedingten Abweichungen in seine Meßresultate, in seine Analysen mit einzubeziehen und eine Denkweise zu entwickeln, die diesen variablen Bedingungen und diesen komplizierten Funktionssystemen angepaßt ist. Den Biologen ist es also auferlegt, selbst dort, wo die Ursachen, die dieses oder jenes Ereignis hervorrufen, überhaupt nicht oder nur zum Teil faßbar sind, eine Entscheidung herbeizuführen, ob hier lediglich der blinde Zufall waltet oder eine zwangsläufige und gesetzmäßige Verknüpfung bestimmter Sachverhalte gegeben ist. Und so paradox es klingt, auch der blinde Zufall, die Summe von unbekannten Sachverhalten, ist unter gewissen Bedingungen experimentell faßbar und sogar mathematisch greifbar.

Damit ist bereits die Möglichkeit gekennzeichnet, die dem Biologen zur Verfügung steht, um sein Ziel, das Typische vom Zufälligen zu trennen, zu erreichen. Sie besteht in der Ausdehnung der Versuche auf große Tierreihen an Kollektiven, an denen neben der Verschiedenheit des einzelnen Versuchsobjektes das Gemeinsame aller Individuen zum Ausdruck kommt, so daß es gelingt, die Grenzen der individuellen Streuungsbreiten abzutasten und den wahren Zusammenhang zwischen Ursache und Wirkung, zwischen experimentellem Eingriff und der Reaktion des Tieres zu ergründen. Auf diese Art läßt sich die Sicherheit der Aussage erhöhen, zumal wenn die Zahl der Einzelversuche groß ist und die Glieder des Kollektivs so ähnlich wie immer nur möglich sind. Mehr an Erkenntnis als eine Norm, einen Durchschnitt, einen Mittelwert kann man aber auf diese Weise nicht erreichen. Das erzielte Resultat hat stets nur für etwas Allgemeines, und zwar für das betreffende Kollektiv Geltung. Für ein bestimmtes Individuum innerhalb dieser Reihe kann dagegen das Gesamtresultat keine absolute Gültigkeit beanspruchen. Die Reaktion des Einzelpartners kann sogar von der des Gesamtkollektivs abweichen oder andersartig ausfallen.

Man kann selbst bei dieser Art der Versuchsführung in seiner Schlußweise nie völlig sicher sein, da immer noch die Möglichkeit besteht, daß der an einer größeren Tierzahl gemessene Effekt, den wir etwa mit der Wirksamkeit eines bestimmten Arzneimittels in Beziehung setzen, nur ein scheinbarer ist, weil er lediglich auf die normale Variation der beiden benutzten Vergleichskollektive, der unbehandelten Tiergruppe und der unter der Einwirkung des Medikamentes stehenden, zurückzuführen ist. Wenn solche Schwankungen in unseren Beobachtungen eventuell eine derart überragende Rolle spielen, dann muß gerade diese Unsicherheit meßbar werden, um die wirkliche Bedeutung eines experimentell erzielten Ergebnisses richtig abschätzen zu können und eine strenge Aussage über seine eigentlichen Ursachen zu ermöglichen. Diese Forderung konnte durch die Entwicklung der Statistik und der Wahrscheinlichkeitsrechnung und ihrer Anwendung auf die medizinischen Probleme erfüllt werden.

Das Wort Wahrscheinlichkeit gibt es im deutschen Sprachgebrauch erst seit dem 17. Jahrhundert. Es wurde von PHILIPP V. ZESEN (1619—1689), dem Verfasser vieler Schäferromane, aus dem Holländischen ins Deutsche übertragen. Den Begriff hat BLAISE PASCAL (1623—1662) geprägt, der sich als erster mit diesem Zweig der Mathematik beschäftigt hat und bei der Untersuchung der Arbeitsweise von Glücksspielen erkannte, daß der Zufall, der etwa beim Würfeln für jedes Einzelergebnis voll und ganz wirksam ist, sich bei einer großen Anzahl von Würfen ausgleicht. Man kann also trotz der Unsicherheit des einzelnen Spielresultates, wenn die Eigenschaften des zu messenden Systems genügend bekannt sind, angeben, wie häufig sich der gleiche Effekt oder der gleiche Sachverhalt innerhalb einer genügend großen Zahl von Versuchen wahrscheinlich einstellen wird. Diesen Grad der berechtigten Erwartung kann man selbst für ein vom Zufall abhängiges Ereignis durch eine Zahl exakt ausdrücken und so für jede Messung die zugehörige Unsicherheit in Form des sog. Standardfehlers bestimmen.

Die Anerkennung der Vorzüge derartiger mathematischer Methoden ließ nicht lange auf sich warten. Nach 1760 bot vor allem das Studium des Impfproblems für die Medizin eine ausgezeichnete Gelegenheit zur Prüfung und Ausnutzung der Wahrscheinlichkeitsrechnung. DANIELL BERNOULLI (1700—1782) veröffentlichte z. B. 1766 eine Arbeit über die Pocken, in der er die Gefahr der Sterblichkeit und die mittlere Lebenserwartung sowohl bei der natürlichen wie bei einer künstlich erzeugten Krankheit berechnete. 1810 gab LAPLACE (1749—1827) sein berühmtes Buch „Theorie analytique des Probabilités" heraus, in dem er nicht nur die Rechenoperationen erheblich vervollkommnete, sondern auch mit besonderem Nachdruck auf die Anwendbarkeit und den großen Nutzen dieser Methoden für die medizinische Forschung hinwies. Es fehlte jedoch in der Folgezeit nicht an Einwendungen gegen die Einführung derartiger zweckmäßiger Methoden in die

Medizin. Solche gegenläufigen Bewegungen machen sich immer wieder auf allen wissenschaftlichen Gebieten bemerkbar. Vor allem machte man als Gegenargument geltend, daß die Statistik die individuellen Unterschiede der einzelnen Persönlichkeiten verwischt, was in der Medizin unstatthaft ist, weil die Menschen allzusehr verschieden sind und es einen Durchschnittsmenschen nicht gibt. Diese an sich berechtigten Bedenken konnten aber das steigende Interesse an diesen Verfahren und die zunehmende breitere Anwendung nicht hemmen, so daß BOUILLAUD (1796—1881) bereits 1836 erklären konnte, daß die mathematischen Methoden in der Medizin einen völligen Umschwung herbeiführen, da jetzt „eine auf Mutmaßung gegründete Heilkunst durch eine exakte Wissenschaft ersetzt wird".

Bei all diesen statistischen Untersuchungen spielte von Anfang an die Bewertung der Arzneimittelwirksamkeit eine wichtige Rolle, und man hat sich immer wieder bemüht, mit Hilfe der Mathematik zu klären, ob sich der Verlauf von Epidemien oder anderen Erkrankungen unter der Einwirkung bestimmter Medikamente ändern läßt und inwieweit dann derartige Erfolge als strikter Beweis für die Wirksamkeit der gewählten Behandlungsweise angesehen werden können. DOUBLE war bereits 1842 der Ansicht, daß selbst die Kritiker den hohen Wert der Statistik vor allem für die therapeutische Arbeit trotz der damit verbundenen Nachteile zugeben müßten, und HENRY HOLLAND versteigt sich sogar um dieselbe Zeit (1840) zu der Behauptung, daß der sicherste Pfad zur Philosophie der Medizin über die medizinische Statistik führe. Allgemeiner und moderner gefaßt findet man etwa den gleichen Gedanken 1904 bei J. T. MERZ wieder, für den der Fortschritt der Wissenschaft in erster Linie von der Einführung mathematischer Begriffe in Fächer abhängt, die offenbar selbst nicht mathematisch sind.

Für die experimentelle Biologie erwies sich die statistische Mathematik zunächst nur begrenzt anwendbar. Bei ihr geht es im allgemeinen weniger darum, aus der Häufigkeit, mit der ein bestimmter Faktor vorkommt oder ein bestimmter Vorgang eintritt, die statistischen Resultate deduktiv abzuleiten. Sie muß vielmehr gerade umgekehrt aus den Ergebnissen ihrer Beobachtungen durch induktive Methoden auf die Eigenschaften des zugrunde liegenden Systems rückschließen, und zwar meist sogar aus einer notwendigerweise sehr geringen Menge an Beobachtungsmaterial. Außerdem ist in der Biologie die Zahl der Variationsmöglichkeiten so groß, daß die Wahrscheinlichkeit nicht mehr direkt berechenbar ist, wie man dies etwa bei den Glücksspielen oder bei physikalisch gesetzmäßig ablaufenden Vorgängen, z. B. bei der kinetischen Gastheorie, tun kann. Auch in der Genetik haben sich die von MENDEL (1822—1884) gefundenen Gesetze und die darauf beruhenden Züchtungsversuche als eine auf die Biologie angewandte Wahrscheinlichkeitsrechnung erwiesen. Wenn aber die Reaktionspartner ungleich verteilt und sehr hoch an Zahl sind, kann man die Wahrscheinlichkeit nur noch durch eine Häufigkeitsverteilung bestimmen. Eine solche Wahrscheinlichkeit, die experimentell etwa durch die Ausnutzung einer bestimmten Größe an genügend vielen Partnern erhalten wird, wird zum Unterschied von der mathematischen als statistische Wahrscheinlichkeit bezeichnet. Ihre Anwendung erlaubt es erst dem Pharmakologen, an einem begrenzten Tiermaterial die Arzneimittelwirkung intensiv zu untersuchen, durch eine Stichprobe für eine Gesamtheit eine verbindliche Aussage zu machen und den Einfluß zufälliger Faktoren aus diesen Ergebnissen weitgehend auszuschalten. Sie setzt allerdings die Kenntnis einiger mathematischer statistischer Methoden voraus, die in ihren theoretischen Grundlagen für den Mediziner meist unverständlich sind. Das braucht ihn aber nicht zu hindern, von der Wahrscheinlichkeitsrechnung praktisch Gebrauch zu machen, um vom induktiven Gesichtspunkt aus seine Experimente zu planen und zu analysieren, da der Modus procedendi weit leichter eingängig ist als der mathematische Beweis für die Gültigkeit dieser Regeln.

FRANCIS GALTON (1822—1911) hat zu Ausgang des 19. Jahrhunderts wohl als erster die Notwendigkeit erkannt, in dieser Art konstruktiv über variable Erscheinungen der lebendigen Substanz und die dadurch bedingte Streuung der Versuchergebnisse nachzusinnen. Einem Chemiker, der sich unter dem Pseudonym „Student" verbirgt, und dem Mathematiker R. FISHER blieb es jedoch vorbehalten, die ersten praktisch brauchbaren Verfahren für eine induktive Statistik zu entwickeln, wie sie heute allgemein benutzt werden. Der 1908 bekanntgewordene „student test" ermöglichte es bereits, die Häufigkeitsverteilung bei schwankenden Größen zu berechnen und daraus exakte Bestimmungen zwischen quantitativen Beobachtungsangaben abzuleiten und den Standardfehler abzuschätzen. Durch die Arbeiten von R. FISHER wurden diese analytischen Methoden so verfeinert und ausgearbeitet, daß sie allgemeinere Verwendung finden konnten. Er war es zugleich, der für dieses ganze Gebiet die logischen Grundlagen und eine mathematisch strenge Begründung fand, und er lehrte den Medizinern und Biologen, daß jeder, der es mit variablen Erscheinungen zu tun hat und sie verstehen und beherrschen will, nur dann zu einer verbindlichen Aussage über seine Ergebnisse kommen kann, wenn er zu einer stichhaltigen Abschätzung aller Variationsfehler gelangt, in welche jede denkbare Einwirkung mit eingeschlossen sein muß. Er zeigte ferner, wie der Variationsfehler zu reduzieren ist, ohne seine Abschätzung dabei zu verfälschen, und gab damit allen experimentellen Untersuchern im Laboratorium und in der Klinik wirksame neue mathematische Hilfsmittel in die Hand, die es erlauben, auch an einem kleineren Material zu einer exakten Analyse der experimentell erzielten Beobachtungen zu gelangen.

Die messenden Methoden, seien es physikalische Verfahren oder quantitative chemische Analysen, das Wägen und Dosieren und die mathematische Behandlung mit Rechnen und Zählen beherrschen seitdem die medizinisch-pharmakologische Forschung ebenso wie die anderen Naturwissenschaften, weil sich erwiesen hat, daß nur auf diese Weise der einwandfreie Vergleich und die sichere Beurteilung der verschiedenen Arzneimittel- und Giftwirkungen möglich sind. Dies gilt heute selbstverständlich für Heilwirkungen aller Art, ob es sich um die Wertung von Narkotika oder Schlafmittel handelt, ob Antipyretika, Kreislauf- und Stoffwechselmittel geprüft werden sollen, stets haben Maß und Zahl die Grundlage des Urteils zu liefern. Darüber hinaus sollten alle therapeutischen Handlungen der Ärzte am Krankenbett von der Dosierung und von quantitativen Messungen abgeleitet werden, sei es, daß eine überschüssige Funktion wieder zur Norm zurückgebracht werden muß, sei es, daß ein fehlender Stoff bei Mangelkrankheiten durch eine entsprechende Substitutionstherapie zu ersetzen ist, sei es, daß mangelhaft und krankhaft veränderte Reaktionen des Organismus zu normalisieren sind. In ähnlicher Weise sind all die Fragestellungen, die mit dem Synergismus und dem Antagonismus der verschiedenen Arzneistoffe, der Potenzierung, der Kumulation und Gewöhnung, den chronischen Wirkungs- und Überempfindlichkeitsreaktionen zusammenhängen, letzten Endes quantitativer Art und daher nur durch systematische Messungen und eine entsprechend ausgerichtete, streng dosierte Therapie lösbar.

Niemand wird bezweifeln, daß der Pharmakologe überall dort, wo die therapeutisch wirksamen Substanzen leicht isoliert und gewonnen werden können, für seine quantitativen Analysen die Gewichtsbestimmung, das einfache gravimetrische Verfahren bevorzugen wird, da er bei quantitativ wägbaren Stoffen in der Regel leicht die Dosierung, ihre Verweildauer im Organismus und ihre Ausscheidung verfolgen kann. Dabei ist es heute allgemein üblich geworden, als

Gewichtseinheit das Gramm bzw. einen Bruchteil oder ein Vielfaches davon zu wählen. Das war keineswegs immer der Fall und trifft selbst heute für die angelsächsische Welt nur begrenzt zu. Noch vor etwa 150 Jahren mußten den Rezeptierbüchern besondere Umrechnungstabellen beigefügt werden, aus denen der Arzt die für die einzelnen Länder zutreffenden Medizinalgewichte und Maßsysteme entnehmen konnte. Gran, Drachme, Skrupel und Unze sind einige der früher gebräuchlichen Gewichtseinheiten, wobei diese jeweils in den verschiedenen Landstrichen differieren, weil es üblich war, die kleinste Einheit, das Gran, auf eine bestimmte Anzahl von Getreidekörnern und ihr Durchschnittsgewicht zu beziehen. Es war daher nicht zu vermeiden, daß die Gewichtseinheit für die gleiche Anzahl von Getreidekörnern in den verschiedenen Regionen unterschiedlich ausfiel. Das bedeutet aber für eine Zeit, die sich besonders für die Qualität der Dinge interessierte, nicht allzuviel.

Dem Grundriß der Geschichte der deutschen Pharmazie von A. ADLUNG und G. URDANG (Berlin 1935) ist eine besonders übersichtliche und brauchbare Tabelle der wichtigsten alten Apothekergewichte entnommen:

Pfund	Unze	Lot (Quintlein)	Drachme	Skrupel	Obolus	Gran	Gramm: Nürnberg	Österreich	Bayern	Preußen
1	= 12	= (24)	= 96	= 288	= 576	= 5760	= 357,66	= 420	= 360	= 350,723
	1	= (2)	= 8	= 24	= 48	= 480	= 29,8	= 35	= 30	= 29,8
		1	= 3	= 6	= 60	= 3,72	= 4,37	= 3,75	= 3,65
			1	= 2	= 20	= 1,24	= 1,46	= 1,25	= 1,22
				1	= 10	= 0,62	= 0,73	= 0,625	= 0,61
					1	= 0,062	= 0,073	= 0,0625	= 0,061

In seinem Buch über die biologischen Auswertungsmethoden berichtet der englische Pharmakologe BURN über ein Beispiel aus England, wo das Längenmaß jeweils nach der Elle des regierenden Königs festgesetzt wurde. Je nach der Armlänge des amtierenden Herrschers mußte die Maßeinheit geändert werden, und in Winchester hat man eine Reihe solcher alter Maßstäbe aufbewahrt, die in ihren Ausmaßen recht wechselnd sind.

Ebenso veränderlich wie die Armlänge eines Mannes sind alle anderen biologischen Merkmale, und es will nachträglich kaum begreiflich erscheinen, daß die Pharmakologen dies eine Zeitlang offenbar völlig übersehen haben. Dies gilt speziell für die ersten Methoden der biologischen Auswertung, eines Verfahrens, dessen man sich bei allen Arzneimitteln und Wirkstoffzubereitungen für die Bestimmung ihrer Wirkungsintensität und ihres Wirkstoffgehaltes bedienen muß, wenn aus irgendwelchen Gründen eine Mengenbestimmung durch Wägung nicht möglich oder nicht zweckmäßig ist. In diesen Fällen ist man ursprünglich ähnlich vorgegangen, wie es unsere Vorfahren bei der Festlegung der Längen- und Gewichtsmaße geübt haben. Als man zum erstenmal beispielsweise die Wirksamkeit von Digitalis messen wollte, nahm man als Einheit die Menge an, die nötig ist, um 1 g Frosch zu töten. Diese wurde als Froscheinheit bezeichnet, ohne dabei zu berücksichtigen, daß eine solche Froschdosis ein höchst ungenaues Maß darstellt und auf dieser Basis ohne weitere näheren Angaben nie einigermaßen vergleichbare Werte zu erhalten sind. Erst als man dazu überging, vergleichende Messungen mit Hilfe solcher Tiereinheiten durchzuführen, wobei jeweils 2 Präparate am gleichen Testobjekt geprüft werden, kam man zu brauchbaren Ergebnissen, wenn die zu testende Probe mit einem unbekannten Wirkstoffgehalt mit einem Präparat von festgelegtem Wirkwert unter gleichen Bedingungen und Umständen ausgewertet wurde. Durch dieses Vorgehen kann man dann feststellen, welches Präparat stärker oder schwächer wirkt und wie weit sie sich voneinander quantitativ unterschiedlich verhalten, vorausgesetzt natürlich, daß beide Prüfsubstanzen die gleiche spezifische Wirksamkeit entfalten. Durch die Einführung von Standardpräparaten mit genügender Haltbarkeit und gleichbleibendem Wirkwert hat diese Auswertungstechnik schließlich einen hohen Grad von Sicherheit erhalten, zumal als man zu international anerkannten Standardpräparaten kam, die allen Laboratorien gleichmäßig zur Verfügung stehen und die heute als verbindliche Maßeinheiten gelten. Im Verein mit einer geeigneten mathematischen Behandlung der Versuchsergebnisse ist das Genauigkeitsmaß bei diesen biologischen Verfahren recht günstig zu beurteilen.

Der Begriff des Standards stammt von EHRLICH (1854—1915). Er führte ihn 1897 ein, um die Auswertung von Diphtherie-Antitoxin zu vereinfachen. Diese Erfahrungen der Serologie wurden von MAGNUS († 1927), der erstmalig einen Digitalis-Standard vorschlug und herstellte, auf die Auswertung von Pharmaka übertragen, an die sich im Laufe der Zeit weitere biologische Wertungsmethoden anschlossen. Selbst diese Vorschriften reichen nicht aus, um bei der Anwesenheit mehrerer Wirkstoffe ein immer gleichbleibendes Verteilungsverhältnis zu garantieren, da mit den üblichen chemischen Bestimmungsmethoden bzw. im biologischen Auswertungsversuch die feineren Differenzen in der Zusammensetzung nicht erfaßt werden können. So enthält das Digitalisblatt nicht nur einen herzwirksamen Stoff, sondern mehrere mit verschiedener Wirkung und in unbestimmten Mischungsverhältnissen. Sicherlich ist mit der Anwesenheit von Purpurea-Glykosid A und B und den zuckerärmeren Glykosiden Digitoxin und Gitoxin sowie ihren Spaltprodukten Digitoxigenin und Gitoxigenin zu rechnen. Über das quantitative Verhältnis all dieser Wirksubstanzen im Einzelfalle nur annähernd eine Auskunft zu geben, ist im Tierexperiment fast unmöglich, selbst wenn man verschiedene Auswertungsverfahren und Tierarten verwendet und berücksichtigt, daß z. B. Frosch und Katze auf Gitoxin und Genine verhältnismäßig ungleichmäßig ansprechen. Auch die Wahrscheinlichkeitsrechnung kann hier nicht helfen, weil die statistische Auswertung nicht mehr aussagen kann, als in den Untersuchungsresultaten schon an Informationen enthalten ist.

Die statistische Mathematik ist eine Methode wie jede andere wissenschaftliche Methode. Sie besitzt als solche keine Beweiskraft. Ohne geeignete Anwendungsmöglichkeiten muß die Statistik steril bleiben, und umgekehrt wird jede quantitative Messung innerhalb der so schwankenden biologischen Bereiche ohne statistische Kenntnisse und ohne Wahrscheinlichkeitsrechnung kaum jemals echte Beweiskraft erhalten. Beide, das Experiment und seine mathematische Auswertung, stehen in enger Verbindung, und sie gewinnen erst an Wert, wenn sie gegenseitig richtig aufeinander ausgerichtet sind. Das bedeutet, daß man nicht irgendein experimentelles Ergebnis beliebig mathematisch behandeln darf. Die Art, in der man ein bestimmtes Untersuchungsmaterial statistisch angehen kann, hat sich vielmehr immer der Struktur des betreffenden Experimentes anzupassen. Umgekehrt muß das Experiment so angelegt und durchgeführt sein, daß es für eine statistische Auswertung brauchbar ist. Diese beiden Voraussetzungen müssen in gleicher Weise erfüllt sein, weil eine enge Wechselwirkung zwischen ihnen besteht, die in ihrer Bedeutung leider nur zu oft von den Untersuchern übersehen oder mißachtet wird. Das Experiment muß bereits so projektiert werden, daß es tatsächlich für eine bestimmte statistische Methode geeignet ist und daß es nicht allen Forderungen der Mathematik widerspricht. Nur dann kann man erwarten, daß der experimentelle Wirkungsgrad entsprechend gesteigert und der experimentelle Aufwand vermindert wird und daß man Zusammenhänge oder Gesetzmäßigkeiten aus einem unübersichtlichen Zahlenmaterial herauslesen kann, die sonst verborgen geblieben wären.

Man kann auch mit der Statistik nur etwas beweisen, wenn man sich vor einer falschen Anwendung und einer fehlerhaften oder zu weitgehenden Interpretation genügend hütet. Unter dieser Voraussetzung ist die Statistik die einzige Methode, welche die Beurteilung zufallsbestimmter Größen nach soliden und reproduzierbaren Regeln erlaubt, die auf logisch und mathematisch fundierten Überlegungen und Beweisen beruhen, und so bietet die Anwendung der Mathematik gerade bei der Prüfung von Arzneimittelwirkungen und Behandlungsmethoden für den experimentell und klinisch arbeitenden Arzt unendliche Vorteile und ermöglicht ihm die Gewinnung einwandfreier Urteile.

Die Bedeutung dieses Gebietes der Mathematik greift indes weit über die Pharmakologie, ja sogar über die gesamte Biologie und die Naturwissenschaften hinaus, da sie überall dort, wo variable Erscheinungen gegeben sind, z. B. auf die menschliche Gesellschaft, in der Wirtschaft, in der Politik, in der Produktionslenkung und Kriegsführung anwendbar ist, und es kann daher sein, daß unsere Nachkommen nicht mehr so verächtlich von der Statistik denken, wie es heute so gerne in Form des Schlagwortes geschieht: „Mit Statistik läßt sich alles beweisen."

„Das Leben der Götter ist Mathematik", ein wahrhaft kosmischer Gedanke des Dichters Novalis (1772—1801) — das will sagen, wir kämen dem Unendlichen näher, wenn wir es in Zahlen ausdrückten. Sie sind zwar auch nur Symbole, und doch erwächst aus ihnen mehr an Erfahrung und Ahnung, weil die beschwörenden Formeln Ordnung und Sinngebung schenken können.

Die Chemie und die Therapie

„Wenn wir die mechanischen Affekte der Teilchen des Rhabarbers, des Schierlings, des Opiums und eines Menschen kennen würden, so wie ein Uhrmacher jene einer Uhr kennt . . ., so wären wir imstande, vorauszusagen, daß der Rhabarber einen Menschen abführen, der Schierling ihn töten und Opium ihn schlafen machen muß."

Locke, Essay concerning human understanding, 1690.

Wenn man heute von Forschung auf dem pharmazeutischen Sektor spricht, so wird man unwillkürlich an die Entwicklung der letzten Jahrzehnte auf den Gebieten der Vitamine und Hormone, der Sulfonamide, Antibiotica und Antihistamine denken. Alle diese Gruppen von Arzneimitteln sind typische Kinder unseres Jahrhunderts, und es ist für sie kennzeichnend, daß sie sich innerhalb kürzester Zeit aus kleinsten Anfängen zu riesigen Forschungsgebieten in dem Augenblick ausgeweitet haben, als sich die industrielle Produktion ihrer bemächtigte. Entscheidend für diesen rasch sich vollziehenden Fortschritt war eine enge Zusammenarbeit zwischen Wissenschaft, chemischer Industrie und Technik, die es erlaubte, soweit es sich um die Erforschung natürlicher Wirkstoffe handelte, alle nur denkbaren, von der Natur gegebenen Möglichkeiten auszunutzen bzw. ganze Stoffklassen synthetisch hergestellter Substanzen in immer neuen Abwandlungsformen in chemischer und medizinischer Richtung durchzuuntersuchen und für alle diese Verbindungen und Produkte die Aufklärung ihrer Konstitution bzw. Synthese durchzuführen sowie ihre Giftigkeit und ihren therapeutischen Wirkungscharakter festzustellen.

Trotz der auf diesem Wege erzielten unbestreitbaren Erfolge fehlt es nicht an Stimmen, die sich zu dieser Verquickung von Wissenschaft und Industrie und ihren Forschungsergebnissen warnend äußern. Der Einwand, daß eine reine Zweckforschung dem Geist der Wissenschaft widerspricht, ist noch am ehesten zu entkräften, weil alle ernsthafte Forschung auf dem chemisch-pharmazeutischen und medizinischen Gebiet, wo immer sie durchgeführt wird, den ausgesprochenen Zweck verfolgt, der Gesundheit des Menschen zu dienen. In diesem Sinne haben selbst ROBERT KOCH (1843—1910), EMIL V. BEHRING (1854—1917) und PAUL EHRLICH (1854—1915) — letzterer wenigstens mit seinem Salvarsan, das er als Höhepunkt seines Schaffens betrachtete — reine Zweckforschung betrieben. Ebenso erledigen sich alle die verschiedenen Richtungen der Heilmittellehre, die in der therapeutischen Anwendung von körper- und naturfremden Giften eine Gefahr für den Menschen sehen und deshalb alle industriell und mit chemischen Methoden gewonnenen Präparate grundsätzlich ablehnen, zwangsläufig damit, daß eine derart einseitige Forderung unzweifelhaft einen Rückschritt bedeutet, weil sie den Arzt wertvoller und lebensrettender Medikamente beraubt, auf die er ohne schwerwiegende Nachteile für seine Patienten nicht verzichten kann. Jeder gewissenhafte Therapeut wird einen solchen extremen Standpunkt verurteilen. Er kann aber andrerseits nicht übersehen, daß mit der Steigerung der industriellen Technik die andere Gefahr für ihn verbunden ist, bei einer weiteren Ausweitung des Arzneimittelmarktes und bei der von Jahr zu Jahr sprunghaft zunehmenden Zahl an Einzelpräparaten den Überblick zu verlieren. Das Wissensgut ist so gewaltig angewachsen, daß es den Zusammenhalt in vielen Forschungsgebieten gefährdet, und die Vielseitigkeit der erzielten Ergebnisse übersteigt oft bei weitem das Fassungsvermögen des einzelnen Menschen. So drohen die Zersplitterung in viele Einzelgebiete und eine durch Spezialisierung bedingte Unfruchtbarkeit. Vor allem durch die Möglichkeit, auf chemischem Wege aus einem als wertvoll erkannten Ausgangsprodukt immer neue Abwandlungsformen herzustellen, ist der Umfang an neu eingeführten Präparaten mit etwa gleichlautenden Indikationsstellungen und Anwendungsbereiche gewaltig und oft auch gewaltsam gesteigert worden, so daß auf zahlreichen Sektoren des Arzneimittelwesens eine Vielzahl von grundsätzlich ähnlich wirkenden Medikamenten angepriesen wird, über deren Wert oder Unwert sich der einzelne Therapeut in den seltensten Fällen ein eigenes und objektives Urteil bilden kann. Außerdem beherrscht man heute ein anderes, an sich nützliches Prinzip, das in der gleichzeitigen Zufuhr mehrerer therapeutisch wirksamer Substanzen unter Umständen eine besondere zweckmäßige Form der Behandlung sieht, technisch nur allzu gut. Hier sind die Grenzen des Notwendigen und Nützlichen häufig überschritten, weil derartige Zusammensetzungen in beliebiger Variation einfach herzustellen sind. Infolgedessen werden leider allzuoft und zum Schaden des Ansehens der ernsthaften wissenschaftlichen Forschung immer die gleichen oder ähnliche Mischungen mit anderen Namen neu empfohlen, wo einige wenige gute Präparate für die in Betracht kommenden Indikationsgebiete ausreichen und viele der neu hinzugekommenen Mischungen weder in ihrer Zusammensetzung noch in ihrer Wirkung irgendwelche Vorteile aufweisen. Von einer solchen Kritik bleiben selbstverständlich die wertvollen Kombinationspräparate, wie etwa die Zugabe von Adrenalin zu den Lokalanästhetica und viele andere, unberührt. Ebensowenig ist zu bezweifeln, daß zwischen den einzelnen Menschen erhebliche individuelle Unterschiede in der Empfindlichkeit und Verträglichkeit gegenüber bestimmten Arzneimitteln bestehen. Infolgedessen wird von manchen Personen die gleiche Substanz nicht vertragen, die bei anderen gute Wirkungen und keinerlei Nebenreaktionen zeigt. In gleicher Weise sind bestimmte Medikamente bei dem einen Menschen von bester Wirkung, während sie bei einem anderen, versagen. Diesem Umstand versucht die Therapie in der Praxis am Krankenbett durch eine genügende Auswahl von Arzneimitteln mit gleichen Indikationsbereichen Rechnung zu tragen; so erklärt es sich, daß eine Vielzahl von Arzneimitteln trotz gleicher Heilanzeige und etwa gleichartiger chemischer Struktur ärztlich begründet ist, obwohl vom Standpunkt der präparativen Chemie die Abwandlungen im chemischen Aufbau manchmal so geringfügig sind, daß man ihnen kaum eine Bedeutung zumessen möchte. Dies gilt

z. B. in der Reihe der Barbitursäurepräparate sowie bei den Sulfonamiden und vielen anderen.

Solche Gesichtspunkte dürften die Begeisterung für einseitig ausgerichtete Theorien und Spekulationen erheblich einschränken. Völlig abwegig ist es gewiß, bei der Bewertung von Arzneistoffen zu fragen, ob es sich um ein altes oder neues Medikament handelt, ob es synthetisch hergestellt oder von der Natur geliefert wird. Der Rang, der einem jeden Arzneimittel zukommt, hat sich allein nach dem Ertrag seiner Nützlichkeit zu richten. Nur so wird man die Heilung des kranken Menschen mit den besten verfügbaren Mitteln erreichen.

Die Schwierigkeiten, die der Lösung dieser Aufgabe entgegenstehen, sind nicht unerheblich, und sie sind in vielen Fällen von einem Einzelforscher nicht zu lösen, da die Vielzahl an notwendigen Einzelbeobachtungen und die Verschiedenartigkeit der erforderlichen Arbeitsmethoden meist zu hohe Anforderungen an den einzelnen stellen. Die stürmische Entwicklung, welche die Arzneimittelforschung in den letzten Jahrzehnten genommen hat, ist infolgedessen fast immer die Frucht der Zusammenarbeit einer ganzen Reihe von Disziplinen, deren jeweiliger Anteil am Erfolg unterschiedlich und oft schwer zu bemessen ist. Meist sind es eine Reihe von Untersuchern und eine Unsumme von Wissen und Erfahrung, zusammengetragen aus zahlreichen Einzelbereichen und erarbeitet mit den verschiedensten Methoden und Denkweisen, die sich in ihrer Gesamtheit für den Fortschritt der praktischen Therapie fruchtbar auswirken. Aus diesem Grunde konnte gerade die chemisch-pharmazeutische Industrie, soweit sie mit der Herstellung chemischer Zwischen- und Endprodukte für technische Zwecke die Suche nach neuartigen Arzneistoffen verbindet, in zahlreichen Einzelfällen der Therapie neuartige Möglichkeiten erschließen, weil diese Arbeitsweise es gestattet, ganze Körperklassen gründlich durchzuarbeiten und mittels einer planmäßig pharmakologisch durchgeführten Analyse in Verbindung mit einer sinnvoll eingesetzten chemischen Synthese die gewünschte Entwicklung auf dem Arzneimittelgebiet voranzutreiben. Dabei können sich die einzelnen Wissensgebiete und Fachdisziplinen, Botanik, Physik, Chemie, Physiologie, Pharmakologie und Klinik, oft überschneiden, und es bedarf evtl. einer Vielzahl an glückhaften Umständen und meist einer sehr mühevollen Kleinarbeit, bei der die voraussetzungslose Grundlagenforschung und die industriell ausgerichtete Zweckforschung zusammenarbeiten müssen, um nur einen einzigen der vielen Wunschträume der medizinischen Therapie zu erfüllen.

Der eigentliche Ausgangspunkt für die Neuentwicklung der Arzneimittelforschung, die sich in den letzten 100—150 Jahren vollzogen hat, liegt bei der Chemie im Anfange des vorigen Jahrhunderts, und zwar speziell bei der Entdeckung des Morphins im Opium (1803—1806), mit der erstmalig der Gedanke verwirklicht wurde, aus einem Kraut mit analytisch-chemischen Arbeitsmethoden die heilkräftige Wirksubstanz herauszuholen. Alle früheren Bemühungen, unter Ausnutzung der Destillation und Bearbeitung der Drogen aus den Pflanzen das wirksame Prinzip zu isolieren, sind weit davon entfernt, die Inhaltsstoffe in reiner Form aufzufinden und darzustellen. Heute wissen wir vielmehr, daß bei der Bearbeitung von Auszügen aus den Pflanzen vielfach Veränderungen an den Inhaltsstoffen eintreten. So ist beispielsweise Atropin in den verschiedenen Solanaceen wahrscheinlich nur in Spuren vorhanden, und es entsteht erst aus dem l-Hyoscyamin bei der Isolierung und Extraktion. Auch in einem Digitalisaufguß sind fast nur noch Kunstprodukte enthalten, die sich zwar von genuinen zuckerreichen Glykosiden ableiten, mit diesen aber nicht identisch sind.

Selbst PARACELSUS (1493—1541), der die Scheidekunst bewußt in den Dienst der Therapie stellte und der verkündete, daß die Wissenschaft von der Goldmacherei ablassen und sich der Herstellung von Arzneimitteln zuwenden sollte, weil er einsah: „das die Augen am Kraut sehen, ist nit Arzeney, oder an Gesteinen oder an Bäumen; sie sehen allein die Schlacken, inwendig aber unter den Schlacken liegt die Arzeney", gewinnt zwar bei seinen Versuchen günstigere Zubereitungs- und Anwendungsformen, wie die Extrakte und Tinkturen, den eigentlichen Balsam und das heilkräftige Wesen aus den Kräutern zu isolieren, bleibt aber auch ihm verwehrt. Erst der Apotheker SERTÜRNER (1783—1841), der es gründlicher als seine Vorfahren und Zunftgenossen machte, hielt schließlich den Balsam der Mohnpflanze als weißes Pulver in seinen Händen. Sein Verdienst wird auch dadurch nicht geschmälert, daß bereits DEROSNE in Paris 1803 die Abscheidung einer kristallinischen Substanz, bei der es sich wahrscheinlich um Narcotin oder um eine Mischung von Narcotin und Morphin handelte, aus Opiumextrakt gewinnen konnte, und daß SEGUIN* über eine ähnliche Beobachtung berichtete, da SERTÜRNER neben der Isolierung des Morphins zugleich seinen basischen Charakter erkannte und damit zeigen konnte, daß es sich bei seinem Reinprodukt um den ersten Vertreter einer neuen Stoffklasse handelte, die er pflanzliche Alkalien benannte und für die MEISSNER 1818 dann die Bezeichnung Alkaloide vorschlug. An die Entdeckung SERTÜRNERS schloß sich schon in der Frühzeit der organischen Chemie bei noch unentwickelter Methodik in rascher Folge die Darstellung zahlreicher anderer Pflanzenalkaloide an, so daß bis zum Jahre 1850 bereits zahlreiche Pflanzenprodukte dieser Art vorlagen.

1803/06	Morphin	SERTÜRNER	1829 Nicotin	POSSELT u. REIMANN
1817	Emetin	PELLETIER-MAGENDIE	1831 Narcotin	ROBIQUET
1817	Strychnin	PELLETIER u. CAVENTOU	1831 Berberin	BUCHNER u. HERBERGER
1819	Delphinin	BRANDES	1832 Narcein	PELLETIER
1819	Colchicin	PELLETIER u. CAVENTOU	1833 Aconitin	GEIGER u. HESSE
1819	Brucin	PELLETIER u. CAVENTOU	1833 Hyoscyamin	GEIGER u. HESSE
1819	Piperin	OERSTED	1833 Codein	ROBIQUET
1819	Coffein	RUNGE	1833 Atropin	GEIGER u. HESSE, MEIN
1820	Cinchonin	PELLETIER u. CAVENTOU	1833 Chinidin	HENDRY u. DELONDRE
1821	Solanin	DESFOSSES	1833 Thebain	PELLETIER
1824	Chelidonin	PROBST	1835 Oxyacanthin	POLEX
1826	Coniin	GIESECKE	1841 Harmalin	GOEBEL
1826	Corydalin	WACKENRODER	1847 Harmin	FRITSCHE
1827	Chinin	PELLETIER u. CAVENTOU	1848 Papaverin	MERCK

Die ersten Glykoside konnten gleichfalls in den Anfangsstadien der chemischen Forschung aus den Pflanzen gewonnen werden. Mit der Ermittlung des Amygdalins als Glykosid durch LIEBIG (1803—1873) und WÖHLER (1800—1882) begannen diese Arbeiten, die durch die Aufklärung der Konstitution der Digitalis-Glykoside einen besonderen Höhepunkt erreichten (WINDAUS 1928, CLOETTA 1926, STOLL 1930—1934).

Die Wirkstoffe des tierischen Organismus wurden erst später mit den hochentwickelten Isolierungsverfahren der modernen organischen Chemie und Biologie erfaßt. Zwar hatte BERTHOLD (1803—1861) im Jahre 1849 schon beobachtet, daß durch Überpflanzung von überlebenden Hahnenhoden auf Kapaune die Ausfallserscheinungen bei diesen Tieren aufgehoben wurden, ohne daß man die Bedeutung dieser Experimente erkannte. Ebenso blieben die Transplantationsversuche mit Hoden, die J. HUNTER (1728—1793) 1771 vorgenommen hatte, unbekannt, da in diesem Falle die Ergebnisse nicht veröffentlicht wurden. Es ist deshalb ungewiß, ob damals beobachtet wurde, daß ein solcher Eingriff die Folgen der Kastration verhindern kann. Erst BIEDL (1869—1933) entriß diese epochemachenden

---

Entdeckungen 1910 der Vergessenheit, nachdem einige weitere Erkenntnisse auf dem Gebiet der innersekretorischen Drüsen vorlagen, deren Wirkstoffe 1905 von STARLING (1866—1927) nach dem griechischen Verbum ὁρμάω = ich treibe an als Hormone bezeichnet wurden.

Von ebenso großer Bedeutung für die Endokrinologie ist das Jahr 1889, an dessen erstem Juni der damals 72jährige BROWN-SÉQUARD (1817—1894) in Paris über seine Selbstversuche berichtete, die er mit Hodenextrakt angestellt hatte und denen er die Besserung seiner Alterserscheinungen angeblich zuschrieb. Heute weiß man, daß die Hoden sehr geringe Mengen an hormonal wirksamen Stoffen enthalten, so daß die Erfolge von BROWN-SÉQUARD mehr oder weniger subjektiv bedingt waren. Trotzdem blieb sein Bericht nicht ohne Folgen, da er mit einem Male die innersekretorischen Funktionen in den Mittelpunkt des allgemeinen Interesses rückte. Hierzu trug die Tatsache bei, daß es v. MEHRING (1849—1908) und MINKOWSKI (1858—1931) im gleichen Jahr gelungen war, durch Entfernung der Bauchspeicheldrüse beim Hund sämtliche Symptome der Zuckerkrankheit künstlich hervorzurufen, und es kurze Zeit später feststand, daß diese Erkrankung des pankreaslosen Hundes durch die Einpflanzung von Pankreasstückchen unter die Haut aufgehalten wird (HEDON 1863—1933, MINKOWSKI).

Schon zuvor haben andere Beobachtungen, wie die Beseitigung der Schilddrüseninsuffizienz durch die Verabreichung von Schilddrüsenpulvern (SCHIFF, 1884) und die Entdeckung, daß die Auszüge des Nebennierenmarks den Blutdruck steigern (OLIVER und SCHÄFER, 1884), den Nachweis erbracht, daß im Körper Stoffe gebildet werden, die grundsätzlich gleichsinnig wie Arzneimittel auf ihn einwirken. Aus diesen klinischen und experimentellen Erfahrungen erwuchs um die Jahrhundertwende mit der unabhängig voneinander erfolgenden Isolierung des Adrenalins durch ALDRICH und TAKAMINE (1901) und der Synthese des Suprarenins durch STOLZ (1904) die endgültige Erschließung des Hormongebietes, das innerhalb der gesamten Therapie eine außerordentlich wichtige Stellung einnimmt. Erst als BRAUN 1903 und in den folgenden Jahren auf seine günstigen Eigenschaften bei der Kombination mit Lokalanästhetica zur Erzeugung einer Blutleere und Resorptionsverzögerung hinwies, hat es sich als Therapeuticum durchzusetzen vermocht.

Schon zuvor, seit 1891, wurden Schilddrüsenextrakte in der Therapie regelmäßig verwendet, ohne daß man zunächst über ihre Inhaltsstoffe nähere Anhaltspunkte besaß. 1896 fand BAUMANN in der Schilddrüse das Jodothyrin, das er isoliert und chemisch analysiert hat. Das Jahr 1914 brachte die Gewinnung des kristallinischen Schilddrüsenhormons durch KENDALL, dessen Konstitution 1926 von HARINGTON aufgeklärt und dessen Synthese 1927 durch HARINGTON und BARGER vollendet werden konnte. 1921 kam die Isolierung des Insulins durch BANTING und BEST hinzu; die therapeutischen Erfolge bei der Behandlung des Diabetes trugen nicht wenig zu der nun einsetzenden raschen Entwicklung bei, weil durch sie das allgemeine Interesse an der inneren Sekretion zunehmend geweckt wurde. Für die Aufnahme einer intensiven Forschungsarbeit erwies sich als besonders günstig, daß die großen pharmazeutischen Unternehmungen schon damals über leistungsfähige Laboratorien verfügten, die sich dieses Gebietes annehmen konnten. Ohne ihren Einsatz wäre es nicht so schnell möglich gewesen, etwa 10000 oder mehr Liter Harn und mehrere Tausend Kilogramm Drüsen zu konzentrieren bzw. extrahieren und aus ihnen wenige Milligramm des gesuchten Stoffes zu isolieren und seine chemische Beschaffenheit exakt festzulegen und zu definieren.

Derartig aufwendige Versuche erwiesen sich notwendig vor allem bei der Bearbeitung der Sexualhormone. Der erste Erfolg auf diesem Gebiet war zu verzeichnen durch BUTENANDT, der 1931 in langwierigen Bemühungen aus 25 000 l Männerharn 15 mg einer kristallinisch aktiven Verbindung erhielt, die er Androsteron benannte. Drei Jahre später war die Konstitution aufgeklärt und ein weiteres Hormon, das Dehydro-isoandrosteron aus dem Harn isoliert. Das eigentliche Sexualhormon wurde erst 1935 von LAQUEUR († 1947) dargestellt, der aus 100 kg Stierhoden 10 mg dieses Stoffes gewann. Die Konstitution dieses Testosteron benannten Wirkstoffes ist RUZICKA und WETTSTEIN sowie, unabhängig von diesen, BUTENANDT im gleichen Jahre geglückt.

Auch die weiblichen Sexualhormone wurden zunächst in ihren Ausscheidungsformen aus dem Harn isoliert. 1929—1930 isolierten DOISY sowie fast gleichzeitig BUTENANDT und LAQUEUR bzw. MARRIAN Oestron und Oestriol, deren Strukturaufklärung 1932 BUTENANDT vornahm. Die Gewinnung des eigentlichen Follikelhormons ist 1935 durch DOISY erfolgt, wobei 4 t Eierstöcke 10 mg Oestradiol lieferten. Das zweite weibliche Geschlechtshormon haben 1934 unabhängig voneinander BUTENANDT, WESTPHAL, HARTMANN, WETTSTEIN, SLOTTA sowie WINTERSTEINER und ALLEN in kristallisierter Form aus Gelbkörperextrakten isoliert. BUTENANDT benutzte hierfür die Gelbkörper von 50 000 Schweinen, um wenige Milligramm des Hormons zu erhalten. Im gleichen Jahre klärten BUTENANDT und SLOTTA die Konstitution des Progesterons auf.

Diese Entdeckung des chemischen Aufbaues erlaubte es den Chemikern, innerhalb kurzer Zeit, ausgehend von anderen leicht zugängigen Steroiden, wie z. B. von Cholesterin oder pflanzlichen Sterinen (Stigmasterin), Partialsynthesen sämtlicher Sexualhormone durchzuführen. Diese überraschenden Erfolge wären indes ohne die langwierigen und geduldigen Vorarbeiten auf dem Gebiet der Sterine und Gallensäuren insbesondere durch WINDAUS (1926—1932) und WIELAND (1932) nicht möglich gewesen.

Die Totalsynthese stieß vor allem wegen der vielen stereoisomeren Formen zunächst auf erhebliche Schwierigkeiten. 1948 waren MIESCHER und ANNER jedoch in der Lage, Oestron und das aus diesem durch Reduktion erhaltene Ostradiol auf rein synthetischem Wege herzustellen. Diese erfolgreichen Bemühungen um die Isolierung, Konstitutionsaufklärung und Kenntnisgewinnung der Geschlechtshormone erwiesen sich von außerordentlicher Bedeutung für die Therapie, da sie es dem Arzt ermöglichen, diese körpereigenen Stoffe in beliebiger Menge und exakter Dosierung ihren Patienten zuzuführen und bei vielen Krankheitsprozessen günstige therapeutische Ergebnisse zu erzielen.

Auf die Erforschung der Keimdrüsenhormone folgte wenige Jahre später als weiterer Glanzpunkt die Bearbeitung der Nebennierenhormone, die 1936 zur Isolierung und 1937/38 zur Konstitutionsaufklärung des Corticosterons durch REICHSTEIN und KENDALL führte. Dieser Fund wurde 1937 durch die Feststellung REICHSTEINS überschattet, daß ein von ihm synthetisch gewonnene 21-Oxyprogesteron bei nebennierenlosen Tieren ebenfalls stark wirksam ist. Diese Verbindung, das Desoxy-Corticosteron wurde in den folgenden Jahren auch in der Nebennierenrinde nachgewiesen und erbrachte in Form des Acetates für die Klinik die Möglichkeit, in breitester Front eine Therapie bei Nebennierenrindenausfallserscheinungen und beim Vorliegen einer Nebenniereninsuffizienz zu treiben. Einige weitere, aus der Rinde gewonnenen Steroide erwiesen sich ebenfalls als biologisch wirksam, von denen das 17-Oxy-11-Desoxycorticosteron, nach einem Vorschlag KENDALLS heute Cortison genannt, besondere therapeutische Beachtung gefunden hat, nachdem HENCH nachweisen konnte, daß es zur Behandlung von Rheumatikern brauchbar ist. Auch für dieses Cortison ist inzwischen WOODWARD, SONDHEIM und TAUB im Jahre 1952 die Totalsynthese geglückt.

Zu den Nebennierenrindenhormonen gesellte sich 1948 eine von SYERS, WHITE und LONG aus dem Hypophysenvorderlappen isolierte und gereinigte Hormonfraktion, welche die Tätigkeit der Nebennierenrinde reguliert und adrenocorticotropes Hormon, abgekürzt ACTH, benannt wird. Es erhielt in den letzten Jahren bei Verletzungen, Verbrennungen, Intoxikationen, Operationen und sonstigen schweren körperlichen Belastungen größere klinische Bedeutung und wird außerdem bei akut entzündlichen Erkrankungen, allergischen Reaktionen und anderem als ein Heilmittel geschätzt.

Alle anderen, aus dem Hypophysenvorderlappen identifizierten Hormonfraktionen haben sich zwar für die Aufklärung wichtiger regulatorischer Zusammenhänge zwischen Hypophysenvorderlappen und anderen innersekretorischen Drüsen als bedeutsam erwiesen; therapeutisch sind sie kaum ausgenützt worden. Das gilt jedoch nicht für die gonadotropen Faktoren der Hypophyse, die für die Behandlung von Störungen der Geschlechtsorgane und Hauterkrankungen hormonaler Genese vielfach benützt werden. Ihre Isolierung aus der Hypophyse ist für die technische Herstellung im großen zu umständlich und zeitraubend, da sie nur schwer von den anderen Wirkstoffen des Hypophysenvorderlappens in reiner Form abzutrennen sind. Deshalb greift man gern auf das Verfahren von ASCHHEIM und ZONDEK zurück, das es gestattet, Gonadotropine aus dem Harn schwangerer Frauen in großen Mengen zu gewinnen, zumal diese Stoffe in ihren Eigenschaften den Hypophysenhormonen gleichwertig sind. Für die Therapie werden fast ausschließlich diese Prolane aus Harn verwendet.

Weit größere Schwierigkeiten hat die Bearbeitung der Hormone bereitet, die zu den Eiweißkörpern gehören. Das erste Produkt dieser Reihe, das chemisch rein gewonnen werden konnte, ist das schon erwähnte Insulin. Daneben hat v. DYK aus dem Hypophysenhinterlappen 1942 einen einheitlichen Eiweißkörper gewinnen können, der uterus- und gefäßwirksame Eigenschaften besitzt und die Diurese hemmt. Schon 1894 haben OLIVER und SCHÄFER den Nachweis erbracht, daß wäßrige Extrakte des Hypophysenhinterlappens derartige Wirkungen entfalten, und seit 1899 sind standardisierte Auszüge unter den Namen Hypophysin, Pituitrin und Pituglandol im Handel. KAMM und ALDRICH haben 1928 aus diesem Inkretgemisch zwei pharmakologisch differenzierte Fraktionen abgetrennt, von denen die eine sich als uteruswirksam und die andere als gefäß- und antidiuretisch wirksam erwies. Beide Substanzen konnten in den Jahren 1949—1952 von DU VIGNEAUD rein dargestellt, als Polypeptide charakterisiert und in ihren einzelnen Baubestandteilen ermittelt werden. Auf Grund dieser Konstitutionsaufklärung hat der gleiche Forscher 1953 ein Polypeptid synthetisiert, das wie das aus Hypophysenextrakt gewonnene Hormon wirksam und mit diesem wahrscheinlich identisch ist. Damit ist zum ersten Male die Synthese eines Proteohormons gelungen.

Diese Entwicklung auf dem Gebiet der innersekretorischen Organe erbrachte mit der gleichzeitig immer größer werdenden Zahl an isolierten pflanzlichen Reinsubstanzen für die Arzneimittelforschung einen gewaltigen Auftrieb, da man jetzt mit reinen Stoffen arbeiten konnte und nicht mehr auf die Gemische verschiedenartiger Substanzen bei der Verwendung pflanzlicher oder tierischer Heilstoffe angewiesen war. Damit waren zugleich die entscheidenden Grundlagen gegeben, um im Experiment am Tier Wirkungsprinzip und Wirkungsmechanismus der einzelnen Drogen genauer zu analysieren. Es war daher nur eine natürliche Entwicklung, daß schon zu Beginn dieser Epoche der Arzneimittelforschung, wie schon erwähnt, das erste Spezialinstitut in Dorpat von BUCHHEIM († 1879) 1849 gegründet wurde und die experimentelle Pharmakologie als ein neues Sonderfach der Medizin von diesem Zeitpunkt an ihren Aufschwung nahm.

Schon aus der Feststellung, daß die Wirkung der Heilpflanzen nicht das Korrelat eines einzelnen Inhaltsbestandteiles ist, ergaben sich wichtige therapeutische Konsequenzen, da man einsehen lernte, daß in den einzelnen Drogen eine ganze Reihe chemischer Verbindungen enthalten ist, die pharmakologisch nicht alle gleich wirksam sind. Zum Teil weisen sie sogar beträchtliche Unterschiede und Gegensätze in der Wirkungsrichtung und im Wirkungsbilde auf. Der therapeutische Effekt kann daher bei der Verwendung der ganzen Heilpflanze nur das Resultat aller Inhaltsbestandteile darstellen, die sich unter Umständen gegenseitig beeinflussen, abschwächen oder verstärken. Zusätzlich erwuchs aus dieser Analyse der pflanzlichen Inhaltsstoffe die weitere Erkenntnis, daß Droge nicht gleich Droge zu setzen ist, weil der Gehalt an Wirkbestandteilen je nach Standort, Jahreszeit, Aufarbeitung und anderen Faktoren außerordentlich wechselt. Die Natur liefert die verschiedenen wirksamen Stoffe in ungleichen Mengen und Mischungsverhältnissen, welche die Dosierung vielfach ungenau und dementsprechend die Wirkung ungleichmäßig ausfallen lassen. Diese Tatsache ist der Arzneimittelforschung seit langem bekannt; man ist aber nur zögernd dazu übergegangen, bei einer Reihe von Drogen, insbesondere solchen mit hochaktiven Wirksubstanzen, wenn die Inhaltsstoffe auf chemischem Wege nicht quantitativ erfaßt werden können, den Gehalt durch den Vergleich mit einem Standardpräparat festzulegen und bei Unterschreitung der vorgesehenen Grenzwerte an Wirkstoffen eine Verwendung für therapeutische Zwecke auszuschließen. Diese Standardisierungsmethoden reichen indes nicht aus, um bei Anwesenheit mehrerer Inhaltsstoffe ein immer gleichbleibendes Verteilungsverhältnis zu garantieren, da im biologischen Auswertungsversuch in der Regel die feineren Differenzen in der Zusammensetzung der Drogen nicht erfaßt werden können.

Bei der Verwendung mehrerer Arzneistoffe hat man daher vielfach an Stelle der von der Natur gelieferten ungleichmäßigen Zusammensetzung mit Hilfe der isolierten Reinsubstanzen systematisch zwei oder mehrere zu künstlichen Kombinationspräparaten zusammengefaßt, die den Vorteil der gleichzeitigen Verwendung mehrerer Einzelkomponenten mit einer zweckmäßigen und gleichmäßigen Dosierung verbinden. Einen frühen Versuch dieser Art stellt das Narcophin dar. STRAUB (1874—1944) wollte 1912 auf diese Weise das Opiumproblem auf die denkbar einfachste Form zurückführen, und zwar auf Grund des Nachweises, daß der Effekt von Morphin durch einen Zusatz von Narcotin verstärkt wird. Die therapeutischen Ergebnisse mit Narcotin entsprachen jedoch nicht den an die tierexperimentellen Befunde geknüpften Erwartungen, weil diese Mischung von Alkaloiden genau wie im Opium an Meconsäure gebunden ist und aus dieser Bindung nur langsam resorbiert wird. Eine günstigere Beurteilung verdienen die Kombinationspräparate aus Opiumalkaloiden in der Art des Pantopon und Laudanon, die auf eine Anregung von SAHLI bzw. FAUST zurückgehen und größeren Anklang gefunden haben. In diesen Medikamenten liegen die Alkaloide des Opiums als isolierte Wirkstoffe vor, und zwar in ihrer Gesamtheit und ihren naturgegebenen Proportionen unter Festlegung des Morphingehaltes auf 50% bzw. unter Auswahl der wichtigsten und in einem nach klinischen Gesichtspunkten genormten Mischungsverhältnis; gleichzeitig ist durch die Überführung der reinen wasserunlöslichen Basen in die entsprechenden Chlorhydrate eine gute Wasserlöslichkeit, Resorptionsfähigkeit und Verwendbarkeit zu Injektionszwecken erreicht worden.

Ähnliches gilt für die Kombination der Solanaceen-Alkaloide Atropin und Scopolamin, die in verschiedenen Spezies dieser Pflanzenfamilie zumeist gemeinsam, jedoch in schwankendem Gehalt vorkommen. Der Hauptanteil besteht in der Pflanze aus l-Hyoscyamin, das 80—90% der Gesamtalkaloide ausmacht und bei der Extraktion weitgehend in das Racemat-Atropin übergeht. Scopolamin kommt im pflanzlichen Material nur in kleinen Mengen vor, so daß seine Wirkung bei der Anwendung der Drogen kaum nennenswert in Erscheinung tritt; erst durch die Herstellung eines in zweckmäßiger Abstufung dosierten Gemisches ist der gewünschte therapeutische Kombinationseffekt zu garantieren. Ferner ist in diesem Zusammenhang das Neo-Gynergen zu erwähnen, da es die beiden Wirkstoffe des Secale cornutum mit den besten fördernden Wirkungen auf den Uterus in sich vereinigt und so zum Ergometrin mit seinem rasch eintretenden und kurz anhaltenden Effekt das Ergotamin mit einem verzögerten Wirkungseintritt und einer langen Wirkungsdauer hinzufügt.

Außerdem erlauben solche künstlichen Zusammensetzungen und Mischungen, reine Substanzen verschiedenen pflanzlichen Ausgangsmaterials nach pharmakodynamischen Gesichtspunkten zusammenzustellen und aus diesem Prinzip neuartige therapeutische Möglichkeiten abzuleiten. Beispiele dieser Art sind die Kombinationspräparate von Morphin bzw. von dem halbsynthetischen Morphin-Abwandlungsprodukt Dilaudid mit Atropin und Scopolamin. Hierdurch wird dem schmerzlindernden Effekt des Morphins eine spasmolytische Wirkungskomponente zugefügt, die gleichzeitig bei morphinempfindlichen Menschen Übelkeit und Erbrechen weitgehend verhindern kann und die Morphinmiosis antagonistisch beeinflußt, so daß, abgesehen von der günstigeren therapeutischen Wirksamkeit, die Verträglichkeit gesteigert wird. Für die Wertschätzung der Kombination Morphin und Scopolamin ist die Gewinnung eines zusätzlichen peripheren spasmolytischen Effektes weniger maßgebend als die Tatsache, daß durch die Verwendung zentral lähmender Substanzen mit verschiedenen Angriffspunkten eine Steigerung der Schmerzlinderung erreicht wird. Diese Entdeckung der zweckmäßigen Anwendung von Scopolamin zusammen mit Morphin geht auf SCHNEIDERLIN (1893) zurück. Sie läßt sich experimentell an verschiedenen Tierarten begründen, selbst solchen, bei denen Scopolamin nicht einmal in hohen Dosen narkotisch wirkt. Auch der Vorschlag, Strophanthin mit Coffein zu kombinieren, zeigt, wie man aus der Zusammenstellung von Reinsubstanzen verschiedenen pflanzlichen Ausgangsmaterials therapeutische Vorteile ableiten kann, da die Zugabe von Coffein die therapeutische Wirkung der Digitalis begünstigt (BISCHOFF, 1930, LENDLE, 1933, WEESE, 1934). Eine weitere Stufe der Kombinationsmöglichkeiten ist im Scophedal erreicht, das ein pflanzliches Alkaloid, Scopolamin, ein halbsynthetisches Abwandlungsprodukt des Morphins, Eukodal (Dihydrooxycodeinon), und Ephetonin, ein synthetisch hergestelltes Racemat des Ephedrins, in sich vereinigt. Durch diesen Zusatz von Ephetonin soll die lähmende Wirkung der Kombination von Scopolamin und Eukodal auf die Atmung und den Kreislauf ausgeglichen werden (KREITMAIR, 1927).

Das Prinzip der künstlichen Mischung von Reinsubstanzen läßt sich auf die isolierten Produkte aus tierischem Material übertragen, wie die Einführung des Asthmolysins zur Bekämpfung von Asthma bronchiale durch WEISS (1912) kurze Zeit nach der Auffindung des Adrenalins und der Erkenntnis von der Bedeutung des Hypophysenhinterlappen-Extraktes beweist. Trotz der klinisch gesicherten Überlegenheit der Adrenalin-Hypophysenhinterlappen-Kombination über ihre Einzelglieder ist ihr Wirkungsmechanismus immer noch ungeklärt, wenn man auch anführen kann, daß Hypophysin die Adrenalinwirkung intensiviert (KEPINOW, FRÖHLICH und PICK, 1912/13) und ein stimulierender Effekt auf die Nebennierenrinde ausgeübt wird.

In ähnlicher Weise hat sich die Zugabe von Adrenalin in der Reihe der Lokalanästhetica, die 1903 von BRAUN inauguriert wurde, bewährt. Sie bewirkt eine bessere Verankerung der Lokalanästhetica am Einbringungsort und erzielt damit eine länger andauernde und stärkere schmerzstillende Wirkung. Durch die gefäßverengernde Komponente des Adrenalins gewinnt der Operateur ein weiteres günstiges Moment, das ihm in vielen Fällen eine geringere Blutfülle im Operationsgebiet verschafft.

Selbst ein Gemisch verschiedener synthetischer Arzneistoffe aus der Reihe der Analgetica bzw. Hypnotica kann bei zweckmäßiger Auswahl und Dosierung oft eine Verbesserung der schmerzlindernden Eigenschaften bedeuten. VON NORDEN gebührt wohl das Verdienst, 1911 zum ersten Male eine Kombination eines Antipyreticums mit einem Schlafmittel angeregt zu haben, die zum Ausgangspunkt dieses durch STARKENSTEIN (1921—34) und LOEWE (1926/27) experimentell begründeten therapeutischen Sektors führte. Infolge der Möglichkeit, derartige Zusammensetzungen in beliebiger Variation herzustellen, ist dieses an sich nützliche Prinzip inzwischen so oft abgewandelt worden, daß hier eine weise Beschränkung auf einige wenige brauchbare und bewährte Mischpräparate dieser Art erwünscht wäre, solange nicht die neu hinzukommenden Mischungen in ihrer Zusammenstellung und in ihrer Wirkung Vorteile ungeahnter Art aufweisen.

Abgesehen von solchen Auswüchsen, sind die Arzneimittel-Kombinationspräparate im allgemeinen günstig zu beurteilen. Sie sind erst ermöglicht worden, als man dazu überging, planmäßig alle geeignet erscheinenden chemischen Verbindungsgruppen pharmakologisch auf ihre Wirkung und ihren Wirkungsmechanismus zu analysieren und sie auf ihre therapeutischen Fähigkeiten zu prüfen. Die Anfänge dieser Entwicklung datieren wiederum bald nach der Mitte des vorigen Jahrhunderts. Zu diesem Zeitpunkt begann man, chemische Synthesen speziell für therapeutische Zwecke durchzuführen. Gleichzeitig wandte man sich nach der Aufklärung der chemischen Konstitution und der Isolierung pflanzlicher Inhaltsstoffe dem weiteren Aufgabenbereich zu, die naturgegebenen Produkte auf synthetischem Wege künstlich nachzuahmen und sie durch die Abwandlung bestimmter Konstitutionsmerkmale umzuformen und zu veredeln. Die Gründe für dieses Vorgehen bestanden zum Teil in der schwierigen Beschaffung der Ausgangsdrogen in genügender Menge. Manchmal wurde durch die synthetische Gewinnung der Reinsubstanz und mit der Ausarbeitung von Verfahren zu ihrer großtechnischen Herstellung erst eine ausgedehntere klinische Verwendung ermöglicht. Ein Beispiel dieser Art liefert das *Codein*, das im Opium in geringer Menge enthalten ist; seine künstliche Gewinnung aus Morphin erlaubte es, diesen therapeutisch wichtigen Stoff in dem gewünschten Umfange ohne jede Beschaffungsschwierigkeit nutzbar zu machen. Einem von KNOLL aufgefundenen großtechnisch verwertbaren Verfahren verdankt die Firma Knoll ihre Gründung im Jahre 1886.

In ähnlicher Weise wurde die synthetische Darstellung des Kampfers in der besonderen Situation des 1. Weltkrieges bedeutungsvoll, als wir in Deutschland zu diesem Zeitpunkt von den Produktionsländern der Droge abgeschnitten waren.

Diese fortschreitende Entwicklung wurde durch die Einführung der synthetischen Salicylsäure im Jahre 1874 durch KOLBE und mit der Entdeckung des Antipyrins im Jahre 1884 durch KNORR, eines unabhängig von natürlichen Vorbildern frei erzeugten Heilstoffes, gewaltig gefördert. Nachdem die Salicylsäure in größerem Umfange zur Verfügung stand, wollte man ihre fäulniswidrigen Eigenschaften für die innerliche Antisepsis ausnützen. Dabei erkannten BUSS sowie STRICKER (1876/77) ihre antipyretische Wirksamkeit und ihre Eignung bei Rheumatismus und gewannen so eine Basis für die Verwendung dieses Arzneimittels in großem Stil. Etwa 10 Jahre später erhielt KNORR das Antipyrin bei dem Versuch, neue Wege für die Chininsynthese zu erschließen. Ursprünglich wurde es als ein Chinolinderivat aufgefaßt, und erst später ist es als Pyrazolonabkömmling erkannt worden. Wichtiger als diese Konstitutionsaufklärung erwies sich jedoch, daß es ebenfalls fiebersenkende Wirkungen besitzt, wie FILEHNE (1884) nachwies. Damit gewann es eine solche therapeutische und wirtschaftliche Bedeutung, daß eine großtechnische Herstellung durch die Hoechster Farbwerke lohnend wurde.

Diese Entwicklung zum Antipyrin vollzog sich in engem Kontakt mit den allgemeinen Forschungstendenzen dieser Zeit, die sich die Synthese des als Malariaheilmittel und als Antipyreticum gleich hochgeschätzten Chinins als Ziel gesetzt hatten. Sie stand also, obwohl sie sich auf den ersten Blick wie ein Zufallstreffer ausnimmt, in Wirklichkeit im Rahmen einer größeren Forschungsreihe, bei der die damaligen Möglichkeiten schon systematisch ausgeschöpft wurden, so daß sie unserem heutigen Vorgehen bereits recht nahe kam. Zusätzlich haben andere Forschungszweige aus dieser Richtung der Arzneimittelchemie neue Anregungen erhalten. Von der Synthese des Antipyrins und dessen Vorprodukten ist die technische Herstellung vieler wertvoller Farbstoffe ausgegangen, wie auch sonst die Koloristik für ihre Anwendungstechnik vielseitigen Nutzen aus den Ergebnissen und Erfahrungen der biologischen Arzneimittelprüfungen gezogen hat.

Etwa um die gleiche Zeit glückte LADENBURG 1886 die Gewinnung des Alkaloids Coniin durch Totalsynthese, nachdem WRIGHT 1874 zuvor aus Morphin durch Acetylierung das Heroin gewonnen hatte. Im Falle des Heroins ist allerdings die Zunahme der Wirksamkeit mit einer erhöhten Giftigkeit und Sucht verknüpft, so daß dieses Abwandlungsprodukt des Morphins mehr Nachteile als Vorteile bietet und von seiner therapeutischen Verwendung dringend abzuraten ist.

Im übrigen haben sich diese Umwandlung und Veredlung von Naturprodukten, die den Zweck verfolgen, Heilmittel mit einer verbesserten oder gleichbleibenden Wirksamkeit unter Fortfall unerwünschter bzw. schädigender Nebenwirkungen zu erhalten, häufig wertvoller erwiesen als eine reine Nachahmung der naturgegebenen Vorbilder auf synthetischem Wege. Manchmal genügen kleineÄnderungen am Molekül, um in der Therapie entscheidende Vorteile zu erreichen. Eine bessere Löslichkeit kann unter Umständen günstige Anwendungsmöglichkeiten bedeuten. Dies trifft für alle Alkaloide zu, die als freie Basen in Wasser kaum löslich, in bestimmten Salzformen dagegen leicht zu handhaben sind, so daß sie in diesem Zustand den therapeutisch an sie gestellten Wünschen besser entsprechen. Umgekehrt kann ein oberflächenwirksamer Stoff bei der Zufuhr per os seinen Einfluß auf die Magenschleimhaut nicht mehr ausüben, wenn man ihn in einer Form verwendet, aus der der eigentliche Wirkstoff erst im Darm in Freiheit gesetzt wird. Diese Idee wurde von GOTTLIEB 1896 im Tannalbin verwirklicht, und sie hat in abgewandelter Form für zahlreiche andere Präparate Pate gestanden. Ebenso ist es beispielsweise bei der Insuffizienz der Sexualdrüsen und der Nebennieren nicht unwichtig, Substanzen zu finden, die nach der Injektion oder Implantation eine möglichst langsame Abspaltung des wirksamen Moleküls bedingen, damit die natürliche Sekretion des Hormons in der Drüse weitgehend nachgeahmt wird. In der Sexualhormonreihe wurde dieser Effekt von BUTENANDT 1953 bei der Veresterung von Oestron entdeckt. Er ist in der Folge, nachdem innerhalb weniger Jahre die wichtigsten Vertreter der Keimdrüsenhormone in reiner kristalliner Form aus natürlichem Material isoliert und ihre chemische Konstitution völlig aufgeklärt war, in Form des Testosteronpropionats bzw. des Testosteronoenanthats sowie der Dipropionsäure- bzw. Benzoesäureester des Oestradiols und des Desoxycorticosteronacetats therapeutisch ausgenutzt worden.

Dieser Gedanke, Heilmittel durch Veresterung in ihrer therapeutischen Leistung zu verbessern, ist ein vielgewählter Weg, seitdem NENCKI 1886 mit der

Synthese des Salols, des Phenylesters der Salicylsäure, den Versuch unternommen hatte, durch die Einfügung geeigneter chemischer Gruppen in ein therapeutisch wirksames, mit Nebenwirkungen behaftetes Molekül unter möglichster Erhaltung der medizinisch günstigen Eigenschaften eine Entgiftung des Ausgangsproduktes durchzuführen. Mit der Einführung des Essigsäureesters der Salicylsäure, dem Aspirin, erwies sich dieses Verfahren als ein wichtiger Fortschritt auf dem Heilmittelgebiet (EICHENGRÜN, DRESER, 1899).

Auf einer ähnlichen Ebene liegen die ersten Versuche, auf halbsynthetischem Wege durch Umwandlung des natürlichen Morphins Analgetica zu finden, die in ihren schmerzstillenden Eigenschaften das Morphin erreichen bzw. übertreffen und geringere Nebenwirkungen als Morphin ausüben, so daß Gewöhnung und Sucht, Schädigung des Atemzentrums, Beeinflussung des Magen-Darm-Kanals und eine sedative Wirkung auf das Zentralnervensystem fehlen oder nur gemindert auftreten. So gelangte man zunächst zum Heroin (WRIGHT, 1874) und von diesem in der Folge unter Abwandlung der chemischen Methodik zum

Codein	(GRIMAUX, 1881)
Dionin	(GRIMAUX, 1882)
Paracodin	(OLDENBERG, 1911)
Eukodal	(FREUND, 1916)
Dicodid	(MANNICH, FREUND, 1920)
Dilaudid	(KNOLL, 1921)
Acedicon	(BEHRENS, 1929)

Wie bedeutsam diese Entwicklung ist, läßt sich am ehesten abschätzen aus den Zahlen der Weltproduktion. 1951 wurden beispielsweise von 72000 kg Morphin 85% (61300 kg) auf Codein und 10% (7200 kg) auf andere halbsynthetische Morphinderivate verarbeitet, so daß nur 5% (3600 kg) als Morphin selbst in den legalen Handel kamen.

In diesem Zusammenhang ist gleichfalls zu nennen der Austausch des stoßartig wirkenden Adrenalins und Acetylcholins durch Präparate wie Sympatol (LASCH, 1927), Suprifen und Corbasil (SCHAUMANN, 1931) und Veritol (EICHLER, LINDNER, REIN, 1937) bzw. durch Doryl (KREITMAIR, 1932) und Esmodil (HECHT, 1935), die durch die körpereignen Fermente unangreifbar sind und infolgedessen langsam abgebaut werden.

Aus der weiteren systematischen Bearbeitung dieses Gebietes erwuchsen Abwandlungsprodukte mit modifiziertem Wirkungscharakter, wie das zentral erregende Benzedrin (PINESS und ALLES, 1930, 1933, HARTUNG und MUNCH, 1931) sowie Pervitin (HAUSCHILD, 1938) und Isophen, das bei Asthma wirksame Aludrin (KONZETT, 1941) und das blutdrucksenkende Dilatol (KOLL, VOIGT, KÜLZ und SCHNEIDER, 1950—1952). In der Reihe der Acetylcholin-Derivate entstanden das curareartig wirkende Succinylcholin (BOVET-NITTI, 1949) und andere ähnlich wirksame und konstitutionsverwandte Wirkungstypen.

Benzedrin ist als chemische Substanz seit dem Jahre 1887 bekannt, in dem EDELEANO diese Verbindung zuerst hergestellt hat. BARGER und DALE haben sie 1910 auf ihre pharmakologischen Eigenschaften geprüft. Da sie an narkotisierten Tieren arbeiteten, blieb ihnen die erregende und wachhaltende Wirkung verborgen. Auch der Effekt auf die Kreislaufperipherie wurde von ihnen unterschätzt, weil sie ihn gegenüber der bekannten Adrenalinwirkung als sehr mild empfanden. Infolgedessen blieb das Benzedrin unbeachtet liegen, und es bedurfte erst der Entdeckung der wichtigen therapeutischen Eigenschaften des alten chinesischen Heilmittels Ephedrin durch CHEN und SCHMIDT im Jahre 1924, um sich wiederum intensiv mit den adrenalinverwandten Stoffen zu beschäftigen. In diese Untersuchungen wurde Benzedrin erneut einbezogen, und es gewann sofort erheblich an Bedeutung, da es gegenüber anderen Stoffen dieser Reihe durch seine Flüchtigkeit eine Sonderstellung einnimmt. Es kann daher in Dampfform etwa zur Behandlung der Nasenschleimhäute in einfacher Weise angewandt werden und ist auch an Stelle des Ephedrins für diesen Zweck in der Klinik vielfach benutzt worden, bis man bei dieser Applikation den psychisch-stimulierenden Effekt des Benzedrins erkannte.

Auf Grund dieser Entwicklung entstand zunächst der Eindruck, daß mit Benzedrin und Pervitin erstmalig im Laufe der Geschichte der Medizin zwei zentral erregende Stoffe gefunden worden waren, denen die Natur nichts Gleichartiges an die Seite zu stellen hat. In Wirklichkeit sind jedoch die beiden Weckamine Pervitin und Benzedrin wirkungsmäßig sehr nahe verwandt mit einer Droge, die schon zu Vorzeiten von gewissen Naturvölkern aufgefunden und für Genußzwecke benutzt worden ist. Bevor der Kaffee verbreitet war, hat man in Arabien schon den Kat zur Teebereitung verwandt. In Abessinien werden noch heute gerne die frischen Blätter und Blattsprossen dieser Pflanze gekaut, da sie lediglich in diesem Zustand wirksam ist, und von hier aus ist der Katgebrauch wahrscheinlich ausgegangen und hat sich seit dem Jahre 1332, in dem diese Pflanze nach den Angaben von LEWIN zuerst erwähnt wird, bis in das Jemen hinein weiter ausgebreitet. Wissenschaftlich haben sich erstmalig v. BIBRA (1808—1878) 1855 sowie SCHWEINFURTH (1836—1925) und LELOUP 1890 für diese Droge interessiert. In ihren Berichten wissen sie von der Beliebtheit im arabischen Volke und von den eigentümlichen Wirkungen zu erzählen, die in der Auslösung eines Zustandes von Wohlbefinden, leichter Erregtheit, mangelndem Schlafbedürfnis, Verschwinden des Hungergefühls und der Eßlust bestehen. Die Erklärung für diese Effekte ergab sich, als WOLFE 1929 den Beweis erbrachte, daß Kat einen Stoff, das Nor-Isoephedrin = Kathin, enthält, der chemisch außerordentlich nahe mit dem Benzedrin verwandt ist. Der Katgenuß ist also ein weiteres Beispiel unter vielen, wie der primitive Mensch auf dem Wege der Erfahrung rauscherzeugende und stimulierende Pflanzen gefunden und sie für seine Zwecke benutzen gelernt hat; die Chemie hat dem grundsätzlich nichts Neues hinzugefügt, wenn sie auch die reinen Inhaltsstoffe darstellte und durch die Abänderung der Konstitution gewisse Abwandlungen im Wirkungsmechanismus erreichte.

Alle diese Arbeiten der Chemiker wurden in den letzten Jahrzehnten durch die Erkenntnis gefördert, daß selbst Bruchstücke der in der Natur vorkommenden Stoffe eine Arzneiwirksamkeit entfalten, da die biologischen Eigenschaften des Naturstoffes häufig an bestimmte strukturelle Eigentümlichkeiten und Bestandteile des Gesamtmoleküls gebunden sind. Damit war der Anreiz gegeben, alle chemischen Verbindungen, soweit sie überhaupt grundsätzlich wichtige Strukturelemente eines Naturstoffes enthalten, im Vergleich zu diesem auf ihre pharmakodynamischen Eigenschaften zu prüfen, um auf solche Weise mit einfachen chemischen Verfahren in Austausch zu den pflanzlichen und tierischen Inhaltsstoffen Arzneien mit günstigen Nutzeffekten und geringerer Giftigkeit zu gewinnen.

Die Auffindung von Arzneimitteln, unabhängig von dem Vorbild der Natur, bietet allerdings erhebliche Schwierigkeiten, da alle Bemühungen, in die Zusammenhänge zwischen chemischer Konstitution und pharmakotherapeutischer Wirkung Einblicke zu gewinnen, nicht über gewisse Ansatzpunkte hinausgekommen sind. Unsere Kenntnisse über den Wirkungsmechanismus und das Wirkungsprinzip der Arzneien sowie über die komplizierten Verhältnisse im Organismus und das Wechselspiel zwischen lebender Substanz und eingeführtem Pharmakon in ihrer eigentlichen ursächlichen Verknüpfung und in ihrer letzten Konsequenz befinden sich durchaus noch in den Anfängen. Es ist daher nicht möglich, die Wirkung einer chemischen Verbindung allein aus ihrer Konstitution eindeutig vorauszusagen und eine gezielte Arzneisynthese zu betreiben; selbst bei einer Einengung der Problemstellung auf einen kleineren Sektor wird man im allgemeinen über eine Arbeitshypothese nicht hinauskommen.

Wenn man die Entwicklungsreihen dieser rein synthetisch hergestellten Pharmaka durchsieht, so ergibt sich im Verhältnis zu der aufgewandten Arbeitsleistung eine auffallend geringe Zahl an Grundtypen. Ebenso hat man sich bei den Bemühungen, naturgegebene Wirkstoffe durch eine Abwandlung der chemischen Konstitution in ihrer Wirkweise zu verbessern, grundsätzlich auf einige wenige chemische Modifikationen beschränkt. Die zahlreichen Abwandlungen des Barbitursäure- oder des Antihistamintyps sind charakteristische Beispiele dieser Art, und für die Heilmittelsynthesen in Anlehnung oder Abhängigkeit von natürlichen Vorbildern vermitteln die Gruppen der Morphinderivate und der Spasmolytica einen Eindruck, welche Variationsmöglichkeiten bisher vom Chemiker hauptsächlich für die Arzneimittelsynthese genutzt sind.

Das Ergebnis sind zahlreiche synthetische oder halbsynthetische Produkte, die sich in ihrer chemischen Zusammensetzung wenig von den in der Natur vorkommenden Stoffklassen unterscheiden. Daneben stehen andere, die in der Natur überhaupt nicht vorkommen oder von den komplizierten Strukturformen des naturgegebenen Ausgangsmaterials die wichtigsten chemischen Grundelemente enthalten. Manchmal ist die Anlehnung an das Naturvorbild nur noch an einzelnen gemeinsamen konstitutionsspezifischen Elementen zu erkennen. Das gilt z. B. für das schmerzlindernde Dolantin (EISLEB und SCHAUMANN, 1939) sowie für das Polamidon (BOCKMÜHL und EHRHARDT, 1949), die lediglich die wichtigsten chemischen Grundmerkmale des Morphins enthalten, im übrigen aber formal weitgehend von dessen Struktur abweichen. Auch die modernen Lokalanästhetica lassen nur eine grundsätzliche Verwandtschaft zum Cocain erkennen. Im übrigen sind sie anders als das naturgegebene Produkt Cocain aufgebaut. Die neuere Entwicklung auf diesem Gebiet wurde eingeleitet durch EINHORN 1897 mit der Schaffung des Orthoform und des von RITSERT 1898 aufgefundenen Anästhesin. Diese Präparate sind in Wasser schwer löslich und nur äußerlich anwendbar. Das 1905 von EINHORN synthetisierte Novocain vermeidet diese Nachteile. Wegen seiner geringen Giftigkeit, seiner völligen Reizlosigkeit im Gewebe und seiner guten Verträglichkeit mit Suprarenin und seiner guten Wasserlöslichkeit ist es für die Leitungsanästhesie bestens brauchbar und hat von allen Mitteln die breiteste Verwendung für die örtliche Betäubung gefunden. Als Oberflächenanästheticum ist es allerdings nicht brauchbar. Aus diesem Grunde wurde immer wieder versucht, bessere Lokalanästhetica zu finden, und so schloß sich an die Entdeckung des Novocain die Synthese einer großen Reihe moderner Anästhetica an wie die des Larocain (FROMHERZ, 1930), des Pantocain (FUSSGÄNGER und SCHAUMANN, 1931), des Tutocain (SCHULEMANN, 1924), zu denen in jüngster Zeit an neueren Stoffen das Xylocain (LOFGREEN und LUNDQUIST, 1943), das Oxyprocain (KEIL, 1951) und das Hostacain (THER, 1953) hinzugekommen sind.

Auf dem Gebiete der Sexualhormone ist die Entwicklung ähnlich verlaufen. Mit der Aufklärung der chemischen Struktur des Oestron wurde erkannt, daß die phenolische Hydroxylgruppe dieses Moleküls für die oestrogene Wirksamkeit von entscheidender Bedeutung ist. Auf dieser Erkenntnis fußend, haben DODDS und sein Mitarbeiter in den Jahren 1933—36 in der Reihe der Stilbene leicht synthetisch zugängliche und relativ einfach gebaute Substanzen gefunden, welche den gleichen oestrogenen Effekt wie das Naturprodukt liefern. Besonders günstig wirkt in dieser Körperklasse das Diäthyldioxystilben, das unter den verschiedensten Handelsnamen, wie Cyren, Oestromon, Stilbetan, im Handel ist.

Auch in diesem Falle bringt somit ein kleiner Teil des naturgegebenen Wirkstoffes die gleichen physiologischen Leistungen wie der kompliziert aufgebaute Naturstoff hervor.

Zusätzlich zu diesen Erfolgen hat die synthetische Forschung uns Heilmittel beschert, bei denen eine Analogie zu den aus der Natur gelieferten Produkten nicht gegeben ist und bei denen es sich unabhängig von den natürlichen Vorbildern um eigene schöpferische Leistungen handelt. Sie sind zumeist aus einer planmäßig gelenkten Gemeinschaftsarbeit zwischen Chemie und Biologie hervorgegangen; oftmals gab es jedoch unerwartete und überraschende Effekte. So hätte kein Chemiker und Pharmakologe bei der Synthese des Cardiazols vorausahnen können, daß gerade dieses Molekül starke analeptische Wirkungen ausübt. Es bestand zwar seit langem die Absicht, einen wasserlöslichen Kampferersatz zu finden, wie die Einführung des Hexetons durch GOTTLIEB und SCHULEMANN 1923 beweist; erst der Zufall lieferte im Cardiazol einen so wirksamen und gut löslichen Stoff, der die Kampferwirkung weit übertraf (SCHMIDT, 1924). Ebenso ist das Octinum ein Beispiel dafür, wie man unabhängig von naturgegebenen konstitutionsspezifischen Merkmalen ein Spasmolyticum entwickeln kann (KLAVEHN, 1931). Das synthetische Produkt Eupaverin (KREITMAIR, 1932) lehnt sich dagegen in seinem chemischen Aufbau eng an das Papaverin an, und selbst das Sestron (KÜLS und ROSENMUND, 1938) läßt noch die wesentlichsten Konstitutionsmerkmale des Papaverin erkennen.

In den Beispielen Cardiazol und Octinum hat sich die chemische Forschung nicht damit begnügt, die von der Natur gegebenen Heilkräfte einfach nachzuahmen, und sie mußte in ähnlicher Weise auf dem Gebiet der Narcotica und der Hypnotica eigene Wege einschlagen, da für diese Heilmittelsektoren natürliche Vorbilder aus pflanzlichem oder tierischem Material zunächst nicht zur Verfügung standen. Bei den Analeptica hat man erst später im Pikrotoxin eine pflanzliche Substanz gefunden, die klinisch in der Behandlung von Schlafmittelvergiftungen ähnlich wie das Cardiazol Gutes leistet (MALONEY, FITSCH und TATUM, 1931). Darüber hinaus hat bereits 1821 einer der frühesten pharmakologischen Experimentatoren, FR. MAGENDIE (1783—1855), das Alkaloid Strychnin, das von PELLETIER (1788—1842) und CAVENTOU(1795—1877) 1818 in reiner Form aus Strychnosarten isoliert worden war, als zentral angreifendes Heilmittel empfohlen.

Die Benutzung synthetischer Substanzen als Schlafmittel geht zurück auf das Chloralhydrat, für das LIEBREICH († 1908) 1869 vermutete, daß es im Körper durch eine langsame Abspaltung von Chloroform narkotisch wirken könnte. Obwohl diese theoretische Voraussetzung nicht stimmte, entdeckte er auf diese Weise seine schlafbringende Wirkung und eröffnete damit die Reihe der künstlichen Schlafmittel, von denen in den folgenden Jahrzehnten zahlreiche Vertreter in die Therapie eingeführt wurden. Das Ergebnis einer gemeinsamen Arbeit des Chemikers FISCHER und des Klinikers v. MEHRING (1903—1905) erwies sich als besonders wichtig, da die Abwandlungsprodukte des Veronals neben ihren schlafmachenden Eigenschaften zum Teil bei der Epilepsie (HAUPTMANN, 1912) mit Erfolg eingesetzt werden können bzw. in Form des Evipans (WEESE, 1923) für die Ausführung von Kurz- und Basisnarkosen geeignet sind. Der Verzicht auf eine Vollnarkose bei nichtsteuerbaren Narkotica hat sich erstmalig für das von EICHHOLTZ (1927) entwickelte Avertin bewährt, da bei dieser Art des Vorgehens der Sicherheitskoeffizient außerordentlich erhöht wird.

Zweifellos hat die Behandlung der Epilepsie in den letzten Jahren weitere Fortschritte gemacht. Ausgehend von den Bromsalzen, die bereits 1853 von LAYCOCK zur Behandlung von Epileptikern empfohlen wurden, sind nach der Einführung des Luminals (1912) und des Prominals (1931) neu hinzuge-

kommen: die Hydantoine, von denen das von MERRIT und PUTNAM (1938) eingeführte Diphenylhydantoin sich als ein wirkungsvolles Mittel gegen die großen
Anfälle bewährt hat. Der von SPIELMANN (1954) synthetisierte und von RICHARDS
(1945) in die Therapie eingeführte Oxazolidinabkömmling Tridion ist mehr für
die Bekämpfung von Petit-mal-Anfällen geeignet. Daneben gewinnt das wiederum
von SPIELMANN 1948 dargestellte und von EVERETT untersuchte Phenuron
größere Bedeutung als Antiepilepticum, und es ist nicht zuletzt das Verdienst
der experimentellen Forschung und der von ihr erarbeiteten Testmethoden, daß
sich die Liste der Antiepileptica so rasch vermehren ließ.

Ebenso konnte man eine wirksame Bekämpfung histaminbedingter Phänomene erst in Angriff nehmen, als es gelang, Stoffe zu entwickeln, die bestimmte
Wirkungen des Histamins verhindern oder aufheben und bei Tier und Mensch
allergische Störungen bekämpfen sowie gleichzeitig eine gute Verträglichkeit und
eine zuverlässige Wirkung aufweisen. Um dieses Ziel zu erreichen und die früher
nicht beachtete Spezifität des Antihistamineffektes in ihrer pathogenetischen
und therapeutischen Bedeutung zu erkennen und klinisch auszuwerten, bedurfte es
einer langwierigen und schwierigen Entwicklungsarbeit. Es hat Jahre gedauert,
bis man vom Tastromin, an dem erstmalig 1937 von BOVET in vollem Umfange das
Problem der Histaminolyse als Grundlage für die Behandlung allergischer Phänomene erkannt wurde, nach Ausschaltung seiner unangenehmen Nebenwirkungen
zu einem klinisch brauchbaren Präparat, dem Antergan, gelangte (HALPERN, 1942),
das eine Verwendung in größerem Umfange gestattet.

Seit der Entdeckung des Antergan und der Entwicklung geeigneter tierexperimenteller Methoden setzte eine eifrige Suche nach besseren Antihistaminen ein,
wobei das pharmakologische Experiment einen Vergleich ihrer Wirkstärke
ermöglicht und die Aufdeckung neuer Verbindungen mit intensiverem Effekt erleichtert. In chemischer Hinsicht handelt es sich größtenteils um die Abwandlungsprodukte des Antergan, bei dem die einzelnen Strukturelemente in verschiedener
Weise ersetzt und verändert worden sind. Auf diese Weise gelangte man zu Verbindungen wie Neoantergan, Pyribenzamin, Diatrin, Synpen, Hibernon, Antistin,
Luvistin und Soventol. Weitere Antihistamine, zu denen Benadryl, Decapryn
und Systral zu rechnen sind, sind chemisch nicht prinzipiell anders strukturiert,
und das gleiche gilt letzten Endes für die Gruppe des Avil und Chlortrimeton
sowie für die Phenothiazinderivate und selbst für die in chemischer Hinsicht
stärker abweichenden Produkte Thephorin, Allercur und Omeril.

Aus der Abwandlung des Phenothiazinderivates Phenergan haben sich Prä-
parate entwickeln lassen mit Spezialindikationen, wie Dibutyl (Parsidol) und
Diparcol (Latibon), die vor allem bei Parkinson therapeutisch benutzt werden.
Weiterhin hat das in der gleichen Reihe stehende Megaphen (Largactil) in der
Psychiatrie sowie in der Chirurgie im Rahmen der potenzierten Narkose (LABORIT,
1948) eine große Bedeutung erlangt.

WYNGAARDEN und SEEVERS berichten, daß die Verkaufsumme der Antihistamine in den Vereinigten Staaten bereits 1951 100 Millionen Dollar betragen
hat. Dieser ungeheure Umsatz kennzeichnet besser als alle andern Zahlenangaben,
welche Stellung die Antihistamine innerhalb des Arzneischatzes zur Zeit einnehmen und welche Entwicklung dieses Forschungsgebiet seit der Entdeckung
der ersten Substanzen im Jahre 1937 und ihrem ersten erfolgreichen therapeutischen Einsatz im Jahre 1942 genommen hat. Wenn man daneben in Rechnung
stellt, daß die Chemiker innerhalb eines einzigen Jahrzehntes über 1200 verschiedene Verbindungen eigens in der Absicht synthetisiert haben, neue und bessere
Antihistamine aufzufinden, und wenn man sich die gesamten pharmakologischen
und klinischen Unterlagen, die zur Auffindung und Prüfung solcher Antihistamin-

substanzen notwendig sind, veranschaulicht, so gewinnt man eine Vorstellung, welche Arbeitsleistung für die Erschließung dieses kleinen Teilgebietes der Arzneimittelforschung aufgewandt wurde und mit welcher Intensität heute eine erfolgversprechende Problemstellung auf dem Arzneimittelsektor von allen Seiten in Angriff genommen wird.

Auf dem Gebiete der Spasmolytica ist der Einsatz von Chemie und Pharmakologie kaum weniger umfangreich gewesen. Hier waren es die beiden naturgegebenen Stoffe Papaverin und Atropin, die zum Ausgangspunkt dieser ganzen Entwicklung wurden. Besonders vom Atropin sind unzählige Abwandlungsprodukte dargestellt worden, da seine wertvollen therapeutischen Eigenschaften durch unerwünschte Nebenwirkungen eingeschränkt werden und der Wunsch nach einem gleichwertigen, besser verträglichen Ersatzstoff sehr ausgeprägt ist. Das Alkaloid Atropin ist ein Ester, der bei der hydrolytischen Spaltung in einen Alkohol und in eine Säure zerfällt. Jede dieser beiden Komponenten kann man in weiten Grenzen modifizieren und trotzdem atropinähnliche Wirkung erhalten. Auf diese Weise sind Syntropan (FROMHERZ, 1933), Navigan (TODA, 1929), Avacan (BROCK, 1952), Trasentin (MIESCHER, 1938) und andere Atropinverwandte entwickelt worden. Daneben hat man versucht, durch eine Umwandlung der Struktur spezielle Indikationsgebiete aufzuschließen, und hat im Parpanit (DOMENJOZ, 1946), Artan (CUNNINGHAM, 1949) und Akineton (HAAS, 1955) Substanzen geschaffen, die sich in der Behandlung extrapyramidaler Störungen als besser geeignet als die Alkaloide der Atropin- und Scopolamingruppe erweisen, da sie einen stärkeren therapeutischen Effekt mit geringeren Nebenwirkungen in sich vereinigen. Auch die Einführung quartärer Gruppen in atropinähnlich aufgebaute Wirkstoffe hat sich therapeutisch günstig ausgewirkt. Präparate dieser Art sind das Antrenyl (BEIN, 1952), Banthin (HAMBOURGER, 1950) und Buscopan (WICK, 1951), die neben einer Lähmung der parasympathischen Endapparate auf die ganglionären Umschaltstellen Einfluß besitzen und auf diese Weise für die Bekämpfung von spastisch bedingten Schmerzen brauchbare Ansatzpunkte liefern.

Schließlich ist eine Arbeitsrichtung interessant geworden, welche die Arzneimittelforschung in den letzten Jahren eingeschlagen hat. Sie beruht auf den mannigfaltigen Versuchen der pharmazeutischen Industrie, die Errungenschaften und Erfahrungen, welche die Technik auf dem Gebiete der Kunststoffe aufzuweisen hat, für die Arzneimittelherstellung nutzbar zu machen. Besonders wichtig sind die künstlich hergestellten Polymerisationsprodukte geworden, welche zur Substitutionstherapie bei Blutverlusten geeignet sind. Bei der Suche nach kolloidalen Substanzen griffen WEESE und HECHT (1943) auf Kunststoffe zurück, die von REPPE in großer Zahl hergestellt worden waren. Als bester Stoff erwies sich das Kollidon, das in Form einer sterilen blutisotonischen Flüssigkeit unter dem Namen Periston im Handel ist. Ein weiteres Blutersatzmittel stellt das Dextran dar, das aus Kohlenhydrat-Grundstoffen aufgebaut ist und infolge seiner hochmolekularen polymeren Beschaffenheit für diese Zwecke ebenfalls nutzbar ist. Dieser Stoff war bereits gegen Ende des vorigen Jahrhunderts in Form des Rohdextrans von SCHEIBLER entdeckt worden. Er tritt als eine schleimige Substanz auf, welche die Rohrleitungen und Filter bei der Zuckerfabrikation verstopft, und wird von dem Bacterium Leuconostoc gebildet. 1941 ist es INGELMAN und GRÖNWALL gelungen, ein gereinigtes Präparat zu entwickeln, das als Ersatzmittel für die Blutflüssigkeit Verwendung findet und unter dem Markenzeichen Dextran und Macrodex gehandelt wird.

Selbst die schärfsten Kritiker der heute üblichen und gebräuchlichen Behandlung mit Arzneimitteln werden zugeben müssen, daß in dem neu eroberten thera-

peutischen Gut viel Brauchbares und Nützliches enthalten ist. Die geradezu
radikale Abwendung von dem Brauchtum früherer Jahrhunderte, ausschließlich
aus der Natur alle Medizinen zu beziehen, erscheint demnach nicht so hoffnungs-
los falsch, wie es die Verfechter anderer Heilprinzipien vielfach behaupten.
Selbstverständlich vermögen die modernen Arzneimittel nicht alle therapeutischen
Probleme zu lösen; sie bergen unter Umständen sogar bei einer nicht zweckmäßigen Handhabung große Gefahren in sich. Es wird deshalb immer auf dem Arzneimittelgebiet in der Praxis am Krankenbett zwischen Wollen und Können eine
Kluft geben, innerhalb der genügend Raum für Widersprüche und Einwände besteht. Die Erfolge mit den modernen Heilmitteln, besonders bei der Bekämpfung
von Infektionskrankheiten, bestätigen indes in eindrucksvoller Weise, daß die für
die Auffindung dieser Stoffe angewandte Mühe und Forschungsarbeit nicht ganz
vergeblich war. Man kann deshalb ruhig zugeben, daß manche Bedenken berechtigt und Mängel offen zutage treten; trotzdem bleibt der gewaltige Umschwung, der sich in den letzten 100—150 Jahren vollzogen hat, insgesamt ein
Fortschritt zum Besseren, da er uns eine Fülle von neuen und wertvollen therapeutischen Möglichkeiten beschert hat; das angestrebte Ziel, für das ärztliche
Handeln bei allen Krankheiten zuverlässige Grundlagen zu schaffen, ist allerdings
einstweilen bei weitem nicht erreicht.

Wenn man aber diese Entwicklung bejaht, so darf man nicht vergessen, daß
diese Wandlung, die sich im ärztlichen Handeln vollzieht, mit dem Fortschritt
der Chemie aufs engste verknüpft ist. Das zeigt schon die Tatsache, daß die
organische Chemie, die anfangs fast ausschließlich wissenschaftlich-präparativ
tätig war, inzwischen nahezu alle Gebiete der experimentellen Naturwissenschaft
erobert hat. Es gibt infolgedessen kaum noch Interessenbereiche, wie die innere
Medizin, die Lehre von den Hormonen und Vitaminen, das Studium der Viruskrankheiten, das Carcinomproblem und die Pflanzenphysiologie, an denen der
moderne Chemiker nicht maßgeblich mitarbeitet.

Diese Entwicklung vollzog sich, geschichtlich gesehen, eigentlich rückläufig,
und gerade dies macht es verständlich, warum auf dem Gebiete der Chemotherapie
und beim Aufkommen der vielen modernen Arzneimittel die chemische Industrie heute eine so entscheidende Rolle spielt. Die anfänglichen Erfolge der
EHRLICHschen Schule haben damals weite Kreise zur Synthese zahlreicher Präparate angeregt. Die meist erfolglosen und langwierigen Serienuntersuchungen
haben die Geduld der Synthetiker bald erschöpfen lassen, zumal alle Versuche,
einen Zusammenhang zwischen Konstitution und Wirkungstyp aufzudecken, leider
gescheitert sind. Infolgedessen sind die Chemotherapie und die Suche nach neuen
Arzneistoffen — heute fast nur von praktischen Gesichtspunkten geleitet — zum
Privileg der großen Industrien und wissenschaftlichen Institutionen geworden,
weil diese allein über einen genügend großen Stab von Mitarbeitern und die notwendigen Geldmittel verfügen, um diese schwierige Kleinarbeit mit Ausdauer,
Geduld und Aussicht auf Erfolg durchzuführen. Über diese zweckgerichtete
Forschungsweise ist die reine wissenschaftliche Grundlagenforschung manchmal
unzweifelhaft vernachlässigt worden, zum Nachteil natürlich des gesamten Gebietes. Das schmälert aber nicht den praktisch sichtbaren Erfolg, es fordert
lediglich ein erhöhtes Maß an Selbstkritik und neuerliche Anstrengungen heraus,
um mit dem Ausbau exakter wissenschaftlicher Erkenntnisse noch bessere Grundlagen für die Praxis zu schaffen.

Forschung und Produktion, zwei Disziplinen, die in ihren Aufgaben und Zwek-
ken so heterogen erscheinen, brauchen demnach auf dem pharmazeutisch-
chemischen und medizinischen Gebiet keine unvereinbaren Gegensätze darzustellen. Sie sind es höchstens für eine abstrakte Denkweise, die jeglichen Zweck,

auch den Zweck der Heilung des kranken Menschen, aus der Arzneimittelwissenschaft verbannt wissen will. Die Ausschöpfung der unbegrenzten Möglichkeiten der Chemie mit der Zielsetzung der Krankheitsbekämpfung, die sich im Laufe der Jahre so vielfältig und vorteilhaft bewährt hat, ist aber nur dann wirklich berechtigt, wenn Forschung und Produktion gemeinsam redliche Helferinnen des Arztes sein wollen und wenn sie die Ergebnisse ihrer Arbeit als eine zweckgebundene, angewandte Wissenschaft ansehen, die ernsthaft bemüht ist, nützliche und gediegene neue therapeutische Waffen zu besorgen, die der Arzt aus der Kenntnis ihrer Wirkungsweise in einem wohldurchdachten und zweckdienlichen Heilplan zum Segen seines hilfsbedürftigen Mitmenschen anwenden kann.

Die Heilpflanzen und die Therapie

Tief ist der Brunnen der Vergangenheit.
TH. MANN.

Jahrhundertelang bezogen Arzt und Apotheker ihre Ware ausschließlich aus der Natur, der großen Apotheke Gottes. Ursprünglich war jeder Arzt sogar sein eigner Apotheker. Er bereitete die Medizinen selbst aus Drogen und anderen Substanzen, und die von der Natur gelieferten Produkte aus dem Mineral-, Pflanzen- und Tierreich bildeten den Inhalt der Arzneibücher. Noch heute erinnert die Bezeichnung „galenische Mittel" für Präparate, die in den Apotheken auf der Grundlage empirischer Erfahrungen und mit Hilfe einfacher Manipulationen hergestellt werden, daran, daß der Arzt GALEN (129—201 n. Chr.) auf diesem Gebiet über große praktische Erfahrungen verfügte. Im Laufe der jüngsten Entwicklung treten diese Naturstoffe und ihre einfachen Zubereitungsformen immer mehr hinter der täglich wachsenden Zahl von chemischen und industriellen Präparaten zurück. Insbesondere bei den Arzneipflanzen kann man den Eindruck gewinnen, daß sie zum Aussterben verurteilt sind und in absehbarer Zeit völlig von den reinen Wirkstoffen bzw. von abgewandelten halbsynthetischen Präparaten oder chemischen Produkten verdrängt werden.

Schon auf den frühesten Entwicklungsstufen hat der Mensch erkannt, daß gewisse Pflanzen auf seinen Organismus und den der Tiere einwirken, und er hat sich ihrer Eigenschaften vor allem zu Jagdzwecken bedient. Aus diesen Beobachtungen sind vermutlich die ersten Anfänge der Pharmazie hervorgegangen, indem der Mensch die Pflanzenkräfte als Hilfsmittel benutzt hat, um gefährliche und lebensbedrohende Fremdstoffe, die im Körper des Erkrankten entstehen, zu entfernen oder um die Krankheitsdämonen zu verjagen. In Mesopotamien und im Bereich der andern großen Flußtäler des Nils, des Indus und des Hoang-ho vollzogen sich zu verschiedenen Zeitläufen die ersten Übergänge vom Jägertum zu einer seßhaften Ackerbau- und Pflanzenkultur. Mit dieser Entwicklung von Ackerbau und Viehzucht ergeben sich eine völlige Wandlung des menschlichen Daseins und ein entscheidender Wechsel der Stellung des Menschen im Kosmos, da ihm zu diesem Zeitpunkt erstmalig auferlegt wird, nicht mehr den Zufall der Jagd zu seinem Besten zu wenden, sondern aus den Gesetzen des pflanzlichen Entstehens, Wachsens und Untergehens im Kreislauf der Jahreszeiten und aus dem ewigen Werden, Sein und Vergehen Neues und Nutzbringendes für sein Leben und seine Lebensfähigkeit zu schaffen. Das setzt ein Wissen und ein Bemühen um die Kenntnis der Dinge und seines eigenen Wesens voraus. Nur auf Grund eines sinnvollen Planens wird es ihm gelingen, seine Welt zu durchdringen, zu formen und sich nutzbar zu machen. In dieser Epoche des Menschengeschlechtes liegt demnach der eigentliche Anfang des menschlichen Geisteslebens, und es ist nicht verwunderlich, daß aus diesen Zeiten die ersten Hinweise und Funde stammen, aus denen zu entnehmen ist, daß der Mensch sich damals mit den Heilkräften der Pflanzen zu beschäftigen begann.

In den Grabungen der bandkeramischen Siedlungen und in der Nähe der Pfahlbauten finden sich neben Resten von Getreiden häufig Lein, Mohn, Chenopodium, Sambucus und Reseda. Vielleicht sind einige von diesen bereits als Heilpflanzen benutzt worden. Daneben berichten die alten Sagen bei fast allen Naturvölkern von dem Wissen um die besonderen Kräfte der Pflanzenwelt. Sichere Nachrichten geben uns die ersten schriftlichen Überlieferungen und die Ausgrabungsergebnisse aus den Stromländern, die von der Anwendung der Pflanzen zu Nutz- und Arzneizwecken mit aller Deutlichkeit erzählen. Die Keilschriftenbibliothek des Königs ASSURBANIPAL (668—626 v. Chr.) enthält eine ausführliche Materia medica. Noch älter sind die erhaltenen Reste einer Hausapotheke der ägyptischen Königin MENTUHOTEP, die im 2. Jahrtausend v. Chr. gelebt hat, und eine Niederschrift des Papyrus Ebers (um 1550 v. Chr.) sowie des Papyrus London (1350 v. Chr.), die zahlreiche Arzneivorschriften aufzählen. Auch HOMER (8. Jh. v. Chr.) kann Ägypten nicht besser kennzeichnen, als daß er es als ein Land voll von Arzneikräutern nennt. DIOSKURIDES (1. Jh. n. Chr.) kann etwa bei 80 Pflanzen in seiner Materia medica angeben, daß sie in Ägypten seit langer Zeit für pharmazeutische Zwecke genützt werden. Ebenso läßt sich in Indien in den frühesten Zeiten ein reichhaltiges Wissen um die Kultur und Verwendung von Arzneipflanzen nachweisen. Die Ayur-Veda des SUSRUTA enthalten eine Aufstellung von Giften und Gegengiften und eine Materia medica mit 760 Heilmitteln sowie vielen Rezeptangaben. Ähnlich weit zurück reichen die Kenntnisse über die Arzneipflanzen bei den ostasiatischen Völkern, vor allem bei den Chinesen. Unter dem Kaiser SHEN NUNG (angeblich 3000 v. Chr.) soll dort eine Pflanzenkunde verfaßt worden sein, die über 100 Drogen Auskunft gibt. Ephedra, Kampfer, Rhabarber und Giseng standen sicherlich schon in den ältesten Zeiten in hohem Ansehen und wurden vielfach therapeutisch eingesetzt.

Selbst die Ursprünge der Chemie reichen bis in diese Epochen zurück, indem diese Völkerfamilien mit Erfolg versuchen, aus den natürlich vorkommenden Mineralien durch Vermischen und Erhitzen neue Stoffe zu gewinnen. Vielleicht hängt das Wort Chemie mit der ägyptischen Bezeichnung „chem" für „die schwarze Erde" zusammen. Ebenso ist evt. der Ausdruck Pharmazie ägyptischen Ursprungs. Auf einer Darstellung, die in einem ägyptischen Königsgrab aufgefunden wurde, ist Thot, der Gott der Heilkunde, als Lotse auf einem Schiff abgebildet und als Ph-ar-maki, d. h. als Verleiher der Sicherheit, bezeichnet.

Trotz aller weiträumigen Entfernungen hat offenbar in diesen frühen Zeiten zwischen den einzelnen Kulturbereichen ein reger Austausch von Waren und Geräten stattgefunden, an dem die Arzneimittel teilnahmen, so daß lange vor Beginn unserer Zeitrechnung einzelne Heilstoffe und Drogen aus Indien, aus dem Fernen Osten, aus dem Lande Punt bis in den Bereich der westlichen Völker geraten sind und dort Verwendung fanden. Für Ägypten ist gesichert, daß es im 2. Jahrtausend v. Chr. einen regen Handelsverkehr mit seinen Nachbarvölkern pflegte und von dort Aloe, Rizinus, Hanf und anderes bezogen hat. Aconit, Myrrhe, Senf und Safran erwähnt HIPPOKRATES (460—377 v. Chr.) als persische Heilmittel. Weiterhin kommen aus dem persischen Heilschatz die Harze, Ammoniacum, Galbanum und die Asa foetica, die die dort einheimischen Umbelliferen liefern. Wahrscheinlich geht überhaupt die Kenntnis der ägyptischen Heilkunde in weitem Umfange auf altbabylonische Überlieferungen zurück (v. OEFELE), für die beispielsweise die Verwendung der Süßholzwurzel als Hustenmittel, des Hyoscyamus als Schlafmittel und anderes belegt ist.

Alle diese heilkundlichen Erfahrungen der alten Kulturvölker des vorderen und weiteren Orients bilden schließlich die Grundlage, aus der sich die spätere Heilkunst der Griechen und Römer entwickelt und zu der in dem folgenden Jahrtausend die arabische bzw. spanisch-maurische Medizin mit Ibn al Beitar († 1248) und Avicenna (980—1037) als deren wichtigste Vertreter hinzukam. Aus diesen Wurzeln insgesamt erwuchs die mittelalterliche Heilkunde, die vieles von diesem alten Erfahrungsschatz bis in unsere heutige Zeit hinübergetragen hat.

In der griechischen Medizin kann als älteste Überlieferungsquelle Homer gelten, der einige Arzneizubereitungen aus Pflanzen nennt sowie Moly, das Odysseus gegen die Zauberkräfte der Circe benutzt, und Nepenthes, das „Kummer zu tilgen und Groll und jeglicher Leiden Gedächtnis" zu beseitigen vermag. Eine weit größere Kenntnis besitzt Herodot (500 v. Chr.), der nahezu 100 Arzneipflanzen namentlich erwähnt und von dem eine eingehende Beschreibung über den Anbau und die Gewinnung von Rizinus, wie sie in Ägypten geübt wurden, stammt. Im Corpus Hippocraticum sind 236 Heilpflanzen beschrieben, die zu dieser Zeit schon von besonders beauftragten Personen, den Rhizotomen, geliefert werden und vom Arzt jeweils vor der Verabreichung auf ihre Identität und Eignung zu prüfen sind. Arzneipflanzen aus den Bergen hält Hippokrates für wirksamer als die aus den Tälern. Weiterhin wird in diesen Büchern für die Bereitung der Arznei Sorge getragen. Mit Vorliebe angewandt werden bestimmte Arzneiformen, wie die Aufgüsse, Mixturen, Pillen, Mutterzäpfchen, Pastillen sowie Lecksäfte, in denen die Arznei aufgeschwemmt war. Pflaster hat Hippokrates dagegen nicht gebraucht. Ebenso verzichtet er bei vielen seiner Arzneivorschriften auf exakte Gewichtsangaben der Einzelbestandteile, wie er überhaupt bei der Behandlung seiner Kranken viel mehr Wert auf die Festlegung einer geeigneten Diät als auf die Verordnung von Arzneimitteln legt. Als die eigentlichen Begründer der Arzneipflanzentherapie werden daher mit Recht Theophrast von Eresos (372—288/87 v. Chr.) und Dioskurides angesehen.

Theophrast, ein Lieblingsschüler des Aristoteles, liefert in seiner Historia plantarum eine erste eingehende und kritische Beschreibung aller zu seiner Zeit therapeutisch angewandten Pflanzen. Dieses Gebiet findet dann bei Dioskurides etwa 450 Jahre später in seiner Materia medica eine Vollendung, wie sie in der damaligen Zeit schlechthin nicht weitergetrieben werden konnte. Sein Werk berücksichtigt alle typischen Elemente der Pharmakotherapie und vermittelt über Herkunft, Vorkommen, Einsammeln, Aufbewahrung und Zubereitung sowie über Anwendung, Indikationsstellung und Nützlichkeit von vielen Hundert Pflanzen genauere Auskunft. Es ist dadurch zu einer Fundgrube für alle späteren Bearbeiter der Pflanzenheilkunde geworden, die oft bedenkenlos seine Angaben abgeschrieben haben, ohne zu ahnen, daß die bei Dioskurides aufgeführten Pflanzen aus dem östlichen Mittelmeerraum stammen und nicht immer identisch mit denen der mitteleuropäischen Flora sind. So wurde die Materia medica zu einem Standardwerk, das über 1½ Jahrtausende Geltung besaß. Die spätantiken Ärzte haben es in weitestem Umfange ausgenutzt, und im Mittelalter bis hinein in die Neuzeit sind diese Lehren weithin verbreitet und üben in Übersetzungen und Abschriften und durch die Übernahme in andere Arzneipflanzenbücher einen fast unübersehbaren Einfluß aus. Besonders berühmt geworden ist eine reich illustrierte Handschrift der Materia medica, der Codex Constantinopolitanus, den sich die Kaiserstochter Anicia Juliana im 5. Jh. n. Chr. anfertigen ließ und der in Wien aufbewahrt wird.

Zwischen Theophrast und Dioskurides liegen die Entwicklung der alexandrinischen Medizin im Zeitalter des Hellenismus sowie die Verpflanzung der griechischen Heilkunde nach Rom und die Anfänge der römischen Medizin. Auch diese Jahrhunderte haben auf dem Gebiet der Heilpflanzenkunde einige eigene Spuren hinterlassen. Bereits aus dem Schülerkreis des ARISTOTELES ist ein weiterer Verfasser eines medizinischen Kräuterbuchs hervorgegangen, DIOKLES VON KARYSTOS (um 300 v. Chr.), dessen Werk auf die Arzneimittellehre des KRATEUAS einen gewichtigen Einfluß ausübte. Dieser wirkte am Hof des MITHRIDATES EUPATOR VON PONTUS (120—63 v. Chr.) und galt als ein besonderer Kenner der Pharmakotherapie. Aus der gleichen Zeit stammt ein Lehrgedicht des NIKANDROS VON KOLOPHON (zwischen 135 und 131 v. Chr.), das die Theriaka und Alexipharmaka, die Gifte und Gegengifte, in Versform abhandelt.

Die frühe italienische Medizin hat einige Hausmittel hinzugefügt. So erwähnt der ältere CATO (234—149 v. Chr.) in seiner Schrift über den Ackerbau, daß Granatäpfel gegen Würmer, Wacholderbeeren gegen Harnbeschwerden nützlich sind. Im übrigen wendet er sich schärfstens gegen jeden Einfluß von auswärts, und er will von dem Import der griechischen Heilkunde, die er als eine Modetorheit betrachtet, nichts wissen. Für ihn steht vielmehr fest, daß man fast alle Krankheiten mit Kohl, der im eigenen Lande wächst, zu heilen vermag, der ihm damit zur Panazee, zum Allheilmittel, wird. Erst mit TERENTIUS VARRO (116—27 v. Chr.), der in seiner Übersicht über die gesamte Wissenschaft auch die Medizin in die freien Künste einreiht und sie damit zu einer Beschäftigung abstempelt, die des freien Mannes würdig ist, beginnt man sich bei den Römern schriftstellerisch stärker mit der Naturwissenschaft und der Heilkunde zu befassen, und so erscheinen wenige Jahre nach der Zeitenwende zwei Laienschriften von A. C. CELSUS und von PLINIUS, in die alles Wissen über die Arzneibeschaffung, Herstellung und Verwendung eingeht bzw. die gesamte damalige Kenntnis auf dem Gebiete der pflanzlichen, tierischen und mineralischen Heilmittel in bunter Mischung kritiklos zusammengetragen ist. Daneben steht ein Spezialwerk über die Arzneibehandlung, die Compositiones medicamentorum des SCRIBONIUS LARGUS (1. Jh. n. Chr.), das gleichfalls gewisse popularisierende Tendenzen verrät, im übrigen jedoch den Charakter einer wissenschaftlichen Arbeit trägt und etwa 240 Pflanzen und Arzneivorschriften behandelt. In allen diesen Schriften finden sich viele Arzneipflanzen, die heute noch, wenn auch mit erheblich eingeschränkten Indikationsstellungen, praktische Bedeutung besitzen, wie die Adonis, die Scilla, die Aloe, der Rhabarber, die Schafgarbe, Thymus und Enzian, das Süßholz und die Weidenrinde. Sie sind bei GALEN gleichfalls anzutreffen und ihm in ihrer Anwendbarkeit am Krankenbett durchaus geläufig.

Die Jahrhunderte, die auf GALEN folgen, haben kaum selbständige medizinische Leistungen hervorgebracht. Es gibt zwar aus dieser Zeit einige Rezeptsammlungen, wie das dem APULEIUS zugeschriebene Kräuterbuch De medicaminibus herbarum aus dem 4. Jahrhundert und eine Darstellung der leicht beschaffbaren Arzneimittel, das Euporiston des THEODORUS PRISCANUS (4.—5. Jahrhundert), die uns ein Bild über die Therapie inklusive der Wundermittel vermitteln, die die Ärzte damals anwandten. Insgesamt ist aber diese Literatur nur als Bewahrerin der Tradition von Bedeutung. Ähnliches gilt für den gesamten byzantinischen Kulturkreis, dem wir auf dem Gebiete der Heilpflanzen zusätzlich die Übernahme einiger Mittel aus dem persischen, arabischen bzw. indischen Heilschatz verdanken. So erscheint beispielsweise bei SIMEON SETH im 11. Jahrhundert der Kampfer als ein Medikament, geeignet für die Behandlung von Entzündungen und zur Herabsetzung der sexuellen Begierden, weil Kampfer ein kaltes Arzneimittel sein soll. Daneben erwähnt SETH die Gewürznelke, die Muskatnuß, den Haschisch sowie zahlreiche Sirupe, z. B. den Veilchensirup bei Brustkrankheiten, alles Produkte des Orients, die für das Studium der Beziehungen zwischen der abendländischen und der morgenländischen Medizin von Interesse sind.

Diese Bereicherung des Arzneischatzes erfährt eine weitere Ausbreitung durch die arabische Medizin, die eine Reihe neuer Drogen hinzufügt, so daß die Arzneimittellehre des IBN AL BAITAR († 1248) eine Liste von etwa 1400 Pflanzen und Drogen aufweist, in der fast alle von DIOSKURIDES und PLINIUS genannten Pflanzen sowie etwa 200 neuartige abgehandelt werden. Er nennt als Heilanzeigen der Herbstzeitlosen Gicht und Rheuma und zählt bei den Abführmitteln neben Crotonöl und Coloquinthen Aloe, Rhabarber und Sennesblätter auf.

Auch die im Norden lebenden Völker haben dem Erfahrungsschatz einige neue Pflanzen hinzugefügt, so die Mistel, der die Kelten besondere Wirkungen als Allheilmittel zuschreiben. Außerdem gewannen die Germanen einige Medikamente aus einheimischen Pflanzen und verwandten etwa Abkochungen und Aufgüsse von Wacholder, Arnika und Kamillen. Daneben besteht bei ihnen ein weitverbreiteter Kräuterzauber. Man trägt beispielsweise Pflanzen als Amulette zum Schutze gegen Dämonen und Teufelswerk, woran noch gewisse volkstümliche Namen wie Beifuß, Lendenwurz und andere erinnern. Insgesamt ist der Gewinn aus diesen Ländern verschwindend gering im Vergleich mit dem, was nach der Verbreitung des Christentums über die Klostergärten an Arzneipflanzen aus dem Mittelmeerraum nach Norden gelang. Auf dieser Basis entstehen einige frühzeitige Rezeptsammlungen, die in charakteristischer Weise spätantikes Wissensgut mit gallo-keltischem Volkstum verbinden, wie die Verordnungen des MARCELLUS EMPIRIKUS aus Bordeaux um 410 n. Chr. Von einem speziellen Interesse für die Pflanzenheilkunde zeugt weiterhin ein Lehrgedicht, das der Mailänder Bischof BENEDICTUS CRISPUS um 700 verfaßt hat und in dem er die Heilkräfte der Pflanzen gegen 26 Krankheiten preist. Ähnlich besingt der Abt WALAFRIDUS STRABO (809—849) in seinem Hortulus in Versform den Heilwert der Pflanzenwelt, die in den Klostergärten gezüchtet wurde. Ein weiteres Kräuterbuch entstand im 11. Jahrhundert unter dem Namen Macer Floridus, das in Hexametern die frühmittelalterlichen und antiken Quellen verbreitet und eine stärkere Nachwirkung auf die spätere Entwicklung ausübt.

Neben diesen pharmakotherapeutischen Spezialschriften steht das berühmte Capitulare KARLS D. GR. (um 742—814), das Verordnungen über die Zucht von Gewürz- und Arzneipflanzen enthält und für die Ausbreitung der Pflanzenkultur besonders bedeutungsvoll wurde. Es empfiehlt u. a. folgende Pflanzen zum Anbau, die teilweise für Heilzwecke benutzt werden können, den Anis, Dill, Fenchel, Kümmel, Liebstöckl, Lein, Lorbeer, die Pfefferminz, Salbei und den Senf.

Das eigenständigste Erzeugnis des frühen Mittelalters bleibt die Heilmittellehre der Äbtissin HILDEGARD VON BINGEN (1098—1179), in der diese hochgebildete Frau vorwiegend basierend auf eigner Anschauung und Erfahrung über die einheimischen Drogen berichtet und daneben einige ausländische Pflanzen wie Kampfer, Cubeben, Lorbeer, Muskatnuß und Oliven einbezieht. Für die Drogenbezeichnung wählt sie vielfach mittelalterliche Namen, die in der Pflanzenkunde etwas völlig Neuartiges darstellen, so für Absinthium: Wermuda, für Capsella Bursa Pastoris: Bluotwurz, für Caryophylli: Nelchin, für Conium: Schierling, für Hyoscyamus: Bilse, für Levisticum: Lubestuckl, für Zedoarium: Zitjvar.

In der gleichen Zeit ist Salerno zum Mittelpunkt der wissenschaftlichen abendländischen Medizin geworden und hat für die Überlieferung des alten Erfahrungsgutes sowie für die Übernahme der arabischen Medizin ins Abendland Entscheidendes beigetragen. Ein dort verfaßtes Antidotarium, eine anonyme Sammlung von Rezeptformeln, bildet die Grundlage für das im Laufe der Jahrhunderte weiter ausgebaute Antidotarium Nicolai, das sich später zu einem überall geschätzten Apothekerhandbuch entwickeln sollte. Ein viel beachtetes anderes Werk dieser Schule behandelt die einfachen Medikamente, die für die allgemeine Praxis besonders geeignet sind. Es wird dem MATTHAEUS PLATEAREUS zugeschrieben und heißt mit seinem eigentlichen Titel De simplici medicina, wird aber meistens als Circa instans nach den Anfangsworten dieser Arzneimittellehre bezeichnet. Bei der Drogenliste der salernitanischen Schule, der Alphita, ist man ähnlich verfahren, da sie mit diesem Wort beginnt, das ein für therapeutische Zwecke bereitetes Gerstenbrot bedeutet.

Der mittelalterliche Mensch strebt stets nach Sichtung und Ordnung des Überlieferten; er bemüht sich deshalb immer wieder, die Autoritäten der Antike und das überlieferte und zeitgenössische Wissensgut weltanschaulich mit der Glaubenslehre des Christentums in Einklang zu bringen. Zu diesem Bedürfnis, Diesseits und Jenseits als eine Einheit zu verbinden und Mensch und Natur nicht nur nach den realen Erfordernissen des Tages, sondern sub spezie aeternitatis zu werten, kommt als Neues in diesem Zeitraum hinzu, daß in großem Umfange starke volkstümliche Elemente in die Heilkunde eindringen und die Therapie befruchten. Daneben stehen einige große Männer, die trotz aller Verhaftung im mittelalterlichen Denken, Interessen für die empirisch-experimentelle Naturforschung aufbringen, so z. B. ALBERTUS MAGNUS (1193—1260), aus dessen Feder eine Beschreibung von etwa 250 Arzneipflanzen und Drogen stammt, die in ihren pharmazeutischen Angaben teils auf AVICENNA (980—1037), teils auf eigene Beobachtungen zurückgeht.

Von diesen Schriften des ALBERTUS MAGNUS und seines Schülers THOMAS VON BRABANT (um 1201—1280) ist das erste in deutscher Sprache verfaßte volkstümliche Buch über Arzneipflanzen, das Buch der Natur des KONRAD VON MEGGENBERG (1309—1374), stark beeinflußt. Es behandelt etwa 90 Arzneikräuter. Einige von ihm geprägte Pflanzennamen, wie Alraun für Mandragora, Wachalter für Juniperus, Mauszwivel für Scilla, Wanzenkraut für Koriandrum und weitere vermitteln am besten einen Eindruck, welche Nachwirkung diese erste Naturgeschichte in deutscher Sprache gehabt hat. 100 Jahre nach dem Tode von MEGGENBERG hat P. SCHÖFFER in Mainz das Buch gedruckt und jedem Kapitel einen blattgroßen Holzschnitt in primitiver Ausführung vorangestellt. Es ist damit zum ersten illustrierten Pflanzenbuch geworden. Gleichzeitig gab derselbe Verleger ein zweites Kräuterbuch unter dem Titel „Herbarius" heraus, das in lateinischer Sprache abgefaßt und vor allem für Apotheker, Mönche und Ärzte zur Anleitung für die Anlage eines Kräutergartens und einer Hausapotheke bestimmt war. Es fand reißenden Absatz, so daß in unmittelbarer Folge mehrere Nachdrucke erscheinen mußten, einer in niederländischer Sprache. Dieser außerordentliche Erfolg gab SCHÖFFER den Mut, ein ähnliches, aber umfangreicheres Werk, den Hortus sanitatis des Mainzer Stadtarztes J. WONNECKE V. CUBE (Kaup) auf den Markt zu bringen, das in 435 Kapiteln fast den gesamten damaligen Arzneischatz, meist ohne selbständiges Urteil und entlehnt von früheren Autoritäten, behandelt. 382 Beschreibungen sind Pflanzen gewidmet, von denen nur 14 nicht illustriert sind. Die restlichen 53 Kapitel sind mineralischen und tierischen Arzneimitteln vorbehalten. 1491 erschien zusätzlich der große Hortus sanitatis von JACOBUS MEYDENBACH, der das Buch der Natur des K. v. MEGGENBERG mit seinem kleineren Vorgänger zu verschmelzen versuchte, die Zahl der Pflanzenbeschreibungen auf 530 vermehrt und über 1066 Abbildungen verfügt.

In der nun folgenden Zeitperiode des 16. Jahrhunderts erlebt die Pharmakotherapie einen großen Aufschwung, bedingt durch das Wirken einiger Männer, die man als die Väter der wissenschaftlichen Botanik bezeichnet. Sie verdienen diesen Namen mit Recht, weil sie erstmalig nur in beschränktem Umfange an die Lehren des klassischen Altertums anknüpfen, sich von der Tradition unabhängig machen und sich einer auf eine Naturbeobachtung gestützte Beschreibung all jener Pflanzen zuwenden, die jedem Botaniker im Gebiet seiner Heimat zugängig sind und die er des medizinischen Interesses für wert hält. Auf diese Weise wird ein Beobachtungsmaterial gesammelt, von dem das Altertum wie auch das Mittelalter nur geringe Ahnung besaß. Zugleich gelangt man zu der Überzeugung, daß Kenntnisse, aus eigener Sicht und Erfahrung gewonnen, wertvoller sind als alles vom Vorgänger Entlehnte. Schließlich lernt man einsehen, daß der Versuch, in den Pflanzen der Heimat die bei THEOPHRAST, DIOSCURIDES, PLINIUS und GALEN genannten Drogen wiederzuerkennen, oft undurchführbar ist, da die Beschreibungen der Alten höchst kümmerlich und für eine Auffindung der eigenen Pflanzen meist gänzlich unbrauchbar sind. Ohne die Mitarbeit der Holzschneider und Illustratoren wäre diese Leistung vielleicht undenkbar gewesen, da die Wiedergabe der Pflanzen nach der Natur, und zwar naturgetreu, so daß jedes botanisch geschulte Auge auf dem Bilde sogleich erkennen konnte, was es darstellt, dazu zwang, die Pflanzen mit offenen Augen anzuschauen. So liegt denn der wissenschaftliche Gewinn dieser Kräuterbücher des 16. Jahrhunderts weitaus mehr auf der Seite der Botanik und in der genauen Beschreibung der Pflanzenwelt als auf medizinischem Gebiet. Trotzdem sind in diesen Büchern vielfach Ansätze für eine neue Auswertung der Pflanzenkunde zu therapeutischen Zwecken zu finden, wenn sich auch hier das reale Wissen stärker mit der antiken Tradition und einer symbolhaften Ausdeutung vermengt und nur bedingt Richtiges und Brauchbares erwächst.

Das erste dieser Kräuterbücher gab O. BRUNFELS (1488—1534) heraus, zunächst 1530 in einer lateinisch geschriebenen Ausgabe, auf die 1532 eine deutsche Übersetzung mit dem Titel „Contrafeyt Kreuterbuch" folgt. Die Abbildungen, die unter der stetigen und strengen Kontrolle von BRUNFELS durch H. WEYDITZ angefertigt wurden, stellen schlechthin Kunstwerke von hohem Range dar. Von den jetzt noch benutzten Arzneipflanzen sind dargestellt: Schafgarbe, Melisse, Herbstzeitlose, Tollkirsche, Bilsenkraut, Schöllkraut und viele andere. Das Buch bemüht sich im übrigen, die von den Alten beschriebenen Pflanzen mit den von BRUNFELS in der Umgebung von Straßburg und im Rheingau gesammelten zu identifizieren und Ordnung in die Nomenklatur zu bringen, indem es die Pflanzen nicht mehr in der alphabetischen Reihenfolge, sondern nach Familien getrennt aufführt.

Kritischer angelegt ist das Kräuterbuch des HIERONYMOS BOCK (1498—1554), das 1539 erstmals und 1546 mit Abbildungen versehen erscheint und das sich hauptsächlich mit der Pflanzenwelt seiner engeren Heimat des Wasgaues beschäftigt, daneben einige ausländische Drogen, die dort kultiviert werden, wie den Mandelbaum, das Süßholz, die römische Kamille und die Coloquinthen einbezieht. Auch die Digitalis purpurea ist hier erstmalig erwähnt. Im übrigen reproduziert dieses Buch nicht mehr die Angaben der antiken Literatur, sondern liefert selbst recht gute und zutreffende Beschreibungen und versucht, die Pflanzenwelt nach ihrer natürlichen Verwandtschaft zu gruppieren.

Übertroffen werden beide Autoren von LEONHART FUCHS (1501—1566), dessen New Kreutterbuch in deutscher Übersetzung seines ursprünglich lateinisch verfaßten Werkes Historia stirpium 1543 gedruckt wurde und das durch besonders schöne, bis heute unübertroffene Pflanzenabbildungen ausgezeichnet ist, welche von H. FÜLLMAURER, H. MEYER und V. R. SPECKLE stammen und den HOLBEINschen Arbeiten nicht nachstehen. Auch der Text, welcher Name, Geschlecht, Gestalt, Heimat und Blütezeit sowie „krafft und würckung" berücksichtigt, überragt die früheren Arbeiten erheblich, da er immer wieder auf eigene Beobachtungen zurückgreift.

Diesen Werken an Wert und Bedeutung sind etwa gleichzusetzen die Bücher von C. GESNER (1516—1565) über die „Historia plantarum" und über die „Horti germanicae" sowie das 1588 erschienene Neu und vollkommen Kräuterbuch des TABERNAEMONTANUS (J. Theodor aus Bergzabern, 1530—1590) und der Hortus medizinus et philosophikus des CAMERARIUS (1665—1721), in dem dieser bereits über das blaue Öl der Kamille berichtet und die Welsche Kamille (Anthemis nobilis) von der echten Kamille unterscheidet.

Schließlich hat der Verleger EGENOLFF 1533 noch das RÖSLINsche († 1526) Kräuterbuch herausgegeben, das sein Nachfolger in der Frankfurter Stadtarztstelle, ADAM LONICERUS (1557), zunächst in der alten Gestalt und später in völlig umgearbeiteter Fassung unter seinem Namen veröffentlichte und das innerhalb der nachfolgenden 200 Jahre nicht weniger als 12 Nachdrucke erlebte. Bemerkenswert in diesem Buch ist die Empfehlung der Arnica für therapeutische Zwecke und die erste Erwähnung des Mutterkorns.

Auch außerhalb Deutschlands erscheinen ähnliche Bearbeitungen des Heilpflanzenschatzes, so 1557 das Cruytboek des DODONAEUS (1517—1585), dessen Illustrationen weithin aus dem FUCHSschen Kräuterbuch kopiert sind. Ebenfalls aus den Niederlanden entstammt MATHIAS LOBELIUS (De L'Obel, geb. 1538), dessen Namen Linné 1746 in der Lobelia inflata verewigt hat. Bei de l'Obel finden sich schon Andeutungen einer natürlichen Anordnung der Gewächse. Seine Hauptwerke: Plantarum seu stirpium historia sowie die 2000 Abbildungen umfassenden Icones stirpium aus den Jahren 1576 bzw. 1591 bieten jedoch, abgesehen von der Aufzählung zahlreicher neuer Pflanzen, nichts Außergewöhnliches. Selbst die Abbildungen sind aus DODONAEUS und aus einem Kräuterbuch des MATTHIOLUS (1500—1577) weitgehend entnommen, dessen Buch 1554 in Venedig als Kommentar zu DIOSCURIDES erschienen ist. Es hatte ungewöhnlichen Erfolg, so daß schon 1563 etwa 32 000 Exemplare verkauft waren. Mit deutschem Text erschien es in einer Prachtausgabe, versehen mit vorzüglichen Holzschnitten und möglichst vielseitigen Angaben über pharmazeutische Zubereitungen und medizinische Verwendungsmöglichkeiten. Es ist daher nicht verwunderlich, daß es in Ärztekreisen geschätzt wurde, wie ein Bild des holländischen Malers ADRIEN VAN OSTADE (1610—1685) beweist, das einen Arzt bei der Harnbeschauung darstellt. Neben ihm liegt dieses Kräuterbuch aufgeschlagen, um ihm bei der Ordination zu helfen.

Mit dem Fortschritt der Erkenntnis wurde der Inhalt der Drogenbücher allmählich immer wissenschaftlicher, und man beginnt mehr und mehr, dem natürlichen System der Pflanzen nachzuspüren. Außerdem ergibt sich mit der Ausweitung der Handelsbeziehungen, vor allem seit der Erschließung des Seeweges nach Ostindien und der Entdeckung Amerikas, ein verstärkter Austausch und Handel mit vielen ausländischen Drogen, die den europäischen Arzneischatz in außerordentlicher Weise befruchten. Zugleich erwächst aus dem Bemühen, die außereuropäischen Arzneipflanzen in ihrer Wirkung mit den bisher bekannten zu vergleichen, vielfach eine vertiefte Kenntnis des heimischen Arzneischatzes. Auf diese Weise kommt die Erforschung der exotischen Drogen mittelbar wieder der einheimischen Pflanzenkunde zugute.

Dieser Prozeß reicht in seinen Anfängen bis auf die Zeit der Kreuzzüge zurück, durch die der Arzneimittelschatz der damaligen Zeit einige Bereicherung erfuhr. Forschungsreisende, wie MARCO POLO (1254—1324), machen zusätzlich durch ihre Berichte mit den Arzneipflanzen und Drogen der Länder des vorderen Orients und Ostasiens bekannt. Aloe, Haschisch, Kampfer, Rhabarber, Zucker sowie andere werden von ihm eingehend geschildert und treten damit erneut oder erstmalig in den Gesichtskreis des Abendlandes. In der Auswirkung für die praktisch am Krankenbett geübte Therapie ist aber all dieses nicht vergleichbar mit der Flut von neuartigen Drogen und Arzneipflanzen, die aus Amerika nach Europa gelangen. Das wurmwirksame Chenopodium, die fiebervertreibende Chinarinde, die appetitfördernde Condurangorinde, die bei den Bewohnern des tropischen Südamerikas gegen Schlangenbiß und allerlei Krankheiten in Gebrauch ist, das bei der Syphilis so geschätzte Guajakholz, die Hydrastis canadensis, das alte medizinische Mittel der Indianer, die Jalapenwurzel, das Abführmittel aus Mexiko und die gleichfalls zum Abführen brauchbare Podophyllumwurzel aus Nordamerika, das Brech- und Hustenmittel Ipecacuanha, das zunächst als Brech- und Asthmamittel eingesetzte Lobelienkraut, die Quebrachorinde, die ebenfalls in Südamerika bei Asthmabeschwerden angewandt wird, das Läusemittel Sabadilla, das Sassafrasholz, das bei den Indianern Floridas als Fiebermittel im Gebrauch steht und die Sennegawurzel, ursprünglich gegen Schlangenbisse angewandt und 1735 gegen Brustkrankheiten eingeführt, sowie das geheimnisvoll lähmende Gift Curare und das leistungssteigernde Gift Coca, sind aus der Reihe der Neuentdeckungen nur die wichtigsten, die dem Arzneischatz in zunehmendem Maße zugute kommen. Die Folge ist eine zunächst nicht mehr maßhaltende Überschätzung und Überbewertung der ausländischen Flora, gegen die schon PARACELSUS (1494—1541) mit harten Worten wettert, weil ihn der Kampf zwischen Neuem und Altem unruhig und streitbar macht und weil er glaubt, daß man Krankheiten in Deutschland nicht mit ausländischen Arzneimitteln behandeln soll, da Gott in seiner Fürsorge den Ländern, die er mit Krankheiten heimsucht, auch die Mittel gibt, die sie heilen. Schon diese Begründung zeigt, wie weit sich PARACELSUS damit von der stets vielschichtigen Wirklichkeit entfernt. Trotzdem steht er mit seiner Anschauung nicht allein. Ähnliche Gedankengänge finden sich bei dem Franzosen CHAMPIER (1472—1535 oder 1540), und sie sind letzthin Ausdruck eines allenthalben damals erwachenden Nationalgefühles.

Wie alles wiederkehrt, so hat dieser Geist die Machthaber des Dritten Reiches und ihre Gefolgsleute erneut veranlaßt, in einer extremen Überspitzung dem deutschen Heilpflanzenschatz eine besondere Aufmerksamkeit zu zollen und ihn den ausländischen Drogen vorzuziehen. Dieses Unterfangen mußte aber, genau wie das von PARACELSUS, scheitern, da der heimische Pflanzenschatz verhältnismäßig wenige therapeutisch nutzbare Drogen liefert. Eine Nachprüfung, die HAAS 1944 vornahm, ergab, daß nach dem Standpunkt der offizinellen Medizin aus den einheimischen Pflanzen lediglich die Belladonna, Digitalis, Frangula, Veratrum, Secale, Colchicum, Chelidonium sowie die Schlüsselblume, die Schafgarbe, der Lattich, Thymian als wesentlich in Frage kommen.

Auch PARACELSUS muß bei seinem Eintreten für den heimischen Arzneischatz: „Sie sehen 1000 Meil ein Kraut und das vor den Füßen nit" erfahren, daß seine Ansicht nicht widerspruchslos hingenommen wird. Die Veröffentlichung seines Werkes über die Franzosenkrankheit, in dem er sich gegen die Überschätzung des Guajakholzes energisch ausspricht, wird vom Nürnberger Magistrat auf Grund eines Einspruches der Leipziger Medizinischen Fakultät und ihres Dekans H. STROMER untersagt, obwohl es sich schon im Satz befand. Es dürfte allerdings wohl nicht stimmen, daß dieses Verbot der Drucklegung von dem Handelshaus der Fugger ausgelöst wurde, die als Hauptimporteure des Guajakholzes ein besonderes Interesse an dem Verkauf haben sollten. Nach neueren Forschungsergebnissen lag der Import des Guajakholzes über See fast ausschließlich in den Händen der Welser, und es ist nichts darüber bekannt, daß dieses Handelshaus sich gegen die Veröffentlichung von PARACELSUS gewandt hat.

Ein anderes Prinzip, das PARACELSUS ebenso heftig vertritt, hat das im Dogmatismus erstarrte Lehrgebäude der Arzneimittellehre um so heftiger erschüttert, wenn es auch in seiner ganzen Tragweite und Bedeutung erst viel später richtig erkannt wird. Es beruht auf seiner Lehre vom Arcanum, der lauteren und gereinigten Wirkkraft eines jeden Heilstoffes, die unter den Schlacken der Arznei verborgen ist und die aus den Rohstoffen der Natur unter Beseitigung der unnützen Begleitsubstanzen herausgeholt werden muß, damit der eigentliche Wirkbestandteil zum therapeutischen Einsatz gelangt. So entstehen die wäßrigen und alkoholischen Auszüge der Drogen, die Tinkturen, Essenzen, Dekokte und Extrakte, mit denen PARACELSUS zweifellos zu einer echten Bereicherung des überlieferten Heilschatzes beiträgt, ganz abgesehen davon, daß er sich mehr als dies bisher geschehen ist, für eine Anwendung von Stoffen aus dem Reiche der organischen und anorganischen Chemie einsetzt.

Auch die Tatsache, daß PARACELSUS sich aufs schärfste gegen die Verwendung der aus zahlreichen Einzeldrogen zusammengesetzten Heilmittel einsetzt und sich einer Verordnung der Simplicia zuwendet, bestätigt es, wie konsequent er seine Folgerungen aus der Erkenntnis zieht, daß die spezifisch wirksamen Bestandteile, die Arcana, das wichtigste in der Therapie darstellen. Dies ist ein bedeutsamer Schritt für die damalige Zeit, die in der Praxis am Krankenbett die Polypragmasie liebt und oft 30 und mehr Einzelbestandteile in eine Arznei einarbeitet, um bei der unsicheren Diagnostik in der Therapie möglichst sicher zu gehen.

Als zweiter Arzt hat sich etwa um die gleiche Zeit VALERIUS CORDUS (1515 bis 1540) um die Bereitung von Pflanzenauszügen und um die Gewinnung ätherischer Öle große Verdienste erworben. Er beschreibt beispielsweise die Herstellung von Extrakten aus Rhabarber, Aloe und Helleborus niger, er nennt das Pfefferminzöl und das Zimtöl, weiß um die Eigenschaft des Anis- und Fenchelöles, fest zu werden, zeigt die hohe Ölausbeute der Nelken und anderes. Berühmt ist er vor allem durch die erste zuverlässige Vorschrift für eine Darstellung von Schwefeläther geworden. Außerdem brachte er die alte Vorschrift des DIOSCURIDES zur Herstellung von Lanolin wieder ans Tageslicht. Erst durch LIEBREICH († 1908) ist Lanolin jedoch 1882 wieder in die Therapie eingeführt worden.

Für die amerikanische Pflanzenwelt sind die Werke von MONARDES (1493 bis 1588) sowie GARCIA DE ORTA (* um 1500) von richtunggebender Bedeutung. Hier finden sich die ersten Berichte über Sabadilla und Sarsaparilla sowie Jalape. Die Eigenschaften der Chinarinde, des Peru- und Tolubalsams werden erörtert. Cassia, Coca, Guajak und viele andere werden erwähnt. Außerdem beschreibt DE ORTA Catechu und den Benzoebaum, aus dem BLAISE DE VIGINÈRE 1580 durch Sublimation die Benzoesäure darstellen konnte, nachdem bereits VASCO DA GAMA (1469—1524) 1497 das Benzoeharz nach Europa gebracht hat. MONARDES hat die ihm zugesandten Heilmittel der neuen Welt sehr eingehend geprüft und die bei den Eingeborenen geltenden Indikationen mit seinen eigenen Beobachtungen und Erfahrungen verglichen, so daß er die Heilkunde entscheidend bereichern konnte.

Der Inhalt der Drogenbücher beginnt sich somit entsprechend mit den Fortschritten an Erkenntnis immer mehr auszuweiten, und er nimmt in Verbindung mit den Anfängen einer natürlichen Systematik des Pflanzenreiches mehr und mehr wissenschaftliche Formen an. Dies zeigt sich vor allem in dem aus 10 Büchern zusammengesetzten Werk von C. CLUSIUS (1526—1609), das in seiner umfassenden Beschreibung der inländischen und außereuropäischen Drogen das gesamte pharmakobotanische und pharmakognostische Wissen der damaligen Zeit widerspiegelt. TSCHIRCH (1856—1939), der große Schweizer Pharmakognost, hat deshalb mit Recht das Werk von CLUSIUS als das wichtigste Dokument für die Geschichte dieses Faches bezeichnet. Hier finden sich Abbildungen des kanarischen Drachenblutbaumes, von dem CLUSIUS selbst ein lebendes Exemplar gesehen hat, vom Enzian, von Sternanis, von Capsicum, vom Kakaosamen. Er kannte die Sabadilla und Gutti, mehrere Sorten vom Copaivabalsam, die Colanuß. Außerdem stand er mit bedeutenden Sammlern in regelmäßigem Briefverkehr und empfängt von MORGAN Proben von Tolubalsam, von UNGNAD lebenden Kirschlorbeer. In Lissabon trifft er weißen Pfeffer an, kultiviert Kalmus, den er aus Kleinasien erhielt, in Brügge sieht er Zweige von Zimtbäumen, in Andalusien Quercus ruber, in Spanien die Bärentraube und Capsicum; dazu vergleicht er bei seinen Studien stets das Neue mit dem Alten und zielt immer bei seiner botanischen Tatsachenforschung auf eine echte Förderung des Wissens hin.

Die folgenden Jahrhunderte gipfeln in der Philosophia botanica von K. v. LINNÉ (1707–1778), der in dieser Veröffentlichung 1751 eine neue Ordnung des natürlichen Pflanzensystems begründet und damit für die nachfolgende pharmakochemische Forschung und die Bearbeitung der Pflanzeninhaltsstoffe und ihrer Wirkung die entscheidenden Grundlagen schafft. Daneben steht als eine weitere wichtige Publikation das Handbuch der gesamten Chemie von FR. A. C. GREN aus den Jahren 1794–1796, in dem die pharmazeutische Chemie und die galenische Pharmazie mit behandelt ist.

In der Zeit des ausgehenden 18. und beginnenden 19. Jahrhunderts wendet man sich zusätzlich stärker der experimentellen Erforschung der Wirkungsweise von Arzneipflanzen zu. Besonders toxikologische Fragen werden durch experimentelle Vergiftungen von Tieren studiert. ORFILA (1787–1853) ist einer der eifrigsten Untersucher zahlreicher Pflanzen und führt an Tieren Experimente mit Narzissen, weißem Germer, Seidelbast, Digitalis, Oleander, Stechapfel, Tollkirschen, Schierling, Sturmhut, Küchenschelle, Sadebaum u. a. aus. Schon vorher hatten SIEBOLD 1789 an Tieren mit Opiumtinktur und KRAPF 1776 mit Gifthahnenfuß sowie BULLIARD 1788 mit Fliegenpilzen gearbeitet. Diese Bemühungen um die Giftpflanzen werden später von SCHUBARTH 1844 und HERTWIG 1833 für die Tollkirsche, von KROMHOLZ 1836 für den Fliegenpilz und von PAULET 1815 sowie ROCQUES 1832 für den Knollenblätterpilz wieder aufgegriffen und erweitert. Auch der Giftlattich wird von HIRSCHFELDER am Tier 1833 geprüft. Daneben erscheinen in zunehmendem Maße Arbeiten, die sich mit der genaueren Beschaffenheit einzelner Pflanzen befassen, so beispielsweise von WEDEL (1675 bis 1747) über Kalmus und Alant, von J. J. BAIER (1677 bis 1735) über Hopfen, Maiglöckchen, Meerzwiebeln, Schafgarbe, Mistel und Sennesblätter, von J. H. SLEVOGT (1653–1726) über Bilsenkraut, Enzian, Tausendgüldenkraut u. a. sowie von J. H. SCHULZE (1687–1744) über Coloquinthe und Aloe und von J. FR. CARTHEUSER (1704–1777) über Cassia, Chenopodium, Seifenkraut und Myrrhe.

1793 gibt J. B. TROMMSDORFF (1770–1837) die erste wissenschaftliche pharmazeutische Zeitschrift für Ärzte und Apotheker heraus und leitet damit die Ära des wissenschaftlichen Zeitungswesens ein, wie er auch das erste deutsche Universitätsinstitut für Pharmazie gründet. Sein Schüler S. FR. HERMBSTÄDT (1758 bis 1833) beginnt mit einer konsequenten quantitativen Analyse der Arzneipflanzen, aus der dann in Verbindung mit der Entwicklung der chemischen Elementaranalyse durch LAVOISIER (1743–1794) zu Beginn des 19. Jahrhunderts als erster großer Erfolg die Isolierung des Morphins aus dem Opium hervorgeht.

Die folgende neue Entwicklung ist bereits eingehend geschildert. Sie hat schließlich dazu geführt, daß das Interesse der Therapeuten, welches früher aufs engste mit den Pflanzenstoffen verbunden war, immer mehr für die Arzneipflanzenkunde schwand und sich in zunehmendem Umfange den genau dosierbaren reinen Inhaltsstoffen oder den Substanzen aus dem Reiche der Chemie zuwandte. Trotzdem hat die Beschäftigung mit den Pflanzen immer wieder zur Erweiterung und Belebung des Arzneischatzes beigetragen, am eklatantesten wohl durch die Entdeckung, daß die Pflanzen eine Reihe lebenswichtiger Stoffe enthalten, die beim Menschen Mangelkrankheiten auslösen, wenn sie ihm nicht in genügender Menge zugeführt werden. Diese bedeutsamen, zur Erhaltung des Lebens unentbehrlichen Stoffe erhielten von FUNK 1911 den nicht ganz passenden Namen Vitamine, weil er mit dieser Wortzusammensetzung aus vita = Leben und Aminen anzeigen wollte, daß es sich um lebenswichtige eiweißartige Körper handelt.

Dieses neue Problem, daß manche Krankheiten, die man früher als eine Folge von Infektionen angesehen hatte und nicht recht einordnen konnte, auf einer einseitigen Ernährungsweise und einem Mangel an Vitaminen zurückzuführen sind, ist in der überraschend kurzen Zeit von einigen Jahrzehnten weitgehend gelöst worden. Die Ärzte erforschten hierbei die Mangelkrankheiten — die Avitaminosen — den Skorbut, die Rachitis, die Beriberi, die Pellagra u. a. und lernten sie bestimmten Vitaminen zuzuordnen. Die Chemiker fanden ihre Rohstoffquellen, enthüllten stoffliche Zusammensetzung und Struktur, stellten sie rein dar und bauten alle künstlich im Laboratorium und in den Fabriken auf, so daß am Ende dieses höchst intensiven Forschungsprozesses bei diesen Heilstoffen wieder einmal die technische und künstliche Gewinnung dominiert und sie heute weitaus mehr als Spezialpräparate und synthetisch hergestellte Produkte als in Form von Pflanzenteilen und natürlich gewonnenen Stoffen zu therapeutischen Zwecken verwandt werden. Man darf sich die Entdeckung der Vitamine indes nicht als ein plötzliches Ereignis vorstellen. Alles, was bis zur Neige des 19. Jahrhunderts auf diesem Gebiet geschah, ist über einige empirische Erfahrungen nicht hinausgekommen. Erst mit der Entstehung einer entsprechenden Untersuchungstechnik ist konsequent und zielstrebig gearbeitet worden.

Der Skorbut war die erste Erkrankung, bei der man lernte, sie mit pflanzlichen Heilstoffen zu behandeln. 1534 erprobte CARTIER (1491—1557) die Heilkraft eines frischen Kiefernadelextraktes auf Empfehlung der Indianer. Seit 1564 werden Orangen und Zitronen benutzt und der englische Seefahrer COOK erhält 1776 sogar von der höchsten wissenschaftlichen Instanz seines Landes eine Auszeichnung für die wirksame Bekämpfung des Skorbuts mit dieser Methode auf seinen Schiffen. Schon vorher stellt JAMES LIND 1747 die ersten systematischen Versuche an 16 Patienten an, bei denen er die Heilkraft der Orangen und Zitronen bestätigt und Knoblauch, Senf, Myrrhe, Perubalsam und anderes als wirkungslos erkennt.

1919 nennt DRUMMONT den Antiskorbutfaktor Vitamin C, dessen Isolierung und Identifizierung 1928—1932 von SZENT GYÖRGY durchgeführt wird. An der Konstitutionsaufklärung und Synthese sind verschiedene Forscher in den Jahren 1932—1933 beteiligt, wie MICHEEL und KRAFT, KARRER, v. EULER, HARWORTH, REYNOLD, HIRST, SCHÖPF und MORF. Die erste technisch verwendbare künstliche Herstellung hat REICHSTEIN 1934 ausgearbeitet, und seitdem wird in der Therapie fast ausschließlich synthetische Ascorbinsäure in großem Umfange zur Bekämpfung hypovitaminotischer Zustände sowie von Vitamin-C-Ausfallserscheinungen nach vitaminarmer Ernährung in den Frühjahrsmonaten bzw. erhöhtem Bedarf im Gefolge infektiöser Prozesse gebraucht.

Aus dem Jahre 1645 stammt die erste Beschreibung der Rachitis von WHISTLER. 1782 wird der Lebertran von TH. PERCIVAL (1740—1804) als Heilmittel für diese Erkrankung verwendet. 1822 hat ihn TROUSSEAU (1801—1867) erneut empfohlen, und noch im gleichen Jahr sieht SNIADECKI im Licht einen wichtigen Heilfaktor. Auch PALM bringt 1890 die Rachitis in Zusammenhang mit einer mangelnden Sonnenbestrahlung, eine Vorstellung, die dann durch die Feststellung des Berliner Kinderarztes HULDSCHINSKY, daß Ultraviolettbestrahlung Rachitis zu heilen vermag, und durch die Beobachtung der amerikanischen Forscher HESS und STEENBOCK, die unabhängig voneinander mit UV-bestrahlten Nahrungsmitteln Heilung erreichten, zum entscheidenden Ausgangspunkt für die Erklärung der chemischen Beschaffenheit der eigentlichen Wirkstoffgruppe wird. Ging doch aus diesen Heilbehandlungen hervor, daß es Stoffe innerhalb des Körpers und in den Nahrungsmitteln geben muß, die unter dem Einfluß von UV-Strahlen antirachitisch wirksam sind. Auf der Suche nach diesen stofflichen Grundlagen des antirachitischen Heilprinzips konnte WINDAUS 1926 durch die Bestrahlung von Ergosterin mit UV-Licht ein hochwirksames Produkt erhalten, so daß er annehmen mußte, daß Ergosterin als Provitamin anzusehen ist. Bei diesem Bestrahlungsvorgang entsteht noch eine Reihe chemisch verwandter Zwischenstoffe und Nebenprodukte, welche in der Folge identifiziert wurden. Von diesen ist das Tachysterin in Form der Dihydroverbindung unter der Bezeichnung AT 10 auf Grund seines mobilisierenden Effektes auf den Kalkbestand des Organismus in die Behandlung bei schweren Tetanusfällen von HOLTZ 1933 eingeführt worden.

Aus dem Gemisch der Ergosterin-Bestrahlungsprodukte wurde der Vitamin-D-Faktor 1930/31 von WINDAUS, LINSERT und LÜTTRINGHAUS (Vitamin D_1) und von ASKEW und BOWDELLON kristallisiert erhalten. Das in reiner Form erhaltene Vitamin wurde als D_2 bezeichnet, da es außer diesem im Lebertran einen weiteren antirachitischen Wirkstoff (das Vitamin D_3) gibt, den 1936 WINDAUS und Mitarbeiter durch Bestrahlung von 7-Dihydrocholesterin und BROCKMANN durch Isolierung aus Thunfischöl erhielten. Dieses Vitamin D_3 wird heute auf Grund der von WINDAUS, LETTRÉ und SCHENCK ausgearbeiteten Synthese meist therapeutisch verwandt. Selbst die natürlichen Fischleberöle werden vielfach durch einen Zusatz von bestrahltem Ergosterin auf einen konstanten Wirkstoffgehalt eingestellt.

Damit sind wir allerdings von den Anfängen der Vitamingeschichte bis in die neuesten Ergebnisse dieses Forschungsgebietes vorgestoßen. Dazwischen liegt eine Unsumme von Forschungsarbeit, ausgehend von den bekannten Versuchen an Hühnern, mit denen der in Java stationierte holländische Arzt EIJKMAN († 1930) 1897 beweisen konnte, daß die bei Gefängnisinsassen dort auftretende Beriberi, deren Schilderung DUNG-GI 1078 in China die erste Monographie widmete, durch einen andauernden und ausschließlichen Genuß von poliertem Reis verursacht wird. 1905 gelang ihm die Feststellung, daß der Wirkstoff eine wasserlösliche thermostabile Substanz von niedrigem Molekulargewicht ist, die dann 1911 von FUNK aus der Reiskleie in einer unreinen Form isoliert werden konnte. 1926 glückte die Kristallisation, und zwar im gleichen Institut in Batavia, in dem EIJKMAN die Vogelneuritis entdeckte. Die beiden Entdecker JANSEN und DONATH gaben der Substanz den Namen Aneurin, dessen Synthese ANDERSAG und WESTPHAL, WILLIAMS und CLINE sowie TODD und BERGEL 1936 gelang.

Im Organismus wird Aneurin unter Aufnahme von Pyrophosphorsäure in Cocarboxylase verwandelt und ist in dieser Form von wichtiger Bedeutung für den Kohlenhydratstoffwechsel. Infolgedessen wurden zahlreiche Vitamin-B-Präparate von der pharmazeutischen Industrie hergestellt. Bedeutungsvoll für die Therapie sind erst die rein kristallinischen Aneurin-Produkte geworden, die heute fast ausschließlich synthetisch hergestellt und gegenüber den früher gebrauchten Rohprodukten und den gereinigten Extrakten aus Reiskleie und Weizenkeimlingen den Vorteil einer sicheren gleichmäßigeren Wertigkeit gewähren.

Ähnlich richtungsgebend wie der EIJKMANsche Versuch erwies sich, daß STEPP 1909 und unabhängig von ihm HOPKINS und NEVILLE 1912 sowie McCOLLUM und DAVIS 1913 nach Entfernung der ätherlöslichen Bestandteile des Futters bei ihren Versuchstieren Wachstumsstillstand und Augenbindehautentzündungen beobachteten. Auch in diesem Falle konnte Lebertran Heilung bringen. Der gesuchte Wirkstoff wurde als Vitamin A bezeichnet. Für seine Auffindung ergaben sich die ersten Hinweise, als STEENBOCK im Jahre 1919 enge Parallelen zwischen dem Carotingehalt der Pflanzen und ihrer Heilwirkung bei diesen Ausfallserscheinungen nachweisen konnte. Carotin selbst ist gleichfalls imstande, die Avitaminose zu beheben. Von EULER und KARRER, die diese Tatsache 1928 bestätigten, haben deshalb das Carotin als Provitamin A angesehen und davon ausgehend die Konstitution des Vitamin A ermittelt. Das eigentliche Vitamin A kommt ebenfalls in den Naturprodukten vor. Seine Reinigung und Darstellung ist jedoch schwierig. Erst 1938 konnte es von BAXTER, ROBESON, HOLMES und CORBETT aus Frischleberölen in kristallisierter Form isoliert werden. 1947 glückten 3 Forschungsgruppen etwa gleichzeitig die Synthese (ISLER, HUBER, RONCO und KOFLER in der Schweiz; ARENS und VAN DORP in Holland sowie KARRER und seinen Mitarbeitern wiederum in der Schweiz). Derartige synthetisch hergestellte Vitamin-A-Produkte sind in großer Zahl heute im Arzneiverkehr, und sie scheinen die verschiedenen älteren Fischleberkonzentrate immer mehr zu verdrängen.

Eine seltsame Ironie des Schicksals wollte es, daß FUNK 1913 aus der Reiskleie einen Stoff isolierte, den er als Nikotinsäure identifizierte, jedoch weiter nicht beachtete, weil man damals nicht ahnte, daß die Pellagra weder als eine Infektionskrankheit noch als die Folge einer Vergiftung mit verdorbenem Mais aufzufassen ist. Erst 1926 hat GOLDBERGER nachgewiesen, daß die Pellagra eine Avitaminose ist. So blieb denn die Nikotinsäure als Heilmittel der Pellagra bis 1937 unbekannt. In diesem Jahr haben ELVEHJEM, MADDEN, STRONG und WOOLLEY diesen Beweis angetreten, nachdem WARBURG und v. EULER 1935 auf die wichtige Rolle des Nikotinsäureamids im Zellstoffwechsel als Baustein der Codehydrase hingewiesen hatten.

Die menschliche Pellagra kann auch durch Tryptophan geheilt werden. Dies erklärt sich einfach damit, daß es im Organismus in Nikotinsäure umgewandelt wird (ROSEN, HUFF und PERLZWEIG, 1946). So ist es um so eher verständlich, daß durch das Fehlen des Tryptophan bei einer Ernährung mit reiner Maiskost das Auftreten von Pellagra verursacht wird (ELVEHJEM, KREHL, 1945).

Etwa gleichzeitig mit der Aufklärung des Nikotinsäureamids, des eigentlichen Antipellagrafaktors, finden BIRSCH, GYÖRGY und HARRIS 1935, daß die von GOLDBERGER mit der menschlichen Pellagra identifizierte Rattenpellagra auf den Mangel eines anderen Vitamins, und zwar des Bedermin beruht. 1938/39 gelingen in schneller Folge die Isolierung, Strukturermittlung und Synthese des Vitamin B_6 durch KUHN und WENDT, KERESZTESZ und STEVENS sowie WESTPHAL, HARRIS und FOLKER. Auf Grund seiner chemischen Struktur wird es auch als Pyridoxin bezeichnet. 1940 entdecken SNELL, GUIRARD und WILLIAMS im Pseudopyridoxin eine weitaus aktivere Form, die sich mit einem Gemisch zweier, auch synthetisch zugänglicher Derivate des Pyridoxins, dem Pyridoxal und Pyridoxamin, identisch erweist. (SNELL, GUNSALUS und BELLAMY, 1944.) Pyridoxal fungiert offenbar in phosphorylierter Form im Organismus in einer großen Zahl von Fermenten, die in den Eiweißumsatz eingreifen und ist so wahrscheinlich für den Menschen wichtiger, als man bisher angenommen hatte (BELLAMY, GUNSALUS, UMBREIT und LICHSTEIN).

Auch die Hühnerpellagra hat ihren eigenen Schutzstoff, die Pantothensäure, die von WILLIAMS 1933 isoliert und von WILLIAMS und MAJOR sowie KUHN, WIELAND und REICHSTEIN etwa gleichzeitig 1940 in ihrer Konstitution aufgeklärt und synthetisiert wird. Sie ist ebenfalls für jeden lebenden Organismus unentbehrlich, da sie in Form des Coencym A bei der Bildung und Umsetzung von Essigsäure eine Rolle spielt (LIPMAN und KAPLAN, 1946).

Außerdem gehört zur Gruppe des Vitamin B das Lactoflavin, ein gelber Farbstoff, den KUHN, GYÖRGY und WAGNER-JAUREGG aus der Molke 1933 gewinnen und dessen Struktur 1935 von Kuhn sowie unabhängig von Karrer aufgeklärt und durch Synthese erhärtet wird. Dieses Lactoflavin stellt die Farbstoffkomponente des von Warburg 1932 entdeckten gelben Fermentes dar und ist erst in dieser Form imstande, seine eigentliche biologische Funktion als Wasserstoffüberträger zu vollziehen. Auch in diesem Falle steht eine Reihe synthetischer Präparate für die Therapie zur Verfügung.

Dazu kommt als neueste Errungenschaft das Vitamin B_{12}, dessen Entdeckung und Reingewinnung als Kristallisat 1948 zwei Forschungsgruppen innerhalb von wenigen Wochen unabhängig voneinander gelingt, und zwar Ricker, Brink, Koniuszy, Wood und Folker in den USA sowie Lester und Smith in England. Chemisch stellt das Vitamin B_{12} einen Kobaltkomplex dar, dessen Einzelheiten inzwischen von Todd 1955 aufgeklärt wurden. Es handelt sich um ein großes Ringsystem, in dessen Mitte sich ein Kobaltatom befindet und das große Ähnlichkeit mit dem Blut- und Blattfarbstoff aufweist. Es erscheint daher um so eher verständlich, daß gerade dieses Vitamin für die Behandlung der perniziösen Anämie geeignet ist. Seit es der Klinik als kristallisiertes Produkt zur Verfügung steht, wird es zu diesem Zwecke in großem Umfange bereits gebraucht. Diese Möglichkeit ergab sich, als es Stockstad und seinen Mitarbeitern gelang, Pilze zu züchten, die Vitamin B_{12} reichlich bilden, so daß das zuvor übliche, umständliche und teuere Verfahren der Gewinnung dieses Wirkstoffes aus Leber aufgegeben werden konnte.

Eine therapeutische Verwendung findet weiterhin das Fruchtbarkeitsvitamin, dem Sure 1924 die Bezeichnung Vitamin E gab. In der Natur sind bisher 4 Stoffe mit E-Wirksamkeit aufgefunden, die im Weizenkeimöl und Baumwollsamenöl anzutreffen sind. Die Konstitution wurde von Evans, Emmerson, Karrer und John 1936—1939 als α-, β-, γ- bzw. δ-Tokopherol erkannt. Die weiteren Untersuchungen ergaben, daß diese Stoffe eine verhältnismäßig geringe Konstitutionsspezifität besitzen und daß eine große Anzahl aromatischer Verbindungen, welche strukturell weitgehend vom Tokopherol-Typ abweichen, ebenfalls Vitamin-Wirkung besitzen. Das α-Tokopherol ist allerdings allen deutlich überlegen an Wirksamkeit. Man sah sich deshalb veranlaßt, technische Verfahren zu entwickeln, die gerade die Synthese dieses Wirkstoffes ermöglichen (Karrer, Bergel, Smith, John, 1938/39). Dieses synthetische Tokopherol hat jedoch das natürliche Vitamin E nicht völlig verdrängen können, so daß die Pflanzenöle in angereicherter Form weiterhin therapeutische Verwendung finden.

Beim Vitamin K ist dagegen der Naturstoff nahezu gänzlich durch einfacher strukturierte, synthetisch gewonnene Substanzen verdrängt worden. Insgesamt sind etwa 70 hochwirksame, zum Teil besser wasserlösliche Verbindungen bekannt, die ähnlich wie das in der Natur vorkommende Vitamin K auf den Blutgerinnungsvorgang einwirken. Teilweise weichen diese künstlich gewonnenen Stoffe weitgehend von der chemischen Struktur des Vitamin K ab. Das natürliche Produkt ist in nennenswerten Mengen nur in den grünen Pflanzenteilen anzutreffen und hat etwa die gleichen Verteilungsgebiete wie der grüne Blattfarbstoff. Daneben können gewisse Bakterienstämme, wie etwa die Coliflora, des menschlichen Darmes größere Mengen dieses Vitamins bilden. Dadurch ist der Mensch von einer äußerlichen Zufuhr weitgehend unabhängig, solange diese Bakterien in genügender Zahl im Darm vorhanden sind. Erst bei einer Ausschaltung dieser Bakterien durch Antibiotica oder bei Störungen der Vitamin-K-Resorption können Mangelerscheinungen auftreten.

Bei Hühnern gelingt es leichter, eine K-Avitaminose durch Ernährungsstörungen hervorzurufen (Holst und Halbrock, 1933). Sie äußert sich in einer verlängerten Blutgerinnungszeit und starker Blutungsneigung. Ein Jahr später finden DAM und SCHÖNHEYDER in Kopenhagen und fast gleichzeitig ALMQUIST und STOKSTAD in Kalifornien die Ursache dieser Veränderungen und führen sie auf das Fehlen eines Vitamins zurück, das sie als antihämorrhagisches Wirkungsprinzip K bezeichnen. Die Reindarstellung erfolgt 1939 durch KARRER, der auch die Struktur aufklärt. Es existiert noch ein zweites Vitamin K, das Vitamin K_2, dessen Struktur leichte Abweichungen aufweist, in physiologischer Hinsicht aber weitgehend gleichwertig ist (DOISY 1939).

Es gibt demnach kaum ein Gebiet der Pflanzenheilkunde mehr, in das nicht der Chemiker mit seinen Synthesen eingebrochen ist, um die naturgegebenen Wirkstoffe durch künstlich hergestellte Nachahmungen und Abwandlungen aus dem Felde zu schlagen, und es scheint wirklich nur eine Frage der Zeit zu sein, bis die natürlichen Pflanzenheilstoffe gänzlich aus dem Rüstzeug des Arztes verschwinden. Man kann sich selbstverständlich mit dem Hinweis begnügen, wie segensreich diese Modernisierung der Arzneimitteltechnik in wirtschaftlicher und therapeutischer Richtung gewesen ist und welche Verbesserungen in der Morbidität und in den Mortalitätsziffern einiger Seuchen und Krankheiten gerade durch die synthetischen Heilmittel erzielt wurden. Es fragt sich nur, ob das wirklich zur Begründung ausreicht, zumal es genügend Skeptiker gibt, die diese Entwicklung aufs schärfste verurteilen, weil sie in der Rückkehr zur Natur — in diesem Falle in der Rückkehr zu den natürlichen Heilstoffen — das einzige Heil für eine fruchtbare Neubegründung der Therapie sehen, um aus dem bestehenden Dilemma der großen Zahl so vieler, etwa gleichwertiger Spezialpräparate wieder herauszukommen und die Abhängigkeit des heutigen Arzneiwesens von den industriell gefertigten Synthetica aufzuheben. Eine solche Mahnung und Forderung sollte keinesfalls von vornherein negiert werden und uns wenigstens veranlassen, den hier vorgeschlagenen Weg einmal zu überprüfen, und zwar möglichst objektiv und leidenschaftslos, weil dieser Problemkreis schon genügend oft einseitig behandelt und ungerechtfertigterweise im Sinne des sieghaften Fortschrittgedankens oder der kleinlichen Nörgelei am Bestehenden und Erreichten abgetan wurde. Beides ist nicht gutzuheißen, da es dem Geiste einer echten wissenschaftlichen Haltung nicht entspricht.

Man wird sich also ernsthaft mit der Frage befassen müssen, ob etwa der Anspruch berechtigt ist, es genüge keineswegs, die Heilpflanze von neuem bevorzugt vor allen anderen Arzneistoffen therapeutisch anzuwenden; es sei vielmehr zusätzlich notwendig, diese Heilpflanzen in einer ganz bestimmten Form, und zwar als Gesamtpflanze, Volldroge oder Vollauszug zum Einsatz zu bringen. Diese Forderung wird gestellt aus der Überzeugung, daß die Arzneipflanzen als solche und in ihren galenischen Auszügen ohne Ausnahme den isolierten Reinsubstanzen an Wirksamkeit überlegen sind. KOSCH (1939) betrachtet z. B. die Arzneipflanze als fertige Pharmaka, und er stellt deshalb die Wirkung der ganzen Pflanze in der Therapie über die Einzelwirkungen der isolierungsfähigen Substanzen. Ähnlich meint SABATINI (1936), daß ein Chemiker, wenn er sich des wirksamen Prinzips der reinen Substanzen bemächtigt, etwa vergleichsweise wie ein Kind handelt, das auf der Suche nach dem Ursprung der wohlgeordneten Bewegung seines schönen mechanischen Spielzeuges dieses zerbrochen hat und schließlich nur die Feder in der Hand hält, mit der es unmöglich die Wirkung des ganzen Spielzeuges hervorbringen kann. Daher fordert er, daß die moderne Medizin zur klassischen Therapie der Pflanzen in toto und der galenischen Präparate zurückkehren müsse.

Der Wert einer Verwendung von Drogen und Galenika wird demnach von der Pflanzenheilkunde strengster Observanz in der Anwesenheit aller in der Pflanze enthaltenen Stoffe gesehen, die meistens aus mehreren aktiven Substanzen und zahlreichen Begleit- und Ballaststoffen bestehen. Die Entfaltung der besseren Wirkung soll in spezifischer Weise gerade an die Benutzung dieses Kombinationspräparates gebunden sein, das in seiner Vollendung nur von der Natur geschaffen wird und dem die von Menschen ersonnenen Heilmethoden nicht als gleichwertig an die Seite gestellt werden können.

Demgegenüber steht die Pharmakologie auf dem Standpunkt, daß man eine solche Entscheidung nie generell fällen darf, da die ungeheuer verschiedenartige Zusammensetzung der Heilpflanze dazu zwingt, eine jede von ihnen gesondert zu betrachten und das Urteil über den Wert oder Unwert der Reinsubstanzen bzw. der Gesamtdrogen von einer genauen Analyse des Einzelfalles und einer quantitativ vergleichenden Untersuchung abhängig zu machen. Man soll demnach nicht von vornherein einer einzigen Arzneiform die unbedingte Überlegenheit einräumen, sondern jede Art der Anwendung pflanzlicher Heilstoffe auf ihren praktischen therapeutischen Wert prüfen, ob er Vor- oder Nachteile bietet. Erst dann ist eine Entscheidung möglich, inwieweit die Verwendung als Gesamtdroge eine zuverlässige Arzneiform darstellt oder den Reinsubstanzen der Vorzug gebührt und in welchem Umfange Reinsubstanzen und Gesamtdrogen nebeneinander zum Vorteil des Kranken brauchbar sind.

Schon diese Fragestellung läßt keinen Zweifel, daß der Vorwurf, der häufig gegen die offizinelle Medizin erhoben wird, sie lehne die Benutzung der Volldroge prinzipiell ab, nicht zutrifft. In der sog. Schulmedizin werden vielfach ganze Gruppen von Pflanzen in Form der Galenika am Krankenbett verabreicht, wie z. B. die schleim- und gerbstoffhaltigen Drogen, die pflanzlichen Expektorantien und Abführmittel sowie der Baldrian, die Bärentraubenblätter und die Lindenblüten, die meist als Vollauszug benutzt werden.

Bei anderen pflanzlichen Heilmitteln ist man sich weniger einig, welcher Art der Arzneistoffzufuhr therapeutisch der Vorzug zu geben ist und welche Vorteile aus der Verwendung des Gesamtdrogenauszuges oder der gereinigten pflanzlichen Extrakte im Vergleich zu den isolierten Wirksubstanzen erwachsen. Dies gilt z. B. für Gaultheriaöl-Methylsalicylat, Senfsamen-Allylsenföl oder Farnkraut-Filmaron, bei denen es unsicher ist, ob die jeweiligen Partner der genannten Gruppen therapeutisch als äquivalent zu betrachten sind oder nicht. Ebenso hat die Annahme, die inzwischen wieder zweifelhaft geworden ist, daß das Chamazulen als Hauptwirkstoff der Kamille zu gelten hat (HEUBNER und GRABE, 1933), nie dazu geführt, den einfachen Aufguß der Gesamtpflanze aus dem Arzneischatz zu verdrängen. Selbst bei der Digitalis schwankt man in der Bewertung zwischen Reinglykosid und Gesamtextrakt. Gegen eine Verwendung der Folia Digitalis als Gesamtdroge ist jedenfalls von klinischer Seite bisher kein entscheidender Einwand erbracht worden, wenn man auch neuerdings in der Klinik lieber mit dem Reinglykosid wegen seiner absolut gleichmäßigen Zusammensetzung arbeitet. Der vielfach behauptete fördernde Einfluß der Digitalis-Saponine auf die Resorption der Digitalis-Glykoside vom Magen-Darm-Traktus aus ist sicherlich nicht mehr haltbar.

Im übrigen besteht ganz allgemein die Tendenz, die pflanzlichen Auszüge und Extrakte, die in ihrer Zusammensetzung an Inhaltsstoffen je nach Standort, Sammlungszeit, Aufbewahrung und Verarbeitung der Pflanzen unter Umständen außerordentlich schwanken, durch einheitliche und exakt dosierbare Wirkstoffe zu ersetzen. Dies gilt insbesondere für viele hochaktive Alkaloide, die in Form der gereinigten Produkte überhaupt erst therapeutisch verwendungsfähig geworden sind, so z. B. für Lobelin (WIELAND, 1921/22) oder Tubocurarin (KING, 1935), bei dem die ersten Versuche als Narkosezusatz (LÄWEN, 1912) an der Unreinheit des Präparates scheitern mußten. Ebenso wird Coffein zu medizinischen Zwecken mehr als der Kaffee benutzt, und beim Strophanthin ist man seit der Einführung der i. v. Injektion dieses Glykosids durch FRÄNKEL (1906) praktisch völlig auf die Reinsubstanz angewiesen. Ähnlich dürfte beim Kampfer von einer Anwendung der Gesamtdroge, des Kampferholzes, wohl kaum ein therapeutischer Effekt zu erwarten sein, und es wird wohl niemand behaupten wollen, daß man an Stelle des Penicillins das Penicillium notatum benutzen sollte. Auch die Bildung von Dicumarin im verschimmelten Heu kann uns nicht veranlassen, dieses anstatt der Reinsubstanz therapeutisch zu verwenden.

Immerhin gibt es in der neueren Medizingeschichte einige gegenläufige Beispiele, wo man von einem Rückgriff auf die Gesamtdroge einen besseren therapeutischen Effekt erhofft hat. So soll mit einer Bulgarischen Kur (PANEGROSSI 1938) bei der Behandlung des Parkinsonismus mehr zu erreichen sein als mit den Reinsubstanzen Atropin und Scopolamin. Ähnlich berichtet RUEZ 1937 für die Chinarinde, daß sie bei der Malaria Erfolge garantiert, wenn der reine Inhaltsstoff Chinin versagt. Diese Beobachtung führte sogar zur Schaffung eines eigenen Totalextraktes, Totaquine, durch die Völkerbundskommission. Die Wirkung des Alkaloidgemisches aus der Chinarinde entspricht jedoch praktisch nur dem Gehalt an Chinin. Im übrigen ist diese Fragestellung durch die Herstellung der synthetischen Malariapräparate so sehr überholt, daß sie fast schon vergessen ist. Auch bei der Behandlung des Parkinsonismus sind ähnliche therapeutische Erfolge wie mit dem Gesamtextrakt durch die Reinsubstanzen Atropin und Scopolamin zu erzielen, und die neuen synthetischen Präparate Artan, Akineton, Parpanit, Diparcol und Dibutyl wirken anscheinend so gut, daß die Bulgarische Kur an Wertschätzung verloren hat.

Darüber hinaus gibt es eine ganze Reihe pflanzlicher Heilmittel, bei denen die isolierten Wirksubstanzen und die Gesamtdrogenauszüge nebeneinander mit verschiedenen Indikationsstellungen benutzt werden. Um einige Beispiele dieser Art zu nennen, sei nur auf die verschiedenartige Anwendung des Menthols als juckendes Mittel und der Mentha piperita als Carminativum und Stomachicum hingewiesen. Thymol (SCHÜFFNER, 1912) wird als Wurmmittel und Desinfiziens, die Herba Thymii als Expektorans (MATTHIOLUS, 1554, LONICERUS, 1557, FUCHS, 1542) gebraucht. Die Indikation der Radix Ipecacuanha (HAYNE, 1829, PHOEBUS, 1842, HUFELAND, 1842) ist die eines Expektorans, das Emetin (BARDLEY, 1829, WARDEN und WALSH, 1891, ROGERS, 1912) gestattet eine bessere Bekämpfung der Amöbenruhr, da bei der Droge die brecherregende Wirkung stört. Für Extraktum Belladonna und Atropin ist der therapeutische Anwendungsbereich ebenfalls verschiedenartig, und beide Formen können etwa in der Behandlung spastischer Zustände im Bereich des Bauchraumes oder bei Asthmaanfällen (TRENDELENBURG, 1912, DRESER, 1890, EINTHOVEN, 1892) nicht gleich beurteilt werden. Damit dürfte wohl genügend belegt sein, daß es nicht angängig ist, bei den pflanzlichen Heilstoffen einer einzigen Arzneiform das alleinige Vorrecht vor allen anderen einzuräumen, da Rohdrogen und Reinsubstanzen, jede in ihrer Weise, unentbehrlich sind und wertvolle Arzneimittel liefern. Auch sie genügen keineswegs allen Anforderungen der Therapie, wie die vielen halb- und vollsynthetischen Präparate beweisen, die den pflanzlichen Produkten therapeutisch überlegen sind. Hierzu kommt der große Kreis der körpereigenen Arzneistoffe, die Heilseren, Organextrakte und Hormone, die eine eminente therapeutische Bedeutung haben und die erst durch die moderne analytische und synthetische Chemie für eine praktische Auswertung erschlossen wurde.

Jede dieser Stoffgruppen ist für die Gewinnung von Therapeutika wichtig, so daß der Verzicht auf eine dieser Arbeitsrichtungen notgedrungen den Verlust lebenswichtiger Heilmittel nach sich ziehen muß. Man darf deshalb in der Begeisterung für einseitige Spekulationen und Theorien nicht zu weit gehen, weil

es immer gefährlich ist, wenn ein einziges Heilprinzip die Führung in der Medizin
beansprucht. Besser wird es immer sein, das Schlechte und Unbrauchbare vom
Guten und Brauchbaren zu trennen und das Überflüssige und Schädliche durch
das Notwendige und Nützliche zu ersetzen, wobei es letzten Endes völlig gleichgültig ist, ob es sich um Produkte des Pflanzenreiches, der chemischen Synthese,
der Immunitätsforschung oder um die Bearbeitung körpereigener Arzneistoffe
handelt.

Die Gifte und die Therapie

Felix, qui potuit rerum cognoscere causas.
VERGIL

Viele der heute geschätzten Arzneimittel waren ursprünglich nur als Gifte bekannt; sie wurden manchmal in früher Zeit durch die Naturbeobachtung der
primitiven Völker entdeckt. Auf die Erkenntnis der Giftwirkung ist in der Regel
als nächster Schritt die Ausnutzung dieser Giftwirkung für Jagd- und Kriegszwecke erfolgt. Später nahmen die Drogen zum Teil den Charakter von Heilstoffen an, und es hat oft viele Jahrhunderte gedauert, bis es gelang, aus dem
Gift ein Heilmittel zu machen.

Nach HERODOT (Mitte des 5. Jahrhunderts v. Chr.) verwandten schon die
Skythen Pfeilgifte für die Jagd und für den Krieg. Ähnlich benutzten die indischen
Bergvölker seit uralten Zeiten die Akonitknollen bei der Pantherjagd. Die Bezeichnung pardalianches = panthertötend scheint jedenfalls darauf hinzuweisen.
Auch der Stand der Dhatureas, d. h. der Leute, die sich berufsmäßig des Stech-
apfels zu Vergiftungszwecken bedienten, geht in Indien auf sehr entlegene Zeiten
zurück. Ebenso sind in Afrika erhebliche Kenntnisse über giftige Pflanzen nachweisbar, bei denen die Verwendung als Gift zunächst ausschließlich im Vordergrund steht. Erst der neuesten medizinischen Forschung ist es vorbehalten geblieben, ihre spezifischen Heilwirkungen zu entdecken und sie zu therapeutischen
Zwecken auszunutzen. Dies gilt z. B. für die herzwirksamen Strophanthusarten,
welche von den Eingeborenen Afrikas offenbar seit Urzeiten als Pfeilgift verwendet werden. LIVINGSTONE (1813—1873) brachte 1865 die erste Kunde über
diese Gifte aus dem Osten Afrikas nach Europa und berichtete, wie sie, an Pfeilspitzen angebracht, zur Tötung von Menschen gebraucht wurden. Entscheidend
für ihre therapeutische Verwendung wurde eine zufällige Beobachtung, die sein
Begleiter KIRK machte, als er eine Zahnbürste benutzte, die etwas von diesem
Gift enthielt. Er bemerkte zunächst einen bitteren Geschmack, von dem er annahm, daß er auf einer Chininbeimengung beruhe. Die kräftigende Wirkung, die
er dann an seinem Kreislauf in Kauf nehmen mußte, insbesondere eine stärkere
Pulsveränderung, belehrte ihn eines anderen und brachte ihn auf den Gedanken,
dieses Pfeilgift als Heilmittel zu empfehlen, nachdem der Zusammenhang
zwischen seiner Kreislaufstörung und dem Strophanthussamen geklärt war.
LIVINGSTONE spricht jedenfalls in seinem Reisewerk davon, und die Engländer
SHARPEY, FAGGE und STEVENSON (1865), die das aus Strophanthussamen hergestellte Pfeilgift Kombi von der LIVINGSTONEschen Expedition erhielten, bestätigen 1865 nicht nur die Beobachtung von KIRK, sondern erkennen sogar
richtig die digitalisähnliche Wirksamkeit dieses Präparates. Trotzdem kam man
in der praktischen Therapie nicht recht weiter. Selbst die eingehenden klinischen
und pharmakologischen Untersuchungen von FRASER (1869/70), der das Strophanthin erstmalig in isolierter Form als Reinsubstanz einsetzen konnte, blieben ohne
jeden Nutzen, obwohl er bereits 1885 feststellte, daß ihm trotz seiner digitalis-

ähnlichen Wirkung die Zeichen der Kumulation fehlen. Den umwälzenden Fortschritt erreicht erst FRAENKEL (1906), der trotz des Abratens von SCHMIEDEBERG (1838—1921), des berühmtesten Pharmakologen seiner Zeit, es wagte, Strophanthin intravenös beim herzkranken Menschen zu injizieren und damit die Aera der intravenösen Strophanthin-Therapie zum Segen vieler herzkranker Menschen einleitete.

Etwa gleichzeitig haben MENDEL und KOTTMANN 1905 versucht, Digitalis-Präparate intravenös zum Einsatz zu bringen. Sie mußten jedoch im Gegensatz zu FRAENKEL scheitern, weil sie ihre Versuche mit einem ungünstigen Objekt unternahmen; geeignet ist eben nur ein genau dosierbarer und möglichst wenig kumulierender Stoff aus der Digitalisgruppe für dieses Heilverfahren. FRAENKEL hatte mehr Glück, da er an seine tierexperimentellen Ergebnisse über die Wirkungsdauer der verschiedenen Glykoside anknüpfen konnte, und so wählte er mit sicherem Griff aus der Digitalisgruppe gerade das nicht kumulierende und besser lösliche Strophanthin aus, das unter allen damals bekannten Stoffen unbedingt die richtige Substanz darstellt.

Die Kalabarbohne ist ein weiteres Beispiel für die Tatsache, daß Stoffe, die von Eingeborenen lediglich zu Vergiftungszwecken genutzt werden, durch eine wissenschaftliche Analyse in ein Heilmittel verwandelbar sind. Bei den Negern in Afrika wird diese Bohne zu Gottesgerichten verwendet. Sie verursacht toxische Symptome, die zu Übelkeit, Erbrechen, Diarrhoe, Schwitzen, Speichelfluß, Muskelzittern und schließlich zur Atemlähmung führen. Das Erbrechen wird verursacht durch eine Substanz, die in den Samenhüllen enthalten ist; es kann so heftig sein, daß die gesamte aufgenommene Menge an Gift wieder beseitigt wird und der betroffene Mensch gegen alle weiteren üblen Folgeerscheinungen geschützt ist. Je schneller man die Lösung trinkt, um so größer ist die Aussicht, daß Erbrechen eintritt, weil recht viel brecherregende Substanz auf diese Weise in kurzer Zeit in den Magen kommt. Der Unschuldige, der sich sicher fühlt und rasch die gesamte Menge schluckt, wird sie deshalb eher ausbrechen als der Schuldige, der das Gift zögernd zu sich nimmt und um so leichter der Vergiftung erliegt, weil er durch eine fraktionierte Aufnahme an brecherregender Substanz den Brechakt unterbindet. So steckt in dieser primitiven Methode der Eingeborenen etwas an richtiger Beobachtungsgabe, die unter Umständen sogar mit diesem Verfahren den Schuldigen vom Unschuldigen zu trennen erlaubt. Als im Jahre 1846 Kinder im Hafen von Liverpool beim Spielen solche Bohnen verschluckten, kam es zu einer Massenvergiftung, die zu einer näheren Untersuchung der wirksamen Inhaltsstoffe und schließlich zur Isolierung des Physostigmins durch JOBST und HESS im Jahre 1864 führte. Damit gewann man zugleich die Möglichkeit, diesen Stoff in der Medizin, vor allem in der Augenheilkunde, zu gebrauchen. 1900 kam durch PAL die Entdeckung hinzu, daß Physostigmin antagonistisch gegen Curare wirkt und als Hilfsmittel gegen dessen muskellähmende Eigenschaften zu gebrauchen ist. Ein weiterer therapeutischer Anwendungsbereich erwuchs für das Physostigmin mit dem Nachweis, daß es die Cholinesterase zu hemmen vermag und auf diese Weise die Zerstörung des Überträgerstoffes Acetylcholin hintanhält, der normalerweise durch dieses Ferment sofort am Orte seiner Entstehung vernichtet wird. Auf diese Eigenschaft des Physostigmins, die von LÖWI und NAVRATIL 1921 erkannt wurde, gründet sich seine therapeutische Verwendung bei der Myasthenia gravis, bei der eine krankhafte Muskelschwächung und Muskelermüdbarkeit nach jeder Beanspruchung einen lähmungsartigen Zustand der Muskulatur verursacht.

Auch die Strychnos nux vomica, die Stammpflanze der Krähenaugen, spielt lange Zeit hauptsächlich als Gift eine Rolle. Man verwendet sie besonders zur

Vergiftung von Tieren. Daneben haben die Perser und Inder angeblich Brechnüsse während des Mittelalters in der ärztlichen Praxis benutzt. Von den Hindus
haben sie die Araber kennengelernt, die sie unter die Abführ- und Brechmittel
einstufen. Bei ABU MANSUR (975) heißt es von den Krähenaugen, daß sie heiß
und trocken im zweiten Grad machen und Feuchtigkeit und Schleim durch Erbrechen befördern. Sie kommen in ihren Eigenschaften dem Veratrum gleich, so
meint er abschließend.

In Europa tauchen die Brechnüsse im 15. Jahrhundert auf; im 16. Jahrhundert werden sie in den deutschen Apothekentaxen geführt. Außerdem sind sie
bei LONICERUS (1557) und TABERNAEMONTANUS (1588) in den Kräuterbüchern
erwähnt, und zwar wiederum als Abführ- und Brechmittel. Ihre gefürchtete
Giftigkeit hat jedoch ihre Verwendung stark eingeschränkt. In den folgenden
Jahrhunderten ist in der Literatur kaum etwas über diese Droge zu finden. 1814
taucht sie bei HECKER (1795—1859) unter der merkwürdigen Indikation wieder
auf, daß sie zur Beruhigung von Nervenkranken geeignet ist. 1818 haben
PELLETIER (1788—1842) und CAVENTOU (1795—1877) die reine Base Strychnin
isoliert. Schon ein Jahr später konnte MAGENDIE (1783—1855) eindeutig nachweisen, daß die Strychninkrämpfe zentralen Ursprungs sind. Untersuchungen
von HALL (1790—1857) aus dem Jahr 1837 ergaben, daß die nach Strychnin-
vergiftung eintretenden Muskelkrämpfe aufhören, wenn das Rückenmark zerstört ist. Der Angriffspunkt muß demnach vorwiegend im Rückenmark liegen,
und seine Wirkung ist dort, wie die Versuche von DUSSER DE BARENNE 1933
und anderer Autoren zeigen, auf eine erhöhte Erregbarkeit im Reflexbogen
zurückzuführen. Es erhöht auch die Intensität der Reflexe, die über das ver-
längerte Rückenmark die Kreislauf- und Atemfunktionen regulieren; Strychnin
wird deshalb neuerdings für die Beseitigung von Kreislaufschäden eingesetzt.
Hierzu bedient man sich lieber der Strychninsäure und des Strychninoxyds, die
als Spezialpräparate unter den Namen Movellan und Invocan im Handel sind,
weil sie eine längere Wirkungsdauer garantieren. Alle übrigen im vorigen Jahrhundert angegebenen Indikationsbereiche werden heute kaum berücksichtigt. So
verordnete CARUS (1789—1869) 1860 Strychnin bei Asthma und Keuchhusten.
Weiterhin empfahl er es als Antispasmodicum bei Bleivergiftungen, Neuralgie
sowie bei Chorea und Epilepsie. Etwa die gleichen Verordnungen finden sich bei
HAHNEMANN (1755—1843) und bei HAYNE (1829). Nach HOMOLLE (1845—1883)
soll es vor allem bei Lungenemphysem günstig wirken. In anderen Indikations-
gebieten, die gegen Ende des vorigen Jahrhunderts erkannt wurden, wird
Strychnin heute noch teilweise verwandt; sie hängen mit der Feststellung zusammen, daß Strychnin auf die Sehstärke (V. HIPPEL, 1873) und speziell auf das
zentrale Sehen (DRESER, 1894), zumal bei einer bestehenden Funktionsschädigung,
günstig einwirkt. Außerdem kann es den Geschmack- und Gehörsinn verschärfen
(FILEHNE, 1901).

Ähnlich wie in Afrika und Asien hat in Südamerika der Spürsinn primitiver,
eingeborener Völker Gifte in einer Epoche entdeckt, die von der Geschichte noch
kaum erhellt war. Das merkwürdigste von diesen Giften ist das Curare, dessen
Eigenschaften dem, der ihm zuerst begegnet, unbedingt Schrecken und Furcht
einjagen muß, da seine Wirkung so eigenartig einsetzt. Wie alles Neue, was der
Mensch kennenlernt, zumal wenn es von Geheimnis umwittert ist und ihm eine
Überlegenheit gegenüber anderen Menschen verspricht, einen Ansporn bietet, es
zu besitzen und sich seiner im Guten oder im Bösen zu bedienen, so haben auch
hier schon kurze Zeit nach der Fahrt des Kolumbus (1446—1506) die ersten
Nachforschungen nach diesem Gift eingesetzt, so daß wenige Jahre nach der
Entdeckung Amerikas die ersten Nachrichten nach Europa gelangen.

Die entscheidenden Experimente zur Aufklärung des Curaremechanismus verdanken wir CLAUDE BERNARD (1813—1878), der in seiner berühmten Vorlesung vom 7. Mai 1856 erklärt hat, daß diese merkwürdige Droge über eine einzigartige Wirkung verfügt, die immer wie ein Wunder erscheinen wird; der französische Pharmakologe CHEYMOL hat dem in einer 1954 erschienenen Veröffentlichung über die neueren synthetisch gewonnenen curarewirksamen Stoffe im Hinblick auf den so rasch sich vollziehenden Ausbau der Curare-Chemie und -Pharmakologie hinzugefügt, daß diese moderne Entwicklung auf dem Curaregebiet ebenfalls voll der Wunder ist. So scheint denn diesem merkwürdigen lähmenden Gift der Indianer, das seinem Besitzer ganz nach Wunsch und ohne eigenes Risiko den Fang eines lebenden Beutetieres oder eines Feindes ermöglicht und eventuell ihren Tod herbeiführt, mehr als jedem anderen etwas vom „Zauber der Gifte" anzuhaften und das Interesse, das ihm die Chemiker und Mediziner seit langem gewidmet haben, in besonderem Maße zu rechtfertigen. Es war allerdings ein langer Weg, bis die Chemiker seine Inhaltsstoffe enträtselten und die botanische Herkunft der zur Bereitung der verschiedenen Curarearten verwendeten Pflanzen geklärt war. Ebenso schwierig erwies es sich, eine therapeutische Anwendung dieser Drogen zu ermöglichen.

1856, als CL. BERNARD über seine Versuche berichtete, waren genau 350 Jahre vergangen, seitdem die ersten Berichte aus der neuen Welt im Jahre 1516 durch PETER MARTYR D'ANGHERA nach Europa gelangten; sie besagten, daß die Indianer Südamerikas im Bereich der Flußgebiete des Amazonas und Orinokos geheimnisvolle Pfeilgifte für Jagd- und Kriegszwecke benutzen. 20 Jahre später beschrieb OVIEDA Y VALDES (1478—1557) als erster Pfeile aus dem Mündungsgebiet des Orinoko, deren Spitzen mit Curare vergiftet und deren Verletzung tödlich war. Zur gleichen Zeit erwähnt PIGAFETTA (1491—1534) in seiner Historie über Magelhaes Weltumseglung, daß ein Mitglied der Schiffsgesellschaft in Patagonien durch einen Giftpfeil getötet wurde. Auch PIZARRO (1470—1541), der Eroberer Perus, gelangte nach Überschreitung der Anden 1540 in das Gebiet des Amazonas und damit in den Bereich von Indianerstämmen, die Curare verwendeten. Da die Indianerfrauen sich durch eine besondere Kampflust auszeichneten, benannten sie den Strom Amazonas. Seitdem sind die Nachrichten über derartige südamerikanische Gifte nicht mehr abgerissen, zunächst allerdings ohne Nennung eines bestimmten Giftnamens, so daß nicht immer entschieden werden kann, ob es sich tatsächlich um Curare in jedem Falle handelt. Die Erwähnung des Wortes Curuiri findet sich erstmals in MARGGRAFFs Historia rerum naturalum Braziliae im Jahre 1648, eine Bezeichnung, die ebenso wie die heute übliche „Curare" sich wahrscheinlich aus der Indianersprache ableitet.

Die frühesten tierexperimentellen Untersuchungen stammen von DE LA CONDAMINE (1701—1774) aus dem Jahre 1747, der während seines Aufenthaltes in Cayenne Versuche an Hühnern mit Rohcurare gemacht hat. 1751 stellte HERRISANT Vergiftungsversuche an Säugetieren und Vögeln an und beschrieb den Lähmungszustand der Muskulatur und die ungünstige Beeinflussung der Atmung. 1781 erkannte FONTANA (1720—1805), daß die Dämpfe des Dekoktes ungiftig sind. Er vermutete zudem, daß der Angriffspunkt direkt am Muskel liegt und bemerkte 1787, daß Curare die Herztätigkeit wenig beeinflußt.

Außerdem war schon den Indianerstämmen bekannt, wie WATERTON (1879) in seinen Reisebeschreibungen berichtet, daß der vom Pfeil Getroffene durch künstliche Beatmung am Leben zu erhalten ist. BRODIE (1783—1862) hat diese Kunde 1811 im Experiment bestätigt und TILLIE fügte dem 1890—1894 hinzu, daß man am Kaninchen unter künstlicher Beatmung das 25fache der tödlichen Dosis verabreichen kann und daß trotzdem das Tier am Leben bleibt.

Im übrigen waren schon im 16. und 17. Jahrhundert, wenn man die verschiedenen Erfahrungsberichte zusammenfaßt, erstaunliche Einzelheiten bekannt, so die Tatsache, daß es mehrere Arten von Pfeilgiften gibt, daß die Bereitung durch Kochen und Destillation eines verschiedenartigen Pflanzenmaterials erfolgt und daß die Eingeborenen angeblich ein Gegenmittel kennen und daß die innerliche Verabreichung sowie das Einatmen der Dämpfe ungefährlich ist, da das Curare nur tödlich wirkt, wenn es unmittelbar mit dem Blut in Berührung kommt. Ungewiß blieb dagegen lange Zeit, welche Pflanzen die Indianer im einzelnen verwenden, da die Zubereitung streng geheimgehalten wurde. HERRERA zählt 1601 über 20 Bestandteile, darunter auch Extrakte von tierischem Material auf. Ebenso stellte DE LA CONDAMINE fest, daß in den Pfeilgiften 30 verschiedene Wurzeln und Kräuter enthalten sind, wobei ihm bereits bekannt ist, daß auch Lianenarten Verwendung finden. Die ersten genauen Berichte über die Curarebereitung stammen aus einer viel späteren Zeit, aber selbst A. v. HUMBOLDT (1769—1859), die Gebrüder SCHOMBURGK (1839) und APPUN (1870) konnten nur angeben, daß eine Vielzahl von Stammpflanzen, hauptsächlich verschiedene Strychnosarten, insbesondere die von SCHOMBURGK genannte Strychnos toxifera, jeweils regional voneinander verschieden, für die Curareherstellung benutzt werden, so daß mehrere Sorten und dementsprechend mehrere Handelsware verschiedener Herkunft und Wirkung unterscheidbar sind. Im übrigen geben diese älteren Schilderungen übereinstimmend zu den neuesten Erfahrungen von GILL (1940) bzw. FREISE (1937) an, daß die einzelnen Pflanzen in mehrtägigem rituell geregelten Arbeitsgang zerkleinert, mit Wasser extrahiert und sodann durch wiederholtes Aufkochen bis zu einem zähflüssigen Saft eingedickt werden. Darauf erfolgt die Abfüllung in verschiedenartige Behälter, entweder in Töpfe, Bambusstangen oder ausgehöhlte Flaschenkürbisse. BOEHM hat bereits 1895 für diese drei im Handel befindlichen Sorten eine recht unterschiedliche Wirkung nachgewiesen, und er hat deshalb eine Einteilung nach Art der Abfüllgefäße in Topf-, Tubo- bzw. Calebassencurare vorgeschlagen. Ähnlich kennen die Eingeborenen unterschiedliche Verwendungszwecke. Das Calebassencurare wird im allgemeinen zu Kriegszwecken bzw. zur Jagd auf Großwild benutzt. Es behält relativ lange seine sirupartige Konsistenz und wird erst kurz vor Gebrauch auf die Pfeilspitzen aufgestrichen. Das Topfcurare dient in erster Linie zur Jagd auf Kleintiere und Vögel mit Hilfe von Blaspfeilen und das Tubocurare gilt als verhältnismäßig ungleich in seiner Wirkungsintensität, weil es offensichtlich häufig verfälscht ist.

Trotzdem ist gerade vom Tubocurare die entscheidende neuere Entwicklung ausgegangen, nachdem KING 1935, anknüpfend an die älteren Arbeiten von BOEHM (1895), FALTIS (1921), SPAETH (1928) sowie SCHOLTZ (1899), die Isolierung von d-Tubocurarin aus Tubocurare und die Konstitutionsermittlung dieser Base gelang und er außerdem den Beweis erbrachte, daß zur Bereitung dieser Curaresorten Pflanzen aus der Gattung Chondrodendron und keine Strychnosarten, wie man früher annahm, verwendet werden. Diese Angaben, zunächst durch FOLKERS 1939/41 bestätigt und dann endgültig mit der Isolierung einer größeren Menge kristallinen d-Tubocurarins aus Chondrodendron tomentosum durch WINTERSTEINER und DUTCHER 1943 gesichert, ermöglichten es, innerhalb weniger Jahre Präparate herzustellen, die nach Testung und Standardisierung im Tierversuch eine gleichmäßige Wirkungsintensität garantieren. Die Unsicherheit in der Zusammensetzung und Dosierung, die bei den früher verfügbaren rohen Curarepräparaten eine therapeutische Anwendung nicht zuließ, und alle Bemühungen, wie etwa der Versuch von LÄWEN im Jahre 1912, Curare zur Unterstützung der Narkose in der Chirurgie auszunutzen, zunichte macht, entfiel damit, so daß bereits mit dem ersten standardisierten Handelsprodukt, das 1941 unter der Bezeichnung Intocostrin eingeführt wurde, bedeutsame Erfolge erzielt wurden. Diese liegen, wie CULLEN und GRIFFITH 1944/45 richtig erkannten, einerseits auf dem chirurgischen Sektor, da hier der Einsatz des reinen d-Tubocurarins eine Verbesserung der Narkosetechnik unter Beschränkung der Narkoticummenge gestattet, so daß die Narkose oberflächlich gehalten werden kann und nur eine Bewußtlos- und Schmerzausschaltung zur Aufgabe hat und so die gefürchteten Komplikationen einer tiefen und langen Narkose besser vermeidbar werden. Außerdem eröffnen sich auf dieser Basis zusammen mit der künstlichen Beatmung durch Intubation für den Chirurgen neue Möglichkeiten bei der operativen Behandlung von Lungen- und Herzleiden. Andererseits ergab sich für die psychiatrische Praxis ein bedeutender Fortschritt, als BENNET 1940 unter Verwendung standardisierter Präparate es wagen konnte, Curare zur Verhütung schwerer Muskelkrämpfe bei der Elektroschockbehandlung einzusetzen, mit dem Ziel und dem Erfolg, der Gefahr von Knochenbrüchen vorzubeugen. Auch gewisse Starrezustände der Muskulatur, die etwa im Gefolge von Tetanus auftreten können, sind seit diesem Zeitpunkt leichter und ungefährlicher therapeutisch anzugehen, nachdem die Unsicherheit in der Dosierung geschwunden ist, so daß die Empfehlung von HOFFMANN aus dem Jahre 1879 und die spätere von HARTRIDGE aus dem Jahr 1931, Curare zur Bekämpfung derartiger krankhafter Störungen einzusetzen, mit weit besserer Aussicht auf Erfolg und weit geringeren Gefahren für den Patienten wieder aufgenommen werden konnte.

Abgesehen von dieser Bedeutung für die klinische Medizin, erwies sich die Isolierung und Aufklärung der chemischen Konstitution des d-Tubocurarins für den Physiologen, Pharmakologen und Chemiker von einer zunächst unerwarteten Wichtigkeit, da sie zum Ausgangspunkt für die Entdeckung zahlreicher neuartiger synthetisch gewonnener Substanzen mit muskellähmenden Eigenschaften von curareartiger Wirkung wurde, die unter Abwandlung seiner chemischen Strukturmerkmale in zielstrebiger Zusammenarbeit zwischen Chemiker und Pharmakologen entwickelt wurden und deren Untersuchung und Erforschung eine wesentliche Vertiefung unserer Kenntnisse über den Wirkungsmechanismus des Curare, zugleich mit wertvollen, bisher unbekannten Einsichten auf dem Gebiete der Elektrophysiologie und der neuromuskulären Überträgermechanismen zutage förderten. Schließlich zwang die Ausweitung der natürlichen und synthetisch hergestellten Curarepräparate die Pharmakologie, exakte biologische Standardisierungsmethoden auszuarbeiten, die selbst bei der Verwendung reiner Präparate für eine sichere klinische Anwendung notwendig sind und die Bewertung der Stärke einer curarisierenden Wirkung bei einer unbekannten Substanz zulassen, so daß als weiterer Nutzen die Gewinnung besserer biologischer Testverfahren erwuchs.

Außer mit dem Tubocurare hat man sich in letzter Zeit vor allem mit dem Calebassencurare (WIELAND, 1937, KARRER und SCHMIDT, 1946—1950) eingehender beschäftigt und inzwischen aus diesem Material 22 Alkaloide isoliert. Es handelt sich um äußerst kompliziert zusammengesetzte Alkaloidgemische, deren Reindarstellung und Konstitutionsermittlung noch nicht weit gediehen sind. Erfahrungen am Menschen liegen kaum vor, weil die therapeutische Breite infolge der relativ hohen Toxizität gering ist, und weil wir zur Zeit über keine genügenden Mengen an Reinpräparaten verfügen.

Von den naturgegebenen Stoffen gehören weiterhin zu dem Curaretyp eine Reihe von Alkaloiden, die in zahlreichen Erythrinaarten enthalten sind, bei deren systematischer Untersuchung unter 105 bekannten Arten 50 gefunden wurden, die schon bei einer Zufuhr per os muskellähmende Wirkungen entfalten. Um die Aufklärung ihrer chemischen Konstitution haben sich vor allem FOLKERS und seine Mitarbeiter (1937—1942) bemüht. Trotz erheblicher Abweichungen im strukturellen Aufbau von der chemischen Konstitution des Tubocurarin besitzen diese

Substanzen alle echte curareartige Wirkungen. Ihre praktische Anwendung scheitert aber an ihrer kurzen Wirkungsdauer.

Lange vor dieser Entwicklung hat BOVETT 1946 auf synthetischem Wege die ersten Substanzen herstellen können, die eine dem Tubocurarin vergleichbare Wirksamkeit ausüben. Aus diesen Anfängen hat sich inzwischen eine ausgedehnte chemische Forschungsrichtung ergeben, die auf die Herstellung künstlicher Produkte mit curareartigen Wirkungen hinzielt. Therapeutisch hat sich bisher besonders das Flaxedil bewährt, das von BOVETT 1948 tierexperimentell und von HUGUENARD und BONÉ im gleichen Jahre in der klinischen Praxis erprobt wurde. Seitdem findet diese Substanz vielfache Verwendung in der Chirurgie sowie in der Psychiatrie bei der Elektroschockbehandlung. Daneben wird klinisch vor allem das Succinylcholin benutzt, über dessen muskelerschlaffende Eigenschaften 1949 BOVETT sowie FUSCO und unabhängig von ihnen PHILIPS berichteten. Diese Substanz war schon 1911 von GLICK synthetisiert und im gleichen Jahr von HUNT und DE TAVEAU tierexperimentell analysiert worden. Die muskellähmenden Eigenschaften waren diesen Autoren jedoch völlig entgangen, da sie an narkotisierten Tieren gearbeitet haben. Dieses Succinylcholin bietet den Vorteil einer außerordentlich kurz dauernden Wirkung, so daß kumulative Effekte und tachyphylaktische Reaktionen nicht zu befürchten sind. Ebenso tritt keine Gewöhnung ein. Die flüchtige Wirkung ist bedingt durch einen raschen Zerfall im Organismus, da Succinylcholin im Blut gespalten wird. Der Mechanismus der Lähmung ist allerdings ein völlig anderer als bei Curare und beruht auf der Tatsache, daß Succinylcholin den Muskel durch eine Depolarisation elektrisch unerregbar macht.

Diese Erkenntnis war erst möglich, nachdem man den Wirkungstyp des Curare eindeutig erkannt hatte. 1856 hat CLAUDE BERNARD (1813—1878) in seinen klassischen Arbeiten bereits nachweisen können, und etwa gleichzeitig wurden ähnliche Beobachtungen von KÖLLIKER (1817—1905) in Deutschland veröffentlicht, die dann 1886 von KÜHNE (1837—1900) und 1912 von GARTEN (1871—1923) ergänzt wurden, daß die Lähmung der Muskulatur beim Curare durch die Ausschaltung eines anatomisch und physiologisch genau definierten Bestandteiles des neuromuskulären Apparates bedingt ist und daß der spezifische Angriffspunkt an den motorischen Endplatten, d. h. an der Stelle zu suchen ist, wo die Erregung vom Nerven auf den Muskel auftritt. Funktionell sind es zwei Vorgänge, die für diese Endorgane charakteristisch sind. Nach der elektrischen Hypothese entsteht durch das Eintreffen einer Erregung im Bereich der Endapparate ein Potential, das seinerseits die Kontraktion der Muskelfasern auslösen soll. Nach der chemischen Hypothese ist entscheidend, daß an der Übergangstelle vom Nerv zum Muskel Acetylcholin gebildet und in Freiheit gesetzt wird, dessen Entstehung DALE 1936 nachweisen konnte. Dieses freigesetzte Acetylcholin wirkt auf die motorischen Endplatten ein und ist in seiner Wirkung auf die Oberfläche dieses Bezirkes beschränkt. Auf die Nerven kann es offenbar keinen Einfluß ausüben, da es die Markscheiden nicht durchwandern kann. Für den Muskel sind die entstehenden Dosen nicht ausreichend, um ihn direkt zur Kontraktion zu bringen. Es scheint daher nicht ausgeschlossen, daß die an der Endplatte gebildete Überträgersubstanz Acetylcholin mit an der Entstehung des Endplattenstromes beteiligt ist.

Seitdem man sich mit der Erforschung dieses Funktionskreises beschäftigt hat, stehen sich elektrische und chemische Hypothesen der Erregungsübertragung gegenüber. Wohl als erster hat DU BOIS-REYMOND (1818—1896) diese beiden Möglichkeiten ausgesprochen: „Von bekannten Naturprozessen, welche nun noch die Erregung vermitteln könnten, kommen, soviel ich sehe, in Frage nur zwei.

Entweder müßte an der Grenze der contractilen Substanz eine reizende Sekretion in Gestalt etwa einer dünnen Schicht von Ammoniak oder Milchsäure oder einem anderen, den Muskel heftig erregenden Stoffe, stattfinden. Oder die Wirkung müßte elektrisch sein." Diese Frage ist auch mit modernster Methodik noch nicht endgültig zu beantworten. Wahrscheinlich sind die elektrischen Prozesse in lebenden Geweben immer mit chemischen Umsetzungen verbunden.

Hinsichtlich der chemischen Vorgänge hat der Organismus Vorsorge getroffen, daß sie rasch wieder rückgängig gemacht werden, damit die Erregbarkeit der Muskelfasern für neue Impulse wiederhergestellt ist. Dies geschieht durch eine rasche Zerstörung des Acetylcholins in seine fast unwirksamen Bestandteile Cholin und Essigsäure unter der Einwirkung eines eigenen Fermentes, das zu diesem Zweck speziell im muskulären Anteil der Endplatte in außerordentlich hohen Konzentrationen angereichert ist. Die vorhandenen Mengen an Ferment sind so groß, daß alles Acetylcholin, das beim Übertritt der Erregung von Nerven auf den Muskel entsteht, in dem sehr kurzen Zeitraum von 1 m/Sek. zerschlagen wird. Bleibt dagegen das Acetylcholin in hohen Konzentrationen unzerstört liegen, wie es unter dem Einfluß von Succinylcholin stattfindet, dann breitet sich das Acetylcholin nach allen Seiten aus, greift auf die benachbarten Abschnitte der Muskelfasern über und macht sie elektrisch unerregbar, so daß der Muskel auf diese Weise geblockt und gelähmt ist.

Der weitaus größere Fortschritt, der aus der zielstrebigen Zusammenarbeit zwischen Chemiker und Pharmakologen auf dem Curaresektor erwachsen ist, liegt somit nicht in der Gewinnung einiger neuer therapeutisch brauchbarer Substanzen, sondern in der Vertiefung unserer Kenntnisse über den Wirkungsmechanismus und in der Analyse des genaueren Wirkungsortes all dieser Stoffe, da gerade aus diesen Studien mit dem Gift Curare wertvolle neue Einsichten auf dem Gebiet der Muskel- und Nervenphysiologie und der neuromuskulären Überträgermechanismen erwachsen sind.

In ähnlicher Weise hat die Erforschung der Mutterkorngifte neue Erkenntnisse allgemeiner Art für die Heilkunde vermittelt. In früheren Zeiten war das Mutterkorn nur als Giftstoff berüchtigt, da seine Beimengung zum Brot zur Ursache zahlreicher Erkrankungsfälle wurde. Eine Gefährdung des Menschen ist schon gegeben, wenn nur 1% Mutterkorn im Getreide vorhanden ist. Steigt sein Gehalt auf 7% oder mehr, dann ist dies bereits bedenklich. In früheren Jahrhunderten war eine solche Möglichkeit oftmals gegeben, da das Getreide teilweise bis zu einem Drittel mit Mutterkorn versetzt war. Noch 1814 enthielt das Brot bei einer Vergiftungswelle in der Dauphiné 30—50% Mutterkorn. Die giftigen Inhaltsstoffe sind allerdings schlecht haltbar, weil sie sich leicht bei der Anwesenheit von Licht und Sauerstoff zersetzen, und so wird die Gefährdung der Bevölkerung in der Regel gemindert, wenn das Getreide nicht gleich nach der Ernte verbraucht wird.

Vor allem die Chroniken des Mittelalters wissen über seuchenartig um sich greifende Erkrankungswellen zu berichten, die unzählige Menschen dahinrafften und die für uns heute unzweifelhaft als eine Folge einer Mutterkornvergiftung anzusprechen sind. Um so auffälliger will es erscheinen, daß das Altertum unter dieser Menschheitsgeißel der Mutterkornvergiftung nicht zu leiden hatte. Dies erklärt sich einfach damit, daß das Mutterkorn bevorzugt auf Roggen gedeiht, der im Altertum kaum als Nahrungsmittel gebraucht wurde. Die Griechen und Römer aßen vorwiegend Weizenbrot. So ist es begreiflich, daß die Alten weder das auffällige Gebilde des Mutterkornes kannten noch Vergiftungsfälle beschrieben haben, die als typische Folgeerscheinungen einer Secalebeimengung im Getreide gedeutet werden könnten.

Die erste Erwähnung einer Mutterkornvergiftung findet sich in einer Chronik aus dem Jahre 857 in Xanten am Niederrhein. Die Schilderung läßt über die Natur der Erkrankung keinen Zweifel aufkommen, da sie die Angabe enthält, daß die Befallenen vor dem Tode ihre Glieder verloren haben. Dieser Krankheitsverlauf ist typisch für den Mutterkornbrand, den Ergotismus gangraenosus, der in der mittelalterlichen Literatur auch Pestfeuer, heiliges Feuer, Ignis sacer genannt wird und auf einer chronischen Vergiftung mit starken Gefäß- und Durchblutungsstörungen beruht. Eine andere Form der chronischen Vergiftung ist durch eine Erkrankung des Nervensystems charakterisiert, die zum Auftreten heftiger Krampfanfälle führen kann und in der modernen Definition als Ergotismus convulsivus bezeichnet wird. Diese Art der Vergiftung beginnt meist mit abnormen Gefühlssensationen, daher der alte Name Kribbelkrankheit. Die Ursache für diesen verschiedenartigen Ablauf der beiden Vergiftungsbilder ist bis heute nicht restlos geklärt; vielleicht ist die Menge an eingenommenen Giftstoffen verantwortlich zu machen, da das Auftreten des Ergotismus gangraenosus angeblich große Dosen voraussetzen soll. Daneben ist nach den Untersuchungen von MELANBY aus dem Jahre 1930 vermutlich in Betracht zu ziehen, daß bei einer Mutterkornvergiftung, die unter den Erscheinungen des Ergotismus convulsivus auftritt, ein Mangel an Vitamin A zusätzlich von Bedeutung ist.

Die Pestseuche des Jahres 954 in Paris hat eine besondere Berühmtheit erlangt, weil ihr HUGO CAPET († 996), der Begründer der Kapetinger Dynastie, angeblich durch seine Wunderkraft Einhalt gebot. In Wirklichkeit verdankt er diesen Ruhm der Verpflegung mit gesundem Brot, das er in den Krankenlagern zur Verteilung brachte. Noch im gleichen Jahre griff die Krankheit auf weite Bezirke Frankreichs über. Vor allem in den Jahren 984—1005 hat sich der Bischof von Metz, ADALBERT, um die Pflege dieser Kranken sehr bemüht. Auch aus dem 11. Jahrhundert sind viele Vergiftungsfälle bekannt, deren Ausbreitung die Gründung eines eigenen Krankenpflegerordens, der Ordensgemeinschaft des Heiligen Antonius, zur Folge hatte, dessen Mönche, die Antoniusherren, sich hauptsächlich der Behandlung von Mutterkornkranken zu widmen hatten. Seit dem 13. Jahrhundert war dieser Orden über den ganzen Kontinent verbreitet. Um 1500 betrug die Zahl seiner Häuser 364.

Aus dieser Zeit sind einige bildliche Darstellungen auf uns gekommen, die eindeutige Belege für den Gliederbrand und seine schrecklichen Folgen erbringen. So enthält das 1517 erschienene Feldtbuch der Wunderartzney von GERSSDORFF eine Abbildung, auf der ein Kranker dargestellt ist, dem der rechte Fuß fehlt und aus dessen linker Hand Flammen als Symbol des Kornbrandes schießen. Ein anderer Holzschnitt aus dieser Zeit stellt den Heiligen Antonius umgeben von Kranken dar, die sich durch das Fehlen von Gliedern und typischen Krampfstellungen unzweifelhaft als Mutterkornvergiftete ausweisen.

Gegen Ende des 17. Jahrhunderts ließen die Vergiftungswellen langsam nach, da sich eine bessere Getreidekultur und sorgfältige Reinigung des Kornes vor seiner Vermahlung allgemein durchsetzte. Auch das Aufkommen der Kartoffel als Ernährungsgrundlage trug nicht wenig dazu bei. Trotzdem haben sich zu Beginn der Neuzeit einige schwere Epidemien ereignet, und noch im 19. Jahrhundert treten Vergiftungsfälle im Anschluß an die Napoleonischen Kriege auf. Kleinere Herde in der späteren Zeit, so 1855—56 in Hessen, haben dazu beigetragen, die Ursache der Erkrankung endgültig aufzuklären, nachdem sie jahrhundertelang als eine Seuche ähnlich wie die Pest oder der Skorbut angesehen wurde. An verdorbenes Brot als auslösenden Faktor hat man jedenfalls nicht gedacht, obwohl schon 1089 und 1125 das eigentümliche Aussehen des Brotes und seine blutigrote Farbe aufgefallen waren. Erst J. C. BRUNNER (1653—1727), der in Graz die

Kribbelkrankheit beobachtete, kam 1695 auf den Verdacht, daß die schwarzen
Körner im Roggen die krankhaften Störungen bedingen könnten. Den Beweis
dieser These führte 100 Jahre später, 1771, J. TAUBE, mit dessen Publikation sich
nach und nach die Ansicht durchsetzte, daß das Mutterkorn die Quelle dieser unheilvollen Symptome darstellt. Auch dann war noch ein langer Weg, bis man
geeignete prophylaktische Maßnahmen ergriff und durch behördliche Vorschriften der Gefahr steuerte. Weit länger sollte es dauern, bis die chemische
Forschung sich des Mutterkornproblems annahm und eine therapeutische Verwendung der Giftstoffe möglich machte.

Altertum und Mittelalter geben in ihren Schriftdenkmälern von der therapeutischen Benutzung keine Kunde. Die erste Notiz dieser Art findet sich bei
ADAM LONICERUS in seinem Kräuterbuch aus dem Jahre 1557. Trotzdem machten
die Ärzte von dieser Empfehlung keinen Gebrauch, weil sie der Volksmedizin
entlehnt war. Infolgedessen konnte B. C. CRAMERARIUS (1557—1624) der wissenschaftlichen Welt als ein Novum mitteilen, daß die deutschen Hebammen sich des
Mutterkornes bedienten, um Uteruskontraktionen hervorzurufen. Auf diese Anpreisung hin haben es die beiden Geburtshelfer RATHLAW 1747 in Holland und
DESGRANGES 1777 in Frankreich bei Gebärenden und Wöchnerinnen benutzt,
ohne jedoch Anklang bei ihren ärztlichen Kollegen zu finden, da SCHLAEGER in
Kassel 1770, LEIDENFROST in Duisburg 1770, MODEL in Wittenberg 1771, ESCHEN-
BACH in Rostock 1771 und andere das Mutterkorn als wirkungslos bezeichneten.
In der Folgezeit ging die Kenntnis seiner Brauchbarkeit so gut wie ganz für die
wissenschaftliche Welt verloren, bis STEARNS und PRESSCOTT in Amerika das
Mutterkorn um 1807 erneut entdeckten. Die erste pharmazeutisch-chemische
Untersuchung stammt von dem Franzosen VAUQUELIN aus dem Jahre 1816; wie
viele andere Arbeiten, die sich anreihten, vermochte sie keine brauchbaren An-
gaben über die chemische Natur der eigentlichen Wirkstoffe zu machen.

Spezifisch wirksam sind die Alkaloide, die sich in ihrer chemischen Konstitution wie auch ihrer pharmakodynamischen Wirkungsweise von anderen Drogen
und deren Inhaltsstoffen in einmaliger Weise unterscheiden. Die biochemische
Fähigkeit des Mutterkorns ist relativ vielseitig und komplexer Art. Das ursprünglich als einheitlich angesehene Alkaloid Ergotoxin, das 1906 von BARGER und CARR
sowie etwa gleichzeitig und unabhängig von diesen von KRAFT isoliert wurde,
stellt z. B. nach den neueren Untersuchungen von STOLL und HOFMANN (1941) nur
ein wechselndes Gemisch aus Ergocristin, Ergokryptin und Ergocornin bzw.
deren Isomeren dar. Ebenso wurden Sensibamin und Ergoclavin zunächst als einheitliche Körper aufgefaßt, bis sie wiederum als zusammengesetzte Verbindungen
erkannt wurden. Auch das 1875 von TANRED isolierte Alkaloid Ergotin, das zwar
chemisch einen einheitlichen Körper darstellt, ist kein wesentlicher Bestandteil
der Droge, da dieser Stoff pharmakologisch und therapeutisch unwirksam
ist. Diese frühe Entdeckung des ersten kristallinischen Inhaltsstoffes bedeutete
sogar für die weitere Mutterkornforschung ein Unglück, da man aus der Unwirk-
samkeit des Ergotins schloß, daß die eigentliche Wirkung auf den Uterus nicht
an die Alkaloide gebunden und in anderen Stoffgruppen zu suchen ist. Lange
Zeit vermutete man daher, daß die wesentlichen Wirkungsgruppen harzartige
Produkte saurer Natur sind, wie die Sphacelinsäure (KOBERT 1884) und das
Sphacelotoxin (JACOBY 1897). Beides sind unreine amorphe Präparate, die
ihre Wirkung, wie sich später herausstellte, einer Verunreinigung mit Alkaloiden
verdanken. Ähnlich führte die Entdeckung des Ergotoxin im Jahre 1906 durch
BAYER und CARR trotz seiner Uteruswirksamkeit zu keiner therapeutischen Aus-
nutzung, da seine Entdecker es als gangränerzeugend und schädlich ablehnten.
Das von STOLL 1918 isolierte Ergotamin darf somit als das erste wirksame Mutter-

kornalkaloid bezeichnet werden, das in reinem Zustande isoliert und als einheitliche Verbindung in Form von haltbaren Salzen in die Therapie zur Uterusbehandlung eingeführt wurde.

1922 regte ROTHLIN, auf Grund der sympatholytischen Wirkung des Ergotamin, seine Verwendung bei Sympathosen an, nachdem bereits DALE 1906 mit Ergotoxin eine Umkehr bzw. Abschwächung des Adrenalineffektes beschrieben hat. So kam das Ergotamin neben der gynäkologischen Verwendung zur Behandlung von Basedow, Migräne, Neurosen und ähnlichen Erkrankungen zum Einsatz. Die geringe Giftigkeit, die gute Stabilität, der hohe Reinheitsgrad und seine prompte uteruserregende Wirkung machten es dem giftigeren und schwächer wirksamen Alkaloidgemisch Ergotoxin und den der Zersetzung unterliegenden Secaleauszügen, die zudem nach Gewinnung, Standort und Aufbewahrung variieren, überlegen. Mit der Auffindung des Ergotamin schien deshalb zunächst das Secaleproblem praktisch gelöst zu sein.

1932 veröffentlichte indes der englische Gynäkologe MOIR, daß wäßrige Secaleextrakte, die keines der bis dahin bekannten Alkaloide enthalten, da alle diese Stoffe wasserunlöslich sind, bei schwangeren Frauen Uteruskontraktionen auslösen. Dieses führte zur Auffindung eines neuen wasserlöslichen Alkaloides, dessen Isolierung 1935 in verschiedenen Laboratorien gelang. Von DUDLEY und MOIR in London wurde es als Ergometrin, von STOLL in Basel als Ergobasin, von KHARASCH und LEGAULT in Chicago als Egotocin und von THOMPSON in Baltimore als Ergostetrin bezeichnet. Diese vier Stoffe stellen das gleiche Alkaloid dar, wie die eingehendere Analyse zeigt. Trotzdem hat man sich über die Nominierung nie recht einigen können. In der englischen und deutschen Literatur wird meist der Name Ergometrin verwendet, das Council of Pharmacy and Chemistry hat sich für Ergonovin entschieden, und in der Schweiz hat sich die Bezeichnung Ergobasin durchgesetzt. Diesen wasserlöslichen Bestandteil des Mutterkorns hielt bereits JACOBY 1897 in Händen, er benannte es Chrysotoxin, ohne zu ahnen, welche Bedeutung diesem tatsächlich zukommt. STOLL und HOFMANN gelang 1938 eine Partialsynthese des Ergobasins bzw. seines Abwandlungsproduktes: Methylergobasin.

Als weiterer Fortschritt kam in den letzten Jahren die Erkenntnis hinzu, daß alle Alkaloide in zwei isomeren Formen in der Droge vorkommen. Sechs solche Paare sind bisher bekannt, die auf Grund ihrer chemischen Eigenschaften und ihres pharmakologischen Verhaltens in drei Gruppen eingeordnet werden müssen. Die erste, die Ergotamingruppe, enthält das linksdrehende, stark wirksame Ergotamin und die rechtsdrehende, schwach wirksame Form, das Ergotaminin, sowie als zweites Alkaloid das Ergosin, wiederum linksdrehend und wirksam, während das isomere Ergosinin von schwacher Wirkstärke ist. Die zweite Gruppe wird als Ergotoxingruppe bezeichnet mit den linksdrehenden Alkaloiden Ergocristin, Ergokryptin und Ergocornin und den entsprechenden rechtsdrehenden Formen Ergocristinin, Ergokryptinin und Ergocorninin. In der dritten Gruppe steht das Ergometrin und das isomere Ergometrinin, die im Gegensatz zu den Alkaloiden der beiden ersten Gruppen allein wasserlöslich sind. Damit ist zwar die Reihe der isomeren Alkaloide erschöpft, in Wirklichkeit sind die Verhältnisse weitaus komplizierter, da die verschiedenen Reinsubstanzen untereinander zu Doppel- und Molekülverbindungen in wechselnder Paarung zusammentreten können.

Diese Erkenntnisse sind inzwischen durch eine weitgehende Aufklärung der chemischen Konstitution und Zusammensetzung ergänzt worden. Nach JACOBS und CRAIG (1934) enthalten alle Alkaloide als gemeinsame Kernsubstanz die Lysergsäure, deren Struktur JACOBS sowie STOLL 1949 aufklären konnten. Außerdem stellte STOLL 1952 fest, daß die Mutterkornalkaloide der Ergotoxinreihe als Bausteine Polypeptide enthalten, über deren Art der Verknüpfung und der

Reihenfolge der Aminosäuren die Untersuchungen des gleichen Autors Aufschluß gegeben haben. Daneben gelang es STOLL und HOFMANN, hydrierte Mutterkornalkaloide zu gewinnen, bei denen die Wirkung auf den Sympathicus erhalten bleibt oder sogar verstärkt ist, während die Uteruswirksamkeit entfällt. Diese sind daher therapeutisch vor allem für die Bekämpfung von Gefäßkrankheiten geeignet.

Das giftige Secale hat uns somit eine Reihe wertvoller Therapeutica geschenkt, seitdem das Geheimnis, das während vieler Jahrhunderte über dem Mutterkorn lag, dank einer intensiven Zusammenarbeit mit Chemikern, Biologen und Medizinern endlich gelüftet wurde.

Weitere Beispiele für die Einbeziehung von Giftstoffen in ihrer naturgegebenen oder abgewandelten Form in den Bereich der therapeutisch genutzten Stoffe gibt es aus der jüngsten Zeit. So geht die Entdeckung der thyreostatischen Wirkung der Thiouracile von einer Beobachtung aus, die CHESSY, CLAWSON und WEBSTER 1928 machten, als sie bei ausschließlich mit Kohl ernährten Kaninchen einen Kropf bekamen. In anderen Pflanzen, vor allem Brassicaarten, sind gleichfalls kropferzeugende Stoffe anzutreffen, wie BLUM 1938 nachwies. Sie sind chemisch identisch mit Thioharnstoff-Derivaten. Diese Erkenntnis veranlaßte ASTWOOD 1949, zahlreiche synthetische Substanzen aus dieser Verbindungsklasse auf ihre thyreostatischen Eigenschaften zu prüfen, mit dem Ziel, möglichst untoxische Stoffe zu finden, die die Schilddrüsentätigkeit hemmen. Unter diesen erwiesen sich das Thiouracil bzw. Methylthiouracil am günstigsten. Beide waren bereits bekannt. Das Methylthiouracil ist schon 1882 von NENCKI und SIEBER dargestellt worden, ohne zu ahnen, daß man mit dieser Substanz ein wertvolles Thyreostatikum in der Hand hatte. Ebensowenig konnte BAUMANN 1895 bei der Herstellung des Thioharnstoffes wissen, daß dieses Mittel gegen Hyperthyreosen brauchbar ist. Diese Einsicht ließ bis 1941 bzw. 1942 auf sich warten. In diesen Jahren haben RICHTER und CLISBY bzw. KENNEDY unabhängig voneinander die richtungweisenden Unterlagen geliefert. Alte bekannte, chemische Stoffe wurden somit auf Umwegen zu neuartigen Heilmitteln, in diesem Falle im Verfolg einer richtigen Deutung der Vergiftungserscheinungen.

Ähnlich ging es bei der Auffindung der blutgerinnungshemmenden Eigenschaften des Dicumarol zu. 1925 wurde in Kanada bei Tieren eine Krankheit beobachtet, die „sweet clover disease", die bei Verfütterung von verschimmeltem Süßklee entsteht, sich in einer starken Blutungstendenz äußert und auf einer Abnahme des Prothrombingehaltes im Blut beruht. Die krankheitserregende Substanz erwies sich nach der Isolierung identisch mit Dicumarol (CAMPBELL und LINK, 1941), das schon von ANSCHÜTZ 1903 dargestellt wurde. Es entsteht im faulenden Süßklee bei der Anwesenheit bestimmter Schimmelpilze, die es aus Cumarin aufbauen. Ausgehend von dieser Anregung, haben BUTT, ALLEN und BOLLMANN sowie LEHMANN 1941/42 Dicumarol eingehend im Tier geprüft und dann als Antikoagulans in die Therapie eingeführt. Es wirkt am Säugetier und Mensch antagonistisch zum Vitamin K, mit dem es im chemischen Aufbau eine gewisse Ähnlichkeit aufweist. Umgekehrt ist Vitamin K in der Lage, gegen die durch Dicumarol-Vergiftung bedingte Süßkleekrankheit der Tiere sowie bei einer durch Dicumarol-Überdosierung verursachten Schädigung des Menschen als Gegenmittel zu dienen.

Beobachtungen tierischer Vergiftungserscheinungen können somit zum Ausgangspunkt von Medikamenten werden. Daneben hat die menschliche Vergiftungslehre einige weitere Hinweise für die Auffindung neuer Medikamente geliefert. Aus der Gruppe der anorganischen Stoffe interessiert in diesem Zusammenhang das Fluor, dem in der Form des Fluorwasserstoffs eine toxikologische Bedeutung

zukommt, da die wäßrigen Lösungen und Dämpfe Haut und Schleimhäute zu
schädigen vermögen. Häufiger sind die Vergiftungen mit Natriumfluorid, das vor
allem den Kalkstoffwechsel ungünstig beeinflußt. Derartige Vergiftungen sind
besonders bei chronischer Aufnahme gefürchtet, wie sie bei der Verarbeitung des
Minerals Kryolith (Aluminium-Natriumfluorid) in den Aluminiumhütten vorkommen. Nach mehrjähriger Tätigkeit stellt sich, ähnlich wie nach dem Genuß
von fluorhaltigen Nahrungsmitteln und Trinkwässern, neben Störungen des Kno-
chensystems eine eigentümliche Zahnerkrankung ein (gesprenkelte, gebänderte
Zähne = mottled teeth). In Amerika gibt es Gegenden, in denen solche Zahn-
veränderungen endemisch auftreten. Die Schwere und Häufigkeit steht in deutlicher Abhängigkeit von dem Fluorgehalt im Wasser, der in diesen Landstrichen bis
15 mg/l betragen kann. Als man sich eingehend mit dem Fluor und seinem Einfluß
auf die Zahnbeschaffenheit beschäftigte (CHURCHILL, 1931, SMITH, 1931, DEAN,
1936), hat man feststellen können, daß Fluor nur in hohen Konzentrationen ungünstig auf die Zähne einwirkt; ein geringer Gehalt an Fluor im Trinkwasser ist sogar
zweckmäßig, um die Zähne gegen Kariesbefall zu schützen. Aus dieser Erkenntnis
heraus versucht man heute, den Kindern während der Gebißentwicklung geringe
Mengen von Fluor künstlich zuzuführen, vielleicht wird auf diese Weise in nächster Zukunft ein bisher nur toxikologisch interessierender Stoff auf dem speziellen
Anwendungssektor der Zahnheilkunde zum Heilmittel.

Dieses ist nicht das einzige Beispiel aus jüngster Zeit. Selbst der gefürchtete
chemische Kampfstoff des ersten Weltkrieges, das Senfgas, ist inzwischen in den
Arzneimittelschatz aufgenommen, wenn auch in Form seines nächsten Verwandten, des Stickstofflostes. Das Senfgas selbst wurde bereits 1854 synthetisiert und
in seinen klassischen Eigenschaften von V. MEYER beschrieben. 1917 hat man es
bei Ypern im ersten Weltkrieg als Kampfstoff wegen seiner starken Haut- und
schleimhautschädigenden Eigenschaften, die eine äußerst schlechte Heilungstendenz aufweisen, eingesetzt. Der Vorschlag zu dieser Verwendung stammt von
LOMMEL und STEINKOPF, daher der Name Lost. Die englisch übliche Bezeichnung
Yperit hängt mit dem Kampfplatz zusammen. 1919 machten KRUMBHAAR und
KRUMBHAAR die Beobachtung, daß die Vergiftung mit Senfgas mit einer Leuko-
penie, einer Abnahme der weißen Blutkörperchen, einhergeht. Im Tierversuch
konnten parallel hierzu starke Effekte auf die lymphathischen Gewebe und trans-
plantierte Lymphosarkome beobachtet werden (GILMAN, GOODMAN und DOUGH-
ERTY). Eine weitere Anregung für die therapeutische Anwendungsmöglichkeit
ergab sich aus der Tatsache, daß die Verletzung an Haut und Schleimhäuten in
etwa mit einer Röntgenstrahlenwirkung vergleichbar sind. Auf Grund dieses
Analogieschlusses hat man Lost in Parallele zum Strahleneffekt auf seine Fähigkeiten untersucht, Mutationen zu erzeugen, eine Eigenschaft, die am klassischen
Objekt der Genetik; der Taufliege, tatsächlich bestätigt wurde (NACHTSHEIM,
1948). Infolge seiner starken Nebenwirkungen war Lost jedoch als Heilmittel
völlig unbrauchbar. 1935 wurde in Amerika Stickstofflost hergestellt, das qualitativ
ähnlich, aber quantitativ schwächer wie Lost wirkt und dessen Giftwirkungen eine
gutartigere und bessere Heilungstendenz zeigen. 1942 ist der erste Patient von
LINDSKOJ behandelt worden, der trotz seines schlechten Zustandes eine deutliche
Besserung seines Blutbildes erkennen ließ. Ähnliche Erfahrungen sammelten
JACOBSON und RHOADS 1943. Die ersten Publikationen erschienen 1946, und
seitdem hat Stickstofflost vielfache Anwendung, vor allem bei Lymphosarkomen
gefunden und ist so zu einem besonders eindrucksvollen Beispiel geworden, wie
eine ursprünglich für destruktive Zwecke im Kriege angewandte Substanz als
Heilmittel einen positiven Zweck und Sinn für den kranken Menschen bekommen kann.

Gifte als Zerstörer von Gesundheit und Leben haben gewiß keine Daseinsberechtigung. Sie sind nun einmal in der Welt, wie manche andere unheilvollen Energiequellen, die man gerne missen möchte, weil sie Tod und Verderben enthalten. Es gibt aber keine absolute Giftqualität, wie es keine absolut ungiftigen Stoffe gibt. Die Giftigkeit irgendeiner Substanz ist immer mit an ihre Quantität geknüpft, so daß für alle Arzneimittel und Gifte, mit denen wir überhaupt operieren, stets die Dosis das entscheidende ist. Man kann selbst für das stärkste Gift eine Dosis nennen, die zu gering ist, um giftig zu wirken. Andererseits kann ein körpereigener Stoff, wie Kochsalz, in großen Mengen beigefügt, den Tod verursachen. Gift zu sein, ist nicht eine Eigenschaft, die den Stoffen an sich anhaftet. Erst in Verbindung von stofflicher Natur mit einer genügenden Menge sowie einer besonderen Art und Weise, wie es in den Körper gelangt, sind viele Dinge geeignet, Schrecken und Unheil zu veranlassen. Das ist eine uralte Weisheit, die schon PARACELSUS (1493—1541) in die Worte gefaßt hat: „Alle Dinge sind Gift und nichts ist ohne Gift. Allein die Dosis macht es, daß ein Ding kein Gift ist."

Über ihr Schicksal hat die Menschheit selbst zu entscheiden. Es hängt nur davon ab, ob sie in den Drogen, Elementen und Stoffen, die ihr Natur und Erfindungskunst anbieten, den Stein der Weisen, das Heil, sucht oder ob sie die Energie aller Dinge in verwerflicher Absicht für Zerstörung und Tod nutzt. „Wenn sie der Mensch bezähmt, bewacht", dann sind weder Technik noch Gifte, noch atomare Kräfte von sich aus dämonisch. Es gilt sie in der rechten Absicht anzuwenden und auszunutzen, dann braucht man die Hoffnung nicht aufzugeben, daß es der meisternden Hand des Menschen gelingen wird, Ungemach in Segen zu verwandeln, in unserem Falle aus unheilbringenden Giften heilwirkende Arzneimittel zu entwickeln.

Wunden, Schmerz und Therapie

Divinum opus sedare dolorem.
HIPPOKRATES.

Eine der größten griechischen Tragödien des SOPHOKLES (496—406 v. Chr) handelt vom Schmerz, nicht von seelischer Trauer und Leid, sondern vom physischen Schmerz. Es ist die Tragödie des Aias. Dieser Held schreit so laut über seine im Kampf erlittene Verletzung, daß er auf eine ferne Insel gebracht werden muß, um durch sein Gebrüll den Lageplatz der Griechen nicht zu verraten und seinen Schmerz nach Kräften auszuschreien. Er hat dadurch an Würde und Heldentum nichts eingebüßt. Welche Kraft wenden wir dagegen heute auf, um den Schmerz zu verbergen oder ihn zu beherrschen, um nicht von ihm beherrscht zu werden.

Auch die Worte von ADALBERT STIFTER (1805—1868): „Ich gebe den Schmerz nicht her, weil ich sonst auch das Göttliche hergeben müßte", klingt so ganz anders als es die ärztliche Praxis lehrt, in der die Bekämpfung von Schmerzen als Begleiterscheinung der Krankheiten zu den alltäglichen Aufgaben gehört. Und doch hat diese Sicht des Schmerzproblems ihre tiefe Berechtigung. „Schmerz ist Leben", so meint SCHILLER (1759—1805), und damit will er nichts anderes sagen, als daß es außerhalb des Lebens kein Fühlen gibt; aber im Leben jedes Subjektes ist es sozusagen innen und außen, das Tiefste und das Oberflächlichste, das Erste und das Letzte. Da sich gerade beim Menschen das Fühlen von Lust und Glück, von Liebe und Schmerz gleicherweise auf seine leibliche, seelische und geistige Sphäre erstreckt und sein Geist auf die körperlichen Sinneswahrnehmungen angewiesen ist, so ist es wohl richtig, neben dem Denken und Wollen in der Möglichkeit zu fühlen eine Grundeigenschaft der menschlichen Existenz zu sehen und damit auch den Schmerz, diesen unlustbetonten Teil unserer Gefühlswelt, nicht als ein

Faktum hinzunehmen, das bloß als ein unangenehmes Nebenher zum menschlichen Schicksal gehört. Körperlichen Schmerz ohne seelische Ausstrahlung gibt es wohl überhaupt nicht, und gerade hier kann die metaphysische Bedeutung des Schmerzes beginnen, hier kann er den Urgrund des menschlichen Seins berühren.

Diese Sicht des Philosophen, dem es um den Kern des menschlichen Wesens und seine Vervollkommnung zu tun ist, hat auch für den Arzt seine tiefe Bedeutung. In der Praxis, wo es für ihn gilt, dem kranken und leidenden Menschen in seiner Not zu helfen, kann er sich diesen Standpunkt jedoch nicht ausschließlich zu eigen machen. Hier wird für ihn die Stillung und Beseitigung von Schmerzen immer ein wesentlicher Bestandteil der Humanitas bilden, die zu hüten er berufen ist. Er kann sich daher nicht damit begnügen, abzuwarten, bis der Schmerz verklungen ist und der Patient dann sagen kann, wie es Meister ECKEHART (um 1260 bis 1327) formuliert hat: „Nichts ist so gallbitter wie leiden und nichts ist so süß wie gelitten haben." Er muß sich vielmehr jeglichen Mittels bedienen, das sich ihm im Kampf gegen den Schmerz als geeignet anbietet.

Das war nicht immer die Meinung der Medizin. Es hat vielmehr Zeiten gegeben, wo man alle Hoffnung aufgegeben hatte, den Schmerz jemals zu überlisten und wo man alle damals bekannten, wenn auch unzureichenden Mittel verschmähte, weil man eine Bekämpfung der Schmerzen für unzweckmäßig oder unmöglich hielt. Bezeichnend für jene Zeit ist der Ausspruch des bekannten französischen Chirurgen VELPEAU (1795—1847), der 1839 in einer angesehenen Zeitschrift erklärt hat: „Die Vermeidung von Schmerzen bei Operationen ist eine märchenhafte Vorstellung und man sollte sich heute nicht mehr damit abgeben. Das Schneiden des Messers und der Schmerz sind in der Chirurgie zwei Begriffe, mit denen der Kranke nie einzeln in Berührung kommt, vielmehr muß er sich ihr Zusammenwirken logischerweise gefallen lassen." Der gleiche VELPEAU hat sich wenige Jahre später selbst korrigieren müssen, und er war einsichtsvoll genug, 1847 über die neu eingeführte Äthernarkose einen begeisterten Bericht abzugeben, in dem er sich klar und eindeutig zu dieser Methode der Schmerzbekämpfung bekannte.

Diese Resignation in bezug auf alles, was sich als Mittel zur Beseitigung von Schmerzgefühlen angeboten hatte, war zu diesem Zeitpunkt nicht ganz unberechtigt, da die vielen Versuche, die die Medizin im Laufe der vorangehenden Jahrhunderte zur Lösung des Schmerzproblems unternommen hatte, zu keinem rechten Ziel geführt und gar oft den Patienten mehr Schaden als Nutzen zugefügt hatten. Das liegt schon in der Schwierigkeit der Problemstellung, vor allem in den geringen Möglichkeiten einer objektiven Erfassung unserer Gefühlswahrnehmungen begründet. Gerade diese Seinsweise des Menschen, das Reich des Fühlens und der Gefühle, entzieht sich bis auf den heutigen Tag weitgehend der wissenschaftlichen Forschung, da dieser ganze sinnlich körperliche Bereich vielfach in seelisch-geistige Vorgänge hineinreicht und rein auf subjektiven Erlebnissen beruht, so daß er kaum exakt, geschweige denn quantitativ faßbar ist.

Diese reine Subjektivität der Gefühlswahrnehmungen ist ihr eigentliches Wesensmerkmal, und sie bedingt, daß der Schmerz äußerst schwer in seiner ganzen Intensität objektivierbar und in all seinen Gefühlswerten anderen mitteilbar ist. Selbst starke Schmerzen haben meist keine direkten Folgen, und sie vergehen in der Regel ohne nachhaltige Wirkung. Oft werden sie vom Fühlenden unmittelbar vergessen, wenn sie nicht mehr existent sind. Schon diese Eigentümlichkeit zeigt, daß der Schmerz einer reflektierenden Betrachtungsweise und einer wissenschaftlichen Bearbeitung recht unzugänglich ist.

Es ist infolgedessen nicht leicht, den Effekt schmerzlindernder Stoffe quantitativ miteinander zu vergleichen, zumal der Schmerz in der klinischen Praxis in recht differenten Formen auftritt und ein nervös bedingter Schmerz nicht

identisch mit einem durch Blutleere verursachten oder einen Eingeweideschmerz
ist und diese wiederum nicht mit Entzündungs- und Oberflächenschmerzen verglichen werden können. Man ist deshalb auf den Ausweg verfallen, exakt defi-
nierte Reize zu wählen und z. B. auf die Haut Wärmegrade steigender Intensität
zu applizieren oder an inneren Organen quantitativ abgestufte Dehnungsreize
zu setzen, um mit ihrer Hilfe zu messen, welche „Schmerzdosis" die schmerz-
erzeugende Störung in einem erkrankten Organ zu überdecken vermag. Selbst
mit diesem Vorgehen der sog. Dolorimetrie (WOLFF-HARDY 1939/40) erhält man
keine absolut gültigen Werte, weil die Gefühlsbegabung bei den einzelnen Menschen in verschiedenem Grade entwickelt ist und die Reaktionsfähigkeit bei den
verschiedenen Personen so stark variiert, daß schon beim gleichen Individuum
innerhalb kurzer Zeiträume Differenzen auftreten; auch in eng umrissenen Haut-
bezirken sind in der Regel gewisse Tagesschwankungen zu beobachten. Außerdem ist die Schmerzperzeption, die nur subjektiv zu beurteilen ist, weitgehend von
der Konzentrationsfähigkeit, Ermüdung, Gewöhnung und Ablenkung abhängig.
Bei der Auswertung von Analgetika muß man diese Tatsachen mit berücksichtigen
und zudem in Rechnung stellen, daß jede therapeutische Maßnahme eine psychische Auswirkung hat, die wiederum die Schmerzwahrnehmung, die ja ein psychischer Vorgang ist, verändern kann. Schließlich kann die Schmerzempfindung im
Körper einer groben Fehlbeurteilung unterliegen. Wir brauchen nur daran zu
denken, wie beim Zahnschmerz das Gefühl für den ganzen Körper fast restlos
schwindet und wie nur der Kopf mit einem übergroßen Mund, in dem ein riesiger
Zahn sitzt, übrigbleibt: „Denn einzig in der engen Höhle/des Backenzahnes weilt
die Seele." (WILHELM BUSCH, 1832—1908: Balduin Bählamm.)
  Aus all diesen Gründen ist es selbst beim Menschen nahezu unmöglich, die
Intensität einer Schmerzempfindung quantitativ exakt vergleichend zu messen,
obwohl der Mensch im Gegensatz zum Tier eine Auskunft über sein Schmerzerlebnis geben kann, da bei ihm die Schmerzempfindung in der Großhirnrinde
zum Schmerzgefühl transformiert wird. Im Unterschied zur Schmerzempfindung
des Tieres kennt der Mensch das Schmerzerlebnis, das für ihn unter Umständen
außerordentlich belastend und unangenehm werden kann. Wir sind nach HOCHE
„um so schmerzfähiger geworden, je empfänglicher unsere Psyche sich gegenüber
den reizvollen Eindrücken unseres Daseins gestaltet. Unsere Empfänglichkeit
und Aufgeschlossenheit für alle ästhetischen Gaben der Welt büßen wir ab mit
dem ins Raffinierte gesteigerten Zwang, Schmerzen aller Grade und Färbungen
empfinden zu können."
  Dem Tier fehlt dieses Schmerzerlebnis offenbar weitgehend. Trotzdem muß
auch das Tier ein etwa vergleichbares Fühlen in sich haben, und es existiert bei
ihm sicherlich eine Schmerzwahrnehmung, zumal wenn sein Großhirn einen höheren Entwicklungsstand aufweist. Jedenfalls antwortet das Tier auf Reize, die bei
uns Schmerzgefühle auslösen, mit einer Abwehrreaktion, indem es beispielsweise
seinen Schwanz aus einem erwärmten Bezirk wegzieht, wenn ihm die Hitze uner-
träglich wird. Wahrscheinlich handelt es sich bei dieser Reflexhandlung um die
Antwort auf eine Schmerzempfindung. Wir sind zu dieser Annahme jedenfalls bis
zu einem gewissen Grade berechtigt, weil die Reizschwellen für solche Reflex-
bewegungen durch die morphinähnlich wirksamen Analgetika grundsätzlich im
gleichen Sinne wie die Schmerzschwellen beim Menschen verändert werden. Mit
anderen Worten heißt dies, die Fähigkeit zur Aufhebung der Schmerzreaktion
beim Tier geht bei den zentralen Analgetika etwa mit der Unterdrückung des
Schmerzerlebnisses beim Menschen parallel.
  Der Unterschied zwischen Tier und Mensch besteht allerdings darin, daß die
Analgetika in diesen beiden Fällen auf ganz verschiedenen Ebenen der Schmerz-

bahn angreifen. Beim Menschen genügt es schon, wenn die letzten Stufen des Schmerzkomplexes betroffen und ausgeschaltet werden. Damit ist der Übertritt der Schmerzempfindung in das Bewußtsein gesperrt, und es wird gleichsam dort, wo die Schmerzperzeption zum Schmerzerlebnis werden soll, dieses wieder in einen einfachen Empfindungsvorgang umgewandelt. Beim Tier ist dagegen ein analgetischer Effekt erst sichergestellt, wenn seine Schmerzreaktion unterdrückt ist, die größtenteils reflektorisch und damit vom Unterbewußtsein gesteuert wird. So erklären sich die außerordentlichen Unterschiede in den Wirkdosen, die bei Tier und Mensch zu verzeichnen sind. In grober Annäherung kann man sagen, daß am Tier zur Unterdrückung der objektiv prüfbaren Schmerzreaktion etwa die gleichen Dosen pro Kilogramm Körpergewicht benötigt werden, die beim erwachsenen Menschen von 70 kg in toto das Schmerzgefühl auslöschen. Die einzelnen Tierarten können allerdings entsprechend ihrer unterschiedlich entwickelten Großhirnfunktion unter Umständen recht verschieden reagieren. Man wird sich daher bei der Auswertung neuer Stoffgruppen am Tier zweckdienlicherweise nicht auf eine einzige Methode festlegen, sondern mehrere Teste unter reproduzierbaren Bedingungen anwenden. Sie stehen in reicher Auswahl zur Verfügung. GOETZL, BURRILL und IVY haben 1943 bereits 75 Methoden der Algesie-Metrie beschrieben. Der Vorteil der neuen Teste beruht zum Teil darauf, daß sie an Mensch und Tier in gleicher Weise angewandt werden können. Trotzdem wird die letzte Entscheidung über die Güte eines neuen Stoffes immer der praktischen Erfahrung vorbehalten bleiben, da die Klinik allein über die verschiedensten Schmerzzustände verfügt und nur sie beurteilen kann, ob der betreffende Stoff der Vielfältigkeit der klinischen Schmerzsyndrome gerecht wird bzw. bei welchen Indikationsstellungen eine Verwendung auf Grund der besonderen Eigentümlichkeiten des Wirkungsmechanismus vorzugsweise in Frage kommt.

Gerade diese Frage ist für den Arzt von entscheidender Bedeutung, da das letzte Jahrzehnt eine starke Ausweitung und Verbreiterung der therapeutischen Basis für die Bekämpfung von Schmerzen mit Drogen und Chemikalien verschiedenster Herkunft und unterschiedlichen Eigenschaften gebracht hat und der Arzt damit vor die Aufgabe gestellt ist, aus der Vielzahl dieser Mittel je nach der Lage des Falles, der Intensität, der Schmerzphänomene und des beabsichtigten therapeutischen Effektes das bestgeeignete Mittel auszuwählen. Diese Entscheidung erscheint um so dringlicher, da die Bekämpfung von Schmerzen zu den wichtigsten ärztlichen Aufgaben gehört. Bei unheilbaren Leiden ist die Schmerzlinderung oft sogar das einzige, was erreicht werden kann. Dies bedeutet für den Kranken evtl. schon alles, wenngleich es den Arzt nicht befriedigt. Schmerzstillung bleibt deshalb, trotz aller anderen therapeutischen Erfolge, ein wesentlicher Bestandteil der ärztlichen Tätigkeit, und die großen Ärzte aller Zeiten haben sich diesem Anspruch der Patienten auf Linderung ihrer Leiden und Schmerzen nie entzogen. Unter diesem Gesichtspunkt erscheint es begreiflich, daß das Schmerzproblem eines der ältesten der Heilkunde überhaupt ist, das den Weg der Medizin durch alle Jahrhunderte hindurch begleitet hat.

Der erste historisch bezeugte Versuch, den Schmerz auf medikamentösem Wege zu lindern, reicht bis ins 3. Jahrtausend v. Chr. zurück. Ein babylonisches Tontäfelchen aus dieser Zeit enthält die Anweisung, cariöse Zähne mit einer zementartigen Masse zu füllen, die mit zerriebenem Bilsenkrautsamen vermischt werden soll. Seit dieser Zeit ist die Überlieferung über betäubende und schmerzstillende Heilmittel, vor allem aus der Gruppe der alkaloidhaltigen Pflanzen, nicht mehr abgerissen. In diese Reihe gehören nach THOMPSON für Assyrien bereits der Mohn, der Hanf und die Mandragora.

Weitere frühe Nachrichten über die Verwendung von Bilsenkraut und Mohn als Schmerzbekämpfungsmittel enthält der Papyrus EBERS (um 1550 v. Chr.). In Indien benutzt man nach SUSRUTA ebenfalls für narkotische Zwecke Datura, Mohn, Bilsenkraut sowie Hanf. Auch in China waren die gleichen Pflanzen bekannt. Den Hanf pflegte HUA T'O um 225 v. Chr. seinen Patienten vor operativen Eingriffen als Zusatz zum Wein zu verabreichen. PIEN CH'IAO soll sich 400 Jahre zuvor der gleichen Methode bedient haben. Aus der Zeit des klassischen Altertums ist überliefert, daß HIPPOKRATES (460—377 v. Chr.) Lattichsäfte und Wein gegen Schmerzen verwandt hat. Auch der Mohnsaft wird von ihm zu internen Zwecken benutzt. Weiterhin enthalten die Schriften von ARISTOTELES (384—322 v. Chr.), PLATO (427—348/47 v. Chr.) und DEMOSTHENES (384 bis 322 v. Chr.) Hinweise, die von der Kenntnis der Mandragorawirkung zeugen. DIOSCURIDES (1. Jh. n. Chr.) empfiehlt den Gebrauch von Alkoholdekokten der Mandragora zur Schmerzbekämpfung. Seine Beschreibung dieser Pflanze wurde von PLINIUS (23—79 n. Chr.) übernommen. Bei CELSUS (1. Jh. n. Chr.) finden sich Rezepte für schmerzstillende Pillen, in welchen Mandragora, Bilsenkraut, Mohnsaft und manchmal Schierling enthalten ist. GALEN (129—201 n. Chr.) kennt gleichfalls die Wirkung dieser Stoffe, warnt jedoch, wie auch später ALEXANDER V. TRALLES (525—605 n. Chr.), vor Überdosierung. Bei dem Leibarzt des Kaisers JULIAN OREIBASIOS (325—403 n. Chr.) findet sich ein weiterer Hinweis auf die Brauchbarkeit von Mandragora bei operativen Eingriffen. Desgleichen empfiehlt der Bischof ISIDOR VON SEVILLA (570—636) allen Kranken, „deren Leib geschnitten werden soll, damit sie im Schlaf den Schmerz nicht spüren".

Dieses Wissen um die betäubende Wirkung gewisser Pflanzensäfte hat die mittelalterliche Medizin übernommen und vor allem in Form der Spongia somnifera, der Schlafschwämme, therapeutisch ausgenutzt. Wahrscheinlich ist diese Technik, Schwammstückchen mit Säften von Opium, Schierling und Mandragora zu tränken und deren Wirkstoffe über die Nase und Mundschleimhaut zur Einwirkung zu bringen, bereits in Alexandrien geübt worden. Gesicherte Angaben dieser Art finden sich im 9. Jahrhundert n. Chr. im Kodex des Monte Cassino sowie im Bamberger Antidotarium. AVICENNA (980—1037) und die arabischen Ärzte bedienten sich der gleichen Methode zur Operationsvorbereitung. Auch die Schule von Salern kennt sie. So verwendet NICOLAUS SALERNITANUS (12. Jahrhundert) Schlafschwämme. Desgleichen HUGO V. LUCCA († 1252/58) und sein Sohn TEODORICO BORGOGNONI (1205—1298) beschreibt in seiner Chyrurgia ausführlich die Erfahrungen und Praktiken seines Vaters HUGO. Von MAZZEO DE LA MONTAGNA, wiederum aus der Salerner Medizinschule, wissen wir, daß er seine Operationen unter der Einwirkung solcher schlaf- und anästhesieerzeugender Mittel durchführte. Aus dem 13. Jahrhundert ist durch ROGER VON SALERN ein Bild überliefert, auf dem die Technik der Einatmung von Bilsenkrautdämpfen gegen Zahnschmerzen dargestellt wird. Der große französische Chirurg GUY DE CHAULLIAC (1300—1368) bediente sich ebenfalls der Schlafschwämme bei der Ausführung schmerzhafter Eingriffe. Das gleiche gilt für den deutschen Chirurgen H. V. PFALZSPEUNT, der 1460 eine Wundarznei verfaßte. Auch BRUNSCHWIG († 1534) spricht in seiner Chirurgia 1497 von einem Doltrank, und H. V. GERSSDORFF zählt im Jahre 1517 in seinem Feldbuch der Wundarznei Mohnsaft, Mandragora, Nachtschattenwurzeln und Bilsenkraut als Mittel zur Schmerzbekämpfung auf, warnt jedoch vor der Anwendung hoher Dosen, weil man dadurch „schellig und unsinnig" werden könne. In W. BULLEINS Schrift, betitelt „Bollwerk im Kampf gegen alle Krankheiten" aus dem Jahre 1562 fragt der Wundarzt MARCELLUS den Gärtner HILLARIUS: „Was ist die Natur der Mandragora?", und HILLARIUS antwortet ihm: „Der Trank dieses Samens, so sagt DIOSCURIDES, reinigt den

Leib. Der ausgepreßte Saft des Krautes bringt Schlaf und versetzt den Menschen in einen Trancezustand und in einen tiefen schrecklichen Traum, bis der Stein herausgeschnitten ist."

Die mangelhafte Technik, vor allem die ungenaue Dosierung dieser stark wirksamen Drogen, hatte zur Folge, daß sich häufig neben der schmerzlindernden Wirkung schwere Vergiftungszustände einstellten. Infolgedessen lehnten schon im 16. Jahrhundert verantwortungsbewußte Ärzte, wie FALLOPPIO (1523—1562), FABRICIO D'ACQUAPENDENTE (um 1530—1619) und FABRICIUS VON HILDEN (1560—1634) die Anwendung der Schlafschwämme ab. Man pflegte jedoch häufig, Personen, die die Folter zu erwarten hatten, derartige Betäubungsmittel als Trank zu geben. IPPOLITO DE MARSILI (1450—1529) beschreibt 1524 in seiner Practica criminalis, daß die Deliquenten daraufhin manchmal in tiefen Schlaf verfallen und gegen die ärgsten Qualen unempfindlich bleiben. Ebenso erwähnt eine Abrechnung der Stadtverwaltung von Luzern aus dem Jahre 1570 Zahlungen an Apotheken, die bekunden, daß die Henker Verurteilten vor der öffentlichen Verbrennung Bilsenkrauttränke zu geben pflegten. In der medizinischen Literatur sind ab 1600 nur vereinzelte Hinweise über die Möglichkeit einer wirksamen Schmerzbekämpfung auf dieser Basis zu finden. GIAMBATTISTA DELLA PORTA erwähnt 1589 als einer der wenigen, daß man gegen Zahnschmerzen Dämpfe kochender Säfte aus Mohn, Tollkirschen, Nachtschatten und Bilsenkraut benutzen kann. In einem Ulmer medizinischen Lexikon aus dem Jahre 1576 sind die gleichen Pflanzen als schlafmachende Mittel erwähnt. Zur Betäubung für chirurgische Zwecke finden sie keine Verwendung mehr. SCHAARSCHMIDT, ein bedeutender Chirurg, lehnt sie 1740 für diese Zwecke ausdrücklich ab, dagegen soll E. HEISTER in Nürnberg 1730 bei Verwundeten Mohn benutzt haben, in der Annahme, daß dadurch der Heilungsablauf günstig beeinflußt werde. Ein letzter Versuch, mit Schlafschwämmen Nützliches zu erreichen, fällt zeitlich zusammen mit der Entdeckung der Äthernarkose. 1847 erprobte sie DAURIOL in Toulouse erneut. Seine Mitteilungen blieben aber infolge des Siegeszuges, den die Inhalationsnarkose sofort nach ihrer ersten Erprobung auf der ganzen Welt antrat, völlig unbeachtet.

Die Geschichte der Inhalationsnarkose beginnt mit der Erprobung gasförmiger Stoffe, die das Interesse der Ärzte für therapeutische Zwecke gegen Ende des 18. und zu Anfang des 19. Jahrhunderts genommen haben, nachdem die Physiker und Chemiker sich mit diesen Stoffen zu beschäftigen anfingen. In dem pneumatischen Institut, das von TH. BEDDOES (1760—1808) in Clifton gegründet wurde, prüfte der damals 20jährige Laboratoriumsleiter H. DAVY (1778—1829) 1799 verschiedene Gase auf ihre Heilkraft und fand bei diesen Arbeiten in Selbstversuchen und Experimenten, für die sich seine Freunde und Mitarbeiter zur Verfügung stellten, die anästhesierende Wirkung des Stickoxyduls, das er wegen seiner eigenartigen, berauschenden, eine heitere Gemütsverfassung auslösenden Wirkung „Lachgas" nannte. 1800 empfahl er dieses Mittel zur Schmerzausschaltung bei Operationen. „Da das Stickoxydul in umfassender Weise fähig zu sein scheint, physische Schmerzen zu beseitigen, liegt es nahe, dieses am Menschen bei chirurgischen Operationen zu gebrauchen." Die Bedeutung seines Vorschlages ist damals nicht erkannt worden. 24 Jahre später nahm H. H. HICKMANN (1800 bis 1830) diese Versuche wieder auf und berichtete, daß er Tiere schmerzlos operieren könne, wenn er sie in einer mit Kohlensäure angereicherten und an Sauerstoff verarmten Luft bewußtlos gemacht habe. Auch diese Angaben wurden vergessen und HICKMANN starb trotz all seiner Bemühung um eine wissenschaftliche Anerkennung seiner Entdeckung ungehört.

Um so interessanter und vergnüglicher fand man es, den Rauschzustand, der nach einer Lachgasinhalation eintritt, zur Belustigung des Publikums in öffentlichen Vorführungen zur Schau zu stellen. Bei solch einer Demonstration wurde der amerikanische Zahnarzt H. WELS (1815—1848) auf den schmerzlindernden Effekt dieses Gases aufmerksam und nutzte seine Beobachtung in klarer Erkenntnis ihrer Bedeutung und Eignung für medizinische Zwecke sofort in seiner Praxis aus. Nach der Erprobung im Selbstversuch und an 15 Patienten berichtete er 1844 über seine Erfahrungen, hatte jedoch bei dem Versuch, sein Verfahren 1845 einem größeren Ärztekreis vorzuführen, das Mißgeschick, daß die Narkose mißlang und er als Scharlatan verlacht wurde.

Die Entwicklung der Lachgasnarkose hat danach ein wechselvolles Schicksal erfahren. Zunächst wurde sie vollkommen durch den Äther und das Chloroform verdrängt. COLTON (1814—1898), der WELS in dessen erstem Selbstversuch narkotisiert hatte, führte zusammen mit dem Zahnarzt SMITH später weitere Lachgasnarkosen bei Zahnextraktionen durch, und die beiden hatten innerhalb kürzester Zeit die stattliche Anzahl von 3929 Zähnen schmerzlos extrahiert. 1864 wurde das Stickoxydul durch EVANS in Europa eingeführt. Die erste Stickoxydul-Sauerstoffnarkose schreibt man ANDREWS 1868 zu. 1877 griff BERT diesen Gedanken wieder auf. Praktisch hat sich die Lachgasnarkose jedoch erst mit der Vervollkommnung der apparativen Einrichtungen für eine exakte und dosierbare Mischung von Stickoxydul und Sauerstoff durchzusetzen vermocht.

Die Äthernarkose hat eine längere Vorgeschichte, eine erste Notiz findet sich im 13. Jahrhundert bei RAYMUNDUS LULUS (1235—1315), derzufolge er eine weiße Flüssigkeit als süßes Vitriol bezeichnet. Etwa 300 Jahre später hat PARACELSUS (1493—1541) Schwefelsäure mit Alkohol zusammen gegeben und das Gemisch destilliert. Auf diese Weise erhält er wiederum ein weißes Vitriol. In seinem Werk von den natürlichen Dingen beschreibt er die erste Narkose, die er mit diesem Stoff an Hühnern erfolgreich durchführte. Auf Grund dieses Versuches kann er für seine Zeit erstaunlich exakte Angaben über die Wirkungsweise dieses Stoffes und über sein unterschiedliches Verhalten im Vergleich zu anderen Substanzen machen: ,,Alle Sulphura von den Vitriolen sind Stupefactiva, Narkotica, Anodyna und Somnifera. Sie haben die Eigenschaft, eine ruhige und milde schlafmachende Art zu haben, daß sie ohne jeden Schaden gebraucht werden können. Sie haben nicht die Wirkung des Opiums, Hyoscyamus, Papaverum, der Mandragora ... Da wir Ärzte sehen, daß die Somnifera viel tun und große Dinge bewirken und daß in den Opiaten ein Gift ist, so daß sie nicht ohne die Überführung in die Quintessenz zu gebrauchen sind, so wollen wir unsere Zuflucht bei diesen Mitteln suchen, da wir wissen, wie viele Krankheiten nicht ohne Anodyna geheilt werden können, da ihre Heilung von Gott durch die Natur in die Anodyna gelegt wurde.''

1540 hat VALERIUS CORDUS (1515—1564), der eine Zeitlang mit PARACELSUS zusammen arbeitete, die Gewinnung des Äthers erneut beschrieben. 1729 wird er wiederum von FROBENIUS entdeckt und jetzt Äther benannt. Er gewinnt zunächst therapeutische Bedeutung in Form der HOFFMANNschen Tropfen, einer Mischung von Alkohol und Äther. Außerdem läßt PEARSON (1765—1836) ihn 1794 bei Asthma und Lungenkrankheiten einatmen, ohne jedoch etwas von seiner narkotischen Wirkung zu berichten. 1818 erscheint ein Artikel, der wahrscheinlich FARADEY (1791—1867) zuzuschreiben ist, in dem über die bedeutende Wirkung von Ätherdämpfen berichtet wird. 1828 betäubt ORFILA (1787—1853) Hunde mit Äther per os und per injectionem. Auch in dem von DAVY 1833 veröffentlichten Werk über die Behandlungsmöglichkeiten mit Gasen und Dämpfen ist eine Angabe über die berauschende Wirkung des Äthers enthalten. Trotzdem bleiben diese Beobachtungen praktisch unausgenutzt, da man nicht erkennt, daß der Effekt reversibel ist. Der erste Versuch einer Ausnutzung des Äthers zu operativen

Zwecken erfolgt 1842. In diesem Jahr soll CLARKE in Amerika einer jungen Frau vor einer Zahnextraktion Äther verabreicht haben. Im gleichen Jahr entfernt LONG (1815—1878) einem jungen Mann einen kleinen Tumor in Narkose, die er wiederum mit Äther ausführte. 1845 hat er schon acht gut verlaufene Narkosen ausgeführt und außerdem vergleichende Untersuchungen an Tieren angestellt. Er gibt jedoch seine Resultate nicht bekannt. Ebenso steht fest, daß WELS 1846 bereits Ätherräusche bei Zahnextraktionen benutzt hat. Er berichtet über seine Entdeckung in der Pariser medizinischen Akademie und begründete 1847 sogar in seiner Schrift über die Geschichte der Entdeckung des Stickoxyduls, des Äthers und anderer Gase für chirurgische Zwecke einen Prioritätsanspruch, ohne sich durchsetzen zu können und endet schließlich, enttäuscht über seine Miß-erfolge, 1848 in tiefer geistiger Umnachtung nach Äthergenuß als Selbstmörder.

Die eigentliche Einführung der Äthernarkose bleibt deshalb mit den Namen JACKSON (1805—1880) und MORTON (1819—1868) verbunden. MORTON studierte in zahlreichen Tierversuchen an Mäusen, Fischen, Insekten, Hühnern und Hunden sowie an sich selbst die narkotische Wirkung des Äthers, auf die ihn sein Lehrer JACKSON aufmerksam gemacht hatte, der seinerseits durch eine zufällige Beob-achtung mit seiner Wirkung bekannt geworden war, als er beim Zerbrechen eines Chlorgasbehälters die heftigen Hustenanfälle und das Erstickungsgefühl mit Äther zu bekämpfen versuchte. Er wählte den Äther in der Annahme, daß der Äther mit dem Chlor chemisch reagiere und sich Äthylchlorid bilden würde. So lernte er das Schwinden des Bewußtseins und die Lähmung der Schmerzempfindung kennen, ohne zu ahnen, daß andere vor ihm die gleichen Erfahrungen schon ge-sammelt hatten.

Auf Grund seiner Untersuchungen wagte MORTON 1846 bei einer Zahn-extraktion die Ätheranwendung; da der Eingriff schmerzlos verlief; führte er noch im gleichen Jahr mehrere Äthernarkosen durch. Zur ersten öffentlichen Demonstration kam es 1848 in der Klinik von WARREN (1778—1856) in Boston. Man berichtet, daß MORTON nicht pünktlich erschien, weil er noch mit der Fertig-stellung seiner Apparatur beschäftigt war. Als er endlich kam, soll Dr. WARREN gesagt haben: „Well, Sir, your patient is ready." MORTON begann mit der Narkose und erklärte nach kurzer Zeit dann DR. WARREN: „Now your patient is ready." Dieser operierte, und die erste Allgemeinnarkose wurde zu einem vollen Erfolg, so daß der anwesende BIGELOW (1786—1879) bemerkte: „I have seen something to-day that will go around the worlds." Und so war es.

Die Kunde von dieser ersten Äthernarkose verbreitete sich mit ungeheurer Schnelligkeit über die ganze Welt, und in rascher Folge wagte man in England und auf dem europäischen Festland größere Operationen durchzuführen. MORTON und JACKSON, die beiden Entdecker, wurden indes ihres Erfolges nicht froh; sie gerieten in einen häßlichen und aufreibenden Prioritätsstreit, bei dem jeder der beiden für sich das Verdienst der Erfindung in Anspruch nahm. In diesem Kampf um sein Recht verlor MORTON schließlich sein ganzes Vermögen und beging 1868 in einem Zustand schwerster Depression Selbstmord. Auch sein ehemaliger Freund und später erbitterter Widersacher JACKSON verbrachte die letzten Jahre seines Lebens in geistiger Umnachtung und starb 1880 in einer Irrenanstalt. Das weitere Opfer dieser großen Idee, WELS, war ihnen 1848 aus Verzweiflung über seine Mißerfolge im Selbstmord vorangegangen.

Schon bald nach der Einführung des Äthers erkannte man die großen Mängel, die diesem Stoff vor allem durch seine excidierende Wirkung anhaften, und so begann man eifrig nach Substanzen zu suchen, die für narkotische Zwecke ge-eignet sind. 1831 hatte FLOURENS (1794—1867) die außerordentlich starke An-ästhesiewirksamkeit des Chloroforms im Tierexperiment erkannt: SÉDILLOT in

Straßburg ist offenbar der erste gewesen, der am Menschen eine Chloroformnarkose gewagt hat. Die eigentliche Einführung der Chloroformnarkose blieb jedoch das Verdienst von J. Y. Simpson (1811—1850), der 1847 über die ersten praktischen Ergebnisse berichtete. Schon im folgenden Jahre nahm E. Merck (1794—1855) die Produktion des Chloroforms in größerem Maßstabe auf; für einige Jahrzehnte ist es dann fast ausschließlich für Narkosezwecke verwendet worden. Auch die Entdeckung des Chloräthylrausches durch Heyfelder im Jahre 1848 hat die überragende Stellung des Chloroforms nicht zu erschüttern vermocht, bis man allmählich einsehen lernte, daß das Chloroform mit ungeheuren Gefahren und einer hohen Mortalitätsziffer belastet ist. 1863, als die Zahl der veröffentlichten Chloroformtodesfälle auf 123 gestiegen war, begann man sich in England wieder auf die ungefährlichere Äthernarkose zurückzuziehen. Die endgültige Abkehr von der Chloroformnarkose und die Wiederaufnahme des Äthers ist von Gurlt (1825—1899) ausgegangen, der mit seinen großen Statistiken nachweisen konnte, daß von 2907 Chloroformnarkosen bzw. von 14 646 Äthernarkosen jeweils eine tödlich verlief.

Daneben liefen zahlreiche Bestrebungen, andere Gase mit narkotischen Eigenschaften aufzufinden und sie in der Praxis zu verwenden. 1867 machte Richardson auf die narkotische Wirkung des Dichlormethan aufmerksam. Auch die narkotischen Eigenschaften des Äthylen sind seit 1865 durch Simpson und Hermann bekannt, sie mußten von Luckhardt und Carter 1923/25 wiederentdeckt werden. Wieland und Gaus fanden im gleichen Jahre im Acetylen ein ungefährliches Gasnarkoticum, das in gereinigter Form unter der Bezeichnung Narcylen benutzt wurde. 1934 führten Waters und Schmidt sowie Stiles, Nef und Rovenstine das Cyclopropan als Narkoticum ein, nachdem Henderson (1877—1944) und Lucas 1930 die ersten Tier- und Menschenversuche angestellt und 1876 Eulenberg und 1885 Lüssen auf die betäubenden Eigenschaften dieses Stoffes hingewiesen hatten. 1938 wurde der Divenyläther (Vinethan) von Leake und Chen empfohlen. 1932 haben Schmidt und Schaumann das Vinylchlorid untersucht, daneben wurde Äthylenchlorid unter der Bezeichnung Solaesthin von Hoseman eingeführt. Neuerdings verwendet man zusätzlich Trichloräthylen (Trilen), das 1928—35 von Olgenick, Glaser und Stricker untersucht und erprobt und 1941—43 von Hewer in die Praxis eingeführt wurde.

Neben diesen Bemühungen, neue brauchbare Mittel für die Inhalationsnarkose zu finden, hat man schon in der Frühzeit angestrebt, eine Schmerzlosigkeit auf andere Weise, vor allem auf anderen Zufuhrwegen zu erreichen. Besondere Beachtung schenkte man der Einleitung von Narkotica in das Rectum. Wahrscheinlich haben die Ärzte in Salern bereits versucht, mit Rectaleinläufen schlafmachende und schmerzstillende Wirkungen auszuüben. Wenige Jahre nach der Einführung der Ätherinhalationsnarkose hat dann Pirogoff (1810—1881) 1847 Äther rectal verwandt, obwohl ihn der berühmte Magendie (1783—1855) vor dieser Verwendungsart wegen der örtlichen Reizwirkungen des Äthers gewarnt hatte. Cunningham wagte 1903 trotz aller Bedenken das gleiche und ebenso Arnd 1911. Sie mußten ihre Bemühungen wegen der starken örtlichen Nebenwirkungen und der allgemeinen Vergiftungserscheinungen aufgeben. Gwathwey (1863—1944) erzielte 1913 bessere Ergebnisse, da er Äther in Öl gelöst gab. Große Statistiken über 20000 Fälle sind noch erhalten. Trotz aller Bemühungen blieb aber die Mortalität zu hoch, sie betrug nach den Angaben von Cevoletto (1921) 1:2855, so daß sich dieses Vorgehen nicht durchsetzen konnte.

Erst mit der Einführung des Avertins durch Eichholtz im Jahre 1927 kam die Rectalnarkose zu einer breiteren klinischen Anwendung. Es zeigte sich jedoch, daß die Vollnarkose bei diesem Mittel wiederum mit erheblichen Gefahren ver-

bunden ist, da die unsteuerbare Avertinnarkose infolge der individuell stark
schwankenden Ansprechbarkeit bei einer geringen Überschreitung der notwendigen Dosen mit einer hohen Mortalität belastet ist. Man ging deshalb 1928
dazu über, Avertin lediglich als Basisnarkoticum zu verwenden, ein Begriff, der
von STRAUB (1874—1944) geprägt wurde. Bei dieser Art wird Avertin in unterschwelliger Dosis verabreicht und dem rectal gegebenen unregulierten Narkoticum
in Form einer Inhalationsnarkose so viel an steuerbarem Narkoticum beigefügt,
daß eine für die Operation ausreichende Narkosetiefe erreicht wird. Der Vorteil
dieses Verfahrens beruht auf der psychischen Schonung des Patienten, der auf
diese Weise bereits in einem eingeschränkten Bewußtseinszustand zu dem
Operationssaal gebracht wird. Er besteht außerdem in der Einsparung an In-
halationsanästheticum, dessen Verbrauch durch die Zugabe der Basisnarkose
erheblich gemindert ist. Die älteren Versuche von CERVELLO (1884) mit Paraldehyd rectal und von DREREMANN (1923) mit Hedonal erwiesen sich für die
Praxis unbrauchbar.

Die Unsteuerbarkeit der Rectalnarkose ließ auch nach der Einführung des
Avertins den Wunsch nach einem geeigneten Verfahren offen, bei dem man das
Narkoticum individuell dosieren und der Ansprechbarkeit des Patienten an-
passen konnte. So kam man zur intravenösen Narkose mit Schlafmitteln. Auch
diese hat eine lange Vorgeschichte. Offenbar hat ORE (1828—1889) 1872 als erster
versucht, Chloralhydrat intravenös zu verabreichen. 1905 folgte Hedonal, das
KRAKOW intravenös injizierte. 1907 stellte BURKHARD (1872—1922) mit wäßrigen
Chloroform- und Ätherlösungen ähnliche Experimente an. 1913 haben NOEL und
SOUTHAR Paraldehyd erprobt, dann wandte man sich dem Äthylalkohol zu. 1920
begann BARDET seine Studien mit Somnifen. 1929 führte BUMM das Pernocton
für diesen Verwendungszweck ein, und im gleichen Jahre berichteten ZERFAS und
McCALLUM über die Brauchbarkeit des Amytals. 1930 folgten FITSCH, WATERS
und TATUM mit dem Nembutal.

Den entscheidenden Fortschritt erbrachte 1932 WEESE (1897—1955) mit der
Einführung des Evipan, das auf Grund seiner besonderen chemischen Beschaffenheit leicht für den Organismus angreifbar und damit schnell abbaufähig
ist. So wurde es zum ersten Kurznarkoticum aus der Barbitursäurereihe, dem
sich 1934 Pentothal (LUND) und 1935 Eunarcon (HEIM, HEDIN, DÖRING) an-
schloß. Die Bedeutung dieser intravenösen Narkotica läßt sich am ehesten an
dem Abbruch ermessen, den dieses Verfahren der Inhalationsnarkose gebracht
hat. Man kann etwa abschätzen, daß heute 60% aller Narkosen auf diese Methode
der intravenösen Injektion entfallen, wobei diese Aussage insofern abgeschwächt
wird, daß manche dieser Fälle zusätzlich geringe Konzentrationen an Inhalations-
narkoticum benötigen.

Dieser Modus der Schmerzausschaltung durch eine allgemeine Narkose geht
den Schmerz an, indem er im Menschen bei erhaltener Funktion der peripheren
nervösen Leitungsbahnen und der lebenswichtigen Kreislauf- und Atemzentren
das gesamte Bewußtsein ausschaltet und damit das Schmerzgefühl, das Eigen-
erleben des Schmerzes, als einen Teil dieses Bewußtseins beseitigt. Eine solche
Art der Schmerzbekämpfung ist selbstverständlich nur in bestimmten Situationen
anwendbar und nur für große operative Eingriffe verwertbar.

Mit der Entdeckung der lokalanästhetischen Eigenschaften des Kokain und
der weiteren Vervollkommnung der örtlich betäubenden Mittel und ihrer An-
wendungsverfahren wurde eine Möglichkeit erschlossen, Schmerzgefühle bei voll
erhaltenem Bewußtsein aufzuheben, da diese Substanzen in der meist geübten
Technik lediglich die peripheren sensiblen Elemente spezifisch unterbrechen.
Dieser Gedanke, das Gewebe dort unempfindlich zu machen, wo der schmerzhafte

Eingriff stattfinden soll, ist wiederum frühzeitig aufgetaucht. PLINIUS (23 bis 79 n. Chr.) berichtet von dem rätselhaften Stein von Memphis, der solches leisten soll. H. DE MONDEVILLE († 1320) benutzte im 14. Jahrhundert die feste Umschnürung der Gliedmaßen. LARREY (1766—1842), der Chirurg Napoleons, soll 1807 bei der russischen Kälte schmerzfrei operiert haben. 1867 begann ROTTENSTEIN mit Chloräthyl Kälteanästhesie auszuführen. Alle diese Verfahren treten jedoch an Bedeutung gegenüber den Lokalanästhetica zurück.

Die erste Kunde von Koka gelangt 1499 durch den Priester TH. ORTIZ nach Europa. Dieser berichtet, daß die Eingeborenen ein Kraut als Genußmittel benutzen, welches „die Hungrigen sättigt, den Müden und Erschöpften neue Kräfte verleiht und die Unglücklichen ihren Kummer vergessen macht" (NEVINNY). Als FRANZ PIZARRO (1470—1541) 1532 in das Innere von Peru vordrang, fand er bei den Eingeborenen den Genuß der Kokablätter weit verbreitet. PEDRO DE CIEZA DE LÉON veröffentlicht 1553 ausführliche Angaben über die Kultur und Verwendung dieser Pflanze, und er erwähnt, daß ihr Genuß den Eingeborenen Kraft und Stärke verleiht und ihren Hunger vertreibt. Das veranlaßt den Jesuiten ANTONIO JULIAN 1787 zu dem Vorschlag, die Droge als Stärkungs- und Genußmittel an Stelle von Teé und Tabak zu verwenden, und der Arzt PEDRO NOLASCO CRESPO will sie sogar 1793 der Schiffsernährung als Bestandteil zufügen.

In dem Werk von G. DE LA VEGA (1535—1616) sind alle Kenntnisse, die man am Ende des 16. Jahrhunderts besitzt, zusammengefaßt. Im übrigen beginnt man erst im 19. Jahrhundert, genaue Untersuchungen über den Cocagenuß anzustellen. Die Anregung hierzu gaben einige Reisebeschreibungen. PÖPPIG (1798—1868) schildert 1836 die seelischen und moralischen Folgen dauernden Cocagenusses in den schwärzesten Farben. J. J. VON TSCHUDI (1818—1889) und H. A. WEDDELL, die ihre südamerikanischen Expeditionserinnerungen kurz nach PÖPPIG veröffentlichten, stellen dagegen den Cocagenuß als ziemlich harmlos dar und warnen nur vor einer Zufuhr in übertrieben hohen Dosen über längere Zeiträume. Der erste Selbstversuch stammt von MANTEGAZZA (1831—1910) aus dem Jahre 1859; er empfiehlt auf Grund seiner Beobachtungen Coca als internes Heilmittel, weil es einen krampfstillenden Einfluß auf den Magen ausübe und die Empfindlichkeit der Schleimhäute herabsetze. Ähnlich hat P. PERCY 1856 vorgeschlagen, Cocablätter als Anästheticum in der Medizin zu verwenden. C. v. SCHERZER (1821—1903), der an der Weltumseglung der Novarra in den Jahren 1857—1859 teilnimmt, bringt zuerst eine größere Menge dieser Droge nach Europa. Bei einem Selbstversuch entdeckt er wiederum, daß beim Kauen der Droge das Gefühl in der Zunge abstumpft. Er überläßt deshalb einen Teil seiner Cocablätter dem Chemiker WÖHLER (1800—1882) in Göttingen, dessen Schüler NIEMANN († 1877) und LOSSEN († 1906) das in ihnen enthaltene Cocain als Reinsubstanz darstellen. WÖHLER selbst hatte bereits festgestellt, daß es bitter schmeckt und auf die Zungennerven eine eigentümliche Wirkung ausübt, so daß die Berührungsstelle wie betäubt und fast gefühllos wird. Unabhängig von ihm hat der Wiener Pharmakologe VON SCHROFF (1802—1887) 1862 ein Nachlassen der Hautempfindung durch Cocaeinwirkung bemerkt, und er spricht zum ersten Male von einer beruhigenden, schlafmachenden und anästhetischen Wirkung des Cocains. Alle diese Angaben bleiben jedoch unbeachtet, genau so wie die der beiden Franzosen COUPARD und BORDERAU, die 1880 an der tierischen Hornhaut die anästhetische Wirkung erneut auffinden, sowie die des Physiologen B. v. ANREP, der im gleichen Jahre durch subkutane Injektion denselben Effekt bei sich selbst erzielt, so daß der entscheidende Anstoß 1884 von dem bekannten Psychoanalytiker S. FREUD (1856—1939) kommt, der auf Grund seiner Arbeit „Über Coca" den Augenarzt KOLLER (1857—1944) zu einer Beschäftigung mit Cocain anregt. 1884 gibt KOLLER seine weittragenden Resultate in Heidelberg in der Ophthalmologischen Gesellschaft bekannt. Im gleichen Jahre untersuchen HEPPBURN und KNAPP (1832—1911) in den Vereinigten Staaten Cocain auf seine chirurgische Verwendbarkeit, und von diesem Jahre an beginnt das Cocain sich für alle Gebiete der Chirurgie segensreich auszuwirken. Auf Grund der Beobachtungen von LABORDE (1831—1903) und CHARPENTIER kommt in den Jahren 1888—1894 unter Führung von OBERST (1849—1925) sowie KROGIUS die Leitungsanästhesie hinzu. 1894 gibt SCHLEICH (1859—1922) die Infiltrationsanästhesie bekannt, 1899 fügt BIER (1861—1949) die Lumbalanästhesie, 1912 LÄWEN die Sakralanästhesie und 1930 DENNECKE die Periduralanästhesie hinzu. 1893 folgt als weitere wichtige Entdeckung durch H. BRAUN (1862—1934), daß ein Zusatz von Adrenalin imstande ist, die Giftigkeit des Cocains bei gleichzeitiger Verlängerung des lokalanästhetischen Effektes abzuschwächen.

Parallel zu dieser Entwicklung hat man sich unablässig bemüht, die chemische Konstitution des Cocains zu ermitteln. Dieses gelingt 1898 WILLSTÄDTER, dem später auch die Totalsynthese von verschiedenen Drogen in den Jahren 1901 bis 1902, 1914—1917 bzw. 1923 glückt. Diese Aufklärung der Cocainstruktur bildet zugleich für den Chemiker eine große Anregung, ähnlich wirksame Stoffe wie das Cocain synthetisch herzustellen, die unter Beibehaltung des gewünschten lokalanästhetischen Effektes eine bessere allgemeine Verträglichkeit als das giftige Cocain aufweisen sollen. Die erste nach dem Vorbild des Cocain synthetisierte Verbindung ist das von FISCHER (1852—1919) und MEHRING (1849—1908) 1896 gewonnene Eucain. Zur gleichen Zeit haben EINHORN (1857—1917) und HEINZ das kompliziert aufgebaute Naturprodukt Cocain wesentlich vereinfacht, und so entstehen 1897 Orthoform und 1898 Orthoform neu, denen RITSERT im gleichen Jahre das Anästhesin hinzufügt. Diese Verbindungen sind in Wasser nur gering löslich und entfalten daher keine Tiefenwirkung. Sie sind auf den äußerlichen Gebrauch an Wundflächen beschränkt, da sie die Hautoberfläche nicht durchdringen können und so nicht in unmittelbaren Kontakt mit den tieferliegenden Nervenendigungen treten. Diesem Nachteil versuchen EINHORN mit dem Nirvanin und FOURNEAU mit dem Stovain zu begegnen. Beide werden noch im gleichen Jahre 1904 durch das besser verträgliche und ungiftige Novocain verdrängt, dessen Synthese wiederum EINHORN zu verdanken ist und dessen Produktion 1905 in großem Stile von den Höchster Farbwerken aufgenommen wird. Zu diesem bis auf den heutigen Tage geschätzten Präparat sind in der Folgezeit eine ganze Reihe weitere Lokalanästhetika hinzukommen, die sich bei verschiedenen Spezialindikationen bewährt haben. Es fehlt aber immer noch ein Lokalanästheticum, das ohne Injektion imstande ist, die intakte Haut zu durchdringen und den Schmerz in tiefer gelegenen Körperpartien auszuschalten.

Bis vor wenigen Jahren wurden die Lokalanästhetika ausschließlich für die Infiltration- bzw. Leitungsanästhesie gebraucht, wobei man in der Regel sogar darauf bedacht ist, die lokalen Verwendungsbedingungen möglichst so zu gestalten, daß eine kurzfristige Resorption vermieden wird. Neuerdings strebt man zusätzlich die intravenöse Verabreichung von Lokalanästhetika an. Für dieses Vorgehen wurde die Bezeichnung Endoanästhesie vorgeschlagen (ZIPF, 1953), in der Annahme, daß mit dieser Maßnahme in erster Linie die im Körperinnern vorhandenen sensiblen Rezeptoren getroffen werden. Das hat zur Folge, daß auch die Sensibilität der inneren Organe in Form der Chemo-, Druck- oder Dehnungsrezeptoren ausgeschaltet und die durch endogene chemische Reize ausgelöste Schmerzempfindung unterbrochen wird. Ein solcher Deutungsversuch hat zweifelsohne bei einem Teil der klinisch beobachteten therapeutischen Erfolge nach intravenöser Zufuhr von Lokalanästhetika seine Berechtigung. Das Novocain kann

aber auch außerhalb des Bereiches der nervösen Regulationsvorgänge in das Zell-
geschehen, vor allem durch eine Abdichtung der Zellmembranen, eingreifen. Die
für solche Einwirkungen auf die Zellgrenzflächen erforderlichen Novocain-
konzentrationen sind sogar geringer als die nervenlähmenden Konzentrationsbe-
reiche, und sie werden bestimmt bei der intravenösen Zufuhr in der therapeutisch
üblichen Dosierung, wenn auch nur für begrenzte Zeit, erreicht. EICHHOLTZ
(1950) hat daher von einer Zellulartherapie gesprochen, um damit zu dokumen-
tieren, daß bei der sog. Heilanästhesie eventuell die Beeinflussung der Zellstoff-
wechselvorgänge wichtiger als der anästhetische Faktor ist.

Zu den Narkotica und Lokalanästhetica gesellt sich als dritte Gruppe von
Schmerzbekämpfungsmitteln eine Reihe von Substanzen, die im eigentlichen
Sinne des Wortes den Typus der zentralen Analgetica verwirklichen, weil sie in
elektiver Weise ohne Unterbrechung der peripheren Leitungsbahnen und ohne
Störung der übrigen Sinneswahrnehmungen in den therapeutisch üblichen Gaben
die zentralen Mechanismen hemmen, die uns das Gefühl des Schmerzes ver-
mitteln. Infolgedessen wird von dieser Gruppe von Analgetika der Schmerz
unterdrückt, während der Tastsinn in all seinen Qualitäten voll erhalten bleibt.
Die These, daß wir im Schmerzgefühl eine eigene, vom Tastsinn abzutrennende
Sinnesempfindung vor uns haben, ist also gar nicht so abwegig; ob man aber
deshalb den Schmerz als einen sechsten Sinn den anderen Sinnesqualitäten zur
Seite stellen darf, ist eine andere Frage.

Auf diesem Sektor des modernen Heilmittelschatzes sind die ersten brauchbaren Ansätze zu Beginn des vorigen Jahrhunderts erarbeitet worden, als der
Apotheker SERTÜRNER (1803—1806) in der Cramerschen Hofapotheke zu Pader-
born das Morphin isolierte. Trotz angestrengter Bemühungen um die Auffindung
geeigneter Ersatzprodukte hat das Morphin seine Vormachtstellung als zentrales
Analgetikum lange Zeit unangetastet behaupten können, da es nicht wie auf
dem Gebiete der Lokalanästhetika der pharmazeutischen Chemie relativ rasch
gelang, verhältnismäßig einfach aufgebaute synthetische Substanzen herzustellen,
die bei besserer Verträglichkeit einen nahezu vollwertigen Ersatz des giftigen
und mit Nebenwirkungen behafteten Naturproduktes gestatten. Dabei besteht ein ausgesprochenes Bedürfnis, das nicht ungefährliche Morphin ebenso
aus dem Arzneischatz auszumerzen, wie dies heute größtenteils für Cocain gelungen ist, da Morphin neben seinen ausgezeichneten schmerzlindernden Eigenschaften mit einer Reihe von unangenehmen Begleiterscheinungen belastet ist,
die eine uneingeschränkte therapeutische Verwendung verbieten. Diese unerwünschten Nebenwirkungen bestehen vor allem in einer Gefährdung des
Patienten durch Sucht und dadurch bedingte mißbräuchliche Anwendung. Hinzu
kommt, daß bei wiederholter Zufuhr Gewöhnung an Morphin eintritt. Außerdem
dämpft jede schmerzstillende Dosis die Atemfunktion, so daß schon bei der Anwendung therapeutischer Gaben die Ansprechbarkeit des Atemzentrums gegen
atemfördernde Reize nachweisbar gemindert ist. Darüber hinaus können sich
eine sedative Wirkung auf das Zentralnervensystem und eine Beeinflussung des
Magen-Darm-Kanals eventuell störend bemerkbar machen.

Aus all diesen Gründen ist man seit langem an der Gewinnung von Analgetika
interessiert, die die schmerzlindernden Eigenschaften des Morphins in gleichem,
ähnlichem oder sogar stärkerem Umfange besitzen und die geringere Nebenwirkungen als Morphin setzen. Die ersten Versuche in dieser Richtung beginnen
mit relativ einfachen halbsynthetischen Umwandlungen des Morphinmoleküls
und sie führen schon 1874 — lange vor der Aufklärung der Morphinkonstitution
durch GULLAND und ROBINSON im Jahre 1923 und der endgültigen Bestätigung
der Morphinformel durch SCHÖPF (1927) — zur Darstellung des Heroin (WRIGHT,

1874, Beckett, 1875), welches das Morphin zwar an Wirksamkeit, zugleich aber an Giftigkeit übertrifft. Auf Heroin folgt die Darstellung des Codein 1881 (Grimaux), dessen Synthese sich praktisch weitaus wichtiger erweist, sowie zahlreicher anderer Morphinderivate, die im Gegensatz zum Codein in der Natur nicht vorkommen.

Parallel zu diesen Versuchen, das Problem der zentral angreifenden Analgetika durch eine synthetische Umwandlung des Morphinmoleküls zu lösen, läuft eine andere Arbeitsrichtung, die, ausgehend von der Konstitutionsermittlung des Morphins, eine Darstellung des Gesamtmoleküls durch chemische Synthese erstrebt. Diese Aufgabe ist bereits zu Liebigs († 1873) Zeiten in ihrer Bedeutung klar erkannt worden, und schon 1870 — wiederum lange vor der Festlegung der Morphinformel — hat die Preußische Akademie der Wissenschaften 100 Dukaten für die Lösung dieses Problems gestiftet, die dann 1952 durch Gates und Tschudi endlich gelungen ist. Diese Morphinsynthese hat aber vorläufig kein technisches Interesse, da sie über so viel Zwischenstufen geht, daß sie praktisch nicht verwertbar ist.

Wichtiger sind die von Grewe (1946) unternommenen Versuche, die zur Synthese des Dromoran geführt haben. Diese Verbindung enthält die für Morphin charakteristischen Ringe und zeigt in ihrem chemischen Aufbau eine weitgehende Ähnlichkeit mit dem Morphingerüst. Es fehlt nur die Sauerstoffbrücke. Trotzdem kann das Dromoran bemerkenswert gute Wirkungen entfalten (Fromherz, 1951, Pellmont, 1951, Gross, 1949, Randall, 1948—1950); es ist in bezug auf Wirkdosis und Intensität dem Morphin offenbar überlegen und erreicht dieses etwa in der Dauer. Dies gilt jedoch nur für die linksdrehende Isomere. Auch die rechtsdrehende Form hat neuerdings therapeutisches Interesse gefunden, nachdem man entdeckt hat, daß sie hustenstillend wirkt. Diese Eigenschaft steigert sich im Dextromethorphan, dem in der Morphinreihe das Codein entspricht. Es dämpft den Hustenreiz bei völlig fehlender Analgesie (Pellmont, 1954, Benson, 1953). Nach den Untersuchungen von Isbell und Fraser (1952/53) vermag es außerdem bei morphinsüchtigen Patienten die Abstinenzsymptome nicht abzuschwächen oder aufzuheben und nimmt somit in dieser Hinsicht eine völlige Ausnahmestellung ein, da alle übrigen morphinähnlich wirkenden schmerzlindernden Mittel, soweit sie bisher geprüft wurden, die Abstinenzerscheinungen nach Morphinentzug abzubremsen vermögen. Aus diesem Grunde werden sie alle von der Rauschgiftkommission als potentielle Suchtgifte gehandhabt. Dem Dextromethorphan, das neuerdings unter der Bezeichnung Romilar in die Therapie eingeführt wurde, scheinen diese Eigenschaften nicht anzuhaften. Es ist nach den bisher vorliegenden Erfahrungen wahrscheinlich nicht als ein Suchtmittel zu betrachten; sicherlich ist diese Gefahr bei ihm stark eingeschränkt. .

Alle übrigen Bemühungen, das komplex aufgebaute Morphingerüst in bestimmte Teilstücke aufzulösen und diese in Analogie zu dem strukturellen Aufbau des Naturstoffes Morphin mit bestimmten funktionellen Gruppen zu belasten, um auf diese Weise einfach aufgebaute synthetische Substanzen von morphinähnlicher Wirksamkeit zu finden, sind dagegen praktisch ohne jeden Erfolg geblieben. Infolgedessen konnte Fourneau noch 1938 behaupten, daß lediglich Morphin und einige seiner Derivate als echte Analgetika angesehen werden können.

An dieser Serie von Mißerfolgen ist vor allem die mangelnde Einsicht in die Zusammenhänge zwischen Konstitution und Wirkung schuld, da man lange Zeit annahm, daß mit dem Phenanthrenring, der als erstes definiertes Abbauprodukt des Morphins 1881 von Vongerichten und Schrötter isoliert wurde, auch das maßgebliche analgetisch wirksame Prinzip entdeckt worden war. Die synthetisch arbeitenden Chemiker wurden dadurch mißgeleitet.

Diese Erkenntnis erwuchs jedoch erst retrospektiv, nachdem EISLEB und SCHAUMANN (1939) bei der Untersuchung einer neuen Klasse von Verbindungen festgestellt haben, daß einzelne Glieder dieser Reihe außer den ursprünglich erwarteten spasmolytischen Eigenschaften zentral analgetische Wirkungen von morphinartigem Charakter besitzen, wie sie in diesem Ausmaß bei keiner synthetisch hergestellten Substanz zuvor beobachtet wurden. Zwei konstitutionell so verschiedenartige Körperklassen wie die Morphingruppe und das Dolantin verhalten sich demnach pharmakodynamisch weitgehend ähnlich.

Wenn man die Strukturformel des Morphins und Dolantins indes genauer betrachtet, so erscheinen diese Analogien im Wirkungsbild nicht so überraschend, da sich in der Morphinformel das dem Dolantin zugrunde liegende Gerüst wiederfindet (SCHAUMANN). Nach den Erfahrungen mit zahlreichen Abwandlungsprodukten des Dolantins kann kaum ein Zweifel bestehen, daß gerade an eine bestimmte Teilkonfiguration im Morphin seine zentral-analgetische Wirksamkeit in erster Linie geknüpft ist. Damit soll keineswegs gesagt werden, daß alle Verbindungen, die diese Gruppierung enthalten, analgetisch wirksam sein müssen oder daß es keine anderen analgiphoren Gruppen gibt. Schon beim Dolantin hat diese formale Übertragung der Struktur auf das Morphinskelett ihre Grenzen, wie das Beispiel des β-Pethidin zeigt. Man kann daher diese Hypothesen über die Beziehung zwischen Konstitution und Wirkung vorläufig nur als einen Versuch ansehen, dessen Sinn oder Unsinn sich erst bei einer weiteren Bearbeitung dieses Gebietes erweisen wird. Für die Analyse des komplizierten Aufbaues des Morphinmoleküls können sie jedoch bestimmt wertvolle Hinweise erbringen.

Die verschiedenartigen Bestrebungen, durch eine chemische Umwandlung der Dolantinstruktur zu besseren Präparaten zu gelangen, haben trotz eines gewaltigen Einsatzes praktisch zu keinen wesentlichen Fortschritten über das bereits im Jahre 1942 vorliegende Material hinaus geführt. In den angelsächsischen Ländern ist ein Präparat unter der Bezeichnung Keto-Bemidon im Handel. Es ist außerdem unter dem Namen Cliradon eingeführt und soll eine stärkere analgetische Wirksamkeit mit einer geringeren Toxizität verbinden. Die spasmolytische Komponente ist dagegen schwächer ausgeprägt. Außerdem befindet sich Nisentil bzw. Prisilidin im Handel. Die größere therapeutische Bedeutung liegt immer noch beim Dolantin, das unter den verschiedensten Namen, wie Demerol, Pethidin, Meperidin u. a. in großem Umfange gebraucht wird, wie die Konsumtionszahlen einiger wichtiger Länder aus den Jahren 1948, 1949 und 1951 vorliegen, beweisen, wobei erstaunlicherweise der Verbrauch an Morphin in diesem Zeitraum nicht wesentlich zurückgegangen ist.

Verbrauch in Kilogramm

Morphin				Dolantin			
1936[1]	1948[1]	1949[1]	1951[2]	1936[1]	1948[2]	1949[3]	1951[3]
3264	2535	2616	3600	—	3257	6660	11 400

[1] USA, Frankreich, Commonwealth
[2] Weltproduktion
[3] Deutschland, Frankreich, Niederlande, Großbritannien, USA

Einer guten Wirksamkeit begegnet man ferner bei einer anderen Reihe vollsynthetisch hergestellter Analgetika, deren typischer Vertreter das Polamidon ist. Diese Substanz wurde während des Krieges 1948 von EHRHART und BOCKMÜHL entwickelt und ist inzwischen unter zahlreichen Markennamen, wie Amidon, Methadon, Heptadon u. a. im Handel. Es gehört chemisch einer anderen Stoff-

klasse an. Trotzdem lassen sich bei Polamidon gewisse Analogien zur Morphin-
struktur ziehen.

Vom Polamidon hat die synthetische Chemie wiederum zahlreiche Abwand-
lungsprodukte hergestellt, ohne große praktische Erfolge zu erzielen. Die einzige
Verbindung, die eine gewisse therapeutische Bedeutung erlangt hat, ist das
Compound CB 11, das als Phenadoxon, Heptalgin und Heptalin bezeichnet wird;
es ist etwa gleich wirksam wie Polamidon und soll etwas geringere sedative
Nebenwirkungen haben.

Dieser gewaltige Fortschritt, der seit 1939 mit der Auffindung des Dolantin
und Polamidon auf dem Gebiete der zentralen Analgetika erzielt wurde, ist in
erster Linie das Verdienst der chemischen Forschung. Daneben kann die Pharma-
kologie in dem gleichen Zeitraum für sich in Anspruch nehmen, daß sie durch die
Schaffung neuer Testmethoden zur Messung der Schmerzempfindung eine bessere
Auslese dieser Verbindungstypen ermöglicht hat. Insbesondere die von WOLFF-
HARDY (1939) eingeführte Untersuchungsmethode, die sich dosierter Temperatur-
reize zur Schmerzauslösung bedient, bietet den Vorteil, daß sie an Mensch und
Tier in etwa gleicher Weise angewandt werden kann. Dazu kommen viele andere
Verfahren, die ebenfalls eine quantitative Analyse ermöglichen.

Die therapeutisch wertvollen schmerzlindernden Eigenschaften werden bei
allen morphinähnlich wirksamen Stoffen, genau wie beim Morphin selbst, unter
Umständen durch einen schädigenden Einfluß auf die Atmung erheblich beeinträchtigt. Beim Menschen können derartige Nebenwirkungen, vor allem in den
frühen Lebensjahren, manchmal sehr gefährlich sein und bis zu einer tödlichen
Atemlähmung führen. In dieser Hinsicht verhalten sich alle zentralen Analgetika
prinzipiell nahezu gleichartig. Schon 1940 hat EICHHOLTZ darauf aufmerksam
gemacht, daß das Verhältnis von analgetischer zur atemschädigender Dosis bei
den verschiedensten Opiumalkaloiden und vor allem bei den aus Morphin gewonnenen halbsynthetischen Derivaten etwa in der gleichen Größenordnung
liegt und daß bereits im therapeutischen Bereich eine meßbare Herabsetzung der
Atemfunktion eintritt. Das gleiche gilt für die neuen synthetischen Verbindungen,
die in der Regel eine Atemschädigung in den Dosierungsbereichen setzen,
die eine sichere Dämpfung der Schmerzempfindung auslösen. Diese Art von
Nebenwirkungen gehört offenbar untrennbar zu dem Wirkungsbild dieser gesamten Verbindungsklasse, da es keine schmerzlindernde Substanz gibt, die nicht
gleichzeitig auf die Atmung ungünstig einwirkt. Man muß deshalb beim Menschen
für die Festlegung des therapeutischen Index wohl in erster Linie den Einfluß-
bereich auf die Atemfunktion im Vergleich zu dem schmerzlindernden Effekt
als Maßstab zugrunde legen.

Im Nallin (MCCAWLEY, 1941) bzw. im Allyl-Dromoran (FROMHERZ, 1951)
besitzen wir heute glücklicherweise Substanzen, die die atemschädigende Wirkung
von Morphin sowie anderen Opiaten und die von Dolantin und Polamidon aufzuheben vermögen. Chemisch unterscheiden sie sich vom Morphin bzw. Dromoran,
daß sie an Stelle der Methylgruppe eine Allylgruppe am Stickstoff tragen.
Ihre Wirkung war prinzipiell bekannt, da POHL schon 1915 für das N-Allyl-codein
eine antagonistische Wirkung bei der Morphinvergiftung beschrieben hat. Ohne
Kenntnis der älteren Befunde hat dann UNNA 1943 das gleiche festgestellt und
als Konsequenz seiner Beobachtung das Nallin in die Therapie eingeführt. Es besitzt selbst schwache analgetische Eigenschaften, hebt aber zugleich den atem-
schädigenden Effekt des Morphins bzw. seine analgetischen Wirkungen auf. Man
kann es nach den Erfahrungen beim Menschen deshalb nicht ohne weiteres zusammen mit Morphin geben, solange man auf eine schmerzstillende Wirkung hinzielt. In Vergiftungsfällen ist es dagegen ein sehr wertvolles Antidot, und es wirkt

wesentlich nachhaltiger und sicherer gegen Morphin als Cardiazol, dessen bevorzugter Wirkungsbereich bei Schlafmittelvergiftungen mit Barbitursäurepräparaten liegt. Außerdem bietet Nallin den Vorteil, daß man es bei suchtverdächtigen Personen zur Klärung der Diagnose benutzen kann, da mit der Aufhebung des Morphineffektes beim Süchtigen Entziehungserscheinungen auftreten, so daß es zur Entlarvung derartiger Zustandsbilder gute Dienste zu leisten vermag.

Wichtiger als die Gefahr der Atemschädigung ist indes bei all diesen Substanzen, daß sie Gewöhnung und Suchtgefahr in sich schließen und dadurch beim Menschen in ihrem Anwendungsbereich sehr eingeschränkt sind. Im Tierversuch kann man kaum beurteilen, ob eine Verbindung zur Sucht führt bzw. ob sie für konstitutionell Suchtkranke ein potentielles Suchtgift ist. Selbst die am Menschen angewandten Prüfungsmethoden sind in mancher Beziehung angreifbar. Die Gefährdung des Menschen durch die einzelnen Analgetika größenmäßig abzuschätzen, ist deshalb auf exakter Basis bisher nicht recht möglich.

Schon SERTÜRNER (1783—1841), der Entdecker des Morphins, ist ihm verfallen, als er nach Hameln übersiedelte und dort im feuchten Weserklima an einem chronischen Rheumatismus erkrankte, gegen dessen Schmerzen ihm sein Morphin so lange half, bis er daran langsam zugrunde ging. Unheimlich für viele Menschen wurde Morphin erst seit dem Jahre 1844, als der irische Arzt F. RYND (1801—1861) es erstmalig unter die Haut einspritzte und diese Form der Darreichung in die ärztliche Praxis einführte. Dieser Gedanke wurde 1855 von A. WOOD (1817—1884) speziell für die Anwendung von Opiaten zur Behandlung von Neuralgien erneut aufgegriffen, um bei diesen Kranken schnellere Wirkungen zu erzielen. Seiner eigenen Frau wurden diese Injektionen zum Verhängnis, da sie immer wieder zur Morphinspritze griff und sich damit an die Spitze jener großen Schar bedauernswerter Menschen stellte, die dem Morphin zum Opfer gefallen sind. Sonderbarerweise erkannte die Medizin lange nicht die Gefahr, die mit dieser Injektion verbunden ist, da gerade diese Art der Zufuhr weitaus stärker wie jede andere Form zum Mißbrauch, zur Sucht und Gewöhnung führt. Man glaubte sogar, mit der Injektion unter die Haut vor der Sucht sich bewahren zu können, weil man annahm, daß die Einnahme über den Mund in dem Augenblick Hunger nach Morphin hervorruft, wo der Patient es entbehren müsse. Insbesondere im amerikanischen Bürgerkrieg 1861 und im Krieg 1870/71 erwies es sich als folgenschwer, daß man dieses neue Schmerzstillungsmittel ohne Bedenken einsetzte und in den Lazaretten eine Menge von Morphinisten züchtete, weil man ihnen die gefüllte Injektionsspritze in die Hand drückte und sie von Bett zu Bett weiterreichen ließ, um möglichst schnell eine Erlösung vom Schmerz zu gewähren. 1870 gab ALBUTT als erster eine treffende Schilderung von diesem Unwesen und seinen Folgen, und damit war mit einem Schlage das Verhängnis nicht mehr zu übersehen. Seitdem wird kein verantwortungsvoller Arzt Morphin ohne strenge Indikationsstellung therapeutisch einsetzen und vor allem nie zulassen, daß die Patienten selbst diese Medizin anwenden.

Eine ursprünglich wohlgemeinte ärztliche Maßnahme wurde somit zunächst zu einer üblen Tat an den Kranken. Trotzdem hat diese traurige Erfahrung auch ihre guten Seiten gehabt, da sie zum Anlaß wurde, den Bezug dieses Giftes in der Folgezeit zu unterbinden, es unter strengste Rezeptpflicht und Sondergesetze zu stellen, internationale Kontrollen des Morphinhandels und der Morphinverarbeitung einzuführen und den ärztlichen und außerärztlichen Mißbrauch mit diesem Alkaloid oder seinen Abwandlungs- und Ersatzprodukten so zu erschweren, daß die Beschaffung auf enorme Schwierigkeiten stößt, weil sie jetzt einer dauernden Überwachung unterliegt. Das ist um so wichtiger, da es zum Krankheitsbild des Morphinismus gehört, daß die dem Gift Verfallenen von einer unwiderstehbaren

Gier, einem unbezähmbaren Drang und einem unstillbaren Hunger nach Morphin besessen sind. Sie scheuen keinen Weg, auch nicht den illegalen, um sich dieses Gift zu verschaffen und den Rauschzustand, das gesteigerte seelische Wohlbefinden, die Euphorie, zu erleben, das ihnen mehr bedeutet als alles Glück auf Erden. Daher muß die Zahl der Einspritzungen und die Dosis ständig erhöht werden, weil bei einer fortgesetzten Zufuhr die Empfindlichkeit des Organismus laufend abnimmt und eine zunehmende Gewöhnung eintritt. Von da ab lebt der Morphinist als Gefangener seines Giftes. Schon wenige Stunden nach der letzten Zufuhr treten die bekannten Entziehungserscheinungen auf, die für ihn die Hölle bedeuten, da sie Angst, Verzweiflung, das Gefühl des lebendigen Begrabenseins und körperliches Mißbehagen und Schweißausbruch, Zittern und vieles andere in sich vereinigen. So muß er zwangsläufig zur nächsten Spritze greifen und immer wieder seine Dosis steigern, um den gräßlichen Entziehungserscheinungen zu entgehen und seine Qualen zu dämpfen, und wird zugleich die bittere und tragische Erfahrung machen, daß sein Gift, dem er in der Regel alles, Gesundheit, Charakter und bürgerliches Glück geopfert hat, nicht mehr länger eine Euphorie erzeugt und ihm das Glück verschafft, das er sich erhofft hat. Nur die Angst um den Mangel an Morphin und eine kurzfristige Dämpfung der Abstinenzsymptome und nicht der Rausch sind schließlich das einzige, was den weiteren Mißbrauch aufrechterhält.

De Quincey, der nahezu 50 Jahre lang Opiumtinktur bis zu 8000 Tropfen, also 2 g täglich einnahm, schildert in seinen 1821 erschienenen „Selbstbekenntnissen eines Opiumessers" diesen Zustand sehr treffend: „Das Opium hatte schon lange aufgehört, seine Herrschaft auf dem Zauber der Freude aufzubauen und allein durch die Qualen, die jeden Versuch, ihm zu widerstehen, begleiten, behielt es seine Gewalt." Gerade diese Schrift hat nicht wenig dazu beigetragen, daß die Sucht im Laufe des 19. Jahrhunderts als eine Krankheit erkannt wurde und daß man die Erfahrungen früherer Jahrhunderte mit Opium ebenfalls als solche wertete.

Während vieler Jahrhunderte war Opium zusammen mit anderen Produkten aus dem Osten nach Europa eingeführt worden und hatte therapeutisch immer Anwendung gefunden, ohne eigens als Rauschgift zu dienen. Sextus Empiricus (um 200 n. Chr.) berichtet allerdings von einer gewissen Lysis, die 4 Drachmen, also 16 g Mohnsaft ohne Schaden genommen habe. Das setzt eine Gewöhnung voraus. Späterhin haben Belon (1546) und Prospero Alpini (1555—1617) bei ihren Reisen in Kleinasien und Ägypten eine weite Verbreitung des Opiumessens feststellen können. Auch Garcia de Orta (geb. 1500) hat in Goa Opiumesser kennengelernt.

Das Opiumrauchen stammt aus China, wo es gegen Ende des 17. Jahrhunderts aufkam. 1729 erscheint das erste Verbot des Kaisers Yung Chêng ohne großen Erfolg. 1799 werden neue Maßregeln ergriffen, die zu zwei kriegerischen Auseinandersetzungen zwischen China und England führen. Bei dem Friedensschluß sieht sich die chinesische Regierung gezwungen, den Handel mit Opium anzuerkennen. Selbst in der neueren Zeit haben die jahrelangen Bemühungen gegen die Verheerungen des Opiums dieses Problem nicht restlos auf der ganzen Welt zu lösen vermocht, weil die Narkotica die beliebtesten Objekte des Schmuggelhandels sind und der Preis der Ware außerordentlich hoch im Verhältnis zu ihrem Gewicht liegt. Es ist daher nur gelungen, in den Ländern mit geordneten Verhältnissen diesen Kampf erfolgreich zu führen. So gilt denn leider immer noch die Feststellung, die Pereira 1853 für seine Zeit machte, daß der tatsächliche Opiumverbrauch den medizinisch notwendigen Bedarf weit überschreitet."

Neben Sucht und Gewöhnung üben die zentral angreifenden Analgetika vom Morphintyp zum Teil weitere Nebenwirkungen aus, die sich meist in einer sedativen Beeinflussung des zentralen Nervensystems bzw. einer Ruhigstellung des Magen-Darm-Kanals störend bemerkbar machen.

Die analgetische Wirksamkeit stellt somit nur eine einzelne, therapeutisch besonders erwünschte und bedeutungsvolle Teilfunktion aus dem insgesamt komplizierten Wirkungsmechanismus dar, dessen Einzelkomponenten, wie die Analgesie, die Unterdrückung der Atmung, die Hemmung des Hustenreflexes und die Beeinflussung der Darmmotorik jeweils auf einen gemeinsamen Nenner, und zwar auf eine depressive Beeinflussung zentral gelegener nervöser Mechanismen und peripherer Umschaltstationen in den Ganglien zurückgeführt werden können. Außerdem wird die Klinik bei der Anwendung dieser stark wirksamen Analgetika in Rechnung stellen müssen, daß diese Stoffe über ihren symptomatisch, schmerzstillenden Effekt hinaus beim Vorliegen krankhafter Störungen indirekt in diese Vorgänge eingreifen können, da mit der Beseitigung des Schmerzes vielfach eine Ruhigstellung des Gewebes parallel geht und auf diese Weise den Heilungsvorgängen Vorschub geleistet wird. Man könnte bei manchen Krankheitsprozessen geradezu von einer Heilanalgesie sprechen.

Gegen die auslösenden Ursachen von Schmerzen richten sich wahrscheinlich die Einflußmöglichkeiten einer anderen Gruppe von Analgetika, in die die schmerzstillenden Mittel aus der Reihe der Antipyretika einzuordnen sind. Ihre schmerzlindernden Eigenschaften sind lange bekannt, und sie werden in noch größerem Maße als bei den Analgetika der Morphingruppe therapeutisch ausgenutzt. Trotzdem weiß man über ihren Wirkungsmechanismus erstaunlich wenig. Man begnügt sich meist mit dem Hinweis, daß sie das Schmerzzentrum depressiv beeinflussen und vernachlässigt dabei ganz, daß sie eine ausgesprochene zentralerregende Wirkung haben. Diese nicht gerade stichhaltige Erklärung muß in der Regel herhalten, weil die tierexperimentelle Bearbeitung und Untersuchung dieser Verbindungsklasse schwieriger als die der morphinähnlich wirksamen Stoffe ist. Es gibt zwar neuerdings eine Reihe von Befunden, die im Tierversuch eine Beeinflussung der Schmerzschwellen belegen. Man benötigt aber zur Unterdrückung der Schmerzreaktion am Tier bei diesen Stoffen außerordentlich hohe Dosen. Pro Kilogramm Tier liegen sie bei 100—200 mg, das sind wiederum etwa die gleichen Dosen, wie sie zur Erreichung einer Analgesie für den Menschen von etwa 70 kg erforderlich sind. Infolgedessen ist die therapeutische Breite im Tierversuch außerordentlich gering und um ein Vielfaches kleiner als diejenige des Morphins. Außerdem ist der wesentliche Teil ihrer schmerzstillenden Wirkung sicherlich auf eine Hemmung der Entzündungs- und Exsudationsvorgänge zurückzuführen. Wir haben also bei den Antipyretika vermutlich einen ganz anderen Wirkungsmechanismus vor uns, und damit erklärt sich vielleicht, daß sie eine besonders gute Wirkung bei Schmerzzuständen entfalten, die bei der großen Gruppe der rheumatoiden Erkrankungen vorkommen.

Auf diesem Gebiet der Antipyretika verdankt, wie bereits erwähnt, die Einführung des Antipyrins durch KNORR (1883) und FILEHNE (1884) einem Zufall. Seitdem haben sich die Pyrazolone einen breiten Raum in der Therapie erobert, unter denen das Pyramidon, das 1902 in die Therapie eingeführt wurde, nach wie vor bevorzugt wird. Seine schlechte Löslichkeit bedingte zunächst eine ausschließliche Verwendung per os. Seitdem SCHOTTMÜLLER (1926) die Anwendung hoher Pyramidondosen empfahl, die im Vergleich zu verzettelten kleinen Einzelgaben den Vorteil der besseren schmerzstillenden und entzündungshemmenden Wirkung bieten, ist man bemüht, hochkonzentrierte Präparate herzustellen, die die erstrebte intensive Stoßtherapie mit großen Dosen ohne Gefährdung ermöglichen. Das setzt eine hohe Löslichkeit in wäßrigem Milieu bei günstiger Toxizitätslage und guter allgemeiner Verträglichkeit sowie das Fehlen örtlicher

Reizwirkungen am Injektionsort voraus. Erst wenn alle diese Faktoren gleichzeitig gewährleistet sind, wird man den Bedürfnissen der Praxis gerecht werden.

Wie bei vielen anderen Substanzen, kann man beim Pyramidon durch die Verwendung von Lösungsvermittlern seine Löslichkeit in Wasser erhöhen. Dies gelingt z. B. mit Urethan, dessen Eignung 1915 erkannt wurde und das neuerdings wiederum für die Schaffung konzentrierter Pyramidonpräparate verwendet wird. Außerdem kommt das Antipyrin in Betracht. Weiterhin kann man die verschiedensten Säuren benutzen, ein Prinzip, auf das RIEBELING 1948 aufmerksam machte. Neben Salzsäure, die zunächst verwendet wurde, sind auch Ascorbinsäure, Salicylsäure, p-Methoxybenzoesäure und die p-Aminobenzoesäure geeignet. Wahrscheinlich handelt es sich unter all diesen Bedingungen um eine Bildung von löslichen Salzen bzw. Doppelverbindungen. Die p-Aminobenzoesäure nimmt insofern unter all diesen Lösungsvermittlern eine Sonderstellung ein, als sie gleichzeitig neben der Verbesserung der Löslichkeitsverhältnisse einen unerwartet hohen Anstieg der antiphlogistischen und analgetischen Eigenschaften des Aminophenazons herbeiführt (HAAS, 1954). In dieser Hinsicht verhält sich die p-Aminobenzoesäure wie eine andere Gruppe von Stoffen, die in ihrer chemischen Struktur eine weitgehende Ähnlichkeit mit dem Pyramidon besitzen und die gleichzeitig mit ihren lösungsvermittelnden Eigenschaften therapeutisch günstige Eigenwirkungen entfalten. Diese bestehen in antipyretischen, antiphlogistischen und schmerzstillenden Eigenschaften, durch die sie die gleichartige Wirkung des Pyramidons verstärken. Infolgedessen sind derartig zusammengesetzte Pyrazollösungen in der Klinik durch besonders rasch einsetzende und kräftige Effekte gekennzeichnet. Aus dieser Gruppe wurden zahlreiche Derivate untersucht. Nur ein Teil von ihnen besitzt lösungsvermittelnde Eigenschaften für Pyramidon und unter diesen erzielen nur wenige eine Wirkungsverstärkung von Pyramidon. Da eine schlechte örtliche Verträglichkeit oder eine relativ hohe allgemeine Giftigkeit die Anwendung am Menschen verbietet, so wird diese Gruppe noch weiter eingeengt. So bleibt die praktische Brauchbarkeit bisher auf zwei Verbindungen beschränkt, und zwar auf das von STENZEL (1951) synthetisierte Butazolidin sowie auf das von KRAFT (1954) hergestellte 1,4-Diphenyl-3,5-dioxopyrazolidin (HAAS). Beide weisen eine große Strukturähnlichkeit mit den Verbindungen der Phenyldimethylpyrazolonreihe auf und stehen etwa in der Mitte zwischen der Gruppe der reinen Lösungsvermittler und einer anderen Reihe von Substanzen, bei denen durch Abwandlung der chemischen Konstitution des Pyramidons die Auffindung von wirksamen und löslichen Verbindungen geglückt ist. Auch in diesem Falle sind es wenige Verbindungen, die eine praktische Verwendbarkeit zulassen. Am bekanntesten sind das *Melubrin* (1912) und das *Novalgin* (1921), die beide an dem Stickstoff eine methansulfosaure Gruppe tragen, die für die günstige Löslichkeit und für die Verstärkung des Wirkeffektes in erster Linie verantwortlich ist.

Man darf wohl behaupten, daß das Gebiet der Analgetika in den letzten Jahrzehnten der planmäßig durchgeführten pharmakologischen Analyse in Verbindung mit einer sinnvoll eingesetzten chemischen Synthese, eine Reihe von neuartigen und wertvollen Errungenschaften verdankt, die weit über die Anfänge dieser Entwicklung, die etwa seit der Mitte des vorigen Jahrhunderts zu datieren sind, hinausgeführt haben. Das ideale Ziel, ein stark wirksames Analgetikum, das von jeder Gefahr frei ist, ist indes nicht erreicht. Dem Pessimisten möchte es sogar scheinen, daß dies überhaupt nie gelingen wird, da auch die neuen Kombinationspräparate für die Rheumabehandlung nicht gänzlich frei von Nebenwirkungen sind. Aber trösten wir uns inzwischen mit den Fortschritten, die erreicht sind und die zu neuen Hoffnungen bei der Suche nach dem idealen,

d. h. therapeutisch wirkungsvollen und von jeder Gefahr freien Analgetikum berechtigen.

Trotz der Möglichkeit, mittels der Inhalationsnarkose die Schmerzen während der Operation zu lindern, befand sich die Chirurgie um die Mitte des vorigen Jahrhunderts in einer unglücklichen Lage. Die allgemeine Anästhesie schaffte wohl viel Leid aus der Welt; andererseits ermöglichte ihre Anwendung eine große Anzahl von operativen Eingriffen und erhöhte damit mittelbar die Sterblichkeit infolge des Auftretens von Infektionen und fieberhaften Wundkrankheiten, die vor allem in Form des Hospitalbrandes sehr gefürchtet waren und in großer Zahl die Operierten dahinrafften. SIMPSON (1811—1870), dem wir die Einführung des Chloroforms verdanken, soll gesagt haben: „Der Mann, der in einem unserer Krankenhäuser auf dem Operationstisch liegt, läuft mehr Gefahr zu sterben als der englische Soldat auf den Schlachtfeldern von Waterloo." Über die Letalität der operativ Behandelten veröffentlichte der französische Chirurg MALGAIGNE (1806—1865) 1841 die ersten Statistiken, die besagen, daß die Letalität bei Amputierten im Durchschnitt 60% betrug. Zu BILLROTHS (1829—1894) Zeiten starben in Zürich immerhin noch 46% aller Amputierten, wobei zu bedenken ist, daß derartige Eingriffe damals innerhalb des gesamten Operationsmaterials einen hohen Anteil erreichten.

Alle Versuche, dieses Übel der Wundinfektion zu bannen, blieben zunächst erfolglos. Selbst die Arbeiten zur Verhütung des Kindbettfiebers von HOLMES (1809—1894) und SEMMELWEIS (1818—1865), der als Retter der Mütter heute weiten Kreisen bekannt ist, haben auf die Chirurgie zunächst keinen Eindruck gemacht, obwohl SEMMELWEIS in seiner Veröffentlichung „Über Äthiologie, den Begriff und die Prophylaxe des Kindbettfiebers" schon 1861 erklärt hat, daß das Puerperalfieber dieselbe Krankheit ist, welche bei Chirurgen, Anatomen und bei chirurgischen Operationen entsteht. Man wollte ihm nicht glauben, daß die Ärzte bei der Verbreitung des Kindbettfiebers eine entscheidende Rolle spielen und daß seine Erkenntnis für andere Arbeitsgebiete wichtig ist. Seine Beweisführung gründete sich hauptsächlich auf die Auswertung eines statistischen Materials, dessen Beibringung erstmalig von HOLMES in Boston angeregt wurde und das später SEMMELWEIS unabhängig in Wien systematisch gesammelt hat. Bei diesen Untersuchungen ahnte er schon 1847 den Zusammenhang des Kindbettfiebers mit einer Wundinfektion; er nahm allerdings als Ursache an, daß ein zersetzter tierischer Stoff durch den Kontakt übertragen würde. Noch im gleichen Jahre führte er als Gegenmaßnahme die Reinigung der Hände mit einer chlorhaltigen Lösung ein; diese einfache Maßnahme genügte, um die Sterblichkeit an Kindbettfieber von 11,4% im Jahre 1846 auf 5% im Jahre 1847 und auf 1,3% in den folgenden Jahren zu drücken. Trotz Unterstützung durch SKODA (1805—1881), VON HEBRA (1816—1880) und ROKITANSKY (1804—1878) war SEMMELWEIS kein Erfolg beschieden, da sich die herrschende pathologisch-anatomische Richtung gegen seine Lehre aussprach. Vor allem VIRCHOW (1821 bis 1902) äußerte sich restlos ablehnend. Er war noch 1879 der Auffassung, daß das Puerperalfieber ohne jede Ansteckung durch lokale Gewebsschädigung entstehen könne.

Aus diesen Gründen blieb in der chirurgischen Praxis alles beim alten. Erst als PASTEUR (1822—1895) in den Jahren 1857—1863 die von CAGNIARD DE LA TOUR (1777—1859) 1837 entdeckte Entstehung der Gärung durch niedere Organismen bezeugen konnte, war auf einmal der Anstoß da, der sich für eine durchgängige Reform der Chirurgie als erheblich erweisen sollte, da diese Beobachtungen J. LISTER (1827—1912) auf den Gedanken brachten, daß Wundkrankheit und Fäulnis auf nahe verwandten, wenn nicht völlig gleichartigen Vorgängen beruhen. Um die gleiche Zeit erfuhr LISTER von der fäulniswidrigen Wirkung der Carbolsäure, die auf den Rieselfeldern der Stadt Carlisle zur Verhütung des üblen Fäulnisgeruches in geringen Konzentrationen mit Erfolg verwendet wurde. Gestützt auf diese Tatsache unterzog LISTER die Carbolsäure einer systematischen Untersuchung und begann eine neue Methode der Wundbehandlung zu entwickeln, die mit dem Anlegen des ersten antiseptischen Verbandes auf die Wundfläche einer offenen Fraktur 1865 ihren Anfang nahm. Im Laufe der Zeit entwickelt sich daraus die Carbolsäurebehandlung der Hände, der Instrumente des Operateurs und selbst der Luft des Operationsraumes, um möglichst jeden Keim vom Patienten fernzuhalten.

Die entscheidende Arbeit von LISTER erschien 1867, nachdem bereits 1860 der Franzose LEMAIRE an Hunden mit Carbolsäure zur Verhütung der Eiterbildung in Wunden Versuche durchgeführt hatte. LISTER, der diese Arbeiten nicht kannte, ist völlig unabhängig von ihm vorgegangen; außerdem verlieren die Beobachtungen von LEMAIRE dadurch an Gewicht, daß sie nicht über allgemeine Feststellungen hinausgehen und aus ihnen keine folgerichtigen Empfehlungen für die Wundbehandlung entwickelt wurden. Ebensowenig schmälert es die Verdienste von LISTER, daß man lange zuvor ähnliche Wege der Wundbehandlung beschritten hatte. HUGO VON LUCCA (um 1160—1258) und sein Sohn TEODORICO BORGOGNONI (1205—1298) haben mit Alkoholverbänden bereits eiterlose Wundheilungen erreicht. H. DE MONDEVILLE (etwa 1260—1320) brachte diese günstigen Erfahrungen der beiden Chirurgen aus Bologna mit den alkoholgetränkten Verbänden nach Frankreich, wo sie indes wieder vergessen worden sind. Erst im 19. Jahrhundert hat NELATON (1807—1873) sie erneut aufgegriffen. In England bevorzugte man etwa um die gleiche Zeit Glycerinzusätze zu Verbandsstoffen. Außerdem hatte GUYTON DE MORVEAU (1737—1816) 1773 die desinfizierende Wirkung des Chlors entdeckt und Chlorräucherungen in Spitälern empfohlen. A. G. LABARAQUE (1777—1852) trat seit 1825 für das von ihm entdeckte Natriumhypochlorit ein. HUETER (1802—1857) in Deutschland verwandte seit 1831 Chlorwasser, und der französische Chirurg VELPEAU (1795—1867) benutzte ab 1859 Jodtinktur als Antiseptikum. Dieses Jod war schon im Altertum unbewußt in die Wundbehandlung in Form von Meerschwämmen (Spongia marina) eingedrungen. Auch SERAPION d. J., der um 1100 lebte, hat sie zu gleichen Zwecken verwendet. Es ist sicher eine Möglichkeit, um mit Jod Günstiges in der Wundbehandlung zu erzielen.

Alle diese Kenntnisse haben zunächst keinen weitreichenden Einfluß ausgeübt, so daß erst seit LISTER die antiseptischen Methoden bei allen Chirurgen zunehmend Aufnahme fanden. Diese Art der Wundbehandlung machte in Verbindung mit der regelmäßigen Anwendung von schmerzbetäubenden Mitteln viele bisher unzugängliche, operative Eingriffe möglich, so daß sich binnen einer Generation die zuvor eingeschränkte Kunst der Chirurgie zu einer großmächtigen Wissenschaft umwandeln und nicht wenig zum Fortschritt der modernen Heilkunde beitragen konnte.

Seitdem sind die bekannten Chemikalien anorganischer oder organischer Herkunft in großer Zahl auf ihre Eignung als Desinfektionsmittel untersucht und ebenso viele neuhergestellte Präparate dem Arzneiverkehr übergeben worden. Mit der zunehmend besseren Kenntnis der einzelnen Krankheitskeime, ihrer Infektionswege und Infektionsbedingungen sowie mit dem Aufkommen ausgedehnter Test- und Prüfungsmethoden gestaltete sich diese Suche nach geeigneten Stoffen allmählich immer zielsicherer, so daß es möglich wurde, eine kritische Auswahl aus der großen Masse der angebotenen und angepriesenen Mittel zu treffen, um einen hohen Effekt zu garantieren. Die Hoffnung, ein universell wirksames Desinfektionsmittel zu finden, erwies sich allerdings, trotz aller aufgewendeten Mühe, bisher unerfüllbar. Es ist offensichtlich überhaupt nicht zu erreichen, einen Stoff zu schaffen, dessen Reichweite sich auf alle Anwendungsgebiete der Entseuchung und Entkeimung erstreckt, und es erscheint fraglich, ob es einen solchen überhaupt geben kann. Die modernen Sterilisierungsverfahren mit strömendem Dampf und kochendem Wasser haben zudem die Desinfektionsmittel in einem weiten Bereich abgelöst, so daß nicht einmal ein dringendes Bedürfnis nach einem Universalmittel besteht; da aber die physikalischen Eingriffe nicht überall angewandt werden können, haben sich keimtötende Chemikalien jeder Art immer wieder behaupten können. Vielfach kommt man mit einer Entwicklungshemmung der Bakterien aus, so daß Stoffe genügen, die bakteriostatisch wirken und die gleichzeitig für den Wirtsträger der Bakterien, die menschliche Zelle, weniger schädlich als die echten keimtötenden Substanzen sind.

Trotzdem hat sich das Phenol bis auf den heutigen Tag für einige Maßnahmen, zum Beispiel für die Konservierung von Heilseren und Impfstoffen oder als Hilfsstoff bei der technischen Aufarbeitung von Seren halten können. Die Einführung von Substituenten in das Phenolmolekül hat eine Steigerung seiner baktericiden Wirkung bei gleichzeitiger Minderung seiner giftigen und lokalreizenden Eigenschaften gebracht, so daß beispielsweise das von LAUBENHEIMER 1928 eingeführte Chlorthymol eine wesentlich günstigere Beurteilung findet.

10 Jahre nach der Einführung der Carbolsäure durch LISTER hat E. VON BERGMANN das Sublimat als Desinfektionsmittel empfohlen. Das Quecksilber ist in seiner medizinischen Verwendung, wie schon erwähnt, während der letzten Jahrhunderte eng mit der Geschichte der Syphilis verknüpft und wurde vor allem in Form der Ausleerungskuren angewandt, bei denen man durch eine Steigerung aller Ausscheidungsvorgänge die Befreiung des infizierten Körpers von venerischem Gift erreichen wollte. Bei diesen Kuren ist neben Quecksilberpräcipitat und anderen Hg-Präparaten frühzeitig Sublimat in gelöster Form benutzt worden. GIRTANNER (1760—1800) behauptet sogar in einer 1788 von ihm verfaßten Abhandlung über die venerische Krankheit, daß im 16. Jahrhundert die wirksamen Bestandteile fast aller von Quacksalbern verabreichten Geheimmittel zur Behandlung der Syphilis aus Sublimat bestanden haben. Die Gefährlichkeit dieser Quecksilberbehandlung konnte selbst dem Arzt der damaligen Zeit nicht entgehen, zumal schon DIOSCURIDES und PLINIUS das Symptomenbild der Vergiftung eingehend beschrieben und AVICENNA, CONSTANTINIUS AFRICANUS († 1087) sowie KONRAD VON MEGGENBERG (1309—1374) auf seinen schädigenden Einfluß hingewiesen haben. Dazu kamen die zahlreichen Todesfälle im Gefolge der Quecksilberkuren, die von den sog. Antimerkurialisten A. SEITZ (geb. um 1470), J. VOCH aus Köln (De pestilentia, 1507), N. LEONICENOS († 1524 in Ferrara), G. B. DE MONTE (1498—1551 in Ferrara und Padua), J. FERNEL (1506/07, † 1558 in Paris), G. FALOPPIA (1523—1562 in Padua), J. PALMARIUS (1520—1588) und anderen Vertretern der damaligen medizinischen Wissenschaft aufs heftigste gegen die Quecksilberbehandlung ins Treffen geführt wurden. Vor allem von dem eine Zeitlang so beliebten Sublimat (N. R. SANCHEZ, 1699—1783, G. VAN SWIETEN, 1700—1772, M. LOCHER, 1762) versuchte man allmählich abzukommen und es durch andere Methoden in der Syphilisbehandlung zu ersetzen. Erst in den sechziger Jahren des vorigen Jahrhunderts ging man jedoch im fortschreitenden Maße dazu über, die perorale Zufuhr von Quecksilberverbindungen durch eine Injektionstherapie abzulösen und für die inzwischen schonender durchgeführten Einreibungs- und Schmierkuren die bequemere Technik der parenteralen Applikation zu wählen.

Hierzu fanden zahlreiche organische Quecksilberverbindungen Verwendung, die heute, ähnlich wie die anorganischen Hg-Verbindungen, meist ohne Bedeutung sind. Übriggeblieben ist aus dieser gewaltigen Forschungsarbeit eine kleine Zahl von organischen Quecksilberpräparaten, die sich in der Medizin als Desinfektionsmittel, wie Merfen und Afridol (SCHÖLLER und SCHRAUTH, 1941, WEED und ECKER, 1931) in Spezialindikationen, z. B. für die Händedesinfektion, behaupten konnten. Daneben finden einige quecksilberhaltige Diuretika Verwendung, wie Salyrgan (MÜHLING, 1921, BRAUN, 1924, BEMHEIM, 1934), Novurit (1927), Neptal (PEILLISSIER, SCHMIDT und JEAN, 1927) sowie Esidron (HARTMANN und PANIZZON, 1938, BOCKSTAHLER und KONNANT, 1937).

Berücksichtigt man die Tatsache, daß metallisches Quecksilber und seine Salze seit vielen Jahrhunderten im Orient gebraucht wurden und ihre Anwendung in Europa seit dem 15. Jahrhundert in großem Umfange erfolgte, so ist es erstaunlich, daß diese diuretischen Wirkungen des Quecksilbers so spät erkannt wurden. Andeutungen sind bei PARACELSUS (1493—1541) zu finden; aber erst LAZAR RIVIÈRE (1589—1655) und G. MORGAGNI (1682—1771) haben auf die diuretische Wirkung des Kalomel hingewiesen. Die Kenntnis dieser Eigenschaft geriet schnell wieder in Vergessenheit, bis sie JENDRASSIK 1886 erneut entdeckte und vor allem Kalomel zur Bekämpfung der Wassersucht empfahl. Zuvor hatte CANTU 1824 experimentell nachweisen können, daß Quecksilber durch die Nieren zum Teil ausgeschieden wird. Die Gruppe der modernen organischen Quecksilberdiuretika eröffnete das Novasurol, das 1920 von SAXL und HEILIG eingeführt wurde und lange Zeit eine erhebliche therapeutische Bedeutung besessen hat, bis man es zugunsten der oben genannten, weniger giftigen Verbindungen verlassen hat. Auf diese Weise sind die Bemühungen, das Quecksilber zu Desinfektionszwecken oder zur Syphilisbehandlung heranzuziehen, auf einem ganz anderen Gebiete fruchtbar geworden.

Außerdem hat das Quecksilber für die Antisepsis die Anregung gegeben, andere Metalle auf ihre entwicklungshemmende Kraft zu prüfen. Von diesen Versuchen hat die Erkenntnis der oligodynamischen Wirkung des Silbers und Kupfers eine gewisse therapeutische Bedeutung gewonnen, nachdem 1893 NAEGELI die bakteriostatische Fähigkeit dieser Metalle feststellte. Sie rührt von einer Abgabe geringer Mengen von Metallionen her und kann selbst dort therapeutisch ausgenutzt werden, wo andere Verfahren der Entkeimung, z. B. bei eiweißhaltigen Flüssigkeiten infolge der Veränderung, die sie an den Eiweißstrukturen auslösen, nicht brauchbar sind.

Kupfer und Silber sind den älteren Ärzten nicht unbekannt gewesen. Das Silber war im Altertum und Mittelalter vorwiegend als innerliches Arzneimittel geschätzt, und zwar zur Herzbehandlung. Daneben wurde Silbernitrat seit der Mitte des 17. Jahrhunderts als Ätzmittel gebraucht und hat in dieser Form durch die von CREDÉ (1819—1892) 1883 eingeführte Silbernitratbehandlung bei den Neugeborenen in vielen Ländern sogar eine gesetzlich vorgeschriebene Verankerung gefunden, um die Kinder vor einer gonorrhoischen Blenorrhoe zu schützen.

Der Gebrauch des Kupfers für die Behandlung infektiöser Erkrankungen ist zweifellos viel älteren Datums. Im alten Ägypten wurden Grünspan, Malachit und Kupferschlacke in Kombination mit Öl und Honig zur lokalen Behandlung von Genitalgeschwüren und Augenentzündungen benutzt. Ähnliches ist für China und Indien überliefert. Auch HIPPOKRATES, DIOSKURIDES, CELSUS und GALEN sowie die Ärzte der mittelalterlichen Epoche, AVICENNA, IBN BAITHAR († 1248), N. MONTESAURO (Verona im 15. Jahrhundert), JOHANNES CUBA (um 1500), PARACELSUS (1493—1541) und LONICERUS (1557) machen vom Kupfer in Form von Grünspan, Kupferschlacke und ähnlichem ausgiebigen Gebrauch. Daneben wurden

Kupferpräparate innerlich von J. Ch. Gerlach (um 1700), J. R. Koechlin (1783—1849) verabreicht, die sie bei Lues empfahlen und Kupfersulfat in Rotwein gelöst bzw. einen Kupfersalmiakliquor verordneten.

Um die Mitte des vorigen Jahrhunderts glaubte man zusätzlich aus statistischen Erkrankungen bei verschiedenen Epidemien entnehmen zu können, daß die Mortalität der Kupferminenarbeiter nur etwa den 20. Teil der Durchschnittssterblichkeit beträgt, und so wurde von Burcq 1867 die Ansicht vertreten, daß die chronische Zufuhr von Kupfersalzen gegen Typhus und Cholera zu schützen vermag. Daneben fand das Metall vorzugsweise in Form der Tc. cupri acetiti bei Tuberkulose durch J. G. Rademacher (1772—1849) innerliche Verwendung. Auch Luton und die Gräfin von Linden glaubten in den Jahren 1885—1909 bei der Tuberkulose günstige Ergebnisse beobachtet zu haben, und es entspann sich in der Folgezeit ein heftiger Streit über den Wert dieser Therapie bei dieser Indikationsstellung, die inzwischen, ebenso wie die vielen damals entwickelten organischen Kupferpräparate, nur noch historisches Interesse verdient.

Ein weiterer Anstoß für die Entwicklung von Desinfektionsmitteln ist von der Herstellung und Empfehlung einer Steinkohlenteerseifenemulsion durch den Apotheker Lemaire im Jahre 1863 ausgegangen. Auf dieser Erkenntnis beruht die Zugabe von hochwirksamen, sonst schlecht löslichen Desinfektionsmitteln zu Seifen, etwa in Form des Lysols (Kresolseifenlösung), des Sagrotans, der Chlorkresol- bzw. Chlorxylenolseifenlösung bzw. des Zusatzes von Lysoform und Formalin zu Seifenlösungen. Als grobe Desinfektionsmittel finden sie in ausgedehntem Maße Verwendung, wobei die bekannten Nachteile der Seife, ihre Kalk- und Säureunbeständigkeit und ihre alkalische Reaktion, die unter Umständen eine Minderung der reinigenden und desinfektorischen Effekte bedingen und die Zugabe mancher Desinfektionsmittel unmöglich machen, den Anlaß bildeten, nach besseren Waschstoffen zu suchen. Aus diesem Bereich ist inzwischen ein neuer Zweig der kolloid-chemischen Forschung entstanden, das Gebiet der synthetischen Seifenersatzstoffe und Dispergiermittel.

Diese haben sich für die Medizin bei der Behandlung hautempfindlicher Patienten als nützlich erwiesen und haben uns außerdem eine neue Gruppe von Desinfektionsmitteln in Form der Invertseifen geschenkt. Präparate dieser Art sind Zephirol (1934) und Quartamon (1935) und andere, die eine außerordentliche Wirkungsbreite gegenüber fast allen pathogenen Keimen besitzen und somit beinahe den Wunsch nach einem universell wirksamen Desinfiziens erfüllen, das den Chirurgen bei der Entkeimung ihrer Hände und des Operationsfeldes als Ideal vorschwebt.

Ob man dieses erreichen wird, ist zweifelhaft; immerhin bietet das bisher Errungene eine günstige Ausgangsstellung für den Start in neue Zukunftsaufgaben.

Die Arzneimittelnebenwirkungen und die Therapie

Vor 50 Jahren war das Leben unglaublich definitiv,
seitdem wird es immer provisorischer.
H. Krailsheimer.

Alles menschliche Tun ist unzulänglich, all sein Wollen und Handeln, all sein Streben und Suchen nach Besserem und Vollkommnerem und alle seine Erfindungsgabe führen, selbst wenn sie noch so gut gewollt und von den reinsten und edelsten Absichten getragen sind, nie zu idealen Lösungen. So muß der Mensch sich meist mit relativen begnügen, die sich über kurz oder lang mit Fehlern behaftet und bedingt wertvoll und segensreich erweisen, da sie häufig genug nicht nur Gutes, sondern höchst Fragwürdiges, bisweilen sogar erkennbares Unglück und Schaden umschließen. Auch die Heilkunst kann diesem Zwiespalt zwischen Gutwollen und Übelwirken nicht entgehen, weil sich selbst das richtig erkannte und angewandte Heilprinzip höchstens in einem ganz bestimmten, meist eng umgrenzten Bezirk der vielschichtigen Wirksamkeit als nützlich erweist und einer positiven heilkräftigen Wirkung teilhaftig ist. Selbst unser verfeinertes Erkennen ist nicht ausreichend, um in jedem speziell gelagerten Behandlungsfall alle Einzelheiten der individuellen Reaktionsfähigkeit und Krankheitslage zu erfassen und alle Konsequenzen einer bestimmten Heilmaßnahme zu übersehen und in Rechnung zu stellen, weil „dieselbe Krankheit" bei jedem einzelnen, genau genommen, eine andere Krankheit ist. Es ist für jeden denkenden Arzt ein schmerzlicher Augenblick, wenn er erleben muß, daß „Helfen und Heilen" nicht immer für den Patienten Hilfe und Heil bedeuten, sondern ebenso unzulänglich und zwiespältig wie alle menschlichen Unternehmungen sind, unter Umständen sogar Gefahr und die Möglichkeit einer Schädigung in sich bergen. Es brauchen nicht einmal Irrtum, Fehler oder sonst eine menschliche Unzulänglichkeit, wie falsche Dosierung, Verwechslung von Arzneimitteln oder andere ungünstige Begleitumstände im Spiele zu sein, die an sich bei genügender Aufmerksamkeit vermeidbar sind. Das kommt ohnehin dazu. Nein, die echten und richtig angesetzten Heilmaßnahmen haben gelegentlich Auswirkungen, die alle ärztliche Sorgfalt zunichte machen und ins Schlechte verkehren, und zwar ohne daß der Arzt diese negativen Folgen mit Sicherheit voraussagen und damit vermeiden könnte. In dieses Dilemma ist er eigentlich bei jeder Heilmaßnahme hineingestellt, die er durchzuführen hat. Man wird daher die vielen neuen Möglichkeiten, die sich die Heilkunde in den letzten Jahrzehnten erschlossen hat und denen so viele kranke Menschen Erhaltung des Lebens und Wiedergewinn der Gesundheit verdanken, nur dann richtig einschätzen, anerkennen und bewundern können, wenn man darüber nicht vergißt, daß sie auch ihre negativen Seiten haben und daß sie nicht etwas absolut Gutes und Endgültiges sind.

Schon die Tatsache, daß das ärztliche Helfen, die Heilung von Krankheit und Rettung vom Tod mit Geschäft und Gewinn und anderen unedlen Motiven verbunden sind und daß die Ergebnisse der stillen Forschung mit lauter Propaganda und Reklame, eventuell sogar mit Rummel und Lärm angepriesen werden, hat manchen Gegner und manche Ablehnung wachgerufen. Viel wichtiger will es uns scheinen, daß selbst so bedeutsame Stoffe wie die Antibiotika, über deren Wert und Nutzen für die kranke Menschheit kein Zweifel besteht, nicht immer Wohltat bedeuten, und zwar dann, wenn sie den Tod zwar bannen, aber einen Zwischenzustand hinterlassen, aus dem der Patient nicht mehr gesunden kann und in ein langes qualvolles Siechtum, vielleicht über viele Jahre hineingleitet. So bleibt der Ärmste leben, aber wie, unter Hinterlassung von zerstörten Organen und anatomischen Defekten, die nicht mehr reparabel sind. Ein solches Heilen birgt neues Leiden in sich, und so ist nicht alles Sieg über Krankheit und Tod, was diese an sich wertvolle und heilkräftige Entwicklung auf vielen Gebieten des modernen Arzneimittelwesens gebracht hat. Man wird geradezu den Eindruck nicht los, daß überall dort, wo es dem Menschen gelingt, seine vielfach bedrohte Existenz auf eine neue Weise zu schützen oder eingetretene Schäden mit neuen Methoden zu beseitigen, gleichzeitig neue Drohungen und Gefahren auftauchen, so daß die Summe alles Elendes und alles Leides in der Welt etwa gleichbleibt. Aber dagegen ankämpfen, ist deshalb nicht etwas Wertloses.

Solche Überlegungen können daher den Ruf und den Wert der vielen neuen Entdeckungen auf dem Gebiete der Heilkunst nicht herabmindern. Das kann nur ein oberflächlicher Sinn meinen. Glücklicherweise ist das Kapitel der wunderbaren Überwindung von Krankheit und Tod länger als der Umfang all jener Fakten, über die Negatives zu berichten ist. Sonst wäre es unverantwortlich und ein Nonsens, von dem Arzt zu fordern, daß er unter allen Umständen und mit all seinen Kräften handeln muß und daß er seinen Willen zur guten Tat für den kranken Mitbruder über alle etwaigen Bedenken zu stellen hat. Er hat vielmehr überall dort, wo eine bakterielle Infektion auftritt, stets Antibiotika oder Chemotherapeutika zu geben. Ein Verzicht wäre bestimmt ein Kunstfehler, da ihm auferlegt ist, mit allen ihm zur Verfügung stehenden Mitteln im Kampf gegen die Krankheit anzutreten. Das gilt selbst dann, wenn der Erfolg nicht sicher ist oder wenn dieser nach menschlichem Ermessen nur teilweise und nicht gänzlich zu erwarten ist.

Die Begeisterung über die Erfolge der modernen Bekämpfungsmittel von Infektionskrankheiten hat inzwischen eine weitere Einschränkung erfahren. Manche Bakterienstämme können sich an gewisse Chemikalien geradezu gewöhnen. Sie reagieren infolgedessen selbst auf hohe Dosen nicht mehr wie erwartet, sie sind arzneifest geworden. Dies beruht in der Regel darauf, daß auch den besten Chemotherapeutika und Antibiotika, die in der Lage sind, Tausende und aber Tausende Erreger abzutöten, einige entgehen, weil sie besonders widerstandsfähig sind oder in den Schlupfwinkeln der Gewebe so verborgen liegen, daß sie von diesen Medikamenten höchstens in unwirksamen Konzentrationen erreicht werden. Bei einer häufigen Zufuhr desselben Stoffes lernen sie es, sich diesem sukzessiv anzupassen, um schließlich gegen seine Einwirkung total resistent zu werden. Diese Überlebenden vermehren sich weiter und übertragen ihre erworbenen Eigenschaften an ihre Nachkommen, so daß eines Tages im Organismus des Wirtes derartige arzneifeste Erreger in großer Zahl vorhanden sind, die den armen Kranken kränker als zuvor und ihn unter Umständen äußerst schlecht oder sogar nicht mehr heilbar machen.

Für die Allgemeinheit ist indes beinahe noch beängstigender, daß diese erworbene Resistenz, soweit man das Problem heute zu überschauen vermag, bei den Parasiten über zahlreiche Generationen bestehen bleibt und durch keine chemische oder biologische Maßnahme rückgängig gemacht werden kann. Sie bleibt auch erhalten, wenn die Parasiten in anderen Tieren weitergezüchtet oder von Mensch zu Mensch übertragen werden. Ein solcher Bakterienfestigungsversuch am Menschen allergrößten Maßstabes hat sich erst 1945 in Amerika ereignet, als man bei der Marinetruppe Sulfadiazin in kleinen Dosen prophylaktisch verabreichte, um den Befall mit Streptokokken auf diese Weise einzuschränken. Man erreichte zunächst einen Rückgang der Infektionskrankheiten, bis sich nach einiger Zeit ein neues Ansteigen der Krankheitsziffer bemerkbar machte, wobei die Patienten dann selbst auf erhöhte Gaben des gleichen Medikamentes nicht mehr reagierten. Unter dem Einfluß der prophylaktischen Dosen hatten sich zweifellos nach Ausmerzung der empfindlichen Keime resistente Stämme gebildet.

Die Gefahr der Arzneifestigkeit ist anscheinend um so größer, je stärker die Abwehrkräfte des Wirtsorganismus geschädigt sind. Die Parasiten können sich demnach um so rascher an ein Medikament anpassen und resistent werden, je weniger die Zellen des Wirtes in der Lage sind, die Abtötung der Parasiten, die durch die Arzneimittel nur in ihren Entwicklungsbedingungen gestört werden, endgültig zu vollziehen. Aus all diesen Gründen kann man daher vor einem verantwortungslosen Einsatz aller hochwirksamen Antibiotika und Chemotherapeutika bei banalen Infekten und in verzettelter, unterschwelliger Dosis nicht genug warnen, da die statistischen Zahlen eindeutig belegen, welche Ausmaße diese Phänomene bereits erreicht haben. So erwies sich eine bestimmte Staphylokokkenart 1944 in 14% resistent gegen Penicillin. 1949 waren schon 58% des gleichen Stammes arzneifest und 1954 waren es 70%. Die moderne Chemotherapie der Gonorrhoe mit Sulfonamiden hatte mit den gleichen Schwierigkeiten zu kämpfen. Schließlich traten die sulfonamidresistenten Stämme so häufig auf, daß man die Tripperbehandlung mit diesen Medikamenten weitgehend aufgeben und durch Penicillin ersetzen mußte.

Die erste Bearbeitung des allmählich recht umfangreich gewordenen Materials ist, wie so viele andere Befunde auf dem Gebiet der Chemotherapie, von EHRLICH (1854—1915) ausgegangen, der beobachtet hatte, daß trypanosomenkranke Mäuse, .die mit parafuchsinhaltigen Keksen gefüttert wurden, durch diesen Farbstoff schwerer heilbar als die unvorbehandelten Kontrolltiere waren. Diese Arzneiresistenz war es, welche EHRLICH zusammen mit der Feststellung der spezifischen Affinität gewisser Farbstoffe zu bestimmten Geweben die Konzeption der Seitenkettentheorie eingab und ihn zu der Annahme der Existenz von haptophoren Gruppen an der zugeführten Substanz und von Rezeptoren am Zellsubstrat bewog, die so zusammenpassen sollten wie der Schlüssel zum Schloß. Auf Grund dieser theoretischen Vorstellungen hoffte er, durch eine Variation der chemischen Moleküle zu maximal wirksamen Stoffen zu kommen, ein Gedanke, den er in geradezu abenteuerlichen Ausmaßen für die Gewinnung des Salvarsan verwirklichte, das aus der Reihe der von ihm und seinem Mitarbeiter HATA († 1938) untersuchten Arsenobenzol-Derivaten als 606. Präparat endlich die gewünschten therapeutischen Eigenschaften auswies und den Beginn der modernen Chemotherapie einleitete.

Die Basis für diese Entwicklung der Arsenikalien bildete eine Substanz, die BÉCHAMP 1863 durch Erhitzen mit Anilin durch Arsen erhalten hatte und die angeblich ein Arsensäureanilid darstellen sollte. 34 Jahre später gelang es indes EHRLICH und BERTHEIM nachzuweisen, daß dieses BÉCHAMPsche Produkt eine aromatische Arsenverbindung, die heutige Arsanilsäure ist. Schon 1901 hatte BLUMENTHAL gefunden, daß diese Substanz 40mal weniger giftig als die Sol. arsenical. Fowleri ist; sie erhielt die Bezeichnung Atoxyl, die Ungiftige, und wurde unter diesem Namen in die Heilkunde eingeführt. Sie blieb zunächst in ihrer Anwendung auf innere Krankheiten und Hautaffektionen beschränkt, nachdem sie von SCHILD sowie LASSAR 1902 in der dermatologischen Praxis als nützlich befunden wurde. 1904 entdeckten THOMAS und BREINDL in Liverpool ihre allen damals bekannten Mitteln überlegene Wirksamkeit auf die Trypanosomen von Versuchstieren, ein Befund, der wiederum KOCH und KOPKE veranlaßte, das Atoxyl 1906 bei der Schlafkrankheit in Afrika zu erproben, bei der es in großem Maße Verwendung fand. 1907 wurde die Atoxylbehandlung von LEVADITI und McINTOSH auf die menschliche Syphilis übertragen, nachdem UHLENHUT seine Heilwirkung im gleichen Jahre bei Spirochäten im Tierversuch festgestellt hatte. Die klinischen Ergebnisse waren indes durch die schädlichen Nebenwirkungen, besonders auf den N. opticus, recht unbefriedigend — der Name Atoxyl war also zu Unrecht gewählt worden —, so daß nach der Ermittlung seiner wahren chemischen Konstitution der Suche nach einer besseren Arsentherapie nichts mehr im Wege stand.

Trotzdem ist dieses Präparat auf Grund seiner Billigkeit und leichten Herstellung lange Jahre gebraucht und erst allmählich durch ungiftigere Präparate verdrängt worden. An diesem Beispiel des Atoxyls zeigt sich also deutlich, wie schwer es unter Umständen ist, ein eingeführtes Medikament, das wirtschaftliche Vorteile bietet, aus dem Felde zu schlagen und es durch ein besseres, aber teueres Produkt zu ersetzen. Dieser Erscheinung begegnet man auf dem therapeutischen Sektor immer wieder. Gerade innerhalb der Chemotherapie kann sich die finanzielle Seite derart für die Praxis auswirken, da die stärkst verseuchten Gegenden, vor allem die Tropen, die in erhöhtem Maße einer Sanierung bedürfen, am wenigsten kaufkräftig sind, so daß die entstehenden Kosten von den Kranken nicht bestritten werden können. Gleichzeitig belegt dieses Beispiel, wie sehr die Weiterentwicklung eines Gebietes der Arzneitherapie von einer richtigen chemischen Grundvorstellung abhängig ist. Sicherlich wären die Bedingungen für die Auffindung neuartiger Stoffe nicht so aussichtsreich gewesen, hätten nicht EHRLICH und BERTHEIM die ursprüngliche Konstitutionsformel des Atoxyls als falsch erkannt und seine wahre Beschaffenheit ermittelt.

Auch zu dem Problem der Arzneifestigkeit hat das Atoxyl seinen Beitrag geliefert, da EHRLICH 1904 unglücklicherweise seine Versuche mit Atoxyl an einem arsenresistenten Stamm vorgenommen hat und sich daher nicht von seiner trypanoziden Wirkung überzeugen konnte. Glücklicherweise konnten THOMAS und BREINDL noch im gleichen Jahr diese falsche Beurteilung revidieren, und so hat das Ergebnis von EHRLICH weiter keine großen Folgen gehabt. Immerhin lehrt es mit aller Deutlichkeit, daß bei arzneiresistenten Stämmen die Festigkeit durchaus nicht auf eine Substanz spezifisch eingeengt ist. In der Regel kann sie auf eine ganze Reihe von Produkten übergreifen, die nicht einmal, wie im vorliegenden Falle, chemisch miteinander verwandt sein müssen.

Zusätzlich hat man inzwischen erkannt, daß ein an sich hoch wirksamer Stoff eventuell durch die Zugabe eines zweiten therapeutisch unwirksamen oder schlecht wirksamen Stoffes ganz oder teilweise aufgehoben wird. Es braucht sich dabei nicht um einen Antagonismus Wuchsstoff: Hemmstoff zu handeln, der darauf beruht, daß für das Gedeihen der Mikroorganismen bestimmte Wachstumsfaktoren eine so große Rolle spielen, daß sie den Austausch dieser Wuchsstoffe durch einen fremden ähnlich beschaffenen Stoff nicht aushalten. Die Unentbehrlichkeit dieser Faktoren ist in vielen Fällen für die niederen und für die höheren Lebewesen graduell verschieden; infolgedessen kann man dem Menschen Antiwuchsstoffe ohne Gefahr geben. Wird dagegen einem Bakterium an die Stelle des existenznotwendigen Wuchsstoffes ein zum Verwechseln ähnlich gebauter Stoff angeboten, so veranlaßt diese chemische Strukturähnlichkeit die Parasiten, diesen für die Aufrechterhaltung ihres Stoffwechsels unbrauchbaren Stoff aufzunehmen und so fallen sie geradezu einer Mangelkrankheit zum Opfer.

Diese Wuchsstoff: Hemmstoff-Wechselwirkung wurde von WOODS und FILDES 1940 sowie von KUHN und SCHWARZ 1941 entdeckt, und es ergab sich, daß der chemotherapeutische Effekt der Sulfonamide weitgehend durch eine Verdrängung der für das Bakterienwachstum lebensnotwendigen p-Aminobenzoesäure zustande kommt. Die Einsicht in diesen Wirkungsmechanismus der Sulfonamide ist in den letzten Jahren vielfach für die Synthese neuer Heilmittel ausgenutzt worden, da sie auf einigen Gebieten ein zielbewußtes Arbeiten möglich macht und den Chemikern neue Gesichtspunkte für eine rationelle Suche nach besser wirksamen Verbindungen liefert.

Darüber hinaus gibt es in der Chemotherapie Wechselwirkungen zwischen zwei Substanzen, die nicht dem Wuchsstoff: Hemmstoff-Antagonismus zuzurechnen sind. Dieses Phänomen, als chemotherapeutische Interferenz bezeichnet, wurde 1911 zum ersten Mal von MORGENROTH und ROSENTHAL beobachtet, als sie feststellten, daß die trypanozide Wirkung des Brechweinsteins durch Kalium-Hexatantal aufgehoben werden kann. Ähnlich gelingt es bei infizierten Mäusen, die zunächst mit dem Triphenylmethan-Farbstoff Parafuchsin behandelt werden, nicht, sie hernach mit dem sonst wirksamen Trypaflavin zu heilen. Derartige Erscheinungen kommen wahrscheinlich zustande, weil die Resorptionsverhältnisse des Chemotherapeutikums durch den zweiten Stoff verändert werden. Daneben kommt als Erklärung in Frage, daß beide Stoffe chemisch miteinander reagieren und so unwirksam werden bzw. daß der zusätzlich gegebene Stoff die biologischen Abwehrkräfte des Wirtes lähmt oder weitgehend außer Funktion setzt, so daß die geschädigten Bakterien vom Wirtsorganismus nicht erledigt werden. Vielleicht unterliegt der Interferenzeffekt noch viel verwickelteren Mechanismen, die sich wahrscheinlich im intermediären Stoffwechsel, am Fermentapparat oder an anderen intracellulär gelegenen Angriffspunkten abspielen.

Gleichgültig wie die Erklärung auch sei, ergibt sich allein schon aus der Möglichkeit, daß eine Interferenz bei der Verabreichung mehrerer Medikamente auftreten kann, sowie unter Berücksichtigung der Arzneifestigkeit für die Praxis die unbedingte Forderung, die Therapie unter allen Umständen schlagkräftig und durch die Wahl einer optimalen Dosierung weitgehend sicher zu gestalten und sich nicht in einer unnützen oder sogar schädlichen Polypragmasie und Verzettelung der Dosen zu verlieren. Die Form der Stoßtherapie ist deshalb mit Recht ein Weg, der sich meist bestens bewährt. Ebenso wichtig dürfte es für den Arzt sein, bei jedem Einsatz der hochwirksamen Chemotherapeutika und Antibiotika zu überlegen, wann und wo diese Therapie wirklich angezeigt und sinnvoll ist. Kann das gesetzte Ziel mit anderen Mitteln und auf andere Weise erreicht werden, so wird man zweckmäßig diese scharfen Waffen im Kampf gegen die Infektionskrankheiten für den Notfall aufsparen.

Diese Mahnung gilt nicht nur für das Gebiet der Chemotherapeutika und Antibiotika, sondern ebenso für viele andere als Arzneimittel gebrauchte Stoffe, soweit sie differenter, stark wirkender Natur sind. Man wird nicht bei jedem Schmerz, um ihn zu bekämpfen, gleich zum Morphium greifen, vielmehr zunächst einmal versuchen, ob das therapeutische Ziel nicht mit anderen harmloseren Schmerzstillungsmitteln erreicht werden kann.

Selbst die sog. indifferenteren Arzneimittel sind in der Regel nicht völlig frei von schädigenden Wirkungen, und sie können manchmal im Organismus Funktionsänderungen hervorrufen, die das erträgliche Maß überschreiten und dann zum Auftreten von Nebenwirkungen flüchtiger Art oder zu einer bleibenden Gewebsschädigung führen. Diese Gefahr ist selbstverständlich um so größer, je stärker ein Mittel wirksam ist. Außerdem greifen sehr viele Heilstoffe, zumal die mit einer höheren biologischen Aktivität versehenen, nicht an einem einzigen Organ, sondern an mehreren an. Zu der beabsichtigten Hauptwirkung treten daher fast regelmäßig Eigeneffekte oder sekundäre Folgeerscheinungen in anderen Bereichen des Körpers auf, die in der Reaktionsweise des betreffenden Medikamentes selbst begründet und ihm eigentümlich sind. Derartige Nebenwirkungen können den gewollten therapeutischen Effekt unterstützen, ebensogut aber unerwünschter Art sein. Aus diesen Gründen muß der Arzt bei der Anwendung von Arzneimitteln die Beeinflussung der einzelnen Teilfunktionen des Körpers für sich getrennt und in ihrem Zusammenspiel gleichzeitig berücksichtigen. Er hat also bei jeder Heilhandlung zu wissen, wie man sie zielbewußt handhabt, und darf doch nicht darüber die notwendige Vorsicht und kritische Haltung vergessen, weil nahezu mit all seinen Heilmaßnahmen Reaktionen einhergehen, die den Organismus belasten, vor allem wenn es sich um die Behandlung erkrankter Organe handelt, die in ihrer Empfindlichkeit gegenüber Arzneimitteln häufig verändert sind.

Der Begriff des Heilmittels ist demnach stets ein relativer Begriff, dem der des Giftes gegenübersteht, und es gibt zwischen beiden keine absolut strenge Scheidung, da ein und derselbe Stoff je nach Menge und Wirkung einmal zum Heilmittel und ein anderes Mal zum Gift werden kann. Soweit die Funktionsänderungen, die ein bestimmter Stoff in einem Individuum herbeiführt, nützlicher

Art sind, kann er als Arzneimittel dienen. Setzt er dagegen Schädigungen flüchtiger oder bleibender Art, dann wird er als Gift bezeichnet. Zwischen diesen beiden Möglichkeiten bestehen fließende Übergänge, wie die Erfahrungen mit all den vielen Medikamenten lehren, die oft schon im therapeutischen Bereich mit unangenehmen Wirkungen derartig behaftet sind, daß es auch bei einem normal reagierenden Menschen und mit einer richtigen Dosiswahl nicht regelmäßig gelingt, die unerwünschten Effekte gänzlich zu vermeiden. Es macht daher einen wesentlichen Teil des Arbeitsgebietes der pharmakologischen Forschung aus, zu ergründen, unter welchen Bedingungen ein und der gleiche Stoff als Heilmittel oder als Gift wirkt und wie groß die Spanne zwischen der therapeutischen und toxischen Dosis, die therapeutische Breite, mit anderen Worten das Maß an Sicherheit ist, daß keine unerwünschten Neben- und Giftwirkungen auftreten. Auf dieser Basis kann die klinische Therapie überhaupt erst entscheiden, wie weit ein heilender Nutzeffekt zu erwarten ist und wo die äußersten Grenzen der Heilkunst schlechthin liegen.

Wie aber jede Eigenschaft des menschlichen Körpers innerhalb bestimmter Grenzen variiert und alle biologischen Merkmale veränderlich sind, so wechselt auch die Ansprechbarkeit und Widerstandsfähigkeit des Organismus gegenüber der Einwirkung chemischer Stoffe. Infolgedessen kann je nach den Umständen die gleiche Dosis, die in der Regel für die therapeutisch beabsichtigte Wirkung ausreichend ist, nicht genügen und ohne jeden Einfluß bleiben, so daß eventuell bedeutend größere Mengen benötigt werden, um den gewünschten therapeutischen Effekt zu erreichen. Andererseits wird man bei der Untersuchung einer hinreichend großen Zahl von Einzelpersonen immer auf einige Menschen stoßen, die auf kleine oder kleinste Mengen des gleichen Stoffes ungewöhnlich stark reagieren, so daß sie bei der Verabreichung der durchschnittlichen therapeutischen Gabe bereits unter unangenehmen Nebenwirkungen leiden. Diese Beobachtung, daß innerhalb eines großen Kollektives einzelne Menschen unter- oder überempfindlich sind, erklärt sich aus der allgemeinen biologischen Gesetzmäßigkeit der individuellen Variation. Infolgedessen kann jeder biologisch aktive Stoff, trotz Zufuhr der gleichen Dosis, in Ausnahmefällen Wirkungen hervorrufen, die von der Norm abweichen.

So gefaßt, setzt der Begriff der Unter- bzw. Überempfindlichkeit keinen neuartigen pharmakologischen Wirkungsmechanismus voraus. Er besagt nur, daß es innerhalb der sog. „normalen" Häufigkeitsverteilung erhebliche Streuungen der Wirkstärke und des Wirkungsgrades gibt. Soweit derartige Überempfindlichkeitsreaktionen auf dieser Abweichung der individuellen Empfindlichkeit von der Norm basieren, sind die damit verbundenen krankhaften Symptome ausschließlich als eine Giftwirkung des betreffenden Stoffes anzusprechen, die durch die Wahl einer für diesen überempfindlichen Menschen zu hohen und seiner Reaktionslage nicht angepaßten Dosis verursacht sind. Das klinische Krankheitsbild läuft dementsprechend genau so ab, wie eine Vergiftung, die bei normal empfindlichen Personen infolge zu hoher toxischer Gaben entsteht.

Andererseits können zahlreiche Arzneimittel und Drogen gelegentlich krankhafte Veränderungen hervorrufen, die bereits in ihrem äußeren Erscheinungsbild von den üblichen pharmakologischen und toxikologischen Effekten des betreffenden Stoffes abweichen. Auch bei diesen Reaktionen spielt die Größe der zugeführten Substanzmengen eine gewisse Rolle. Oft genügt ein kleines, unter der therapeutischen Dosis liegendes Quantum, um sie in Gang zu setzen. Vereinzelt treten sie erst nach der Anwendung abnorm hoher Dosen auf. Man bezeichnet daher diese Vorgänge vielfach wiederum als Arzneiunter- oder -überempfindlichkeit. Das mag im allgemeinen Sprachgebrauch und für die Verständigung bei

Laien zulässig sein. Tatsächlich geht eine solche Formulierung, da sie den Verhältnissen nur in quantitativer Hinsicht Rechnung trägt, an einer exakten Definition des eigentlichen Grundphänomens vorbei, weil in diesem Falle nicht das „Quantum", sondern das „Quale" entscheidend ist. Dies zeigen bereits die Art der auftretenden krankhaften Veränderungen und ein Symptomenbild, das meist völlig von den Reaktionen abweicht, die von der betreffenden Substanz auf Grund ihres chemischen Aufbaues und ihrer pharmakodynamischen Eigenschaften zu erwarten sind. So entstehen Wirkungstypen, die einen Vergleich zu den üblichen Effekten dieses Stoffes und seiner Reaktion bei normalen Individuen nicht zulassen.

Man hat früher angenommen, daß diese Phänomene auf einer besonderen, den betreffenden Menschen eigentümlichen Mischung der Säfte beruhen, durch die sich diese Personen von anderen unterscheiden und hat von einer Idiosynkrasie gesprochen. Wörtlich übersetzt bedeutet dies eine eigenartige Mischung, wobei unter „eigenartig" hier nicht „seltsam", sondern wirklich „eigen-artig" zu verstehen ist. Diese Menschen vertragen etwa bestimmte Nahrungsmittel, wie Erdbeeren, nicht etwa schlecht im Sinne einer echten Vergiftung, sondern sie erkranken nach dem Genuß in einer überraschenden und recht heftigen Form mit Symptomen, die deutlich die Ausnahmestellung des Betroffenen kenntlich machen. Andere Menschen können nicht ungestraft mit bestimmten Pflanzen, etwa mit Primeln, umgehen und reagieren auf diese in der gleichen ungewöhnlichen Art. Andere können die Blütenpollen der Gräser nicht vertragen und bekommen Heuschnupfen und Heufieber. Wieder andere sind für Acetylsalicylsäure oder Pyramidon besonders empfindlich, reagieren in einer ungewöhnlichen Form auf Schlafmittel, die Barbitursäure enthalten oder sind für die Behandlung mit Chinin ungeeignet. Das klinische Symptomenbild kann dabei in einem Kreislaufschock oder anderen Kreislaufveränderungen, in Asthmaanfällen, Gelenkschäden oder Blutbildveränderungen leichter bis schwerster Art bestehen. Daneben gibt es häufig Schleimhauterkrankungen im Bereich der Augenbindehaut, des Nasen-Rachen-Raumes sowie der Schleimhäute von Magen und Darm. Am meisten befallen bleibt die Haut, deren Reaktion ebenso vielgestaltig wie die der anderen Organe sein kann, so daß neben Nesselausschlägen, Schwellungen und Ödemen Erscheinungsbilder auftreten, die in ihrer äußerlichen Form kaum von einem echten Scharlach oder von den Masern zu unterscheiden sind.

Heute wissen wir, daß es sich bei all diesen Vorgängen um Manifestationen eines allergischen Geschehens handelt, einer „Andersempfindlichkeit", die in quantitativer Hinsicht je nach dem Grad der Reizbeantwortung weitgehend variieren kann. In der Regel resultiert eine überschüssige allergische, eine hyperergische Reaktion. Daneben gibt es andere Formen der Allergie, bei denen sich die abnorm veränderte Reaktionsfähigkeit klinisch umgekehrt äußern kann. Diese werden deshalb als anergische oder hypoergische Reaktionen bezeichnet.

Das grundlegende Prinzip der Allergie beruht bekanntlich auf der Möglichkeit des Organismus, dem eindringenden körperfremden Stoff (Antigen) durch die Bildung spezifischer Gegenstoffe (Antikörper) entgegenzuwirken. Durch diese Antikörper werden die exogen zugeführten Stoffe, vermöge ihrer spezifischen Affinität, abgefangen und durch Bindung neutralisiert. Die Antikörper haften entweder zellständig an den Körperzellen oder kreisen frei im Blut und in den Gewebsflüssigkeiten. Wahrscheinlich sind nur die zellständigen Antikörper für die allergische Reaktion verantwortlich (DALE, 1913, WEIL, 1913, COCA, 1914, DÖRR und RUSS, 1909). Die zirkulierenden Antikörper entfalten sogar unter Umständen reaktionsherabsetzende Effekte, da sie bei Anwesenheit in großer Zahl die eindringenden Allergene vor der Erreichung der zellständigen Antikörper binden und so den Zustand einer Anergie bedingen. In der Klinik bedient man sich dieses Mechanismus vielfach, um durch eine einschleichende Behandlung mit ansteigenden Dosen den Organismus zu desensibilisieren und ihn auf diese Weise gegen das Allergen unempfindlich zu machen.

Mit dieser Antigen-Antikörperreaktion kann unter Umständen der gesamte Prozeß beendet sein, da nach der heutigen Auffassung die erste Phase dieses Vorganges analog einem chemischen Neutralisationsprozeß verläuft. Dies gilt vor allem für die nicht zellständig gebundenen Antikörper und ihre Vereinigung mit dem Antigen. Reagiert dagegen das Antigen mit den in der Zellmembran verankerten Antikörpern, so kann schon der Kuppelungsprozeß als solcher funktionelle und morphologische Veränderungen zur Folge haben, die sich in einer Erhöhung der Grenzflächenspannung, Entquellung der Zellmembran sowie einer Störung des physikalisch-chemischen Gleichgewichtes äußern. Darüber hinaus setzt der Kuppelungsprozeß unabhängig von der Eigenart der verschiedenen Funktionspaare sekundäre Mechanismen in Gang, die wahrscheinlich das eigentliche Wirkungsprinzip des allergischen Geschehens darstellen. Hierbei handelt es sich vermutlich um die Freisetzung zelleigener Bestandteile, wie Histamin, Acetylcholin und anderer Stoffe, die normalerweise in einer inaktiven Form in den Zellen vorliegen und die nach ihrer Aktivierung den Ausbruch der eigentlichen Krankheitserscheinungen bedingen, deren klinische Eigenart im besonderen von der Lokalisation dieser Prozesse bestimmt ist bzw. von der Tatsache abhängt, ob der Ablauf dieses Geschehens auf ein Organ begrenzt bleibt oder sich in Form einer Allgemeinreaktion, etwa als Schock, manifestiert.

Die Annahme, daß Histamin und Acetylcholin bei jedem allergischen Vorgang und ubiquitär in Freiheit gesetzt werden und mithin eine Conditio sine qua non für das Auftreten der lokalen oder allgemeinen Krankheitssymptome bilden, dürfte aber zu weit gehen. Bei gewissen Allergieformen scheint eine Beteiligung des Histamins an der Ausbildung der klinischen Erscheinungen zwar gesichert zu sein. Speziell für die Salvarsan-, Arsen-, Wismut- und Golddermatitis ist bestätigt, daß der Histamingehalt in den befallenen Bezirken der Haut vermehrt ist. Andererseits ist die arzneibedingte ekzematöse Hautreaktion offenbar wenig vom Histamin als der gewebswirksamen Überträgersubstanz abhängig. Infolgedessen können bei diesen Allergieformen selbst hohe Antihistamindosen wenig helfen. Ähnlich ist Histamin bei den allergischen Knochenmarksreaktionen vermutlich kaum beteiligt. Dementsprechend gibt es wiederum bei diesen krankhaften Veränderungen nur geringe Erfolge mit Antihistaminen. Umgekehrt scheint eine vermehrte Histaminproduktion bei den allergischen Nesselausschlägen einwandfrei festzustehen. Die guten Erfolge der Antihistamine sind unter diesen Voraussetzungen nicht überraschend.

So verschafft gerade das Studium der Antihistamine neue Einblicke in gewisse Vorgänge des allergischen Geschehens. Darüber hinaus hatte ihre Einführung in die Therapie zur Folge, die Allergie und ihre Probleme erneut in den Vordergrund des Interesses zu rücken — diese eigenartige Erscheinung des Lebensphänomens, welche bereits von HIPPOKRATES (460—372 v. Chr.) und GALEN (129—201 n. Chr.) beobachtet wurde und die trotz aller Mühe und Forschung in ihren wissenschaftlichen Grundlagen immer noch rätselhaft ist und therapeutisch weder mit prophylaktischen Maßnahmen wirksam verhütet, noch allseitig bekämpft werden kann.

Innerhalb dieses wichtigen Problemkreises sind somit manche Fragen immer noch nicht befriedigend zu beantworten. Immerhin ist es gelungen, einiges Licht in dieses Dunkel zu bringen, das seit den Tagen von GALEN und HIPPOKRATES für viele Jahrhunderte über diesem geheimnisvollen Gebiet gelagert hat. Die

erste Aufhellung brachten einige Experimente des französischen Physiologen
CH. RICHET, der im Jahre 1902 Hunden kleine Dosen von Miesmuschel- bzw.
Seeanemonengift verabreichte. Zunächst passierte überhaupt nichts, da die
Tiere die benutzten geringen Dosen anscheinend ohne jede Beeinträchtigung ihrer
Gesundheit und ihres Wohlbefindens vertrugen. Als RICHET nach einiger Zeit
den Versuch wiederholte und denselben Tieren das gleiche Gift, wiederum in
geringer Menge, einverleibte, da stellten sich plötzlich stürmische Vergiftungserscheinungen ein, die bei einem Teil der Tiere den Tod verursachten, obwohl
bei der zweiten Injektion Dosen verwandt wurden, die bei der ersten Applikation unschädlich waren. RICHET nannte diese Erscheinungen, die wir heute
Anaphylaxie nennen, Anaphylaxis. Er wollte damit ausdrücken, daß die Tiere
schutzlos geworden waren, ohne jedoch erklären zu können, wodurch diese erhöhte Empfindlichkeit bedingt war.

Ein ähnlicher Versuch, der etwa 70 Jahre zuvor unternommen und erst durch
die Entdeckung der Anaphylaxie wieder bedeutungsvoll wurde, zeigte, daß es bei
derartigen Erscheinungen gar nicht auf die Anwesenheit von Giftstoffen ankommt.
1839 hatte MAGENDIE (1783—1855) Hunden geringe Mengen von Eiweiß parenteral gespritzt und festgestellt, daß nach einiger Zeit bei Wiederholung der Eiweiß-
zufuhr heftige Kreislaufveränderungen eintreten. Entscheidend erwies sich, daß
der Eiweißstoff unter Umgehung des Darmes, also parenteral (para = neben,
enteron = Darm) gegeben wurde. Auf diese Weise gelangt er unverdaut in seiner
ursprünglichen Form ins Blut und in die Zellgewebe und wirkt dort als art-
fremdes Eiweiß. Damit kann das Tier gegen dieses Eiweiß, das in seinem Körper
als Antigen wirkt, Antikörper bilden, wird überempfindlich und reagiert bei der
zweiten Injektion mit heftigen Krankheitssymptomen. Diese Zusammenhänge
konnten allerdings erst im Laufe dieses Jahrhunderts geklärt werden, wobei sich
in weiteren Untersuchungen erwies, daß die Wirkung des gleichen Antigens, also
des gleichen Eiweißstoffes, bei verschiedenen Lebewesen unterschiedlich ausfällt,
während umgekehrt die Wirkung verschiedener Antigene bei derselben Art sich
immer gleich bleibt. Sie ist somit eher artspezifisch auf die Antikörper als auf die
Antigene abgestimmt.

Verständlicherweise hat man auf Grund dieser Erkenntnisse nach Schutz-
maßnahmen Ausschau gehalten, um den Menschen gegen die Wirkung sensibili-
sierter Stoffe zu schützen. Dazu mußte man erst wissen, welche Stoffe überhaupt
imstande sind, Überempfindlichkeitsreaktionen auszulösen. So entstand eine
diagnostische Methode, bei der man an der Haut des Patienten nach Verletzung
der oberflächlichsten Schichten durch Ritzen die einzelnen in Frage kommenden
Substanzen testete. Bei dem Ausbau dieser Technik wurde eine neue Gruppe von
Überempfindlichkeitserscheinungen entdeckt, die das Verständnis des an sich
bereits komplizierten Gebietes noch schwieriger machte. Es stellte sich nämlich
heraus, daß gewisse Menschen auch gegen bestimmte Infektionskrankheiten überempfindlich reagierten und im Hauttest anzeigten, ob ihr Organismus mit einer
Erregerart infiziert ist oder nicht. Der Wiener Kinderarzt VON PIRQUET (1874 bis
1919) schuf auf dieser Basis den ersten Hauttest für Tuberkulose, die Tuberkulinprobe, die darauf beruht, daß die Tuberkelbazillen ein Toxin bilden, das
wiederum im Körper des Tuberkulosekranken eine Überempfindlichkeit gegen
Tuberkulin entstehen läßt, so daß die Tuberkulinprobe selbst nach Abheilung
des eigentlichen infektiösen Prozesses noch positiv ausfällt. Der Organismus kann
demnach auf das Eindringen von Bakterien oder ihrer Antigene in zweierlei Weise
reagieren, einmal durch die Bildung von Antikörpern, die die Antigene neutralisieren oder die Bakterienzellen agglutinieren oder auflösen. Diese Antwort auf
eine Bakterieninvasion führt, wenn sie stark genug ist, zur Genesung und dann

zur Immunität. Bei anderen Infektionen kann sich eine veränderte Reaktionsfähigkeit im Sinne einer Allergie ausbilden. Diese bakterielle Allergie, die Überempfindlichkeit gegen gewisse Antigene aus Bakterienzellen scheint aber, wie es der Ablauf des äußeren Erscheinungsbildes nahelegt, einen besonderen Typ der Allergie zu bilden, bei dem es, ebenso wie bei der speziellen Form der Arzneimittelallergie, nicht ohne weiteres verständlich ist, wie der Mechanismus der Sensibilisierung zustande kommt.

Bei der Anaphylaxie ist bekanntlich die Sensibilisierung und Bildung spezifischer Antikörper an die Zufuhr von artfremdem Eiweiß geknüpft. Dieses Eiweiß ist artfremd, weil es in der Anordnung der Aminosäuren vom arteigenen abweicht oder chemische Gruppen enthält, die dem arteigenen Eiweiß fehlen bzw. durch andere ersetzt sind. Die Produktion von spezifisch auf dieses Eiweiß abgestimmten Antikörpern wird wahrscheinlich längere Zeit unterhalten, auch wenn das Antigen selbst nicht mehr im Körper anwesend ist. Durch die Verwendung von Isotopen konnte jedenfalls eine rasche Zerstörung der Antigene im Organismus wahrscheinlich gemacht werden. Wird dem Organismus, der durch die erste Zufuhr von Antigen sensibilisiert ist, erneut Antigen zugeführt, so verbindet es sich durch Koppelung mit dem Antikörper, und aus der Reaktion dieser beiden entsteht der eigentliche krankheitsauslösende Faktor, der zur Manifestation der klinischen Erscheinungen führt.

Dieses Prinzip gilt, so unwahrscheinlich es zunächst sein mag, in vollem Umfange auch für die bakteriellen Allergien und die Arzneimittelüberempfindlichkeitsreaktionen, da die Toxine und die anderen chemischen Stoffe sich mit körperfremden oder körpereigenen Stoffen vom Eiweißtyp paaren können. Hierbei gibt es prinzipiell drei Möglichkeiten. Einmal kann das Molekül des Arzneimittels in toto an das Eiweißmolekül herantreten und sich mit ihm additiv verbinden, bei anderen Stoffen geht das gekuppelte Molekül mit dem Eiweiß eine feste chemische Verbindung ein, und schließlich kann vor dem eigentlichen Kuppelungsvorgang, oder durch diesen bedingt, eine chemische Umwandlung des einen Partners erfolgen.

Diese Ansicht, daß chemische Stoffe nicht eiweißartiger Natur vom Typ der Arzneimittel und Gifte im lebenden Organismus mit den dort befindlichen Eiweißkörpern Verbindungen eingehen, welche die Proteide zu körperfremden Substanzen deformieren und damit zur Antikörperbildung führen, wurde schon 1907 von WOLF-EISNER ausgesprochen, und zwar auf Grund der Versuchsergebnisse von OBERMAYER und PICK (1906) mit jodierten Eiweißkörpern. Außerdem lassen sich im Reagenzglas die verschiedensten chemischen Gruppen und Moleküle, die selbst keine antigenen Eigenschaften besitzen, leicht mit Eiweißkörpern komplexartig zusammenbringen, wie vor allem LANDSTEINER und JACOBS (1936) und MAYER (1928—1931) nachwiesen. Führt man derartige Kuppelungsprodukte dem Organismus zu, so entstehen Antikörper, die in spezifischer Weise reagieren, wenn der Körper erneut mit dem einfachen chemischen Ausgangsmaterial in Berührung kommt. Solche Arzneieiweißkomplexe entstehen auch in vivo. Man konnte beispielsweise aus dem Harn eines gegen Aspirin überempfindlichen Patienten einen solchen Aspirin-Eiweißkomplex und aus dem Blut eines mit Phenolphthalein behandelten einen entsprechenden phenolphthyleinhaltigen Eiweißkörper isolieren. Für die Bildung von Arzneieiweißverbindungen spricht weiterhin, daß bei Meerschweinchen nur dann eine Sensibilisierung mit Dinitrochlorbenzol eintritt, wenn zugleich Pferdeserum zugeführt wird. Bei ausschließlicher Verwendung der reinen chemischen Substanz in gleicher Dosis und gleicher Konzentration kommt dagegen keine Allergisierung zustande. Auch bei Pyramidon treten allergische Erscheinungen am Meerschweinchen auf, falls es zusammen mit Eigenblut injiziert wird, wobei es gleichgültig ist, ob die Tiere zuvor reines Pyramidon oder diese Mischung erhalten haben. Ähnlich kann man dem Sublimat durch Zusatz von Eiweiß antigene Eigenschaften verleihen, während ihm ohne Zugabe von artfremdem Eiweiß diese Wirkung nicht anhaftet.

Der Unterschied zu den Eiweißvollantigenen, die obligatorisch zu einer Sensibilisierung des Organismus führen, besteht bei den Arzneistoffen und Giften nur darin, daß diese fakultative Antigene darstellen, mit anderen Worten, sie erlangen erst unter bestimmten Voraussetzungen ihre Antigeneigenschaften.

Während man früher der Meinung war, daß jede körperfremde chemische Substanz bei entsprechender Reaktionsbereitschaft des Organismus antigenen Charakter annehmen könne, hat die Erfahrung gelehrt, daß diese Eigenschaft bestimmten chemischen Verbindungen vorbehalten ist. Eine unbedingte Voraussetzung ist, daß im Körper mit den freien Aminogruppen der Eiweißstoffe Reaktionen stattfinden können. Dazu bedarf es aber der Anwesenheit labiler Gruppen im chemischen Molekül, so daß für die Allergisierung in erster Linie Substanzen in Betracht kommen, die derartige Kuppelungs- und austauschfähige Gruppen enthalten, die wiederum eine Neigung zur Komplexbildung mit dem Eiweiß besitzen. Es läßt sich allerdings nicht voraussagen, an welchen Zellsubstraten diese Vorgänge eintreten werden. Man kann nur vermuten, daß die Lokalisation von der Beschaffenheit der Pharmaka und ihrer Verteilung in den inneren Organen sowie der Art der Zufuhr in einem gewissen Grade abhängt. Daneben wird der Sitz des allergischen Geschehens weitgehend von der Disposition der einzelnen Gewebe und der individuellen Reaktionsbereitschaft bestimmt, die im einzelnen erst das Erscheinungsbild formen.

Gerade in den letzten Jahrzehnten hat man sich notgedrungen mit den Arzneimittelallergien in einem erhöhten Maße befassen müssen. Der Anlaß ergab sich aus der ungeheueren Verbreitung und Zunahme derartiger Krankheitserscheinungen, die in allen Kulturländern in immer größerer Zahl gemeldet werden. Bei dem heutigen Überangebot von Medikamenten, die Jahr für Jahr in die Bevölkerung hineinfließen, ist dies eigentlich nicht überraschend. Ein weiterer Faktor, der das Ansteigen der Arzneimittelallergie offensichtlich begünstigt, ist die Art der heute so beliebten Zufuhr der Medikamente in Form von Injektionen. Dazu kommt eine Gefährdung durch die Anwendung von Depotpräparaten sowie die große Zahl der Kontakt-Allergosen, die durch die Verarbeitung chemischer Stoffe in Betrieben und ihre Benutzung zur Wundbehandlung und zu kosmetischen Zwecken verursacht werden. Es kann infolgedessen nicht ausbleiben, daß viele Medikamente, vor allem die Chemotherapeutika und Antibiotika, die heute in großem Umfange und hohen Dosen therapeutisch verwandt werden, unter Umständen einer Allergisierung Vorschub leisten. Mit solchen Nebenwirkungen muß man vor allem bei der Behandlung größerer Wundflächen mit diesen Stoffen rechnen. Außerdem sind solche Personen, wie Schwestern und Pflegepersonal, besonders gefährdet, die mit dem Medikament beruflich häufig in Berührung kommen.

Anscheinend geht die Häufung der Arzneimittelallergie in einer bestimmten Bevölkerungsschicht ziemlich getreu der Größe des Arzneimittelverbrauches parallel. PLUMM konnte 1937 für Dänemark jedenfalls nachweisen, daß hier die Pyramidon-Knochenmarksschädigung etwa gleichmäßig mit dem Pyramidonverbrauch zugenommen hat. Man kann diese Beobachtung so deuten, daß mit dem steigenden Pyramidonkonsum der Verbraucherkreis größer geworden ist. Dies würde besagen, daß die Zahl der Pyramidon-Überempfindlichen prozentual zum Konsumentenkreis ungefähr gleich geblieben ist. Es ist aber auch denkbar, daß ein erhöhter Verbrauch zustande kommt, weil der einzelne Mensch in Dänemark Pyramidon häufiger und in größeren Dosen eingenommen hat. Dann würde der Eintritt der allergischen Phänomene abhängen von der Quantität des individuell zugeführten Pyramidon. Beide Möglichkeiten sind offen und bedürfen einer weiteren Untersuchung. Selbst bei einem so alt eingeführten Arzneistoff wie Pyramidon, dessen antigene Streuungsbreite weitgehend festliegt, bestehen demnach manche Unklarheiten. In weit größerem Umfange trifft dies bei den vielen neu eingeführten Arzneistoffen zu, deren antigene Eigenschaften uns erst allmählich bekannt werden und bei denen wir nicht wissen, wie viele Menschen mit einer Überempfindlichkeit auf sie reagieren.

Die Tatsache, daß nur einzelne Personen in dieser ungewöhnlichen Art auf Medikamente ansprechen, scheint darauf hinzudeuten, daß konstitutionelle Faktoren eine wichtige Rolle spielen. Dies trifft sicherlich zu; wahrscheinlich aber nur in dem Sinne, daß bei ihnen auf Grund ihrer Disposition eine erhöhte Bereitschaft besteht, auf bestimmte chemische Noxen krankhaft zu reagieren. Es gibt sogar Hinweise dafür, daß sich eine Überempfindlichkeit gegen Chinin und Aspirin über mehrere Generationen in einer Familie fortpflanzen kann. Eine familiäre Häufung von Überempfindlichkeitserscheinungen gegen verschiedene Medikamente wird dagegen nie angetroffen. Auch andere allergische Krankheiten, wie Asthma oder Heufieber, treten in diesen Familien nicht in größerer Zahl als bei Nichtallergikern auf. Das Auftreten eines Arzneimittelexanthems bedeutet also nicht, daß der betreffende Mensch in jeder Weise überempfindlich reagiert und daß er auf Grund seiner körperlichen Verfassung eine Bereitschaft zur Sensibilisierung schlechthin für alle Medikamente hat. In der Regel ist die Reaktionsfähigkeit des Organismus auf eine einzige Substanz oder auf eine Gruppe chemisch ähnlich gebauter Stoffe beschränkt. Warum der betreffende Mensch gerade für dieses Arzneimittel besonders anfällig ist, das kann vorläufig nicht beantwortet werden. Man darf höchstens auf einige Beobachtungen an Tieren hinweisen, bei denen, soweit die Sensibilisierung leicht gelang, zugleich eine erhöhte Empfindlichkeit gegen die innerliche Zufuhr des gleichen Stoffes besteht. Die Tiere, die keine Bereitschaft zur Sensibilisierung zeigten, waren dagegen für die toxischen Einflüsse in gleichem Maße resistent. Es sieht demnach fast so aus, als ob die allgemeine Widerstandsfähigkeit gegen Gifte und Pharmaka und ihre individuell wechselnde Variationsbreite bis in die allergischen Phänomene und Vorgänge mit hineinreichen. Das gleiche besagen einige Beobachtungen am Menschen, die ebenfalls das Bestehen einer Relation zwischen der Sensibilisierungsquote und der Höhe der angewandten Dosen wahrscheinlich machen. So bewirken einige Sulfonamide, wenn sie in täglichen Mengen von 2—3 g über einen längeren Zeitraum verabreicht werden, nie Fieber und allergische Hauterscheinungen. Gibt man 6 g 3—10 Tage lang, dann beträgt der Prozentsatz der allergischen Reaktionen schon 6,4%, und er steigert sich auf 10%, wenn die Dosis auf 6—10 g täglich erhöht wird. Es ist deshalb sicherlich empfehlenswert, Kombinationspräparate mehrerer Sulfonamide zu verwenden, da auf diese Weise das einzelne Sulfonamid nicht in großen Dosen täglich verabreicht werden muß. Auch bei Streptomycin ist das Auftreten von Überempfindlichkeitserscheinungen wahrscheinlich von der Dosis abhängig. Bei Zufuhr von 2 g täglich wurden bei 11% der behandelten Personen Exantheme gesehen, bei 1 g Gesamtmenge täglich waren nur 6% des Krankengutes befallen, bei 0,5 g täglich 3%. Will man also die Ursachen aufdecken, die zu einer Sensibilisierung des Organismus durch Arzneimittel führen, so muß man sicherlich eine Vielzahl von Faktoren berücksichtigen. Ohne genaue Kenntnis der Exposition, der Zahl der Kontakte, der Konzentration des Wirkstoffes und seiner sensibilisierenden Eigenschaften sowie aller sonstigen Begleitumstände ist im allgemeinen über die Gefährdung des Individuums und seiner Bereitschaft zur Allergie praktisch keine

Aussage zu machen. In der Regel ist keiner der in Betracht kommenden Varianten restlos bekannt. Nur bei einzelnen Stoffen wissen wir, daß sie fast alle Menschen erfassen, so z. B. das Dinitrobenzol und die Primelextrakte. Ebenso stellt das Nirvanol nach den Erfahrungen der Kinderärzte ein obligat sensibilisierendes Medikament dar, da es in 75—90% der Fälle Hauterscheinungen hervorruft. Bei anderen sehr nahe verwandten Substanzen dieser Art kommen dagegen nur bei 5—10% der Behandelten Hautsymptome vor. Noch weniger sensibilisierend wirken die konstitutionell ähnlich aufgebauten Barbitursäurepräparate sowie die offenen Ureide Bromural und Adalin. Nach einer Statistik von MEMMINGER aus dem Jahre 1928 über 400 Fälle, die Luminal als Schlafmittel erhielten, wurden nur bei 3% Hauteruptionen beobachtet. Eine Allergie nach Adalin ist überhaupt nur einmal beschrieben worden und bei anderen Medikamenten, wie Coffein u. a., hat man bisher nie Nebenwirkungen vom Typ einer Arzneimittelüberempfindlichkeit feststellen können.

Alle diese Daten, die uns bekannt sind, sind vom Gesamtgebiet aus gesehen, nicht mehr als ein recht kleiner Ausschnitt der vielschichtigen und vielgesichtigen Wirklichkeit. Das übrige große Feld ist weitgehend Terra incognita, die wir weder erkennend noch handelnd beherrschen und die evtl. höchst fragwürdiges und für den Patienten oft genug unvermeidliches Übel, bisweilen sogar bleibenden Schaden umschließt.

Man wird sich deshalb mit Recht überlegen müssen, ob nicht durch solche Einsichten der Wert der heutigen Therapie ernstlich in Frage gestellt ist, und ob nicht das hinter jeder therapeutischen Maßnahme auftauchende Gespenst der Nebenwirkungen bedeutet, daß wir fasziniert von dem Fortschritt der modernen Therapie und in einseitiger Überschätzung ihrer wunderbaren Heilerfolge allzu große Risiken auf uns genommen haben, da uns trotz aller experimentellen Unterlagen im Einzelfall die Fähigkeit abgeht, vorauszusehen, wohin alle diese einschneidenden medikamentösen Maßnahmen praktisch beim kranken Menschen führen, ob zum Guten oder zum Schlechten. Das hieße aber, daß der ungeheuere Aufwand an Phantasie, Intelligenz, Tatkraft und Hartnäckigkeit, welchen der Mensch bisher auf die Entwicklung der Therapie verschwendet hat, im Grunde vertan ist und daß alles Streben nach Heil für den Kranken durch Ausnutzung der naturgegebenen und künstlich hergestellten Medikamente letzten Endes unbegründet oder zweifelhaft ist.

Sicher ist es wichtig zu wissen, daß es in jedem Falle ein gewagtes Unterfangen ist, therapeutische Praktiken, zumal mit stark wirksamen Arzneimitteln, am kranken Menschen auszuüben, weil jeder Eingriff, wenn er überhaupt Sinn haben soll, in den Kern des Lebendigen eingreifen muß, da er nur so die krankhaften Störungen, die im Kern des Lebendigen sitzen, erreichen kann. Das bedeutet jedesmal Wagnis und somit auch die Möglichkeit einer Gefährdung und Schädigung. Bei allen Arzneimitteln, mit denen wir zu therapeutischen Zwecken operieren, muß man deshalb immer dahin streben, die rechte Dosis zu treffen und zwischen der total unwirksamen und der schädlichen Gabe, die gerade nützliche und brauchbare herauszufinden. Die Entdecker der älteren Heilmittel haben es unbewußt fertiggebracht, selbst mit Giften, von deren Existenz ihnen überhaupt nichts bekannt war, unbeschadet zu handeln, auf einer empirischen Erfahrungsbasis die richtige Dosis zu suchen und auf diese Weise die grundsätzlich in jeder Substanz enthaltene Möglichkeit einer Giftwirkung zu beherrschen. Heute ist es die Aufgabe der Pharmakologie, für alle Maßnahmen und Prozeduren der Therapie die logische Begründung und den rationellsten und ungefährlichsten Anwendungsmodus aufzufinden, um durch eine rechte Dosiswahl und eine optimale Beherrschung der Reaktionskinetik jedem Arzneimittel möglichst alles zu nehmen, was ihm an Giftigkeit anhaftet oder geeignet ist, Schrecken und Respekt zu veranlassen. Alle diese mühevollen Versuche können jedoch das praktische Handeln am Krankenbett trotz des dabei gewonnenen ungeheueren Zuwachses an Erkenntnissen, nicht von aller Gefahr befreien. Ist daher das ärztliche Handeln nicht von einer echten Humanitas und Hilfsbereitschaft und von einem alle Zweifel überwindenden Willen zum tätigen Dienst an seinen leidenden Mitmenschen getragen, dann dürfte dem Arzt wohl der rechte Mut ermangeln, da sein Handeln eigentlich immer voraussetzt, daß zwischen Wille und Tat eine absolute Einheit besteht. Das bedeutet für den Therapeuten, daß er mit dem Maximum an Hilfsbereitschaft ein Optimum an nützlichem und brauchbarem Rüstzeug verbinden muß. Selbst das bestwirksame Medikament ist aber in Wirklichkeit nie ein Idealheilmittel; es wird immer mit Mängeln und Nebenwirkungen behaftet und nie absolut ungiftig sein, weil die menschliche Erkenntniskraft trotz aller Vollkommenheit des Wissens und allem höchst möglichen Eindringen in die Fülle des Seins nie ausreicht, um absolute Gewißheit und Zuverlässigkeit, wenn auch nur in den sachlichen Grundlagen, für das praktische Handeln am Krankenbett zu erreichen. Der Mensch stößt eben immer wieder an seine Grenzen.

Man darf indes nicht vergessen, daß gerade erst vor diesem Hintergrunde eines so gefahrvollen und mühseligen Loses die Taten des menschlichen Geistes und menschlicher Güte ihren wahren Glanz und echten Wert gewinnen. Es ist daher um so ehrender für die medizinische Wissenschaft und für das Arzttum, daß die Geschichte ein immerwährendes Streben und Forschen nach neuen und besseren therapeutischen Möglichkeiten kennt und daß es eine nie abreißende Tradition der Ärzte im Kampf gegen Krankheit und Tod gibt, die von dem hohen Ideal der Liebe und helfenden Tat getragen ist, der es auch keinen Abbruch tut, daß dieser Kampf, wie es fortschrittsfreudige Berichter gerne wahrhaben möchten, nie zu einer restlosen Beseitigung von aller Krankheit, Leiden, Schmerz und Tod führen wird.

In dieser Situation, in die die medizinische Wissenschaft und die ärztliche Praxis immer gestellt sein werden, kommt es darauf an, jene echten wissenschaftlichen Grundlagen zu eigen zu gewinnen, die ebenso klar über das Wissbare entscheiden, wie sie sich entschieden der Unvollkommenheit menschlicher Erkenntniskraft bewußt sind. Entwickelt die Exaktheit der Methoden so viel ihr wollt und könnt, ihr werdet niemals absolute Gewißheit zustande bringen und niemals erreichen, daß der Arzt trotz seines heute unerhört gesteigerten Könnens alle Krankheiten heilen und den Tod bannen kann. Aber ein Höchstmaß an gutem Willen zum tätigen Helfen kann er immer am Krankenbett einsetzen, und immer kann er seinen Arzneien, ,,den Händen der Götter", und seinen Heilhandlungen ein Quantum Humanitas beifügen, um die alte Weisheit, welche zu verwirklichen sich immer lohnen wird, wahrzumachen:

,,Die Wurzel aller Arznei ist die Liebe."

Die Geschichte der Arzneimittelwissenschaft ist voll von Ereignissen, neuen Entdeckungen und Erfindungen, ebenso steckt sie voller Ideen, Theorien und Probleme. Sie ist Ereignisgeschichte und zugleich Geistesgeschichte. Die Ereignisse kommen und gehen, die Gedanken bleiben und strahlen ihre Wirkungen über Jahrhunderte aus. Wenn sie auch oftmals ihre führende Stellung verlieren und als überwundene Prinzipien gelten, so wirken sie doch im Stillen fort, bis uns auf einmal im Gang der wissenschaftlichen Erfahrung durch neugewonnene Tatsachen die Augen geöffnet werden und das bereits Abgelegte und Vergessene unter verwandelten Aspekten wieder auftaucht und von neuem Bedeutung gewinnt. Überall in der Medizin zeigen sich, geboren aus einer Idee, solche überzeitlichen Abläufe, an denen die Übereinstimmung von Altem und Neuem offenbar wird, da letzten Endes alle Arten menschlicher Daseinsbewältigung durch den Geist stets den Weg des ARISTOTELES, den PLATONS oder den des PYTHAGORAS gegangen sind: Den Weg des nüchternen, wissenschaftlichen, kategorisierenden und systematisierenden Forschens und Erkennens, den des idealisierenden, wertenden, sinngebenden und deutenden Denkens oder den des intuitiven Innewerdens von Wesenszusammenhängen. Auch die Therapie empfängt entsprechend zu allen Zeiten von bestimmten philosophischen, biologischen und pathologischen Grundanschauungen und Erkenntnissen Anregungen, die das praktische Handeln am Krankenbett wandeln und formen. So erwächst aus der mechanischen Grundhaltung eine mechanisch-physikalische Deutung der Krankheitsvorgänge und der Arzneimittelwirkungen. Die theurgischen Vorstellungen verbinden die Heilmittellehre mit der Magie und dem Wunderglauben, der Vitalist verlegt die Heilkraft der Arzneien in ein dynamisches Prinzip, und der Humoralpathologe sucht die Grundlage für alles Krankheitsgeschehen und alles Heilen in einer Änderung der chemischen Beschaffenheit der Säfte.

In der Praxis bleibt gewöhnlich der Eklektiker trotz aller Theorien, wissenschaftlichen Konstruktionen, Begriffsbildungen und trotz der Entwicklung unserer Kenntnisse am erfolgreichsten, und die wirklich großen Ärzte haben dies immer intuitiv erkannt und stets danach gehandelt. „Die großen Ärzte waren nicht immer die größten Systematiker, und die größten Systematiker waren meist die schlechtesten Ärzte" (BUTTERSACK, Ärztliche Weisheit). Die neue Medizin bedient sich dieses Prinzips mit besonderem Vorteil, und sie strebt geradezu unter dem Einfluß der naturwissenschaftlichen Forschungsrichtung des 19. Jahrhunderts in einer systematischen Weise eine Synthese der verschiedenen medizinischen Lehrsysteme an, verbindet die humoralpathologischen Anschauungen in Form der Blut- und Hormonlehre sowie der Serologie mit der Zellularpathologie und der Lehre von den festen Körperbestandteilen und weist jeder dieser Körperfunktionen den ihr zukommenden Platz im gesamten biologischen und pathologischen Geschehen und im Heilplan zu. Dementsprechend sind auf dem medikamentösen Gebiete alle die einseitigen Bestrebungen und Erklärungsversuche aus der neueren medizinischen Forschung mehr und mehr verschwunden, und die Therapeuten sind folgerichtig dazu übergegangen, aus jedem dieser Arbeitsbereiche der Medizin die wichtigsten Heilgüter zu entnehmen und das für den kranken Menschen am besten Brauchbare auszuwählen.

Auf diesem endlosen Weg zu idealen Heilmitteln wurde schon eine unglaublich große Arbeit geleistet, wie die Entwicklung der vielen wirksamen Pflanzenpräparate, der Vitamine, die Gewinnung der synthetischen Chemotherapeutika, Schlafmittel, Analeptika und vieler anderer Substanzen, die Erforschung der körpereigenen Arzneistoffe, der Leberpräparate, der Hormone, der Schutz- und Heilsera zeigt. Alle diese Pharmaka haben die Erkenntnis des Menschen mächtig erweitert und vertieft und auch die praktischen Bedingungen des menschlichen Daseins in gesunden und kranken Tagen in einem früher ungeahnten Grad verbessert. Dieser Sieg über die elementaren Naturkräfte, über Leiden und Krankheit wird sicherlich noch mehr gefestigt werden, wenn die Menschheit ihren Eroberungszug auf diesem so glücklich begonnenen Wege fortsetzt. Über all diesen Erfolgen darf man jedoch nicht vergessen, daß es auf dem therapeutischen Gebiete viele ungelöste Aufgaben gibt, die anzugehen uns auferlegt ist. Gerade diese Einsicht, unser Wissen und Können nicht zu überschätzen, will uns als ein günstiges Zeichen scheinen, durch das sich unsere Zeit vorteilhaft von einer vergangenen Epoche unterscheidet, die diesen Zweifel an der Unvollkommenheit des menschlichen Planens und Tuns nicht kannte oder doch in dem Wahn befangen war, daß

das Idol des Fortschritts baldigst zu der erstrebten Vollkommenheit führen werde.
Es besteht also guter Grund, anzunehmen, daß wir nicht am Abschluß und am
Ende einer Entwicklung stehen, sondern uns hoffentlich erst auf der Suche nach
neuen Erkenntnissen und neuen Heilmaßnahmen inmitten einer Ära befinden,
deren Sorge um den kranken Menschen primär vom Geist aus bestimmt ist, und
die erneut darum weiß, daß in den uralten Überlieferungen und im alten Brauchtum und Heilgut manche Weisheit verborgen ist und daß jeder Rückgriff auf
die Vergangenheit die ihm zugehörenden Keime für den Weg ins Neue enthält.

Namenverzeichnis

Sachverzeichnis

sophischen, biologischen und pathologischen Grundanschauungen und Erkenntnissen Anregungen, die das praktische Handeln am Krankenbett wandeln und formen; es zeigen sich im Gang der wissenschaftlichen Erfahrung immer wieder, geboren aus einer Idee, überzeitliche Abläufe, aus denen das Übereinstimmende und Trennende zwischen Altem und Neuem offenbar wird. Eine Betrachtung des geschichtlichen Werdens ist infolgedessen recht geeignet, in den Geist und in die praktischen Aufgaben der Heilmittelkunde einzuführen und den Blick für die treibenden Kräfte der wissenschaftlichen Entwicklung zu schärfen. Zumal bei der Behandlung mit Arzneien kann aus der jeweiligen Einschätzung und Wertung der einzelnen Therapeutika sowie aus dem Umfang ihres Einsatzes mit untrüglicher Sicherheit abgelesen werden, wie der Stand der medizinischen Forschung und der Gesamtentwicklung der Medizin und wie die Ordnung des medizinischen Denkens waren und sind.

Das Buch bemüht sich, diese Fragestellungen, ohne größere Anforderungen an die Vorkenntnisse des Lesers zu stellen, in einer dem heutigen Stand der Forschung angemessenen und doch allgemein verständlichen Weise zu schildern und in der Geschichte den Schlüssel zum Verständnis der Gegenwart zu finden. Diese Gesichtspunkte bestimmen die Disposition der Monographie, die sich zum Ziele setzt, die Entstehungsgeschichte der großen allgemeinen Probleme auf dem Gebiete der Arzneimittelforschung aufzuzeigen und das Zufällige und Zeitbedingte von dem dauernd Gültigen zu scheiden.

INHALTSVERZEICHNIS

SPRINGER-VERLAG / BERLIN · GÖTTINGEN · HEIDELBERG

Handbuch der experimentellen Pharmakologie

Begründet von **A. Heffter**, fortgeführt von **W. Heubner**, Professor der Pharmakologie, Heidelberg.

Ergänzungswerk. Herausgegeben von **O. Eichler**, Professor der Pharmakologie an der Universität Heidelberg und **A. Farah**, Professor der Pharmakologie an der State University of New York.

Z e h n t e r Band: **Die Pharmakologie anorganischer Anionen. D i e H o f m e i s t e r s c h e R e i h e.** Von Professor Dr. **Oskar Eichler**, Direktor des Pharmakologischen Instituts der ehemaligen Universität Breslau, z. Zt. Heidelberg. Mit 94 Abbildungen. XX, 1206 Seiten Gr.-8⁰. 1950. DM 186,—

Elfter Band: **Lobelin und Lobeliaalkaloide.** Von Dr. **W. Graubner**, Ingelheim/Rh., und Dr. **G. Peters**, Mainz. VIII, 74 Seiten Gr.-8⁰. 1955. DM 14,80

Lehrbuch der Pharmakologie

i m R a h m e n e i n e r a l l g e m e i n e n K r a n k h e i t s l e h r e. Für praktische Ärzte und Studierende. Von Dr. med. **Fritz Eichholtz**, Professor der Pharmakologie, Direktor des Pharmakologischen Instituts der Universität Heidelberg. A c h t e, verbesserte Auflage. Mit 135 Abbildungen. IX, 596 Seiten Gr.-8⁰. 1955. Ganzleinen DM 39,60

Die toxische Gesamtsituation auf dem Gebiet der menschlichen Ernährung. Umrisse einer unbekannten Wissenschaft. Von Dr. med. **Fritz Eichholtz**, Professor der Pharmakologie, Direktor des Pharmakologischen Instituts der Universität Heidelberg. Mit 5 Textabbildungen. VIII, 178 Seiten Gr.-8⁰. 1956. Steif geheftet DM 19,80

Wie ein Sachkenner vermerkt, gibt es heute kaum noch ein Lebensmittel, welches nicht während Erzeugung, Verarbeitung, Verpackung, Transport, Vorratshaltung in Kontakt mit Chemikalien kam. Der Gesetzgeber läßt es zu, daß alle Betroffenen (Konsumenten, Lebensmitteluntersuchungs-Anstalten, Gesundheitsämter, pharmakologische Sachverständige, Ärzte) in Unkenntnis gehalten werden über den wahren Zustand der Lebensmittel. Der derzeitige Stand der Technisierung auf dem Lebensmittelsektor wird dargestellt; hierfür ist wesentlich, daß der Verarbeiter, der Verkäufer von Lebensmitteln vielfach im guten Glauben handelt, wenn er annimmt, daß eine chemische Behandlung für den Konsumenten von Vorteil ist. Lebensmittel aber sind „sinnvoll geordnete Systeme von Stoffen", die dem ewigen Walten der ewigen Natur entspringen. Bei der chemischen Behandlung von Lebensmitteln aber wird häufig so gehandelt, als ob die Wissenschaft in der Lage wäre, die Folgen der chemischen Behandlung der Lebensmittel genau vorauszusagen; die engen Grenzen des heutigen Wissens auf diesem Gebiete der Toxikologie werden präzisiert; es wird darauf hingewiesen, daß sogar bei Anwendung harmlos scheinender chemischer Stoffe Gewissensbedenken beim ärztlichen Gutachter entstehen können. Mit der chemischen Behandlung von Lebensmitteln verzichtet der Mensch auf die Sicherung seiner Existenz durch die gewaltigen Erfahrungen, die er in Jahrtausenden im Umgang mit Nahrungsstoffen und in der Vermeidung von Giftstoffen gesammelt hat.